ICU监测与治疗

● 主编 温 巍 贾玉环 黄复军 程高峰
胡 君 孙新志 郑德伟 潘 晓

上海科学技术文献出版社
Shanghai Scientific and Technological Literature Press

图书在版编目（CIP）数据

ICU监测与治疗 / 温巍等主编 .-- 上海：上海科学技术文献出版社,2023

ISBN 978-7-5439-8968-9

Ⅰ.①I… Ⅱ.①温… Ⅲ.①险症－诊疗 Ⅳ.①R459.7

中国国家版本馆CIP数据核字（2023）第198850号

组稿编辑： 张　树
责任编辑： 王　珺
封面设计： 宗　宁

ICU监测与治疗

ICU JIANCE YU ZHILIAO

主　　编：温　巍　贾玉环　黄复军　程高峰　胡　君　孙新志　郑德伟　潘　晓
出版发行：上海科学技术文献出版社
地　　址：上海市长乐路746号
邮政编码：200040
经　　销：全国新华书店
印　　刷：山东麦德森文化传媒有限公司
开　　本：787mm×1092mm 1/16
印　　张：23.5
字　　数：598千字
版　　次：2023年9月第1版　2023年9月第1次印刷
书　　号：ISBN 978-7-5439-8968-9
定　　价：198.00 元

编委会

主　编

温　巍　贾玉环　黄复军　程高峰

胡　君　孙新志　郑德伟　潘　晓

副主编

高建民　颜廷爽　孔　媛　韩雯雯

孙玉明　李　悦

编　委（按姓氏笔画排序）

孔　媛（常州市金坛第一人民医院）

孙玉明（武警山东省总队医院）

孙新志（寿光市中医医院）

李　悦（山东省济宁市第二人民医院）

郑德伟（烟台业达医院）

胡　君（山东省临沭县人民医院）

贾玉环（青岛市第八人民医院）

高建民（山东省第二康复医院）

黄复军（山东省德州市第二人民医院）

韩雯雯（青岛大学附属山东省妇幼保健院）

程高峰（鱼台县人民医院）

温　巍（山东第一医科大学第一附属医院）

颜廷爽（济南市章丘区人民医院）

潘　晓（寿光市中医医院）

前 言 FOREWORD

ICU是应用先进的监测和治疗技术，集中优良的设备和精干的医护人员，对危重症患者进行连续而细致地观察，并采取及时、积极的治疗措施与高质量的护理，以抢救患者生命的集中医疗单位。随着科学技术的不断发展和人们对危重症的深入研究，ICU的发展日新月异。新设备、新技术的应用使危重症患者的抢救成功率明显提高，许多危重症患者在严密监护和精心治疗下，渡过生命中最困难的时刻，而逐渐走向康复。

由于危重症患者的病情危重且复杂多变，医务人员必须动态掌握患者病情变化，给予准确救护方案，并根据患者实际病情变化及时合理地调整救护方法。这就要求医师们要具备跨学科的知识和技能，拥有敏捷的临床思维，灵活运用科学的救治方法。因此，编者将ICU理论知识与临床经验相结合，编写了这本《ICU监测与治疗》，希望能够在临床实践中对医务人员有所帮助，为危重症患者提供更高质量的医疗服务。

本书首先介绍了ICU的基础内容，包括ICU的收治范围、设置与管理、患者的早期识别与病情评估，心肺脑复苏，危重症患者功能检测和功能支持；其次从病理生理、病因与发病机制、临床表现、诊断与鉴别诊断等方面详细阐述了各系统常见重症；然后讲解了谵妄、深静脉血栓、导尿管相关性尿路感染等常见并发症的评估、判断、预防、治疗；最后概括了多发性创伤、急性中毒、重症烧伤等疾病的护理内容。本书内容丰富，资料新颖，吸收了国内外重症医学基础和临床进展的最新成果，充分体现了先进性、前瞻性和科学性，对提高医师的诊疗能力大有助益，可供ICU相关医务人员参考使用。

在编写过程中，由于编者人数较多，写作方式和文笔风格不尽一致，虽已反复校对、多次修改，但书中难免存在疏漏之处，恳请广大读者提出宝贵的意见和建议，以期再版时完善。

《ICU监测与治疗》编委会
2023年8月

目 录 CONTENTS

第一章

ICU概论

第一节 ICU 的相关概念与收治范围

一、ICU 的相关概念

(一)ICU

ICU 即加强监护病房,简称重症监护室。它是指利用现代化的医疗仪器设备,集中多科临床经验丰富的医师和经过专业培训的护士,对各种急危重症患者集中加强治疗和护理的场所。

ICU 的主要任务是对患有严重生理失调或者器官功能严重衰竭的危重症患者进行治疗和护理。其主要的工作内容:①利用先进的仪器设备以及时获取医疗信息,对患者进行持续的、动态的、严密的监护,达到早发现、早诊断、早治疗的目的。②使用各种有效的方式对危重症患者提供各器官、各系统功能的支持。③积极控制和解除患者的原发病。④预防感染等并发症的发生。⑤检验与完善传统的理论和技术,发展和创新理论技术。

(二)重症监护

目前,临床上多认为重症监护有广义和狭义之分。广义的重症监护包括发病现场的急救处理、救护车的转运、急诊室或手术室的处理及最后转入 ICU 治疗的全过程。狭义的重症监护是指以 ICU 为工作场所,运用各种先进的医疗技术和现代化的监护和抢救设备,对收治的各类危重症患者实施集中的加强治疗和护理,以最大限度地确保其生存及随后的生命质量。本书多谈到的重症监护多指狭义上的重症监护。

(三)重症监护学

美国国立卫生研究院为重症监护学下的定义:对因创伤或疾病而导致危及生命或处于危险状态,并且有一个或多个器官衰竭的危、急、重患者,进行多种学科和多种功能医护监护的医学领域。它是现代护理学与临床医学高度结合的产物,是多学科交叉、渗透、发展的结果,目的在于将不断发展与完善的理论与先进的仪器设备及有效的临床手段相结合,逆转疾病的发展,维护器官的功能,维持内环境的稳定,提高危重症患者的存活率和生存质量。重症监护学涉及护理与医疗的各个专科领域,其理论与实践水平已成为评价医疗与护理水平的主要标准。

(四)重症医学

重症医学是研究各种危及生命的病理、生理的疾病状态的发生、发展规律及其诊治方法的一门临床医学学科,是通过对各种原因导致的危及生命或处于危险的病理生理状态、并且有一个或多个脏器或系统功能障碍的危重患者,及时采取系统的、高质量的医学监护和救治手段,应用先进的诊断、检测、监护和治疗设备与技术,对病情进行连续、动态的定性和定量观察,并通过各种有效的干预措施,为危重患者提供全面、规范、有效的生命支持,以最大程度挽救患者的生命、改善患者生存后的生活质量。它是现代医学中新兴的一门学科,是医学进步的重要标志之一。

二、ICU 的收治范围

(一)ICU 的医疗服务

ICU 与医院普通病房的区别体现在以下 3 个方面:①护士与患者比例很高;②具有多种有创监测设备;③广泛使用机械性和/或药物性生命支持治疗措施(如机械通气、升压药物、持续透析等)。通常,根据患者所需的医疗和护理服务强度可以将重症患者进行分类(表 1-1),并据此确定患者接受诊疗的适宜场所。ICU 可以提供 2 级的重症监护治疗,而 3 级重症治疗仅能在ICU 中进行。

表 1-1　重症监护治疗的分级

分级	内容
0 级	急性病医院普通病房可以提供所需医疗护理服务的患者
1 级	具有病情恶化风险的患者(包括病情更加危重的患者病情好转后),普通病房配备额外设备后或在重症医学团队支持下可以满足其医疗护理需求
2 级	普通病房无法提供患者所需的监测和/或治疗强度,包括对于单一器官系统功能衰竭提供支持治疗
3 级	患者需要高级呼吸功能支持,或除基本呼吸功能支持外,至少需要其他 2 个器官系统的支持治疗

(二)收治原则

ICU 患者的收治既要保证让有救治价值的患者得到救治,同时又要避免浪费 ICU 资源,一般遵循以下原则:①急性、可逆、已经危及生命的器官或者系统功能衰竭,经过严密监护和加强治疗,短期内可能得到恢复的患者。②存在各种高危因素或有潜在生命危险,经过严密地监护和有效治疗,可能减少死亡风险的患者。③在慢性器官或者系统功能不全的基础上,出现急性加重及危及生命,经过严密监护和治疗,可能恢复到原来或接近原来状态的患者。④其他适合在 ICU进行监护和治疗的患者。

(三)收治对象

ICU 收治范围包括临床各科的危重症患者。①创伤、休克、感染等引起的多器官功能障碍综合征。②心肺脑复苏术后需要对其功能进行较长时间支持者。③严重的多发伤、复合伤。④物理、化学因素导致危重症,如中毒、溺水、触电、蛇虫咬伤和中暑患者。⑤有严重并发症的心肌梗死、严重的心律失常、急性心力衰竭、不稳定型心绞痛患者。⑥各种术后的危重症患者或者年龄较大,术后有可能发生意外的高危患者。⑦严重水、电解质、渗透压和酸碱失衡患者。⑧严重的代谢障碍性疾病,如甲状腺、肾上腺和垂体等内分泌危象患者。⑨各种原因大出血、昏迷、抽搐、呼吸衰竭等各系统器官功能不全需要支持者。⑩脏器移植术后及其他需要加强护理者。

(四)非收治指征

慢性消耗性疾病及肿瘤的终末状态、不可逆性疾病和不能从加强监测治疗中获得益处的患者,一般不是 ICU 的收治范围。

(五)转出指征

ICU 患者经过严密监测、治疗和护理,达到以下条件时可以转出 ICU:①急性器官或系统功能衰竭已基本纠正,需要其他专科进一步诊断治疗。②病情转入慢性状态。③患者不能从继续加强监护治疗中获益。

(六)转出标准

1.心跳呼吸骤停

生命体征基本平稳,不再需要对呼吸、循环等各项参数进行严密监测,也不需要进行机械通气治疗。

2.各类休克

休克纠正,无继发性损伤存在,病情基本控制。

3.急性肺损伤、急性呼吸窘迫综合征

呼吸困难、发绀及血气分析均有明显改善,不再需要机械通气治疗。

4.重症哮喘

CO_2 潴留和低氧血症纠正,稳定 24 小时。

5.急性冠脉综合征

急性冠脉综合征包括不稳定型心绞痛和急性心肌梗死。不稳定型心绞痛症状缓解,心电图稳定,心肌酶正常。急性心肌梗死症状明显改善,无心功能不全及心律失常等并发症,不再需要心脏及血流动力学监测。

6.急性心功能不全或衰竭

左心功能不全、心源性休克、心脏压塞等症状得到控制,不再需要进行心脏及血流动力学监测。

7.严重心律失常

心律失常基本控制。

8.高血压危象

血压控制正常或收缩压＜18.7 kPa(140 mmHg),舒张压＜12.0 kPa(90 mmHg),症状消失。

9.急性肾功能不全或衰竭

尿量增多,血钾、血肌酐及血尿素氮等有关实验指标逐渐下降或趋于正常,高血钾所致严重心律失常基本控制。经监护治疗而病情发展需长期透析治疗。

10.重症胰腺炎

胰腺炎症控制,坏死感染组织吸收、局限,器官功能恢复,生命体征稳定。

11.大出血

出血基本控制,经观察 24～72 小时,生命体征稳定,无严重早期并发症。

12.严重创伤、多发伤

生命体征稳定,观察 24～72 小时,无严重早期并发症。

13.重大高危手术

生命体征稳定,无高热,无严重术后早期并发症,不再需要机械通气。

14.重症感染

感染控制,全身中毒征象消失;微生物培养阴性;器官功能恢复,生命体征稳定。

15.严重水、电解质紊乱,酸碱平衡失调

(1)高钾血症:血清钾<5.5 mmol/L,心电图改变消失。

(2)低钾血症:血清钾恢复正常,心电图变化好转,室性心律失常控制。

(3)高钠或低钠血症:血清钠恢复正常,意识障碍改善或消失。

(4)酸碱失衡:双重或三重性酸碱失衡经治疗后转为单一性酸碱失衡(观察24～48小时),或不再需要机械通气。

16.糖尿病酮症酸中毒、糖尿病非酮症高渗性昏迷

血糖控制正常,意识恢复,水、电解质、酸碱失衡恢复正常,生命体征稳定。

17.多器官功能障碍综合征、多器官功能衰竭

病理因素得到控制,脏器功能恢复,生命体征稳定48小时。

（温　巍）

第二节　ICU 的设置与管理

一、ICU 的设置

(一)ICU 的模式

依据医院的规模和条件的不同,ICU 存在多种模式,大致可分为综合 ICU、部分综合 ICU 和专科 ICU。

1.综合 ICU

综合 ICU 属于医院内部一个独立的临床业务科室,收治医院内各科室的危重患者并进行集中监护。综合 ICU 的抢救水平代表着整个医院的医疗水平。综合 ICU 一般设在医院内较为中心的位置,与患者来源最多的科室相近,同时与主要的相关科室(如手术室、麻醉室等)、电梯相近。

2.部分综合 ICU

部分综合 ICU 介于综合 ICU 和专科 ICU 之间,是以医院内较大的一级临床科室为基础组成的,如外科 ICU、内科 ICU、儿科 ICU 等。

3.专科 ICU

专科 ICU 由二级临床科室设立,多受某个专业科室管理,主要对相应专科的危重症患者进行监护,主要分为烧伤重症监护病房、呼吸重症监护病房、新生儿重症监护病房、儿科重症监护病房等。专科 ICU 设在各专科病房内。ICU 最佳的位置是在病房楼的高层,以减少污染和保证通风。

部分医院还会对综合性 ICU 甚至专科 ICU 再次分级,比如心血管重症监护可以分为冠心病重症监护治疗病房、心肺重症监护病房、心脏外科重症监护病房等,以便医院在治疗和研究上更加深入。

(二)ICU 的布局

1.总体布局

ICU 应位于方便患者转运、检查和治疗的区域,接近主要服务对象的病区、手术室、影像学科、化验室和血库等。可设立医疗、医疗辅助、污物处理和医务人员生活辅助等区域,并相对独立,以减少彼此之间的互相干扰并利于感染的控制。医疗辅助区域与医疗区域面积之比应达到 1.5:1 以上。各区域在建筑装饰时应遵循不产尘、不积尘、耐腐蚀、防潮防霉、防静电、容易清洁和符合防火要求的原则。

2.区域布局

(1)医疗区域:主要为病室,可为开放式、半封闭或全封闭式,尽量多设单间或分隔式病室。至少配置 1~2 个单间病室,用于隔离患者。设正、负压病室各 1 个。

(2)医疗辅助区域:包括中央工作站、通道、治疗室、仪器室等。①中央工作站:设置在医疗区域的中央地区,病室以中央工作站为中心呈圆形、扇形或 T 形等排列。②通道:人员流动通道和物流通道分开,以减少各种干扰和交叉感染。工作人员通道和患者通道分开,提供工作人员尽快接触患者的通道和家属探视通道。③治疗室:至少设置 2 个。一个用于需要无菌技术操作的治疗和护理,进入前需戴好口罩和帽子。另一个用于只需要达到清洁要求的治疗和护理。④仪器室:由于 ICU 使用仪器设备较多,有条件的 ICU 最好设置仪器室,供仪器设备放置和维护使用。

(3)污物处理区域:包括清洁室、污染废物处理室和盥洗室等,设置在医疗区域的一端,避免污染医疗区域。

(4)医务人员生活区域:包括休息室、更衣室、进餐室等,与医疗区域相对隔开,避免交叉感染。

(三)ICU 的病室设置

1.床位

ICU 床位的数量一般以占医院总床位数的 2%~8% 为宜,可根据医院的实际需要适当增减。每个 ICU 管理单元设置 8~12 张床位,既能保证工作的高效率,又能减少院内感染。床位使用率以 75% 为宜,如果全年使用率超过 85%,则应适当扩大规模。开放式大房间每床占地面积≥9.5 m²,建议 15~18 m²,床间距>1 m,床头离墙的距离约 50 cm。每个 ICU 至少配备 2 个单间病房,使用面积≥18 m²,建议 18~25 m²,用于收治隔离患者。

2.温度、湿度

病室温度维持在(24±1.5)℃,湿度控制在 55%~65%。有条件的 ICU 可安装空气净化系统,以保证通风,并独立控制室内的温度和湿度。

3.采光、照明

ICU 应设有全室照明和局部照明。全室照明要求明亮、刺激性小、不影响患者睡眠;局部照明应为可调节型,常放置在床头。窗户应挂双重窗帘,避免日光直射。

4.噪声

根据国际噪声协会的建议,ICU 的噪声白天不超过 45 dB、傍晚不超过 40 dB、夜晚不超过 20 dB。所以,ICU 的地面覆盖物、墙壁和天花板应尽量采用高吸音的建筑材料。此外,在不影响正常工作的情况下,除了患者的呼叫信号、监护仪器的报警声外,其余的声音都应尽可能减小到最低水平。

(四)ICU 的人员设置

ICU 必须配备足够数量、经过严格的专业理论和技术培训、熟练掌握各项抢救技术的医护人员。其中医师人数与床位数之比应＞0.8：1,护士人数与床位数之比应＞3：1,可以根据需要配备适当数量的医疗辅助人员(呼吸治疗师、理疗师、专科药剂师等),有条件的医院可配备相关的设备技术与维修人员。医师须具备 5 年以上的临床工作经验,通过国家专科考试,获 ICU 专科医师资格;护士须具备 3 年以上的临床工作经验,并经过一定的培训。

(五)ICU 的仪器设备设置

1.必配设备

(1)诊断设备:如血液、体液及胶体渗透压测定计,超声诊断仪,床边 X 光机,多功能血气和电解质分析仪,自动生化分析仪,快速血糖监测仪等。

(2)治疗设备:如注射泵、输液泵、呼吸机、心脏除颤仪、临时心脏起搏器、主动脉内球囊反搏装置、血液净化装置等。每床均应配备输液泵和微量注射泵,其中微量注射泵原则上每床 4 台以上。另配备一定数量的肠内营养输注泵。三级综合医院的 ICU 原则上每床配备 1 台呼吸机,二级综合医院的 ICU 可根据实际需要配备适当数量的呼吸机。每床配备简易呼吸器。为便于安全转运患者,每个 ICU 至少应有 1 台便携式呼吸机。三级医院必须配置血液净化装置。

(3)监测设备:如呼吸功能监测装置、多功能心电监护仪、脑电图监测仪、颅内压监测仪等。三级医院必须配置血流动力学与氧代谢监测设备。为便于安全转运患者,每个 ICU 至少配备 1 台便携式监护仪。

(4)抢救设备:ICU 必须配有装备齐全的救护车,车内应备有抢救用具、急救药品、一定数量的治疗用品。

(5)护理设备:如多功能医用监护病床、快速输血加温装置、输液恒温器、头部降温冰帽、压疮防治床垫等。

(6)后勤设备:每床配备完善的功能设备带或功能架,提供电、氧气、压缩空气和负压吸引等功能支持。每张监护病床应装配 12 个以上的电源插座,2 个以上的氧气接口,2 个压缩空气接口,2 个以上的负压吸引接口。医疗用电和生活用电线路要分开,每个床位的电源应该由独立的反馈电路供应。此外,ICU 最好有备用的不间断电力系统和漏电保护装置,每个电路插座最好都在主面板上有独立的电路短路器。

2.选配设备

有条件者,可视需要选配简易生化仪和乳酸分析仪、闭路电视监视系统、脑电双频指数监护仪、胃黏膜 CO_2 张力与 pH 测定仪、体外膜肺氧合器、主动脉内球囊反搏和左心辅助循环装置、胸壁震荡排痰装置、防止下肢深静脉血栓发生的反搏处理仪器等。

二、ICU 的管理

(一)组织领导

ICU 实行院长领导下的科主任负责制,科主任负责科内全面工作,定期查房组织会诊和主持抢救任务。ICU 实行独立与开放相结合的原则。所谓独立,就是 ICU 应有自己的队伍,应设有一整套强化治疗手段,没有独立就体现不出 ICU 的特色。所谓开放,就是更多地听取专科医师的意见,把更多的原发病处理如外伤换药留给专科医师解决。医师的配备采取固定与轮转相结合的形式。

护士长负责 ICU 的护理管理工作,包括安排护理人员工作、检查护理质量、监督医嘱执行情况及护理文书书写等情况。护士是 ICU 的主体,承担着监测、治疗、护理和抢救等任务,能进行24 小时观察和最直接得到患者第一手临床资料的只有护士。因此,ICU 护士应训练有素,熟练掌握各种抢救技术,与医师密切配合,做到医护"一体化",提高医疗护理质量。

(二)管理制度

制度化管理是 ICU 医疗护理质量得以保证的关键,为了保证工作质量和提高工作效率,除执行各级政府和各级卫生管理部门的各种法律法规、医疗核心制度外,还需建立健全以下各项规章制度:医疗、护理质量控制制度;各种危重疾病监护常规;临床诊疗及医疗,护理操作常规;患者转入、转出 ICU 制度;抗生素使用制度;血液与血液制品使用制度;抢救设备操作、管理制度;基数药品、毒麻药品和贵重、特殊药品等管理制度;院内感染预防和控制制度;医疗、护理不良事件防范与报告制度;医患沟通制度;突发事件的应急预案和人员紧急召集制度;医护人员教学、培训和考核制度;探视制度;临床医疗、护理科研开展与管理制度等。

(三)院内感染管理

1.ICU 院内感染的危险因素

(1)ICU 收治的患者病情危重,抵抗力低下,易感性增加。

(2)ICU 各种侵入性检查和监测增多,破坏了人体的自然屏障。

(3)不合理应用抗生素、免疫抑制剂、激素等。

(4)病房硬件设施不达标。

(5)再生医疗器械消毒不彻底。

(6)感染控制措施不到位。

(7)工作人员特别是护理人员配备不足也会增加院内感染的潜在危险。

2.ICU 院内感染常见部位及常见细菌

感染部位占首位的是下呼吸道,其次为尿路感染、动静脉导管感染和外科切口感染。常见的院内感染病菌为耐甲氧西林金黄色葡萄球菌、耐万古霉素肠球菌、耐氮二烯五环类念珠菌属及革兰阴性菌等。

3.ICU 环境管理

室内安装空气净化装置或采取机械通风,保持空气新鲜和环境整洁,ICU 空气洁净度标准应达Ⅱ级(细菌总数≤200 cfu/m³)。病房内应设足够的非手触式(如感应式)洗手设备和设施,单间每床一套,开放式病床至少每 2 床一套。洗手台大小要适当,保证洗手时水不会外溅,目前常用的洗手液是含有氯己定的洗手液,它较单以肥皂洗手能更有效地减少院内感染的发生。美国疾病控制与预防中心建议在 ICU 使用含 61%～95%(常用 70%～75%)的乙醇洗手液进行手的消毒。许多医院将含乙醇的洗手液置于患者床旁或放在病房入口处,以增加医护人员执行洗手的依从性,达到降低院内感染发生率的目的。

4.ICU 人员管理

(1)医护人员进入工作区时必须更换专用工作服、鞋,戴工作帽,外出时更换外出服及鞋。

(2)医护人员患有感染性疾病时应暂停在 ICU 工作。

(3)严格探视制度。特殊情况需要探视时,只允许一人入室,入室应更衣、换鞋,时间不超过3 分钟,患有感染性疾病者不得进入。

(4)严格执行手卫生制度。检查、治疗、护理患者前后应洗手或消毒;接触患者血液、体液、分泌物、排泄物时应戴手套。

(5)加强ICU工作人员院内感染知识培训。ICU护士主要培训内容包括职业道德规范、医院感染管理的概念;预防和控制医院感染的目的、意义;国家有关医院感染管理的法律、法规、规章制度、标准等;医院感染的监测;医疗废物管理、锐器伤及其所致血液、体液传播疾病的预防;消毒、灭菌、隔离知识与进展及其在医院感染预防和控制中的应用;消毒、灭菌药械的合理使用与浓度监测;重点科室的医院感染管理;侵入性操作相关医院感染的预防;一次性无菌医疗用品的医院感染管理;抗感染药物的合理应用与不良反应;ICU常见医院感染的预防与控制等。

5.ICU消毒隔离措施

(1)感染患者与非感染患者应分开安置。特殊感染或有传染病的患者应安置在隔离监护室,诊疗、护理器具固定专用,患者的生活垃圾按感染性废物处置。

(2)消毒设备、仪器等应定期擦拭,保持清洁,遇有污染时应及时消毒。

(3)患者转出或死亡应做好终末消毒,床单位及所有物品必须更换和消毒。

(4)严格遵守无菌操作规程,吸痰管一用一换,无菌物品在有效期内使用。

(5)严格执行防护制度,行吸痰等可能有喷溅的操作时,应做好防护。

(6)呼吸机输入及输出管道、氧气、雾化吸入装置等器具应定时更换,一人一用,用后应先消毒再清洗,干燥后备用。

(7)加强对各种留置导管的护理与观察,对动静脉导管置入部位的皮肤,每天用安尔碘或乙醇消毒,保持干燥,防止感染。

(8)加强医院感染监测,对住院较久的患者应定期进行尿、痰、伤口分泌物及粪便的细菌培养,当有感染流行时,应对ICU患者接触者和环境进行流行病学调查和监测,以便及时控制感染。

(9)加强抗菌药物和细菌耐药性监测管理,合理使用抗菌药物,防止患者发生菌群失调;如有特殊或多重耐药菌株感染时,应严格执行消毒隔离制度。

(10)每天对消毒、灭菌效果和环境卫生学进行监测。

(11)医疗废物严格按照《医疗废物管理条例》分类收集,日产日清。

(温　巍)

第三节　患者的早期识别与病情评估

一、重症患者的早期识别

(一)早期识别的重要性

早期识别并评估重症患者是临床医师的一项重要基本技能,不但重症医师应该熟练掌握,普通病房的医护人员也应该对其中的重要内容熟练应用,以保障医疗安全。重症患者的早期评估应以保证生命为前提,可以结合脏器损伤的严重程度进行评估。

普通病房的医护人员首先应当具备重症意识,即意识到患者随时可能病情恶化,然后应定时对患者的重要生理学参数进行监测,实时、量化进行综合评估,以期尽早发现指标异常。依据评估结果对患者临床恶化的风险程度进行分级。

(二)生理学参数的选择

需要初步评估的生理学参数包括呼吸频率、心率、心律、血压、脉搏、血氧饱和度、意识水平、体温等。

(三)评估患者危重程度

将上述生理学参数紊乱程度进行量化的综合评估,以确定患者的临床风险。目前用于普通病房住院医师与护理人员早期快速量化综合评估患者危重程度的工具,如国家早期预警评分已在欧美得到广泛推广(表1-2)。国家早期预警评分根据各项生理学参数的评分总和,最终确定患者的临床风险高低。一般认为,总分在0～4分为低风险;5～6分或单项评分3分则为中度风险;≥7分为高度风险。

表1-2　国家早期预警评分

生理学参数	3分	2分	1分	0分	1分	2分	3分
呼吸频率/(次·分⁻¹)	≤8		9～11	12～20		21～24	≥25
SpO_2/%	≤91	92～93	94～95	≥96			
氧疗		有		无			
收缩压/mmHg	≤90	91～100	101～110	111～219			≥220
心率/(次·分⁻¹)	≤40		41～50	51～90	91～110	111～130	≥131
意识				A			V,P,or U
体温/℃	≤35.0		35.1～36.0	36.1～38.0	38.1～39.0	≥39.1	

注:A为清醒,V为语言反应,P为疼痛反应,U为无反应。

二、重症患者的病情评估

重症患者病情评估的特点不同于普通疾病的诊断模式,一般分初次评估和二次评估两阶段进行。

(一)初始评估

经上述综合评估过后需转入ICU进行监护和治疗的重症患者,收治时,重症医学科医师应进行初始病情评估及处理,快速进行重点评估,检查重要器官系统的主要情况并记录,完成血气分析、血糖、乳酸等床旁快速检查,确定存在的危及生命的异常情况及可能原因,结合重点突出的快速病史采集,建立初步诊断,给予高效而有针对性的抢救性治疗,为下一步精细化治疗赢得时间。

1.病史采集

重症患者病史采集困难,应数分钟内抓住病史特点。

(1)病史来源:目击者、亲属、护送的医护人员。

(2)主要症状:与重要脏器受损状态密切相关的症状,如神志改变、呼吸困难的发生和进展、疼痛的特点和进展、乏力等。

(3)其他:创伤或非创伤、手术或非手术、用药史和/或毒物接触史。

2.体格检查

重症患者体格检查应重点关注气道、呼吸、循环、意识水平及肢体运动功能。注意不要遗漏腹部重要体征,包括触痛范围及包块大小,肝、脾大小,腹壁的硬度、张力、反跳痛,听诊有无血管杂音及肠鸣音是否消失。育龄期女性必须考虑宫内及异位妊娠的可能。

3.记录

重症患者的生理学参数必须用表格记录,便于动态追踪,评估病情,指导治疗。基本参数包括心率、血压、呼吸、体温、意识状态等。时间允许时需准确记录血氧饱和度、出入量、液体平衡和药物使用情况等。使用中心静脉导管、肺动脉导管等特殊设备时需要准确测量相关参数并记录。

4.辅助检查

重症患者初始评估时,辅助检查首先是呼吸、循环相关项目,要求简便快速。动脉血气分析通常可以在床旁快速实施,可提供大量有用的信息,如 pH、动脉血氧分压(arterial partial pressure of oxygen,PaO_2)、动脉血二氧化碳分压(arterial partial pressure of carbon dioxide,$PaCO_2$)、血红蛋白浓度、电解质、乳酸、血糖,甚至肾功能指标等。其他指标如血常规、体液常规、血液生化、微生物学、心电图、影像学、超声等检查,可以根据病史、体格检查等按需安排。

5.初始治疗

重症患者初始治疗的基本原则是保证最基本的生理学稳定,为原发疾病的治疗赢得时间。应遵循复苏 ABC 原则:A(airway),确保气道开放;B(breathing),提供足够的通气和氧合;C(circulation),建立静脉通路,恢复循环血容量。所有重症患者,不管在何种情况下,初始治疗都应该遵循上述原则,并且应该与前述病史采集、体格检查等同步进行。初始抢救的同时,还应该结合病史、体格检查和实验室检查结果进一步明确诊断,综合分析各项生理参数变化,判断患者生理功能储备,评估初始治疗反应,以完善初始诊断及治疗。当初始评估气道、呼吸、循环有困难,或常规治疗措施难以实施或迅速纠正器官功能异常时,如重度肥胖、顽固性低氧、严重休克等,应当及时呼叫上级医师。

(二)二次评估

经初始救治生命体征稳定后,应该立即进行二次评估。此时的主要内容为进一步完善病史采集,包括主诉、现病史、既往史(特殊慢性疾病)及治疗经过(手术史)等。完成全面系统的体格检查、辅助检查,进行重点性的病理生理检测,完善病历记录。明确诊断,确立主要矛盾,评估初始治疗反应,修正与完善治疗方案。注意上述评估应反复进行。

(三)急性生理与慢性健康状况评分

二次评估过程中,可采用急性生理与慢性健康状况评分(acute physiology and chronic health evaluation,APACHE Ⅱ)对患者的病情危重程度进行综合评估。该评分由急性生理评分、年龄评分及慢性健康评分构成。分值越高,表示病情越重,预后越差,病死率越高。APACHE Ⅱ是目前全球范围内使用最为广泛的非特异重症疾病评分系统,最初设计为转入ICU24 小时内最差值评分,因而一般不用于连续动态评价患者的病情危重程度。

1.急性生理评分

急性生理评分包括肛温、平均动脉压、心率、呼吸频率、肺泡-动脉血氧分压差、PaO_2、pH、Na^+、K^+、肌酐、血细胞比容、白细胞计数、格拉斯哥昏迷评分(glasgow coma score,GCS)、静脉血 HCO_3^-、血尿素氮 12 项生理指标,选择转入 ICU 最初 24 小时内的最差值(最高值或最低值),并分别进行评分,选择较高的分值(表 1-3)。

2.年龄评分

年龄评分分为≤44 岁、45～54 岁、55～64 岁、65～74 岁、≥75 岁 5 个阶段,分别评为 0～6 分。

表 1-3 急性生理评分

生理学指标	+4	+3	+2	+1	0	+1	+2	+3	+4
肛温/℃	≥41	39.0~40.9		38.5~38.9	36.0~38.4	34.0~35.9	32.0~33.9	30.0~31.9	≤29.9
平均动脉压/mmHg	≥180	130~159	110~129		10~109		50~69		≤49
心率/(次·分$^{-1}$)	≥180	140~179	110~139		70~109		55~69	40~54	≤39
呼吸频率/(次·分$^{-1}$)	≥50	35~49	25~34		12~24	10~11	6~9		<5
肺泡-动脉血氧分压差(FiO_2≥50%)	≥500	350~499	200~349		<200				
PaO_2(FiO_2<50%)					>70	61~70		55~60	<54
pH	≥7.7	7.60~7.69		7.50~7.59	7.33~7.49		7.25~7.32	7.15~7.24	<7.15
Na^+/(mmol·L^{-1})	≥180	160~179	155~159	150~154	130~149		120~129	111~119	<110
K^+/(mmol·L^{-1})	≥7	6.0~6.9		5.5~5.9	3.5~5.4	3.0~3.4	2.5~2.9		<2.5
肌酐/(μmol·L^{-1})（急性肾衰竭时评分加倍）	≥309	177~308	133~176		53~132		<53		
血细胞比容/%	≥60		50.0~59.9	46.0~49.9	30.0~45.9		20.0~29.9		<20
白细胞计数/(10^9·L^{-1})	≥40		20.0~39.9	15.0~19.9	3.0~14.9		1.0~2.9		<1
GCS									
静脉血 HCO_3^-/[(mmol·L^{-1})用于无血气结果时]	≥52	41.0~51.9			32.0~40.9	22.0~31.9		18.0~21.9	15.0~17.9	<15
血尿素氮（无肌酐时)/(mmol·L^{-1})	≥4.50	2.83~4.44	1.17~2.78		0.44~1.11		<0.44		

注:FiO_2为吸入气氧浓度。

3.慢性健康评分

要求患者入院前须满足慢性器官功能不全或免疫功能抑制状态的诊断。

(1)符合慢性器官功能不全或免疫功能抑制的患者,如果施行择期手术后转入ICU,记2分;急诊手术或非手术后转入ICU,记5分。

(2)器官功能不全和免疫功能抑制状态必须在此次入院前即有明显表现,并符合下列标准。①心血管系统:纽约心脏协会心功能Ⅳ级。②呼吸系统:慢性限制性、阻塞性或血管性疾病导致的严重活动受限,如不能上楼或从事家务劳动;或明确的慢性缺氧、高碳酸血症、继发性红细胞增多症、严重肺动脉高压[>5.3 kPa(40 mmHg)]和呼吸机依赖。③肝脏:活检证实肝硬化,明确的门静脉高压,既往由门静脉高压造成的上消化道出血,或既往发生过肝衰竭、肝性脑病、昏迷。④免疫功能抑制:患者接受的治疗能抑制对感染的耐受性,如免疫抑制治疗、化学治疗(简称化疗)、放射治疗(简称放疗)、长期或最近大剂量的类固醇治疗,或患有抑制感染耐受性的疾病,如白血病、淋巴瘤。⑤肾脏:接受长期透析治疗。

(四)序贯器官衰竭评分

序贯器官衰竭评分(sequential organ failure assessment,SOFA)主要用来动态评估病情危重程度(表1-4)。该评分系统由呼吸系统、血液系统、肝脏、心血管系统、中枢神经系统、肾脏6个器官和系统构成,每个器官和系统根据功能不全/衰竭程度分别赋予0~4分,每天记录最差值。总分越高,病情越重。最高评分变化和不同日期评分差值可动态评价病情。

表1-4　SOFA

器官系统	变量	0分	1分	2分	3分	4分
呼吸系统	氧分压/吸氧浓度/mmHg	≥400	<400	<300	<200 on MV	<100 on MV
血液系统	血小板/($10^9 \cdot L^{-1}$)	≥150	<150	<100	<50	<20
肝脏	胆红素/($\mu mol \cdot L^{-1}$)	<20.5	20.5~34.1	34.2~102.5	102.6~205.1	>205.2
心血管系统	平均动脉压/mmHg	≥70	<70			
	多巴胺/($\mu g \cdot kg^{-1} \cdot min^{-1}$)			≤5	>5	>15
	多巴酚丁胺/($\mu g \cdot kg^{-1} \cdot min^{-1}$)	任何剂量				
	肾上腺素/去甲肾上腺素/($\mu g \cdot kg^{-1} \cdot min^{-1}$)				≤0.1	>0.1
中枢神经系统	GCS	15	13~14	10~12	6~9	<6
肾脏	肌酐/($\mu mol \cdot L^{-1}$)	<106	106~176	177~308	309~442	>442
	血尿素氮/($mL \cdot d^{-1}$)				<500	<200

注:MV为机械通气。

(温　巍)

第四节　患者的转运

一、重症患者转运前的评估

重症患者转运是 ICU 的重要工作内容之一,亦是 ICU 住院医师应该掌握的重要临床技能。转运目的是为了使患者获得更好的诊治措施,但转运存在风险,因此,转运前应该充分评估转运的获益及风险。

(一)转运条件评估

1.转运方式

(1)院内转运:通常由转运床完成。

(2)院际转运:运输方式的选择需要综合考虑患者的疾病特征、转运距离、转运缓急、转运环境、护送人数、携带设备、准备时间、路况、天气及患者的经济承受能力等。转运方式通常包括陆路转运和飞行转运。

(3)陆路转运:优点是花费少、启动迅速、不易受不良天气状况的影响、转运途中易于监测、发生生理紊乱的可能性更低、护送人员更熟悉转运环境。陆路转运通常由救护车完成,如条件许可,大规模灾难期间成批重症伤员转运亦可考虑铁路运输。

(4)飞行转运:更适合长程转运,当陆路通行困难或要求更快时间内转运时可以考虑。因飞行转运的准备时间较陆路转运明显延长,且起飞前及着陆后仍需要车辆转运,这些因素均可能拖延转运,因此需综合考虑。直升机转运多用于陆路难以到达的特殊情况,而固定翼飞机多用于长途转运。国际间长距离转运可通过 SOS 等专业组织完成。

2.转运人员

重症患者转运应由接受过专业训练、具备重症患者转运能力的医务人员实施,并根据转运的具体情况选择恰当的转运人员。转运人员至少有 1 名具备重症护理资格的护士,并可根据病情需要配备医师或其他专业人员(如呼吸治疗师、普通护士等)。病情不稳定的患者,必须由 1 名医师参与转运;病情稳定的重症患者,可以由受过专门训练的护士完成。转运人员应接受基本生命支持、高级生命支持、人工气道建立、机械通气、休克救治、心律失常识别与处理等专业培训,能熟练操作转运设备。

必须指定 1 名转运人员作为转运过程的负责人,转运过程中的所有决策均应由该负责人员做出。如果没有医师参加转运,必须指定 1 名医师作为紧急情况的联系人(此人通常就是决定转运患者的主管医师)。患者到达接收科室/医院后,应与接收人员进行全面交接。如患者未移交(如行 CT 检查等),转运人员需要一直陪护患者直至返回病房。

3.转运设备

所有转运设备都必须能够通过转运途中的电梯、门廊等通道,转运人员须确保所有转运设备正常运转并满足转运要求。所有电子设备都应能电池驱动并保证充足的电量。

普通转运床因为不能安全固定必需的医疗设备,不能满足重症患者的转运需求,因此需要使用符合要求的重症转运床。重症转运床除具有普通转运床的功能外,还应该能够携带监护仪、呼吸机、输液泵、储氧瓶、负压吸引设备、药品等,所有设备应该固定在与患者同一水平面或低于患者水平面。转运床应与救护车上的担架系统匹配。

转运重症患者应使用专业转运救护车,救护车应满足抢救监护型救护车的标准。救护车应装备附加蓄电池,发电机应适用所有配电系统的供电且功率应满足抢救监护型救护车的功率要求。应具备 220 V 外接电源连接装置为附加蓄电池充电,并提供医疗设备、照明、通风、空调、通信(内部及外部)等用电,医疗舱中应安装插座≥3 个。救护车应能够为危重患者、护送人员及特殊设备提供足够的空间及固定装置。

院内转运患者转运时必须配备便携式监测仪,如果条件允许,配备的监护仪应该具有储存功能,以便回顾转运过程中患者的资料。院际转运除上述条件外,还需配备除颤仪,必要时需有创压力监测装置,以便转运途中进行有创动脉血压、中心静脉压(central venous pressure,CVP)等有创压力监测。输注血管活性药物应配备注射泵。

院内转运需配备简易呼吸器、负压吸引装置、充足的氧气(足够全程所需并富余 30 分钟以上)。接受呼吸支持的患者应配备便携式呼吸机,呼吸机应具备基本呼吸模式及其他主要参数,并具有气道高压报警及脱管报警。同时建议配备外置可调呼气末正压(positive end-expiratory pressure,PEEP)阀供呼吸球囊,以备通气时精确调节 PEEP。院际转运患者还需配备适合不同患者的各种型号气管插管包及环甲膜穿刺设备。不推荐使用简易呼吸器作为转运过程中较长时间通气支持的手段。

4.转运配置药物

院内转运应配备基本的复苏用药,包括肾上腺素和抗心律失常药物,以备转运途中患者突发心搏骤停或心律失常。接收科室应配备更加全面的急救药物。根据转运患者的不同病情,还应配备相应的药物。院际转运的药物配备强调紧急抢救复苏时用药和维持生命体征平稳的用药,病情特殊者还应携带相应的药物。

(二)患者病情评估

1.循环系统的评估

转运途中突然的病情恶化常由循环系统不稳定所致,转运前监测患者血压、心率及心律,观察皮肤温度、皮肤颜色等变化。患者存在心律失常、循环系统不稳定时会增加转运风险,若积极处理后血流动力学仍不稳定的患者不适合转运,但需立即外科手术干预的急症患者应根据病情与转运条件判断是否仍可积极转运。

2.呼吸系统的评估

密切观察呼吸频率、呼吸节律、双肺呼吸音是否对称、痰液量及性状、患者能否自主有效咳痰、有无舌后坠导致气道阻塞。监测脉搏血氧饱和度、动脉血气分析的情况,所应用镇静、肌肉松弛药物是否有引起呼吸抑制的可能。评估患者气道的安全性,对于高风险的患者,为确保气道通畅,应积极建立人工气道,转运途中不推荐使用喉罩。不能维持有效气道开放、通气及氧合的患者不宜转运。

3.神经系统的评估

观察意识状态、瞳孔大小、对光反射,以及是否存在颈强直、肢体活动障碍等。颅脑损伤、颈椎手术患者应评估搬动时能否加重颅脑及颈椎的损伤。

4.内环境的评估

评估患者是否存在内环境紊乱,如严重的电解质紊乱、酸中毒容易诱发心律失常,严重的高渗状态及低渗状态容易诱发昏迷。

5.其他情况的评估

评估是需要胃肠减压以免胃内容物反流导致误吸、呼吸困难及窒息的可能,重要的置管及引流装置是否有脱落的可能,躁动患者是否有坠床的可能,搬运患者时能否加重病情或出现意外损伤等。

二、重症患者转运的流程

(一)转运前的准备

1.决策与知情同意

医务人员要强化法律意识,转运前应将转运的必要性和潜在风险告知,获取具有责任能力患者的知情同意并签字。患者不具备完全民事行为能力时,应当由其法定代理人签字。患者因病无法签字时,应当由其授权的人员签字,获得签字知情同意后再转运。紧急情况下,为抢救患者的生命,在法定代理人或被授权人无法及时签字的情况下(如挽救生命的紧急转运),可由医疗机构负责人或者授权的负责人签字,并将转运指征和没有获取知情同意的原因记录在病历中。

2.沟通

院际转运前做好详细的病情介绍,便于接收医院迅速了解病情。院内转运前要整理好患者的病历资料,随患者送至转运到达的科室,但不能为准备资料而延误转运,如需紧急转运,部分资料可于转运后送到接收科室或医院。转运前,转出科室或医院需要与相关人员联系确保运输工具到位、所有转运设备功能良好,与接收科室或医院的医师全面沟通患者病情,告知出发时间及预计到达时间,通知接收方要做好床位、人员、设备、药品的准备,对需要机械通气的患者。接收方要能提供通气支持条件,确保患者到达后能及时接受监测治疗或检查。负责转运的医务人员应熟悉转运线路,转运前联系好电梯、门卫等保证转运路途畅通,尽量减少转运途中的时间以保证转运安全。

3.人员、设备、药品的准备

人员、设备、药品的准备见"重症患者转运前的评估"部分。

4.转运前患者的处理

(1)循环系统:对心律失常、循环不稳定的患者给予相应处置,待病情相对平稳后再转运,必要时需延缓转运。转运前应保持两路通畅的外周静脉通道以备用药或补液,对循环不稳定的患者可留置中心静脉导管监测CVP、补液治疗、输注血管活性药物。低血容量患者在转运前必须控制活动性出血等导致低血容量的病因,进行有效的液体复苏,必要时可使用血管活性药物维持循环功能稳定,待血流动力学基本平稳后方可转运。

(2)呼吸系统:转运前协助患者翻身、拍背、咳痰,检查吸氧管是否通畅。对已建立人工气道的患者给予充分吸痰,吸净口鼻腔分泌物。检查人工气道位置是否正常,人工气道要妥善固定,标定气管插管深度,气囊适度充盈。需要转运呼吸机辅助通气的患者时,应提前给便携式呼吸机充电,并估计呼吸机充电后可以使用时间,检查氧气瓶压力,正确安装呼吸机管路,检查便携式呼吸机的性能,与便携式呼吸机连接后调整参数,观察患者能否耐受并维持稳定,呼吸不平稳者暂缓转运。

(3)神经系统:转运前必须控制癫痫发作并预防复发;严重躁动、抽搐者可适当镇静;严重脑水肿、颅内压增高者在转运前应给予脱水治疗,防止脑疝发生。

(4)转运前对原发疾病进行处理:创伤患者在转运过程中应使用颈托等保持脊柱稳定;长骨骨折应行夹板固定;肠梗阻患者需要置入鼻胃管进行胃肠减压;转运时间较长或使用利尿剂患者

转运前需要留置尿管;需要行胸腔闭式引流患者,在转运前应完成胸腔闭式引流术,在转运全程中引流瓶/袋必须保持在患者身体平面下方。各种管道应妥善固定,防止牵拉。

(二)转运中的监测和治疗

转运期间的监测治疗水平应确保患者的生命安全,尽可能降低转运过程对患者原有监测治疗的影响,转运过程中不应随意改变已有的监测治疗措施。护送人员必须记录转运途中患者的一般情况、生命体征、监测指标、接受的治疗、突发事件及处理措施等,并记入病历。应为接收方提供相关记录,力争做到转运前后监测治疗的无缝衔接。

重症患者转运时必须监测心电图、脉搏血氧饱和度、无创血压及呼吸频率。因肢体活动影响无创血压的准确性,条件许可尽可能使用有创动脉血压监测。如病情需要,可留置中心静脉导管监测 CVP 指导补液治疗,并可通过中心静脉导管输注血管活性药物。由于转运期间不能测量肺动脉楔压及心排血量,要求能在监护仪上持续显示肺动脉波形,否则需将肺动脉导管退至右心房或上腔静脉内。

机械通气患者需要记录气道插管深度,监测呼吸频率、潮气量、气道压力、吸呼比、氧气供应情况等,有条件可监测呼气末二氧化碳分压(partial pressure of end-tidal carbon dioxide,Pet-CO_2)。频繁躁动者,可适当应用镇痛、镇静剂,但应尽可能保留其自主呼吸。

转运途中应将患者妥善固定,防止意外事件的发生,特别注意防止气管插管的移位或脱出、静脉通道的堵塞和滑脱等。部分特殊患者可能需要监测颅内压。

(三)转运交接

当到达接受科室或医院后,转运人员应与接收科室或医院负责接收的医务人员进行正式交接以落实治疗的连续性,交接的内容包括患者病史、重要体征、实验室检查、治疗经过,以及转运中有意义的临床事件,交接后应书面签字确认。

(贾玉环)

第二章

心肺脑复苏

第一节　心　搏　骤　停

一、概述

心搏骤停是指心脏射血功能的突然终止,是心脏性猝死的最主要原因。心脏性猝死是指急性症状发作后 1 小时内以意识突然丧失为特征、由心脏原因引起的死亡。心搏骤停是临床中最危重的急症,可迅速导致死亡,应尽早进行高质量的心肺复苏,建立和维持有效的气道、呼吸和循环,以提高患者存活的机会,改善复苏后生存质量。心搏骤停可由以下 4 种心律失常所引起:心室颤动、无脉性室性心动过速(简称无脉性室速)、无脉性电活动和心脏停搏。

(一)心室颤动

心室颤动是指心室肌发生快速、不规则、不协调的颤动,心电图表现为 QRS 波群消失,代之以大小不等、形态各异的颤动波,频率可为 200～400 次/分。

(二)无脉性室性心动过速

因心室颤动猝死的患者,常先有室性心动过速。心电图特征为 3 个或 3 个以上的室性期前收缩连续出现,QRS 波群形态畸形,时限超过 0.12 秒,ST-T 波方向与 QRS 波群主波方向相反,心室率通常为 100～250 次/分,心律基本规则,但大动脉没有搏动。

(三)无脉性电活动

无脉性电活动过去称电-机械分离,其定义是心脏有持续的电活动,但失去有效的机械收缩功能。心电图可表现为不同种类或节律的电活动节律,但心脏已经丧失排血功能,因此往往测不到脉搏。

(四)心脏停搏

心脏停搏更确切的是心室停搏,是指心肌完全失去机械收缩能力。此时,心室没有电活动,可伴或不伴心房电活动。心电图往往呈一条直线,或偶有 P 波。

以上 4 种类型心律失常,其中最常见为心室颤动,多发生于急性心肌梗死早期或严重心肌缺血时,是冠心病猝死的最常见原因,可占 60%～80%。如早期给予心肺复苏、快速除颤,复苏成功率较高。

二、心搏骤停常见原因

导致心搏骤停的主要原因包括心源性原因和非心源性原因。

(一)心源性原因

心源性原因是因心脏本身的病变所致。冠心病是造成成人心搏骤停的最主要病因,约80%心脏性猝死是由冠心病及其并发症引起,而这些冠心病患者中约75%有急性心肌梗死病史。心肌梗死存活者存在频发性与复杂性室性期前收缩,或心肌梗死后左室射血分数降低,均可预示有发生心脏性猝死的危险。各种心肌病引起的心脏性猝死占5%~15%,如肥厚梗阻型心肌病、致心律失常型心肌病等。严重缓慢性心律失常和心室停顿是心脏性猝死的另一重要原因。

(二)非心源性原因

非心源性原因是因其他疾病或因素影响到心脏所致。

1.各种原因所致呼吸停止

气管异物、溺水、窒息等引起的气道阻塞,各种休克,以及脑血管意外、颅脑外伤等,均可导致呼吸停止,引起心肌严重缺氧而发生心搏骤停。

2.严重的电解质与酸碱平衡失调

严重低血钾、高血钾等电解质紊乱,严重酸中毒等可影响心脏的自律性和心肌的收缩性,最终可引发心搏骤停。

3.突然意外事件

严重创伤、电击伤等可致心搏骤停。

4.其他

低血容量、各种药物中毒(如抗心律失常药物、洋地黄类药物、β受体阻滞剂、钙通道阻滞剂、三环类抗抑郁药物等)或变态反应、诊断性操作如血管造影、心导管检查等均有可能造成心搏骤停。

不论是何种原因,最终都直接或间接影响心脏电活动和生理功能;或引起心肌收缩力减弱,心排血量降低;或引起冠状动脉灌注不足;或导致心律失常,成为导致心搏骤停的病理生理学基础。

三、心搏骤停的临床表现及判断

(一)心搏骤停的临床表现

心搏骤停后,血流运行立即停止,脑血流急剧减少,可引起明显的循环系统和神经系统症状。临床上具体可表现:①意识丧失,或全身短暂性抽搐。②心音消失、脉搏摸不到、血压测不出。③呼吸断续,呈叹息样或短促痉挛性呼吸,随后呼吸停止。④面色苍白或发绀。⑤瞳孔散大、固定。如果呼吸先停止或严重缺氧,则表现为进行性发绀、意识丧失、心率逐渐减慢,随后心跳停止。

(二)心搏骤停的判断

心搏骤停时,出现较早而且最可靠的临床征象是意识丧失伴大动脉搏动消失。成人通常是检查颈动脉搏动,亦可触摸股动脉,儿童可检查肱动脉搏动。

(程高峰)

第二节　基础生命支持

一、概述

基础生命支持又称初期复苏处理或现场心肺复苏,其主要目标:①迅速准确判断心、肺功能衰竭或停止。②立即实施现场心肺复苏术,从体外支持患者的通气、氧合和心泵循环功能。③通过基础生命支持,至少能维持人体重要脏器的基本血氧供应,直至延续到建立高级心血管生命支持或恢复患者自主循环、呼吸活动,或延长机体耐受临床死亡时间。关键步骤包括立即识别心搏骤停和启动急救反应系统、早期心肺复苏、快速除颤终止心室颤动。

心肺复苏是针对心搏、呼吸停止所采取的抢救措施,即应用胸外按压或其他方法形成暂时的人工循环并恢复心脏自主搏动和血液循环,用人工呼吸代替自主呼吸并恢复自主呼吸,达到恢复苏醒和挽救生命的目的。脑复苏是心肺功能恢复后,主要针对保护和恢复中枢神经系统功能的治疗,其目的是在心肺复苏的基础上,加强对脑细胞损伤的防治和促进脑功能的恢复,此过程决定患者的生存质量。

二、心肺复苏的基本程序

心肺复苏的基本程序是胸外按压、开放气道、人工呼吸。首先要判断患者有无反应、呼吸和循环体征,如果发现无任何反应,应首先求救急救医疗服务系统,尽快启动急救医疗服务系统。如果有 2 名急救员,一名立即实施心肺复苏,另一名快速求救。有条件时,可考虑实施除颤。如果旁观者未经过心肺复苏培训,则应进行单纯胸外按压的心肺复苏,直至除颤仪到达且可供使用,或急救人员或其他相关施救者已接管患者。

(一)在安全情况下,快速识别和判断心搏骤停

1.判断患者反应

采取轻拍或摇动患者双肩的方法,并大声呼叫:"喂,你怎么了?"判断患者有无反应,同时快速检查有无呼吸,应在 10 秒内完成。

2.启动急救反应系统

如果患者无反应,应立即呼救启动急救反应系统,在院外拨打"120",院内应呼叫其他医护人员。并迅速置患者于复苏体位,即仰卧位,头、颈部应与躯干保持在同一轴面上,将双上肢放置在身体两侧,解开衣服,暴露胸壁。

(二)循环支持

循环支持又称人工循环,是指用人工的方法通过增加胸膜腔内压或直接挤压心脏产生血液流动,旨在为冠状动脉、脑和其他重要器官提供血液灌注。

1.判断大动脉搏动

非专业人员无须检查大动脉搏动,专业人员应检查动脉有无搏动,时间不超过 10 秒。成人检查颈动脉,方法是示指和中指并拢,从患者的气管正中部位向旁滑移 2～3 cm,在胸锁乳突肌内侧轻触颈动脉搏动。儿童可检查其股动脉,婴儿可检查其肱动脉或股动脉。如果触摸不到动脉搏动,说明心搏已经停止,应立即进行胸外按压。

2.胸外按压

胸外按压是对胸骨下段有节律地按压。有效的胸外按压可产生 8.0～10.7 kPa(60～80 mmHg)的收缩期动脉峰压。通过胸外按压产生的血流能为大脑和心肌输送少量但却至关重要的氧气和营养物质。特别是对倒地至第一次电击的时间超过 4 分钟的患者,胸外按压更为重要。

按压时患者应保持平卧位,头部位置尽量低于心脏,使血液容易流向头部。如果患者躺卧在软床上,应将木板放置在患者身下,以保证按压的有效性,但不要为了找木板而延误抢救的时间。为保证按压时力量垂直作用于胸骨,施救者可根据患者所处位置的高低,采取跪式或用脚凳等不同体位进行按压。

(1)按压部位的确定:成人按压部位在胸部正中,胸骨的下半部,两乳头连线之间的胸骨处。婴儿按压部位在两乳头连线之间的胸骨处稍下方。

(2)胸外按压方法:操作者在患者一侧,一只手的掌根部放在胸骨两乳头连线处,另外一只手叠加在其上,两手手指交叉紧紧相扣,手指尽量向上,避免触及胸壁和肋骨,减少按压时发生肋骨骨折的可能性。按压者身体稍前倾,双肩在患者胸骨正上方,双臂绷紧伸直,按压时以髋关节为支点,应用上半身的力量垂直向下用力快速按压。

(3)按压频率:每分钟至少 100 次,胸骨下陷至少 5 cm,胸骨下压时间及放松时间基本相等,放松时应保证胸廓充分回弹,但手掌根部不能离开胸壁。尽量减少胸外按压间断,或尽可能将中断控制在 10 秒钟以内。

(4)按压深度:8 岁以下儿童患者按压深度至少达到胸廓前后径的 1/3,婴儿大约 4 cm,儿童大约为 5 cm。

(5)按压与通气之比为 30∶2,按压时应高声匀速记数。此要求适用于儿童以外的所有年龄患者的单人心肺复苏。双人心肺复苏时,儿童和婴儿的按压/通气比例为 15∶2。

快速、足够深的胸外按压有利于使冠状动脉和脑动脉得到灌注。如果按压频率和深度不足、按压间断过久或过于频繁加之过度通气,可减少心排血量和重要器官的血液灌注,降低复苏的成功率。

(三)开放气道

常用开放气道方法有以下 2 种。

1.仰头抬颏/颌法

此法适于没有头和颈部创伤的患者。方法是将一手小鱼际置于患者前额,使头部后仰,另一手的示指与中指置于下颌角处,抬起下颏(颌),注意手指勿用力压迫下颌部软组织,防止造成气道梗阻。

2.托颌法

此法开放气道具有一定技术难度,需要接受培训。疑似头、颈部创伤者,此法开放气道比较安全。操作者站在患者头部,肘部可支撑在患者躺的平面上,双手分别放置在患者头部两侧,拇指放在下颏处,其余四指握紧下颌角,用力向前、向上托起下颌,如患者紧闭双唇,可用拇指把口唇分开。

(四)人工呼吸

如果患者没有呼吸或不能正常呼吸(或仅仅是叹息),应立即做口对口、口对面罩、球囊-面罩、球囊对高级气道通气等人工呼吸方法。无论采用何种人工呼吸方法,首次人工通气为2次,每次通气应在1秒钟以上,使胸廓明显起伏,保证有足够的气体进入肺部。如果患者有自主循环存在,但需要呼吸支持,人工呼吸的频率为10～12次/分,即每5～6秒钟给予人工呼吸1次,婴儿和儿童12～20次/分。

1.口对口人工呼吸

在保持气道通畅和患者口部张开的位置时进行。施救者用按于前额一手的拇指和示指,捏闭患者的鼻孔。施救者张开口紧贴患者口部,以封闭患者的口周围(婴幼儿可连同鼻一块包住,不能漏气)。通常呼吸下,缓慢吹气2次,至患者胸部上抬,不必深呼吸。一次吹气完毕,应立即与患者口部脱离,轻轻抬起头部,眼视患者胸部,同时放松捏闭患者鼻部的手指,使患者能从鼻孔呼出气体。

采取口对口人工呼吸时,一定注意应用合适的通气防护装置,既能保证通气效果又能有效保护施救者。目前,市场上有多种商品可供选择。

2.经口咽通气管或面罩通气

口咽通气管多为"S"形管,有一单独的呼气活瓣。人工通气时,施救者将"S"形通气管放入到患者的口咽部,用口含住"S"通气管的外口吹气即可。面罩一般为透明的,可密闭于口腔周围,带有氧气入口和呼吸进出口、充气垫和呼气活瓣。操作时,让患者头后仰,口张开,将面罩覆盖于整个口和鼻部并固定好,施救者经面罩吹气至患者胸廓抬起为止,然后将口离开面罩,使患者呼出气通过活瓣活动而排出。此方法不能长时间使用,应尽早行球囊-面罩或气管插管通气。

(五)早期除颤

心搏骤停时,最初发生的心律失常最常见的是心室颤动或无脉性室速,终止心室颤动和无脉性室速最迅速、最有效的方法是除颤。除颤具有时间效应,随着时间的推移,除颤成功的机会随之会迅速下降。

如果任何施救者目睹发生院外心搏骤停且现场有自动体外除颤仪,施救者应从胸外按压开始心肺复苏,并应尽快在3～5分钟内使用自动体外除颤仪。

对于院内心搏骤停,有心电监护的患者,从心室颤动到给予电击的时间不应超过3分钟,并且应在等待除颤仪过程中进行心肺复苏。

但对非目击的心搏骤停(>4分钟),则应先进行5个循环30∶2(大约2分钟)的心肺复苏,然后再除颤,其目的是先使心脏获得灌注,从而使除颤更有效。除颤之后应立即给予5个循环30∶2的高质量心肺复苏后再检查脉搏和心律,必要时再进行另一次电击除颤。

给予高能量一次除颤的观点已得到一致认可,因为使用高能量电击一次将能消除90%以上的心室颤动。如果除颤不能消除心室颤动,则此种心室颤动可能属于低幅波类型,通常是因为心肌缺氧,所以应先进行2分钟的心肺复苏,使心肌恢复供氧后再分析心律,决定是否除颤。

目前生产的自动体外除颤仪和除颤仪几乎都是双向波除颤仪,使用直线双向波型除颤仪首次除颤能量为120J,使用双向方形波除颤仪时能量为150～200J,如不清楚厂家提供的除颤能量范围,则可选择200J,后续除颤能量相同或选择更高能量。使用单向波除颤仪时除颤能量为360J。婴儿与儿童除颤理想能量目前仍不清楚,但认为合理的除颤能量是2～4J/kg。首剂量可先考虑2J/kg,后续电击能量为4J/kg或更高级别能量,但不能超过10J/kg或成人剂量。

三、心肺复苏效果的判断

（一）瞳孔

复苏有效时,可见瞳孔由散大开始回缩。如瞳孔由小变大、固定,则说明复苏无效。

（二）面色及口唇

复苏有效时,可见面色由发绀转为红润。如若变为灰白,则说明复苏无效。

（三）颈动脉搏动

按压有效时,每一次按压可以摸到一次搏动,如若停止按压,搏动亦消失,应继续进行心脏按压。如若停止按压后,脉搏仍然跳动,则说明患者心跳已恢复。

（四）神志

复苏有效,可见患者有眼球活动,睫毛反射与对光反射出现,甚至手脚开始抽动,肌张力增加。

（五）自主呼吸出现

自主呼吸的出现并不意味可以停止人工呼吸,如果自主呼吸微弱,仍应坚持人工辅助呼吸。

四、心肺复苏的终止

（一）院前心肺复苏的终止

（1）恢复有效的自主循环。

（2）高级心血管生命支持抢救小组接手。

（3）施救者由于自身精疲力尽不能继续复苏、处在对自身产生危险的环境中或者继续复苏将置其他人员于危险境地时。

（4）发现提示不可逆性死亡的可靠和有效的标准、确认为明显死亡的标准或符合复苏终止的规则。

复苏终止的规则:①非院前急救人员或现场施救者见证的心搏骤停。②经过3轮（每轮5个30：2周期）的心肺复苏没有恢复自主循环。③没有除颤指征。

（二）医院内心肺复苏的终止

院内终止复苏的决定由抢救医师下达,做决定时要考虑诸多因素,如心搏骤停时有无目击者、心肺复苏时间、心搏骤停前状态,以及复苏过程中是否出现过自主循环恢复等。

（三）临床死亡判断标准

（1）患者对任何刺激无反应。

（2）无自主呼吸

（3）无循环特征,无脉搏,血压测不出。

（4）心肺复苏30分钟后心脏自主循环仍不恢复,心电图为一直线（3个以上导联）。

（程高峰）

第三节 高级生命支持

一、概述

高级生命支持是在基础生命支持的基础上,应用辅助设备及特殊技术,建立和维持更为有效的通气和血液循环,识别及治疗心律失常,建立静脉通路并应用必要的药物治疗,改善并维持心肺功能及治疗原发疾病的一系列救治措施。一般在医疗单位中进行高级生命支持,如人力足够,往往以复苏团队形式,同时进行基础生命支持与高级生命支持,以取得较高的疗效。

高级生命支持仍强调高质量心肺复苏的重要性,以足够的速度和幅度进行按压,保证每次按压后胸廓回弹,尽可能减少按压中断并避免过度通气,以提高恢复自主循环的可能性。并强调应在心肺复苏的非中断间组织高级生命支持干预措施操作,最好通过心电图、血压、脉搏血氧饱和度、CO_2波形图等生理参数指导心肺复苏。

二、开放气道

(一)口咽气道

口咽气道主要应用于意识丧失、无咳嗽和咽反射的患者。口咽气道为 J 形装置,可置于舌上方,从而将舌和咽下部软组织从咽后壁移开。正确置入口咽气道可以防止舌或上呼吸道肌肉松弛所造成的气道梗阻,有助于应用球囊-面罩装置提供足够的通气。但不正确的操作会将舌推至下咽部而引起气道梗阻。口咽气道不可用于清醒或半清醒的患者,因其可能刺激恶心和呕吐,甚至喉痉挛,或使口咽气道移位而致气道梗阻。

(二)鼻咽气道

鼻咽气道适用于有气道堵塞,或因牙关紧闭或颌面部创伤不能应用口咽气道且有气道堵塞危险的患者。鼻咽气道可在鼻孔和咽之间提供气流通道,比口咽气道易于耐受,可用于清醒或半清醒的患者(咳嗽和咽反射正常的患者)。但对于严重颅面部外伤疑有颅底骨折的患者应慎用,防止其误置入颅内。鼻咽气道的置入亦有助于应用球囊-面罩装置提供足够的通气。

(三)气管插管

如果患者心搏骤停,没有自主呼吸,球囊-面罩通气装置不能提供足够的通气时,气管插管是建立人工气道的主要手段。其优点在于能保持气道通畅,便于清除气道内分泌物,能输送高浓度的氧气,提供选择性途径给予某些药物,防止肺部吸入异物和胃内容物,并可与球囊-面罩通气装置、呼吸机相连接给予选择性的通气。然而在心肺复苏过程中,应做好充分准备,仅在插管者暴露患者声门和置入导管的短时间内停止胸部按压,应尽量保证中断胸部按压时间不超过10秒钟。

一旦插入气管导管,应立即评估气管插管的位置。评估方法可采用通气时视诊双侧肺部有无起伏,听诊肺部有无呼吸音,但最终需要 X 线检查确定气管插管的位置。有条件可持续监测CO_2浓度量化波形图。持续CO_2浓度量化波形图被认为是确认和监测气管插管位置是否正确的最可靠方法,但评估时亦应注意不要过久中断胸部按压。

由于必须通过肺部循环,血液中的 CO_2 才能被呼出并对其进行测量,所以 CO_2 浓度量化波形图也可以用作判断胸外按压有效性的生理指标,并用于检测是否恢复自主循环。无效胸外按压的 $PetCO_2$ 较低。恢复自主循环可能导致 $PetCO_2$ 突然增加。

(四)其他

可选择的声门上部高级气道包括食管-气管导管、喉罩气道、喉导管等,在心肺复苏过程中可作为选择性替代球囊-面罩和气管插管的通气方法。

三、氧疗和人工通气

(一)氧疗

对心搏骤停患者,心肺复苏时,如果有氧气,可给予高浓度或 100% 氧。一旦患者出现自主循环恢复,应调节氧流量维持血氧饱和度 $\geq 94\%$,避免体内氧过剩。

(二)人工通气

心肺复苏过程中,人工通气的目的是维持足够的氧合和充分清除 CO_2 ,但不应给予过频过多的通气。其理由是心肺复苏期间,肺血流量大幅度减少,为维持正常的通气-血流比例,通气量不宜过大。另外,过频过多的通气将增加胸腔内压力,减少静脉回心血量,降低心排血量。所以,心肺复苏过程中,应避免过频过多的通气,防止过度通气。在已经建立高级气道(如气管插管)的双人心肺复苏中,按压者可持续以每分钟至少 100 次速率进行胸部按压,通气频率为 $8\sim10$ 次/分,即每 $6\sim8$ 秒钟通气 1 次,且不用考虑人工呼吸与胸外按压的同步。心肺复苏时,可选择如下人工通气方法。

1.球囊-面罩通气法

球囊-面罩通气法亦常称为简易呼吸器通气法,球囊-面罩通气装置是由一个球囊(成人 $1\sim 2\ L$)连接到一个面罩组成。在球囊舒张时空气能单向进入球囊内,其侧方有一氧气入口,有氧条件下可自此输氧 $10\sim15\ L/min$ 。球囊-面罩通气装置是紧急情况下通气的主要工具,球囊-面罩通气法是提供正压通气的最常用方法,挤压成人球囊 $1/2$ 左右,提供大约 $600\ mL$ 的潮气量,可见胸廓起伏,通气时间应持续 1 秒以上。此潮气量基本可以保证足够氧合,且可以减少胃胀气的风险。应用球囊-面罩通气法,最好是 2 名抢救人员在场时应用,其中 1 人胸部按压,1 人挤压球囊。通气者应确保气道开放,面罩紧贴面部不漏气。每 30 次胸部按压后,给予 2 次通气。

球囊-面罩通气方法可以产生胃胀气伴并发症,包括反流、吸入性肺炎。胃胀气能使膈肌抬高,限制肺的活动,降低呼吸系统的顺应性。

2.机械通气

机械通气可以增加或代替患者自主通气,保证足够供氧,改善气体交换,呼吸参数易于控制,是目前临床上唯一确切的最有效的人工通气方法。

四、循环支持

(一)心电、血压监测

心肺复苏时,应及时连接心电监护仪或除颤仪心电示波装置或心电图机进行持续心电监测,及时发现心律失常,准确辨认心律失常,以采取相应的急救措施,如心室颤动时,立即给予除颤。检测心律要迅速,如果观察到规律心律,应检查有无脉搏。如对脉搏是否存在有任何怀疑,应立即开始胸部按压。监测中还应注意任何心电图的表现均应与患者的临床实际情况相联系。

（二）建立给药途径

心搏骤停时，在不中断心肺复苏和快速除颤的前提下，应迅速建立静脉通路或骨内通路，必要时进行气管内给药。

1.静脉通路

静脉通路如无静脉通路，应首选建立外周静脉通路给予药物和液体，常选用肘前静脉（如肘正中静脉或贵要静脉）、颈外静脉，尽量不用手部或下肢静脉。对已建立中心静脉通路者，优选中心静脉给药，因中心静脉给药比外周静脉给药药物峰浓度更高、循环时间更短、起效更快。但如果在心肺复苏期间建立中心静脉通路，不可因置入中心静脉导管而中断心肺复苏。

2.骨内通路

如果无法建立静脉通路，可选择骨内通路进行液体复苏、给药和采集血液标本。

3.气管内给药

如果无法建立静脉通路或骨内通路，某些药物可经气管插管注入气管。常用药物有肾上腺素、阿托品、利多卡因、纳洛酮和血管升压素等。其剂量应为静脉给药的 2.0～2.5 倍，使用 5～10 mL生理盐水或蒸馏水稀释后，将药物直接注入气管。使用蒸馏水稀释肾上腺素和利多卡因可比应用生理盐水稀释更好吸收。但经气管内给予肾上腺素，其较低的浓度可产生短暂性的 β-肾上腺素能效应（血管舒张作用），导致低血压、低冠状动脉灌注压等，降低自主循环恢复的可能性。因此，尽管可经气管内给予某些药物，应尽量选择静脉通路或骨内通路给药，以保证确切的给药和药物作用。

（三）常用药物

1.肾上腺素

肾上腺素是心肺复苏的首选药物，能兴奋 α、β-肾上腺素受体。主要是因为兴奋 α-肾上腺素受体的作用，收缩外周血管，提高血压，增加冠状动脉和脑等其他重要脏器的灌注压。兴奋 β-肾上腺素受体的作用具有争议，因其能增加心肌负荷，降低心内膜下灌注。肾上腺素用法是 1 mg 静脉或骨内推注，每 3～5 分钟 1 次。给药后应再推注 20 mL 液体，促进药物更快到达中心循环。如果无法经静脉通路或骨内通路给药，可经气管内给药，剂量为 2.0～2.5 mg。

2.血管升压素

血管升压素是非肾上腺素能血管收缩药，也能引起冠状动脉和肾血管收缩，有利于恢复自主循环。心肺复苏时，可使用血管升压素 40 U 替代第一或第二剂肾上腺素，经静脉通路或骨内通路给药。

3.胺碘酮

胺碘酮用于治疗对心肺复苏、除颤和血管加压药物无反应的心室颤动或无脉性室速，是一种可影响钠、钾和钙通道的合成药物，具有阻滞 α、β-肾上腺素受体特性。胺碘酮用法是首次 300 mg，缓慢静脉注射。如无效，给予 150 mg 静脉推注或维持滴注。

4.利多卡因

利多卡因是广为熟知、长期使用无即刻不良反应的抗心律失常替代药物。当不能获得胺碘酮时，可应用利多卡因替代胺碘酮。初始剂量为 1.0～1.5 mg/kg 静脉推注，如心室颤动和无脉性室速持续存在，5～10 分钟后，再以 0.75 mg/kg 剂量给予静脉推注，最大剂量不超过 3 mg/kg。

5.硫酸镁

硫酸镁能有效终止尖端扭转型室速。如果心室颤动/无脉性室速心搏骤停与尖端扭转型室速有关,可给予硫酸镁 1～2 g 稀释到 5％葡萄糖溶液 10 mL 中缓慢(5～20 分钟)静脉推注。对尖端扭转型室速应立即进行高能量电击治疗,硫酸镁仅是辅助药物,用于治疗或防止尖端扭转型室速复发时应用,不建议心搏骤停时常规使用。

6.阿托品

阿托品是副交感神经拮抗剂,可以解除迷走神经对心脏的抑制,从而提高窦房结的自律性,促进心房和房室结的传导,加快心率。可作为引起临床症状(低血压、缺血引起的胸部不适、意识变化、休克症状)的持续性心动过缓等待起搏时的治疗措施。首次静脉推注 0.5 mg,每隔 3～5 分钟可重复一次,最大总剂量为 3 mg。阿托品静脉注射后立即发生药理作用,可引起心动过速、心肌耗氧量增加,对心肌缺血或急性心肌梗死患者可加重缺血或扩大梗死面积,用药时应注意观察。

7.碳酸氢钠

复苏初期(15～20 分钟内)不应过分积极补充碳酸氢钠。心搏骤停或复苏时间过长者,或早已存在代谢性酸中毒、高钾血症、三环类抗抑郁药物过量患者可适当补充碳酸氢钠,初始剂量 1 mmol/kg体重(如为 5％的溶液,1 mL＝0.6 mmol),静脉滴注,以后根据血气分析结果调整补给量,防止产生碱中毒。

五、明确诊断

在救治心搏骤停的过程中,应尽可能迅速明确引起心搏骤停的病因,以便及时对病因采取相应的救治措施。引起心搏骤停的原因为低氧血症、低血容量、酸中毒、低钾血症/高钾血症、低温、张力性气胸、心脏压塞、毒素、肺动脉血栓形成和冠状动脉血栓形成。

(程高峰)

第四节　心搏骤停后治疗

一、心搏骤停后治疗目标

(1)优化心、肺功能和重要器官灌注。

(2)转运到拥有心搏骤停后综合治疗系统的合适医院或重症监护病房。

(3)识别并治疗心搏骤停的诱发因素,防止心脏再次骤停。

(4)控制体温,优化生存和神经功能的恢复。

(5)识别并治疗急性冠状动脉综合征。

(6)优化机械通气,尽量减少肺损伤。

(7)降低多器官损伤的风险,根据需要支持脏器功能。

(8)客观评估预后恢复情况。

(9)需要时协助生存者进行康复。

二、心搏骤停后治疗措施

心搏骤停后治疗措施将包括维持有效的循环、呼吸与神经系统的功能,特别是脑灌注,及时提供低温治疗和经皮冠状动脉介入治疗等。

（一）维持有效的循环功能

自主循环恢复后,往往伴有血压不稳定或低血压、血容量不足或过多、周围血管阻力增加或降低、心功能衰竭、心率过快或过慢引起灌注不足及急性肺水肿等临床问题。为维持有效循环功能,可采取如下措施。

1.建立或维持静脉通路

如尚未建立静脉通路或应用紧急骨内通路,应建立静脉通路或保证已插入静脉导管的位置合适和通畅。

2.心电、血压监测

注意监测脉搏、心率和心律,及时识别心律失常,如室性期前收缩、室性心动过速等。因引起心搏骤停的最常见的原因是心血管疾病和冠状动脉缺血,因此,还应尽快描记 12 导联心电图,注意发现是否有急性心肌梗死、左束支传导阻滞及电解质紊乱存在。一旦发生,应给予相应的处理。如果高度怀疑急性心肌梗死,即使没有 ST 段抬高,亦应做好进行经皮冠状动脉介入治疗等再灌注治疗的准备。

密切监测血压。如果患者低血压,需要给予输液。为保证血压和全身灌注,亦可能使用血管活性药、正性肌力药和增强心肌收缩力药物等。一般至少维持收缩压≥12.0 kPa（90 mmHg）,或维持平均动脉压≥8.7 kPa（65 mmHg）。

3.有创血流动力学监测

自主循环恢复患者血流动力学状态不稳定时,有时需监测有创血流动力学情况,以评估全身循环血容量状况和心室功能,如监测 CVP 可了解低血压的原因,决定输液量和指导用药。

（二）维持呼吸

自主循环恢复后,心搏骤停患者可存在不同程度的肺功能障碍。其病因包括急性左心衰竭所致肺水肿、严重肺不张、心搏骤停或复苏期间所致误吸等。

肺功能异常的严重程度常以测量 PaO_2/吸入气氧浓度（fractional concentration of inspired oxygen,FiO_2）比值表示,正常值为 53.3～66.7 kPa（400～500 mmHg）。如果 PaO_2/FiO_2≤40.0 kPa（300 mmHg）通常定义为急性肺损伤。PaO_2/FiO_2＜26.7 kPa（200 mmHg）通常为急性呼吸窘迫综合征。

在继续进行有效的人工通气、及时监测动脉血气分析结果和促进自主呼吸的同时,应注意加强气道管理,保持气道通畅,注意防治肺部并发症。

应用机械通气时,应密切注意监测所选择的通气模式和通气参数、呼吸频率与节律、血氧饱和度等反映呼吸功能的指标。应用 PEEP、合适的通气量和通气次数改善肺功能,避免过度通气,维持 $PaCO_2$ 在正常高值或 $PetCO_2$ 在 4.7～5.3 kPa（35～40 mmHg）范围。当血氧饱和度 100% 时,应以最低的 FiO_2 维持血氧饱和度在 94%～100% 范围,但应注意观察血流动力学参数。

自主循环恢复后处于昏迷或呼吸功能异常的患者常需气管插管和机械通气,从而引起不适、疼痛和焦虑。因此,可能需要间歇或持续镇静疗法以改善通气效果,应加强护理,保证患者安全。

（三）脑复苏

心搏骤停后最常发生脑损伤,是引起死亡的最常见原因。脑损伤的临床表现包括昏迷、抽搐、肌阵挛、不同程度的神经认知功能障碍和脑死亡。通常成人意识不清,患者未经低温治疗,心搏骤停后 72 小时,双侧瞳孔对光和角膜反射消失,预示预后不好。预后不好是指死亡、持续无反应,或 6 个月后不能从事独立活动。

脑复苏是心肺复苏的目的,是防治脑缺血缺氧、减轻脑水肿、保护脑细胞、恢复脑功能到心搏骤停前水平的综合措施。

1.脑复苏的主要措施

(1)维持血压:在缺氧状态下,脑血流的自主调节功能丧失,主要靠脑灌注压来维持脑血流,任何导致颅内压升高或体循环平均动脉压降低的因素均可减低脑灌注压,从而进一步减少脑血流。因此,对自主循环恢复昏迷的患者应维持正常的或稍高于正常水平的血压,降低增高的颅内压,以保证良好的脑灌注。

(2)低温:为保护大脑和其他脏器,对心室颤动所引起心搏骤停,自主循环恢复后仍处于昏迷(对语言没有正确反应状态的成年患者,应采取低温措施。体温降至 32～34 ℃为宜,维持 12～24 小时。常用物理降温法,如冰袋、冰毯、冰帽降温,或输注低温液体。在自主循环恢复后 48 小时期间,也应避免对昏迷患者复苏期间自然发生的轻度低温(>32 ℃)进行积极的复温。

(3)防治脑缺氧和脑水肿。①脱水:应用渗透性利尿剂脱水,配合降温,以减轻脑组织水肿和降低颅压,促进大脑功能恢复。通常选用 20%甘露醇快速静脉滴注,联合使用呋塞米、25%清蛋白和地塞米松。在脱水治疗时,应注意防止过度脱水,以免造成血容量不足,难以维持血压的稳定。②促进早期脑血流灌注:抗凝以疏通微循环,应用钙通道阻滞剂解除脑血管痉挛。③高压氧治疗:通过增加血氧含量及其弥散功能,提高脑组织氧分压,改善脑缺氧,降低颅内压。有条件者可早期应用。

2.脑复苏的进程

脑复苏的进程基本按照解剖水平自下而上恢复,首先复苏的是延髓,恢复自主呼吸,多在自主循环恢复后 1 小时内出现自主呼吸。自主呼吸恢复所需时间可反映出脑缺血、缺氧的严重程度。继之中脑开始恢复,出现瞳孔对光反射,接着是咳嗽、吞咽和痛觉反射的恢复,随之出现四肢屈伸活动和听觉,听觉的出现是脑皮质功能恢复的信号,对呼唤的反应意味着患者即将清醒。最后是共济功能和视觉功能恢复。

3.脑复苏的结果

不同程度的脑缺血、缺氧,经复苏处理后可能有 4 种结果。

(1)意识、自主活动完全恢复。

(2)意识恢复,遗有智力减退、精神异常或肢体功能障碍等。

(3)去大脑皮质综合征:即患者无意识活动,但仍保留呼吸和脑干功能,亦称"植物人"状态。

(4)脑死亡:包括脑干在内的全部脑组织的不可逆性损害。判断的主要指标包括持续深昏迷、对外部刺激完全无反应、无自主呼吸、无自主运动、无肌肉张力、脑干功能和脑干反射大部分或全部丧失、脑电图呈等电位、排除抑制脑功能的其他可能因素。

大部分死亡发生在心搏骤停后 24 小时之内。一旦心搏骤停患者出现自主循环恢复,立即开始心搏骤停后综合系统的治疗将有助于防止再次发生心搏骤停,提高入院后长期生存的机会。心搏骤停后期通常为血流动力学不稳定和代谢异常期。支持和治疗急性心功能异常和急性心肌缺血可以增加幸存的可能性。采取措施降低继发性脑损伤,如治疗性低温可促进存活和神经功能恢复。在此期间每一个器官都处于危险状态中,患者极易发生多器官功能障碍。心搏骤停后的这些多方面问题涉及重症监护、心脏、神经等多学科的综合治疗。

(程高峰)

第三章

危重症患者功能监测

第一节　呼吸功能监测

一、一般监测

（一）呼吸频率

呼吸频率是指每分钟的呼吸次数,反映患者通气功能及呼吸中枢的兴奋性,是呼吸功能监测中最简单的、最基本的监测项目。可用简单的目测计数,也可用仪器测定。正常成人呼吸频率为16~20次/分,＞24次/分为呼吸频率增快,＜10次/分为呼吸频率减慢。

（二）呼吸幅度

呼吸幅度是指呼吸运动时患者的胸腹部起伏程度,一般男性及儿童以腹式呼吸为主,女性以胸式呼吸为主。正常胸式呼吸时两侧胸廓同时起伏,幅度一致。呼吸运动时胸腹部的起伏幅度可以大致反映潮气量的大小。胸式呼吸不对称时常提示一侧胸腔积液、气胸、血胸或肺不张等;胸式呼吸增强常因腹部病变或疼痛限制膈肌运动而引起;胸式呼吸减弱或消失可见于两侧胸部均有损伤或病变,亦可见于高位截瘫或肌松剂作用所致;胸式呼吸与腹式呼吸不能同步常提示有肋间肌麻痹。

（三）呼吸节律

呼吸节律是指呼吸的规律性,正常呼吸应是节律自然而均匀。观察呼吸节律的变化,可以及时发现异常呼吸类型,提示病变部位,如伴有喘鸣和呼气延长的呼吸状态多由慢性阻塞性肺疾病所致;呼吸频率快、潮气量小、无气道狭窄和阻塞却有呼吸急促表现的可见于肺、胸廓限制性通气障碍、急性呼吸窘迫综合征、心脏疾病和其他心肺以外疾病。

（四）呼吸周期的吸呼比率

呼吸周期的吸呼比率又称吸呼比,是指一个呼吸周期中吸气时间与呼气时间之比。正常吸呼比为 1.0/1.5~2.0,吸呼比的变化反映肺的通气与换气功能。可通过直接目测或使用人工呼吸机(非控制呼吸时)呼吸活瓣的运动情况进行评估,精确测量时需通过呼吸功能监测仪来测定。

（五）听诊呼吸音变化

判断有无肺叶通气不良、痰堵、支气管痉挛等现象。

（六）面色、口唇、甲床

观察面色、口唇、指（趾）甲色泽。

（七）常见的异常呼吸类型

1.哮喘性呼吸

哮喘性呼吸发生在哮喘、肺气肿及其他喉部以下有阻塞者,其呼气时间较吸气时间明显延长,并有哮鸣音。心源性哮喘是哮喘性呼吸困难的一种,以左心室病变引起者为多,表现为阵发性端坐呼吸,呼吸困难常在夜间及劳累后出现,可持续数分钟到数小时之久。

2.紧促式呼吸

呼吸运动浅促而带有弹性,多见于胸膜炎,胸腔肿瘤、肋骨骨折、胸背部剧烈扭伤,颈胸椎疾病引起疼痛者。

3.深浅不规则呼吸

常以深浅不规则的方式进行呼吸,多见于周围循环衰竭、脑膜炎或各种因素引起的意识丧失。

4.叹息式呼吸

呼吸呈叹息状,多见于神经质、过度疲劳等患者,有时亦可见于周围循环衰竭者。

5.蝉鸣样呼吸

因会厌部发生部分阻塞,空气吸入发生困难使患者在吸气时发生高音调啼鸣声。吸气时患者的肋间及上腹部软组织内陷。

6.鼾音呼吸

患者在呼吸期间可闻及大水泡音,主要是上呼吸道有大量分泌物潴留,当空气进出气管时形成,多见于昏迷或咳嗽反射无力者。

7.点头式呼吸

点头式呼吸因胸锁乳突肌收缩所致,在吸气时下颏向上移动而在呼气时下颏重返原位,类似点头样,多见于垂危患者。

8.潮式呼吸

潮式呼吸是一种交替出现的阵发性的急促深呼吸及此后出现的一段呼吸暂停。

二、脉搏血氧饱和度监测

脉搏血氧饱和度监测是通过动脉脉搏波动分析来测定血液在一定氧分压下氧合血红蛋白占全部血红蛋白的百分比,该种监测亦属于无创性监测。脉搏血氧饱和度监测由于其简单、方便、无创、测定结果可靠、能够持续监测而成为目前临床上常规监测血氧合功能的重要方法。但其应用也存在一定的局限性,比如其测定受到多种因素影响,包括灌注情况、严重休克导致的剧烈血管收缩、严重贫血等影响信号传导的因素。

（一）监测原理

血红蛋白具有光吸收的特性,但氧合血红蛋白与游离血红蛋白吸收不同波长的光线,利用分光光度计比色的原理,可以测得随着动脉搏动血液中氧合血红蛋白对不同波长光线的吸收光量,从而间接了解患者血氧分压的高低,判断氧供情况。

（二）监测方法

小儿监测时多采用耳夹法,成人多用指夹法,如果患者指甲较厚或末梢循环较差时应选用耳夹法。

(三)临床意义

SpO_2的正常值为96%～100%,临床上SpO_2与动脉血氧饱和度(arterial blood oxygen saturation,SaO_2)有显著的相关性,故被广泛应用于各种危重症的监护,常用于监测呼吸暂停、发绀和缺氧的严重程度。$SpO_2<90\%$时常提示有低氧血症。但CO中毒时由于碳氧血红蛋白与氧合血红蛋白的吸收光谱非常近似,可能会因正常的SpO_2监测结果而掩盖严重的低氧血症,因此,CO中毒时不能以SpO_2监测结果来判断是否存在低氧血症。

三、动脉血气分析监测

(一)方法

常规肝素组抗凝采血需2 mL血液;无抗凝血气分析采血仅需0.5～1.0 mL的血量即可。采血部位为桡动脉、足背动脉、肱动脉、股动脉等。间断多次采血可保留一动脉导管或对血管做标记轮流采血,以保护血管。桡动脉较为理想,首选桡动脉。选桡动脉穿刺时应先做Allen试验。术者用双手同时压迫患者的尺桡动脉后,嘱患者交替握拳和放松动作5～7次,至手掌部变苍白。术者松开对患者尺动脉的压迫,观察手掌颜色变化,若10秒内手掌颜色变正常,则Allen试验为阳性,是桡动脉穿刺的适应证。

(二)常用指标正常值及临床意义

动脉血气分析监测是目前临床评价复苏后患者呼吸功能、肺部气体交换的最准确方法,同时还能判断酸碱平衡类型、指导治疗以及判断预后。常用的指标有动脉血pH、PaO_2、SaO_2、$PaCO_2$、$PetCO_2$、实际碳酸氢盐(actual bicarbonate,AB)、标准碳酸氢盐(standard bicarbonate,SB)、碱剩余(base excess,BE)、缓冲碱(buffer base,BB)等。

1.动脉血pH

动脉血pH实际上是指动脉血的酸碱度,正常pH为7.35～7.45,pH是酸碱平衡测定中最重要的参数,它反映了体内呼吸因素与代谢因素综合作用的结果。动脉血pH受$PaCO_2$和HCO_3^-浓度两方面的影响。根据pH的高低,可将酸碱失衡分为两大类,pH降低者称为酸中毒,反之升高者称为碱中毒。当其超出正常范围表示失代偿性酸碱失衡,其处于正常范围内表示无酸碱失衡或完全代偿性酸中毒或碱中毒。

除此之外,酸性环境对心肌、血管平滑肌和肾功能均有抑制作用,重视患者酸碱平衡代谢也尤为重要。按照血红蛋白氧解离曲线的规律,碱中毒使血红蛋白氧解离曲线左移,氧不易从血红蛋白释出,可使组织缺氧加重。目前对酸碱平衡的处理多主张宁酸勿碱,酸性环境能增加氧与血红蛋白的解离从而增加向组织释氧。

2.PaO_2

PaO_2指溶解于动脉血中的氧分子所产生的压力,血中的溶解量与其分压的大小成正比,健康人在海平面大气压时PaO_2的正常值为10.7～13.3 kPa(80～100 mmHg)。其降低的原因包括通气功能障碍、肺部气体弥散功能障碍、通气血流比异常及肺内分流等。PaO_2与FiO_2密切相关,分析时应综合考虑,PaO_2升高常见于氧疗患者或过度通气患者。在复苏后治疗期间应避免发生低氧血症,避免高气道压和大潮气量的过度通气,以免由此带来的肺损伤、脑缺血和对心功能的不利影响。对于心搏骤停患者自主循环恢复后的呼吸管理,目前仍以维持正常通气功能为宜。

3.SaO_2

SaO_2是指PaO_2与血红蛋白结合的程度,即氧合血红蛋白占总血红蛋白的百分比,正常值96%～100%。

4.$PaCO_2$

$PaCO_2$指溶解在动脉血中的CO_2所产生的压力,它反映了肺泡通气功能是否有障碍。正常值为4.7～6.0 kPa(35～45 mmHg)。$PaCO_2$升高表示通气功能不足,提示呼吸性酸中毒或代谢性碱中毒的呼吸代偿;$PaCO_2$减低表示通气过度,提示呼吸性碱中毒或代谢性酸中毒的呼吸代偿。根据伴或不伴$PaCO_2$升高将呼吸衰竭分为Ⅰ型和Ⅱ型。$PaCO_2$<6.7 kPa(50 mmHg)时为Ⅰ型呼吸衰竭;当$PaCO_2$>6.7 kPa(50 mmHg)时为Ⅱ型呼吸衰竭,提示除肺部气体交换障碍外,还存在CO_2潴留和肺部通气功能障碍。

5.$PetCO_2$

由于$PetCO_2$和CO_2波形图能够反映患者的气道状况、通气功能及循环和肺血流情况,可用于监测气管插管的位置是否正确、自主呼吸是否恢复、机械通气时参数设置是否合理及心肺复苏是否有效等。

(1)判断通气功能:$PetCO_2$的正常值是4.7～6.0 kPa(35～45 mmHg)。在无明显心肺疾病的患者,$PetCO_2$的高低常与$PaCO_2$数值相近。因此,可以根据$PetCO_2$的监测结果来判断患者的通气功能状况,并可据此调节通气量,避免通气过度或通气不足。

(2)反映循环功能:$PetCO_2$也可在一定程度上反映循环系统功能。低血压、低血容量、休克及心力衰竭时,随着肺血流量减少$PetCO_2$也降低,呼吸心跳停止时$PetCO_2$迅速降为零,复苏后逐步回升。

(3)判断人工气道的位置与通畅情况:通过$PetCO_2$监测可以帮助判断气管插管是否在气管内及判断气管-食管导管的正确位置。气管插管移位误入食管时$PetCO_2$会突然降低接近于零;气管-食管导管双腔中随呼吸有明显$PetCO_2$变化的应为气管开口。另外,通过$PetCO_2$监测可了解气管与气管内导管的通畅情况,当发生阻塞时,$PetCO_2$与气道压力均升高。

6.AB和SB

AB是指在隔绝空气的条件下,在实际$PaCO_2$、温度和血氧饱和度条件下测得的血浆HCO_3^-的浓度,因而受呼吸和代谢两方面因素的影响。

SB是指全血在标准条件下,即$PaCO_2$为5.3 kPa(40 mmHg)时、温度38 ℃、血红蛋白氧饱和度为100%测得的血浆中HCO_3^-的量。由于标准化后HCO_3^-不受呼吸因素影响,所以是判断代谢因素的指标。

正常人 AB=SB,正常范围是22～27 mmol/L,平均为24 mmol/L,两者数值均低表明有代谢性酸中毒;两者数值均高表明有代谢性碱中毒;AB与SB的差值反映了呼吸因素对酸碱平衡的影响。若SB正常,而AB>SB时,表明有CO_2潴留,可见于呼吸性酸中毒;反之,AB<SB时则表明CO_2排出过多,见于呼吸性碱中毒。

7.BE

BE是在标准条件下,即血红蛋白充分氧合、温度在38 ℃、$PaCO_2$为5.3 kPa(40 mmHg),将1 L全血用酸或碱滴定至7.40时所需的酸或碱的量。若用酸滴定,使血液 pH 达7.40,则表示被测得血液中的碱过多,BE用正值表示;若需用碱滴定,则表示被测得血液中的碱缺失,BE用负值表示。BE 只反映代谢性指标,其意义与SB基本相同。

8.BB

BB 是指 1 L 全血或 1 L 血浆中所具有缓冲作用的碱性物质(负离子)总和,反映体内碱贮备水平,不受呼吸影响。正常值为 45～52 mmol/L(平均 48 mmol/L)。BB 也是反映代谢因素的指标,代谢性酸中毒时 BB 减少,而代谢性碱中毒时 BB 升高。

(三)采血过程中影响结果的相关因素

1.患者状态的稳定性

患者若心理状态不稳定,在短时间内可以影响患者的呼吸状态,从而影响血液中 pH、$PaCO_2$、PaO_2 等不稳定参数的结果。因此,护士在采血前应对患者状态进行评估,以提高血气分析结果的准确性。

2.治疗因素

吸氧及吸氧浓度对 PaO_2 有直接的影响。采血前,应停止吸氧 30 分钟。如果病情不允许,采血时要记录给氧浓度。当改变吸氧浓度时,要经过 15 分钟以上的稳定时间再采血,机械通气患者更改参数后半小时再采血。含脂肪乳剂的血标本会严重干扰血气电解质测定,还会影响仪器测定的准确性和损坏仪器。应尽量在输注乳剂之前取血,或在输注完脂肪乳剂 12 小时后,血浆中已不存在乳糜后才能送检,而且血气申请单上必须注明患者使用脂肪乳剂及输注结束时间。

3.抗凝剂的影响

血气分析所使用的动脉血标本必须抗凝,而肝素钠是最为普及的抗凝剂。

4.标本的存放

一般标本采集到完成测定时间不超过 30 分钟,如需存放,应置于 4 ℃冰箱内,放置时间不超过 1 小时,存放时间过长,会造成 pH 下降,PO_2 下降,PCO_2 上升。

5.患者体温的影响

温度会影响 pH、$PaCO_2$、PaO_2 的测定值。因此,必须在化验单上注明患者的实际体温。

四、肺通气监测

(一)潮气量

潮气量是指在平静呼吸时,一次吸入或呼出的气体量。潮气量可用肺功能监测仪或肺量仪直接测定。由于测定方便,已成为呼吸容量中最常用的测定项目之一。正常值为 8～12 mL/kg 体重,平均约为 10 mL/kg,男性略大于女性。潮气量反映人体静息状态下的通气功能,在使用人工呼吸机时还可通过测定吸气与呼气潮气量的差值反映出呼吸管道的漏气状况。

(二)静息每分钟通气量

静息每分钟通气量简称每分钟通气量,是指在静息状态下每分钟呼出或吸入的气体量。每分钟通气量＝潮气量×呼吸频率。正常值为 6～8 L/min,是肺通气功能最常用的测定指标之一,成人每分钟通气量＞12 L/min 常提示通气过度,每分钟通气量＜3 L/min 则提示通气不足。

(三)生理无效腔容积

生理无效腔容积是解剖无效腔与肺泡无效腔的容积之和。解剖无效腔是指从口、鼻、气管到细支气管之间的呼吸道所占空间,肺泡无效腔是指肺泡中未参与气体交换的空间。健康人平卧时解剖无效腔与生理无效腔容积近似相等,疾病时生理无效腔容积可增大。生理无效腔容积/潮气量的比值反映通气的效率,正常值为 0.20～0.35,主要用于评价无效腔对患者通气功能的影响,可帮助寻找无效腔增加的原因。

(四)肺泡通气量

肺泡通气量是指在静息状态下每分钟吸入气量中能到达肺泡进行气体交换的有效通气量。肺泡通气量＝(潮气量－生理无效腔容积)×呼吸频率。正常值为 4.2 L/min，它反映真正的气体交换量。

五、呼吸力学监测

(一)气道压力监测

1.气道峰压

气道峰压是整个呼吸周期中气道压力的最高值，在吸气末测定，正常值为 0.9～1.6 kPa(9～16 cmH$_2$O)，用于克服肺和胸廓的弹性阻力和黏性阻力，与吸气流速、潮气量、气道阻力、胸肺顺应性和呼气末压力有关。潮气量增加、气道阻力升高或肺顺应性下降均可使峰压升高，反之则峰压降低。机械通气时应保持气道峰压<4.0 kPa(40 cmH$_2$O)，过高会增加气压伤的风险。

2.平台压

平台压是指吸气末屏气时的气道压力，用于克服肺和胸廓的弹性阻力，正常值为 0.5～1.3 kPa(5～13 cmH$_2$O)。与潮气量、胸肺顺应性和呼气末压力有关。若吸入气体在体内有足够的平衡时间，可代表肺泡压。机械通气时，若平台压>2.9 kPa(30 cmH$_2$O)，气压伤的可能性增加。同时，过高的平台压会使循环受到影响。

3.平均气道压

平均气道压是指连续数个呼吸周期中气道内压的平均值，它反映了对循环功能的影响程度。平均气道压越高，对循环的抑制就越重。一般平均气道压<0.7 kPa(7 cmH$_2$O)时对循环功能无明显影响。

4.PEEP

正常情况下呼气末肺容量处于功能残气量时，肺和胸壁的弹性回缩力大小相等，而力的方向相反，因此，呼吸系统的弹性回缩压为 0 kPa，肺泡压也为 0 kPa。但病理情况下，呼气末肺容量可高于功能残气量，使呼吸系统的静态弹性回缩压与肺泡压均升高，会产生内源性 PEEP(intrinsic PEEP，PEEPi)。机械通气时还可以人为地外源性设置 PEEP。

(二)气道阻力监测

机械通气时的气道阻力为患者的气道阻力和气管导管、呼吸机管道的阻力之和。监测气道阻力可以直接了解患者气道阻塞的情况。临床上可以通过呼吸波形监测气道阻力的变化。如容量控制通气吸气时，气道峰压与平台压之间的压力差用于克服肺弹性阻力，利用压力-时间波形可以测定气道阻力。气道阻力＝(气道峰压－平台压)/流速。测定气道阻力时需采用恒定流速。

(三)顺应性监测

顺应性是指单位压力变化改变所引起的容量改变。压力变化相等时，肺的容量变化越大，顺应性越大；反之，顺应性越小。顺应性是弹性阻力的倒数。顺应性小，弹性阻力大；顺应性大，弹性阻力越小。顺应性的影响因素较多，肺表面张力是影响因素之一。而肺组织内由肺泡Ⅱ型上皮细胞分泌的一种称为肺表面活性物质的脂蛋白是影响肺表面张力的主要因素，其分布在肺泡液体分子层表面，具有降低肺泡表面张力的作用。复苏后患者，由于肺的微循环障碍，使肺泡表面活性物质减少，肺泡塌陷，产生肺不张，患者可出现肺内分流、无效腔样通气、通气血流比例失调和弥散功能障碍导致 PaO$_2$ 进行性下降，出现急性呼吸衰竭。

机械通气时,监测顺应性对于急性呼吸衰竭的病因和指导机械通气有重要意义。如容量控制通气时利用呼吸机的吸气屏气功能,在屏气时气道内没有气体流动,不产生阻力,平台压完全用于克服肺的弹性阻力,可用以下公式计算顺应性。

$$静态顺应性＝潮气量/（平台压－PEEP）$$
$$动态顺应性＝潮气量/（气道峰压－PEEP）$$

当患者存在 PEEPi 的情况下,患者实际的总 PEEP 值可能不同于呼吸机上设定的外源性 PEEP（extrinsic PEEP，PEEPe ）。总 PEEP 的测定需在无自主呼吸情况下,呼气屏气 3 秒,测定实际呼气末气道内的压力。另外,P-V 曲线的斜率也可监测顺应性,P-V 曲线斜率减小提示顺应性降低,斜率增大提示顺应性增加。

六、影像学监测

(一)床边 X 线检查

X 线检查是指 X 线穿过胸部,投影在胶片上,常用于检查胸廓、胸腔、肺组织、纵隔、心脏等部位的疾病。床边 X 线检查可以在监护室里对复苏后患者进行胸部情况判断,在无须搬运患者的前提下对肺炎、胸腔积液、气胸、肋骨骨折等情况作出基本判断,其特点为安全、快速、便捷、经济。

(二)胸部 CT 检查

胸部 CT 检查是通过 X 线计算机体层摄影对胸部进行检查的一种方法,是监测复苏后患者肺部情况的有效影像学手段。胸部 CT 平扫可以发现 X 线检查不能显示的弥漫性间质性病变、肺大疱及支气管扩张等疾病,并能够更准确地判断外伤性疾病如肋骨骨折、气胸、血气胸、肺挫伤等的严重程度。此外,肺动脉血管造影检查对亚段以上的肺动脉血管分支有较好的显示,可用于肺栓塞的诊断。

(贾玉环)

第二节　循环功能监测

一、一般监测

(一)意识状态

循环系统的功能状态变化可直接引起中枢神经系统的血流灌注量改变,从而影响脑功能的表达,因此意识状态是循环功能的直接观察指标。患者如出现意识障碍,如嗜睡、意识模糊、谵妄、昏迷,或出现表情异常,如烦躁、焦虑或淡漠、迟钝,甚至意识丧失,在排除了神经系统疾病之后,主要反映循环功能障碍的加重。

(二)心率

正常成人心率 60～100 次/分,监测心率可反映心血管功能状态的变化。心率增快,可能是循环血量丢失的早期征象,这种反应可先于血压及 CVP 的变化或与两者同时出现。合并感染的患者,机体代谢率增高,需有足够的心排血量才能满足机体代谢的需要。根据心排血量＝每搏输出量×心率,适当提高心率有利于提高心排血量。当心率＞150次/分,心动周期缩短,舒张期充盈不足,心排血量明显减少,且增加耗氧量。监测心率可以及时发现心动过速、心动过缓、期前收缩和心搏骤停等心律失常现象。

(三)呼吸状态

呼吸状态的改变可以间接反映循环功能的改变,如急性左心衰竭表现为阵发性呼吸困难,休克、创伤或重症感染的患者早期呼吸多浅快,呈现呼吸性碱中毒,随着病情发展可出现酸中毒,严重时可出现呼吸窘迫。

(四)尿量

心排血量减少,循环功能不良必将导致肾脏血流灌注减少。临床上患者出现少尿或者无尿,尿比重升高时,需观察每小时尿量、尿比重,当每小时尿量＜30 mL,尿比重增加时,如果排除了肾性因素和肾后性因素,即表示出现了组织灌注不足或循环衰竭。

(五)颜面、口唇和肢端色泽

当周围小血管收缩及微血管血流减少,如急性失血、创伤或剧痛时,临床上可出现面颊、口唇及皮肤色泽由红润转为苍白,甚至发绀;急性心功能不全发作时表现为面色青灰、口唇发绀;重症感染发展至微循环障碍时可表现为发绀。

(六)毛细血管充盈时间和肢端温度

毛细血管充盈时间延长是微循环灌注不良及血液淤滞的表现,是反映周围循环状态的指标。如果在保暖的状态下,仍然出现四肢末端温度下降、四肢冰凉,可以证实周围血管收缩,皮肤血流减少,是反映周围循环血容量不足的重要指标。

二、血流动力学检测

(一)心电监护

心电监护是急诊室和重症监护病房最基本的床旁监测项目,临床心电监护的直接目的是及时发现、识别和确诊各种心律失常,最终目的是对各种致命性心律失常进行及时有效的处理,降低心律失常猝死率,提高急危重症患者抢救成功率,同时确保手术、特殊检查与治疗的安全。心电监护具有以下临床意义。

1.及时发现和诊断致命性心律失常及其先兆

这是心电监护的主要目的,通过动态观察心律失常的发展趋势和规律,可预示致命性心律失常的发生。如某些急性器质性心脏病患者出现进行性增加的高危险性室性期前收缩,应警惕和预防随后可能出现的致命性心律失常。通过心电监护不仅可及时发现心律失常,初步确定心律失常的类型和程度,还能有效评价各种治疗措施的疗效及不良反应。

2.监测电解质紊乱

电解质紊乱可影响心脏电生理活动,出现心电图的改变,诱发各种心律失常。通过心电监护可及时发现并对已经处理的患者进行治疗效果评价。

3.手术监护

对各种手术,特别是心血管手术的术前、术中、术后及各种特殊检查和治疗过程中实行心电监护,以及时发现可能出现的并发症并迅速采取救治措施。

4.指导其他可能影响心电活动的治疗

当非抗心律失常治疗措施有可能影响到患者的心电活动时,也可进行心电监护以指导治疗。

(二)动脉血压监测

1.无创血压监测

无创血压监测常用间断袖带测压法,由监测仪自动完成和显示。需注意袖带绑缚的位置正确(肘上 2 cm)及松紧度适宜(可伸入 1～2 指),避免频繁测压、测压时间过长或测压间隔太短,有可能发生疼痛、上肢水肿、血栓性静脉炎等。

(1)自动间断测压法:又称自动无创伤性测压,是临床应用最为广泛的一种动脉血压监测方法,主要采用振荡技术通过充气泵定时地使袖带充气和放气来测定血压,能够自动定时显示出收缩压、舒张压、平均动脉压和脉率,且当血压超过预设的报警上限或低于报警下限时能够自动报警,其对伪差的检出较可靠,如肢体抖动时袖带充气即暂停,继而自动重新开始进行充气测压。

(2)自动连续测压法:主要是通过红外线、微型压力换能器或光度测量传感器等实现对瞬时血压的测量,可以反映每个心动周期动脉血压的变化,但由于需要与标准的自动间断测压法校对,因而尚未在临床得到广泛应用。

2.有创血压监测

有创血压监测为通过在周围动脉置入动脉导管,并经由换能器将机械性压力波转变为电子信号,由示波屏直接显示动脉压力波形和相关数值,并可连续监测、记录及分析。正常的动脉压波形分为收缩期和舒张期,主动脉瓣开放和快速射血入主动脉时动脉压波迅速上升至峰顶;而血流从主动脉到周围动脉时波形下降至基线。下降支的重搏切迹是主动脉弹性回缩产生的。该法适用于各类危重患者、循环不稳定者。

对于急危重症或无创血压监测有困难的患者,如休克状态或应用血管活性药物时,均需动脉插管直接测量血压,所测数值较无创血压高 1.3～4.0 kPa(10～30 mmHg)。穿刺部位多首选桡动脉,股动脉、肱动脉、足背动脉和腋动脉均可采用。

血压变化可衡量循环功能,但不是唯一的标准,因为组织灌注取决于血压和周围血管阻力两个因素,若血管收缩,阻力增高,血压虽然不低,但组织血流减少,循环功能仍然不能满足组织代谢的需要,所以单纯血压值正常并不完全说明患者有良好的循环状态。

(三)CVP 监测

1.建立静脉通路

需经颈内静脉或锁骨下静脉穿刺置入深静脉导管,导管头端的位置以位于上腔静脉内为宜。

2.影响 CVP 测定值的因素

(1)导管位置:头端应位于右心房或近右心房的上、下腔静脉内。

(2)标准零点:以右心房中部水平线为标准零点,在体表的投射位置相当于仰卧位时第 4 肋间腋中线水平,患者体位发生改变应相应调整零点位置。

(3)胸膜腔内压:行机械通气的患者胸膜腔内压增高,影响测得的 CVP 数值。

3.CVP 数值

CVP 正常值为 0.6～1.2 kPa(6～12 cmH$_2$O),过低提示血容量不足或静脉回流受阻,应给予补液;过高提示输入液体量过多或存在心功能不全,应减慢输液速度或暂停输液,给予利尿药或强心剂。但 CVP 的个体差异极大,临床上对其绝对数值的参考意义争论较大,通过动态观察其数值变化可能更有利于患者容量情况的判断。

4.并发症的防治

穿刺时注意无菌操作,置管期间加强观察与护理,以减少感染;穿刺时若误入动脉应局部压迫止血,防止发生出血和血肿。此外,避免出现气栓、血栓、气胸、血胸、神经损伤等并发症,预防措施关键在于熟悉解剖结构及严格遵守操作规程。

(四)心排血量监测

1.胸腔生物阻抗法

胸腔生物阻抗法是采用生物电阻抗技术测量每个心动周期胸腔电阻抗值的变化,其改变主要与心脏、大血管血流的容积密切相关。通过公式计算可以得出心排血量的数值。该方法操作简单,使用安全,准确性较高,重复性好,可长时间连续监测,并可与计算机相连动态地监测心排血量的变化,现已成为一种实用的无创心功能监测方法。但其抗干扰能力较差,易受患者呼吸、心律失常及操作等因素影响,有时很难进行鉴别,因而在一定程度上限制了其在临床的广泛应用。

2.多普勒心排血量监测

多普勒心排血量监测是通过多普勒超声技术测量红细胞的移动速度来计算主动脉血流,进而计算出心排血量,实现连续性的心排血量监测。根据超声探头置放位置不同可分为经食管和经气管两种途径。此种方法测定心排血量的前提是升主动脉与降主动脉的血流分配比例恒定。为保证测量的准确性,探头的声波方向与血流方向的夹角不能超过20°,对探头的置放位置要求较高,躁动及不合作的患者不适宜此方法。此外,有严重出血倾向及气管或食管疾病患者亦不适合。

(五)肺动脉漂浮导管

肺动脉漂浮导管也称 Swan-Ganz 导管,有室性心律失常发生少、能迅速置入肺动脉、不用 X 线透视的优点,成为血流动力学监测的重要方法。

1.原理

Swan-Ganz 导管由聚氯乙烯制成,其内有 4 个管腔。第一腔通导管顶端,用来测量肺动脉压力及肺动脉楔压。第二腔在管侧开口,距管端 30 cm,当导管顶端孔位于肺动脉时,此口多在右心房内,故可同时记录肺动脉及右心房压力,并可从此孔注入冰水以测量心排血量。第三腔与管的乳胶小气囊相通,可充气 1.5 mL 左右,借此气囊漂浮于血液中,使导管前端随血流进入肺动脉。第四腔是实心部分,与距导管顶端 4 cm 的侧孔内所嵌入的微小热敏电阻相连,用来测定肺动脉温度。

该法主要通过热稀释法来获得心排血量,通过假设肺动脉楔压左房压、左室舒张末压、左室舒张末容积、前负荷等压力指标来反映容量状态。

2.适应证

严格意义上说,对于任何血流动力学不稳定以及氧合功能改变的患者,如心肌梗死、心力衰竭、心血管手术、肺栓塞、呼吸衰竭、严重创伤、灼伤、各种类型休克、嗜铬细胞瘤及其他内外科急危重症者均有应用 Swan-Ganz 导管的指征。但由于 Swan-Ganz 导管价格昂贵、来源困难且为有创操作,并发症较多,故在一定程度上限制了其临床应用。掌握置管的适当时机尤为重要,当患者血流动力学不稳定或肺功能严重障碍,需应用复杂呼吸形式支持其功能时为最佳置管时机。

3.禁忌证

在导管经过的通路中有严重的解剖畸形,导管无法通过或导管本身即可使原发疾病加重者为禁忌证,如右心室流出道梗阻、肺动脉瓣或三尖瓣狭窄、肺动脉畸形等疾病。

4.置管方法

(1)导管插入途径选择:常用的插入 Swan-Ganz 导管部位有颈内静脉、锁骨下静脉、颈外静脉、贵要静脉和股静脉,颈内静脉或锁骨下静脉是理想的置管入路。

(2)穿刺步骤:以颈内静脉途径为例,首先常规局部皮肤消毒、铺巾,做局部浸润麻醉。术者手指触摸到颈动脉表面,并将其推向内侧,使之离开胸锁乳突肌前缘。在其前缘的中点食指与中指之间与额平面呈 30°～45°角进针,针头指向同侧乳头。穿刺针内见到静脉回血证明穿刺成功,放入导丝后拔出穿刺针,穿刺口用刀片稍扩张,沿导丝引导方向,利用扩张器将外套管置入颈内静脉中。退出引导钢丝及扩张器,再经外套管置入心导管。

(3)导管置入:实际工作中,多数患者因病情危重不可能移动至导管室,且病房内不具备 X 线机设备,故多可行床边盲目插入 Swan-Ganz 导管法。这时首先要将准备好的心导管尾部三通板连接换能器,使各心腔压力波形直接显示在床边监护仪上,也需有同步心电图监测。置入的肺动脉导管经上腔静脉或下腔静脉首先进入右心房,在监护仪上即出现右心房内压力波形,再经血流导向经三尖瓣进入右心室,将导管气囊充气,使其上漂,监护仪显示为右心室压力波形。肺动脉导管经右心室流出道漂浮至肺动脉,压力波形的收缩压基本保持不变,舒张压明显升高表现为肺动脉压力波形,继续向前缓慢送入导管,则可以发现压力波形再次发生改变,出现收缩压和舒张压均下降,脉压明显减小,这种波形为典型的肺动脉嵌顿压力波形,这时需要停止继续移动导管,立即放开气囊,压力波形会马上变为肺动脉压力波形,再次将气囊充气 1 mL 之后再排空气囊,压力波形若重复出现由肺动脉嵌顿压力波形到肺动脉压力波形的转换,提示导管位置良好。当证实导管位置良好后,予以皮肤外缝合、固定导管,穿刺点以无菌敷料覆盖,胶布固定。

5.各监测压力值的正常值及临床意义

(1)右心房压力:右心房压力代表右心房或上、下腔静脉的压力,反映右心室充盈压的变化,正常值为 0.7～1.6 kPa(5～12 mmHg)。右心房压力降低可能是血容量不足,右心房压力升高可能与右心衰竭、三尖瓣关闭不全、心脏压塞、补液量过快过多有关。

(2)肺动脉压力:肺动脉压力升高可见于左心衰竭、二尖瓣病变、慢性肺部疾病、肺动脉高压等,收缩压正常值为 2.4～4.0 kPa(18～30 mmHg),舒张压正常值为 0.8～1.6 kPa(6～12 mmHg)。

(3)肺动脉楔压:肺动脉楔压在一定程度上反映了肺静脉压,也能间接反映左心房压,可作为反映左室舒张末压的指标,正常值为 0.8～1.6 kPa(6～12 mmHg)。肺动脉楔压升高见于:左心功能不全、心源性休克、二尖瓣狭窄或关闭不全、血容量过多等疾病;肺动脉楔压降低主要见于血容量不足。

(4)心排血量:通过 Swan-Ganz 导管向右心房注射冷生理盐水,其随着血液的流动而被稀释并吸收血液的热量,温度逐渐升高到与血液温度一致,这一温度稀释过程由导管前端的热敏电阻感应,通过记录就可以得到温度—时间稀释曲线。心排血量的正常值为 4～6 L/min。心排血量是每分钟从左心室排入主动脉的血量,是反映心泵功能的重要指标,通过对这一指标的监护有助于心力衰竭的诊断、处理和预后评估。

6.并发症

(1)心律失常:为发生在插管术中的常见并发症,由于导管尖端接触心肌壁或心瓣膜所致。

(2)导管气囊破裂:常见于反复使用的导管,气囊弹性丧失所致。

(3)感染及血栓性静脉炎:由于置管术中无菌操作不严格,反复使用的导管消毒不彻底及导管维护中的污染而致直接的血行污染。

(4)肺栓塞:由于导管头端充胀的气囊长时间嵌入肺动脉或插管时导管在肺动脉中多次移动所致。

(5)肺动脉破裂:见于肺动脉高压、血管壁变性的患者,由于导管在肺动脉内反复移动、气囊过度充气所致。

(6)瓣膜损伤、导管在心腔内扭曲、打结:因导管质软、易弯曲、插入血管长度过长时发生。

(六)脉搏指示连续心排血量监测

脉搏指示连续心排血量监测(pulse indicator continous cardiac output,PiCCO)技术是近年来开发的新技术,对心排血量的监测类似于肺动脉导管,它是应用 PiCCO 监测仪监测心排血量的一种新技术,其方法结合了经肺温度稀释技术和动脉脉搏波形曲线下面积分析技术。与漂浮导管比较,损伤较小,置管可能发生的并发症亦少;同时,PiCCO 技术可以监测胸腔内血容量及血管外肺水,能够更准确、及时地反应体内液体情况。胸内血容量已被许多学者证明是一项可重复、敏感的容量指标,且比肺动脉楔压、右心室舒张末期压、CVP 更能准确反映心脏的前负荷。PiCCO 在循环功能监测方面从压力监测发展为容量监测,减少了干扰容量判断的因素,同时还能监测肺水情况。通过对心功能进行连续监测,可指导临床用药、调整补液速度及补液量,以维持正常循环血量。

(七)经食管超声心动图

经食管超声心动图可以在 ICU 患者床旁进行,由于其透声窗口更接近心脏,容易获得清晰的图像,可以直接得到有关心脏解剖、心功能以及血流动力学方面的信息,从而为心脏以及大血管相关疾病的诊断、治疗和预后评价提供依据。

(八)混合静脉血氧饱和度及乳酸监测

混合静脉血氧饱和度(oxygen saturation in mixed venous blood,SvO_2)及乳酸监测对危重病和重大手术患者围术期血流动力学及组织氧供需平衡的评估有重要意义。

1.SvO_2

SvO_2指肺动脉血的血氧饱和度,即经过全身机体摄氧、代谢后的静脉血在右心混合后所残留的氧含量,反映了全身供氧和耗氧之间的平衡,正常值为 60%～80%。当发生贫血、心排血量降低(低血容量性休克、心源性休克等)时,氧供减少,则 SvO_2 值降低。临床上通常以上腔静脉血氧饱和度来代替较难获取的 SvO_2;上腔静脉血氧饱和度或 SvO_2 降低提示全身低灌注状态。脓毒症救治国际指南中强调了早期目标治疗,推荐意见指出,应在最初的 6 小时之内,通过液体复苏与循环支持,使上腔静脉血氧饱和度达到 70%,或 SvO_2 达到 65%。

2.乳酸

当机体处于应激状态时,组织氧利用度提高,若存在循环容量不足,氧供难以满足机体需要,则出现无氧代谢,乳酸值升高,并>4 mmol/L。近年来,许多临床循证依据证明了严重脓毒症与脓毒性休克的患者,血乳酸是可以反映预后的重要临床依据。同时,乳酸也是救治严重脓毒症与脓毒性休克患者疗效评价的重要监测指标。

(贾玉环)

第三节 神经功能监测

一、一般监测

(一)生命体征

各种脑部病变,都可能引起生命体征的变化,故对患者的脉搏、呼吸、血压和体温密切监测,具有十分重要的意义。当生命体征出现异常时,应进行全面分析与判断;如当颅内压增高到一定程度时,出现脉搏减慢而有力、呼吸慢而深大及血压升高,伴意识恶化时常提示颅高压危象,应紧急检查与处理。

(二)意识

意识是神经系统功能监测时最常用、最简单最直观的观察项目,可以直接反映出大脑皮质及其联络系统的功能状况。正常人意识清醒,当神经系统损伤或发生病变时,将可能引发意识障碍。临床上将意识定义为由清醒到深昏迷的一段范围,清醒患者对所有刺激均能作出快速和适当的反应,一般将意识障碍分为嗜睡、昏睡、浅昏迷与深昏迷4个级别。嗜睡患者仅对强刺激产生呼唤反应。昏迷患者则对刺激不能作出任何反应。意识抑制状态可由许多原因引起,目前判断意识状况的标准尚不完全统一。但多采用GCS评分,由睁眼反应、语言反应及运动反应组成。正常15分,最差3分。在颅脑损伤时,一般认为8分以下为重型颅脑损伤。凡在观察过程中,意识障碍逐渐加重,GCS评分不断下降,常提示病情加重或恶化,必须引起充分注意。

(三)眼部体征

眼部体征主要包括瞳孔变化及眼球位置变化。正常人瞳孔等大同圆,对光反射灵敏。一侧瞳孔散大,常提示可能发生脑疝。瞳孔对光反射的灵敏程度与昏迷程度成反比。观察眼球位置时应注意有无斜视、偏视或自发性眼颤。通过观察眼球的运动情况可以进一步帮助判断脑干的功能状况。

(四)神经反射

神经反射主要包括正常的生理性反射及异常的病理性反射两部分。生理性反射的减弱或消失及病理性反射的出现均提示神经系统功能发生改变。通过检查神经反射可以帮助判断疾病的性质、严重程度及预后。

(五)体位与肌张力

去大脑强直时四肢可呈现伸展体位,有时可呈角弓反张姿势。两侧大脑皮质受累时可见去皮质强直状态。肌张力的变化在一定程度上可反映出病情的转归。

(六)运动功能

运动功能主要观察患者的自主活动能力,判断是否存在瘫痪及瘫痪的类型。

二、脑电图监测

(一)监测原理

正常情况下,脑神经细胞可产生节律性电活动,目前认为脑电图所记录的信号来自大脑皮质的锥体细胞及丘脑、边缘系统和脑干上行网状激活系统。这些部位的异常均可通过脑电图反应。脑电图的波形很不规则,正常人频率变化范围在 1～30 Hz,通常人为地将此频率范围分为 4 个波段,从高到低依次为 β 波、α 波、θ 波和 δ 波,一般将＜7 Hz 的称为慢波,＞14 Hz 的称为快波。

1. β 波

β 波频率为 14～30 Hz,振幅 5～20 μV。安静闭目时只在额区出现 β 波。如果睁眼视物、突然受到声音刺激或进行思考时,在皮层其他区也会出现 β 波。所以 β 波的出现一般表示大脑皮质处于兴奋状态。

2. α 波

α 波频率为 8～13 Hz,振幅为 20～100 μV。α 波是正常成人脑电波的基本节律,其频率相当恒定。在头部任何部位皆可记录到,但以在枕区及顶区后部记录到的最为明显。

3. θ 波

θ 波频率为 4～7 Hz,振幅 100～150 μV。清醒的正常成人一般记录不到 θ 波,在困倦时可记录出 θ 波。θ 波的出现是中枢神经系统抑制状态的一种表现。如在清醒成人的脑电图中出现 θ 波常表示异常。

4. δ 波

δ 波频率为 0.5～3.5 Hz,振幅为 20～200 μV。在清醒的正常成人,一般是记录不到 δ 波的。只有在深睡眠的情况下才可记录到 δ 波。一般在颞区与枕区引出的 δ 波比较明显。

大脑皮质的不同生理状态,能使脑电图的波形发生不同的变化。当大脑皮质中许多神经细胞的生物电活动呈现步调一致时,脑电图上就会出现低频率高振幅的波形,此种现象称作同步化。α 波就是一种同步化波。而当大脑皮质中许多神经细胞的生物电活动步调不一致时,在脑电图上就会出现高频率低振幅的波形,此种现象称为去同步化。如 α 波阻断而出现 β 波即为一种去同步化。通常认为,当脑电图中高振幅的慢波消失而代之以低振幅的快波时,表明大脑皮质兴奋过程的增强;而当低振幅的快波消失而代之以高振幅的慢波,则表明抑制过程的增强。

(二)监测指征

(1)监测痫性发作。痫性发作包括惊厥性痫性发作、惊厥性持续状态、非惊厥性发作和非惊厥性癫痫持续状态,特别是非惊厥性发作和非惊厥性癫痫持续状态,只能依赖脑电图诊断,而非惊厥性发作的延迟诊断和非惊厥性癫痫持续状态持续时间增加均是导致死亡率增加的独立危险因素。因此,监测痫性发作是进行脑电图监测的首要目的。

(2)评估昏迷患者预后。

(3)监测镇静深度和对治疗反应性。

(4)脑死亡的辅助诊断。

ICU 中需要脑电图监测的常见疾病包括重度颅脑外伤、心肺复苏后昏迷、重症脑血管病(如大面积脑梗死、脑出血、蛛网膜下腔出血)、重症脑炎、重症感染所致脑功能障碍等。

(三)监测时机

根据监测时间的长短,脑电图监测分为常规脑电图监测和持续脑电图监测。常规脑电图监测由于监测时间短,容易遗漏重要的脑功能变化,贻误治疗时机。随着计算机技术的发展,目前持续脑电图监测已经成为 ICU 主流监测手段。强烈推荐持续脑电图用于监测痫性发作。

(四)监测持续时间

昏迷患者预后评估的时机需要根据不同的病因而选择,目前缺乏统一标准,心搏骤停导致缺血缺氧性脑病可在复苏后 24 小时到 7 天,卒中后昏迷推荐发病后 4～7 天,颅脑外伤后昏迷的评估时间一般选择外伤后 3～7 天,连续多次监测优于单次监测,持续脑电图监测在昏迷预后评估价值方面缺乏证据,但持续脑电图反映的日间变异性及变化趋势可能对昏迷预后评估更有价值。

(五)结果解读

1.痫性发作的识别

由于 ICU 环境复杂,干扰因素太多,正确识别痫性发作比较困难,但以下 3 种情况高度提示痫性发作。

(1)广泛性或局灶性的大于 2.5 Hz 的尖波、多尖波、棘波、多棘波、棘慢波、多棘慢波、尖慢波、多尖慢波。

(2)抗癫痫药物治疗后临床症状改善,虽频率低于 2.5 Hz 也要考虑痫性发作。

(3)虽发作频率低于 2.5 Hz,但临床上有局灶性发作表现(如面肌抽搐、凝视、眼球震颤及肢体痉挛)。

2.昏迷预后的评估

脑电图是昏迷患者脑功能监测的重要指标,可协助判断病情及预后。昏迷时脑电图一般常呈现 δ 波,若恢复到 θ 波或 α 波,表明病情有所改善;反之,若病情恶化,δ 波将逐渐转为平坦波形。

3.监测镇静深度和对治疗反应性

脑电双频指数是经过处理后的持续脑电图参数。脑电双频指数用于监测镇静深度,可指导镇静药物的使用。对难治性颅内压增高患者,临床上常使用巴比妥盐降颅压,但过量使用容易造成继发性脑损伤,当脑电图出现爆发-抑制模式时提示药物剂量适宜,再增加剂量并无益处,因此调整巴比妥盐的使用剂量是脑电图监测的重要指征之一。另外,脑电图可敏感反映某些药物的治疗效果,如静脉滴注甘露醇后脑电图会有显著改善。推荐持续脑电图用于监测镇静药物是否合适和对治疗的反应性。

三、脑诱发电位监测

(一)体感诱发电位

感觉诱发电位可监测脊髓损伤后脊髓功能和对昏迷患者进行脑监护。对脊髓损伤的患者,诱发电位的改变可指导颈牵引和脊柱位置。低血氧、低血压都可影响皮质诱发电位,它的变化为临床治疗提供依据。通常选上肢腕部正中神经,下肢踝部胫神经为刺激点。以脉冲电流刺激,刺激强度为 10～20 mA,频率 1 Hz。

(二)脑干听觉诱发电位

脑干听觉诱发电位在脑干疝时呈特征性的渐进性改变。脑缺血缺氧时躯体感觉诱发电位的中枢传导时延长。有时,中枢传导时出现异常要比临床神经体征出现得早。另外,脑干听觉诱发电位、皮质感觉诱发电位在判断脑损伤、脑昏迷的预后方面有不可替代的优势。通过耳机输出的 Click 短声分别进行单耳刺激,对侧耳以白色噪声掩蔽。短声刺激强度为阈上 75 dB,频率 5 Hz。

(三)视觉诱发电位

通常采用电视屏幕上显示的黑白棋盘方格图形翻转为刺激方式。患者距电视屏幕 100 cm,令患者遮蔽一眼,以另一眼注视屏幕中心的"十"字标志。双眼分别测试。

四、脑血流监测

常用的脑血流监测方法主要有经颅多普勒超声、激光多普勒流量计、正电子发射断层扫描及同位素清除法等。但可在床旁监测脑血流的方法目前只有经颅多普勒超声。该技术通过检测颅底动脉环相关动脉,尤其是大脑中动脉血流速度的变化,为临床监测脑血流变化提供简便、无创和客观的指标。尽管经颅多普勒超声可提供多项颅内动脉血流动力学的资料,但临床常使用的指标为收缩期最大流速、舒张期末流速、阻力指数和脉动指数等。由于颅内压升高时首先影响舒张末期流速,故有人把舒张末期流速<25 cm/s 和/或脉动指数>1.10 作为脑血流灌注显著减少的指标。应该注意的是,经颅多普勒超声是通过检测颅内、脑实质外血管血流速度的变化,来间接反映脑血流量变化的。故此,对于这些指标的变化,应结合平均动脉压、脑灌注压、动脉血CO_2浓度等指标综合分析。总之,由于该方法简单易行,且有较好的可重复性,故该项检查方法已成为神经科学重症监护室及创伤急救中心常规检查或监测的项目之一。

五、颅内压监测

(一)常用方法

1.脑室内测压

经颅骨钻孔后,将硅胶导管插入侧脑室,然后连接换能器,再接上监护仪即可知颅内压。零点位置应校准,原则上可放在颅底或外耳道平面。侧卧患者颅内压正常参考值为 1.3～2.0 kPa(10～15 mmHg)。此法可在颅内压增高时可放出脑脊液,降低颅内压,还可用放出的脑脊液做各种检查,并可注入液体,根据容量压力反应,以监测脑顺应性。缺点为有时不易插入脑室,出现插管困难,或导管移位、堵塞而出现减幅现象,致使读数不准,并可引起感染。

2.硬膜下测压

颅骨钻孔后,将特制中空螺栓放置于硬脑膜下,连接监护仪,可测得颅内压。此法不穿透脑组织,在脑肿胀时比脑室内测压容易,只要避开静脉窦,可多处选择测压点。缺点为栓孔填塞,出现读数不准,不能抽出脑脊液,不能做顺应性测试,长期应用易出现感染。

3.硬膜外测压

将压力换能器放置于硬膜外,避免压迫过紧或过松,否则出现读数不准,与健侧脑室读数比较,一般高 0.1～0.4 kPa(1～3 mmHg)。此法感染较少,可长期监测,但装置较昂贵,尚不能普遍应用。

4.腰部蛛网膜下腔测压

腰部蛛网膜下腔测压即腰穿测压,此法操作简便,但有一定危险性,颅内高压时不能应用此法。同时颅内高压时,脑室与蛛网膜下腔间可有阻塞,测出的压力不能代表颅内压。同时此法读数易受体位的影响,而不够准确。

(二)临床应用

1.颅内压的波形

颅内压的波形可分为 C、B、A 3 种波型。C 型波为正常波形,其压力曲线较平坦,呈与动脉压力波和呼吸相一致的波动。B 型波是在正常压力波的背景上出现短时骤升又骤降的高波,一般不超过 6.7 kPa(50 mmHg)。每分钟出现 B 型波 0.5～2.0 次表明颅内压中度至重度升高。A 型波也称高原波,特征是压力突然升至 6.7～13.3 kPa(50～100 mmHg),持续 5～20 分钟后又骤然降至原水平或更低。A 型波频繁出现提示颅腔的代偿功能已近衰竭。

2.颅内压

正常颅内压＜2.5 kPa(15 mmHg)。2.5～2.7 kPa(15～20 mmHg)为颅内压轻度升高；2.7～5.3 kPa(20～40 mmHg)为中度升高；＞5.3 kPa(40 mmHg)为重度升高。然而观察颅内压的绝对值仅仅是问题的一方面。脑外伤后,同样 3.3 kPa(25 mmHg)的颅内压,在伤后第 1 天和内稳态机制已恢复后的第 7 天有不同的意义。

3.颅内顺应性曲线

颅内压力容量间的关系在颅内压监测上有十分重要的价值。脑室内快速注入 1 mL 容量,颅内压上升不应超过 0.4～0.5 kPa(3～4 mmHg)。心脏每搏出量可以代表一次颅内注射,当颅内顺应性降低时,每次颅内压力波动的幅度将增加。颅内压力容量曲线并非线性而呈指数关系。在颅内压正常或升高的早期,压力容量曲线平坦,说明颅腔代偿功能好。一旦失代偿,曲线将会陡然上升。

4.脑血流量和脑血容量与颅内压的关系

CT 造影剂扫描提供了计算脑血容量的技术,使直接测定麻醉药诱发颅内血容量的变化成为可能,提示了麻醉药对脑血容量和脑血流量的影响并非总是一致的现象。有些麻醉药虽然增加脑血流量,但是可减少脑血容量,其结果并不影响颅内压。相反,有些减少脑血流量的麻醉药,由于可增加脑血容量,其结果使颅内压升高。

(三)适应证

(1)进行性颅内压升高的患者,侧脑室插管测定颅内压有助于诊断,必要时可引流脑脊液以降低颅内压。CT 检查显示中线移位超过 0.5 cm,眼底视盘水肿、突发头痛、失明、颅内血管瘤、重症头部损伤的患者,均有指征测颅内压。

(2)麻醉诱导前及术中监测,用以了解麻醉药及手术操作对颅内压的影响,还可按颅内压的改变,调整药物用量和麻醉深度,如与血气分析结果配合,还可判断缺氧和 CO_2 潴留是否已纠正。

(3)手术结束后,可由于颅骨骨瓣复位不当或包扎过紧,有时可使颅内压增高,颅内压监测即可及时发现,予以处理。颅脑手术后,一些患者可出现不同程度的脑水肿,或因术后疼痛或其他内稳态失调,均可出现颅内压变化,此时进行颅内压监测有重要意义。同时,可依据压力变化波形判断病情变化、治疗效果及患者预后。

(4)使用机械呼吸的患者,包括重症颅脑损伤或其他原因使用 PEEP 者,可依据颅内压改变及血气分析数据,调整其机械呼吸的条件,更有利于患者的治疗。

(5)护理工作中,还可根据颅内压来选择患者的最佳体位。人工呼吸、脑部物理治疗、吸痰、帮助咳嗽以及使用大量镇静抗惊厥药物,颅内压监测都有其临床参考价值。

六、脑组织氧供需平衡监测

(一)颈内静脉血氧饱和度

颈内静脉血氧饱和度是较早用于监测脑组织氧代谢的方法。由于其监测手段简便易行,并可通过光导纤维连续监测血氧饱和度,故此,该项目仍是目前临床常用的监测严重脑损伤的手段。该方法通过颈内静脉逆行插管,使导管尖端抵达颈静脉球位置(导管遇到阻力后退 1～2 cm,或 X 线检查导管尖端在第 2 颈椎椎体水平)。一般选择脑损伤侧的颈内静脉,对于弥漫性脑损伤患者多选择右侧颈内静脉。有颅内压监测的患者,可通过分别短暂压迫两侧颈内静脉来选择插管的血管,即选择对颅内压影响大的颈内静脉。

正常情况下,颈内静脉血氧饱和度在55%～75%范围内波动(平均为65%),低于或高于此范围均视为异常。临床观察发现颈内静脉血氧饱和度与临床表现关系密切。当颈内静脉血氧饱和度<40%时,脑电图发生变化;颈内静脉血氧饱和度<45%时,患者出现意识模糊;当其低于25%时,临床出现晕厥。接受心脏体外循环手术的患者,手术中出现颈内静脉血氧饱和度<50%时,醒后多存在认知功能障碍。

总之,在临床监测中,对颈内静脉血氧饱和度值应注意以下几点:①颈内静脉血氧饱和度是反映大脑半球或更多脑组织血流/氧代谢的综合指标。因此,该指标缺乏敏感反映局部脑损伤的能力。②颈内静脉血氧饱和度变化及其临床意义的结果多来自颅脑外伤的研究资料,是否适合其他病理因素所致的脑损伤,尚待进一步研究确定。③颈内静脉血氧饱和度是反映对应的大脑半球供氧和耗氧相互关系的综合指标,故此,对该指标的解释要结合其他相关指标。

(二)近红外线光谱技术

近红外线光谱技术测定脑组织局部氧饱和度,是通过采用波长650～1 100 nm的近红外光对人体组织的良好穿透性,在通过头皮、颅骨进入脑实质后,近红外光只被氧合血红蛋白、还原血红蛋白和细胞色素吸收。利用入射和反射光差,并根据Beer-Lamber定律计算得出近红外光衰减程度,即脑组织局部氧饱和度。由于脑组织中动脉血只占20%,静脉血和毛细血管血分别占75%和5%,故此,测定的值主要反映静脉血氧饱和度。其推荐参考值是64%±3.4%,当脑组织局部氧饱和度<55%提示异常,脑组织局部氧饱和度<35%表明脑组织严重缺氧。目前临床研究表明,检测结果与临床特征和预后存在较大差异,且各家研究结果不一。这可能与该技术方法以及软脑膜血流对脑组织局部氧饱和度的影响有关。

(贾玉环)

第四节　消化功能监测

一、肝功能监测

(一)精神症状与意识状态监测

肝功能失代偿时引发肝性脑病,患者会有精神症状及意识障碍的表现。监测精神症状与意识状态成为监测肝功能的一项简单而方便的监测内容。

(二)血清酶学监测

1.转氨酶

临床上常用的为谷丙转氨酶(glutamic-pyruvic transaminase,GPT)、谷草转氨酶(glutamic-oxaloacetic transaminase,GOT)。人体许多组织细胞中都含有这2种酶,但含量不同,GPT含量次序为肝＞肾＞心＞肌肉;GOT顺序为心＞肝＞肌肉＞肾。GPT分布在细胞质中,GOT分布在细胞质及线粒体中。由于肝内GPT活性较其他组织都高,所以GPT较GOT在肝细胞损伤的检测中更具特异性。正常血清中 GPT<30 IU/L,GOT<40 IU/L。

测定血清转氨酶活性可以动态反映肝脏情况,以便及时调整治疗,或及早发现致病原因。重症肝坏死是由于肝细胞合成转氨酶能力受损,血清转氨酶下降,出现"胆-酶分离"现象,为肝功能极度恶化的表现。

GOT 在细胞内分布与 GPT 不同,一部分分布在胞质基质内,称为 S 型,一部分在线粒体内,称为 M 型。当肝细胞病变较轻,仅通透性改变时,M 型不能透过细胞膜进入血液,此时 GOT/GPT 比值低;而当肝细胞发生坏死时,M 型将与 S 型同时进入血液,血液中 GOT 总量增加,GOT/GPT 比值较高。正常血清中 GOT/GPT 比值为 1.15。

2.腺苷脱氨酶及其同工酶

腺苷脱氨酶是一种核酸分解酶,不仅在核酸分解代谢中起重要作用,更与免疫功能密切相关。它在全身多种组织中以同工酶的形式广泛存在,而以淋巴细胞中活性最高。腺苷脱氨酶分子较 GPT 小,分布于胞质中,更容易透过细胞膜,在肝细胞轻微损伤时即能从血液中测出,故较转氨酶有更高的敏感性,出现早,消失晚,但特异性不够。如测定它的同工酶腺苷脱氨酶 2,则可提高特异性。其正常值为 3～30 U/L。

3.乳酸脱氢酶及其同工酶

乳酸脱氢酶(lactate dehydrogenase,LDH)是一种糖酵解酶,广泛存在于人体组织内,以心肌、肾、肝、横纹肌、脑组织含量较多,红细胞内含量也较高,故抽血检查时不能溶血。在反映肝细胞病变上,LDH 灵敏度及特异性均不高。LDH 分子由 4 条肽链组成,肽链有 A、B 2 种,根据排列组合可组成 LDH1～5 5 种类型。AAAA 型即 LDH-5,主要存在于横纹肌及肝脏,故又称为横纹肌型(M 型);BBBB 型即 LDH-1,主要存在于心肌,故称心肌型(H 型)。肝脏病变时 LDH-5 明显升高。LDH 同工酶的测定有助于判断病变的部位,排除肝外情况。

4.谷氨酸脱氢酶

谷氨酸脱氢酶主要参与谷氨酸的分解代谢,谷氨酸脱氢酶仅存在于线粒体内,且肝脏内浓度远远高于心肌、骨骼肌等其他组织,是反映肝实质损害、坏死的一种敏感指标。

5.胆碱酯酶

人体胆碱酯酶有 2 类,一类为真性胆碱酯酶,存在于神经节、运动终板等处,分解乙酸胆碱;另一类为假性胆碱酯酶,由肝细胞和腺细胞产生。血清假性胆碱酯酶主要由肝脏合成,当肝脏发生实质性损害时,血清胆碱酯酶活性常呈下降趋势,下降程度与肝细胞损害程度相平行。但该酶特异性较差,有机磷中毒、营养不良、恶性肿瘤等疾病发生时胆碱酯酶活性均下降,而糖尿病、肾病综合征、甲状腺功能亢进症、重症肌无力、脂肪肝、支气管哮喘等疾病可引起该酶活性升高。判断结果时需注意有无上述伴随疾病。

(三)胆汁代谢监测

黄疸是肝功能障碍的主要表现之一,出现早,进展快。黄疸与血清总胆红素直接相关。黄疸时血清总胆红素升高。溶血性黄疸时总胆红素虽增高,但常<85 μmol/L,其中 85％为间接胆红素;肝细胞性黄疸时总胆红素增高一般也不超过 170 μmol/L,其中直接胆红素增加占 30％以上;梗阻性黄疸时总胆红素可达 510 μmol/L 以上,其中直接胆红素增加占 35％以上,甚至可达 60％,尿中胆红素呈阳性。

1.血清胆红素

(1)血清总胆红素:血清总胆红素的正常值为 3.4～17.1 μmol/L,一般认为>20 μmol/L 有临床意义,但此时巩膜和皮肤尚不易察觉,称为"隐性黄疸";>25.7 μmol/L 时,临床上出现黄疸体征;>50 μmol/L 时可识别出黄疸;>100 μmol/L 则有显性黄疸。90%以上的正常人血清胆红素浓度<25 μmol/L。

血清总胆红素测定的临床意义:①了解临床上有无黄疸、黄疸的深度及演变过程。②反映肝细胞损害程度和判断预后,肝病时胆红素浓度明显升高常反映较严重的肝细胞损害。③判断疗效和指导治疗,如了解胆道手术治疗的效果。④对于原发性胆汁性肝硬化者,有助于判断各种治疗的反应和病情的进展情况。⑤应用某些肝毒性药物时,则有助于掌握药物剂量。

(2)血清直接胆红素:通常<3.4 μmol/L,>4.5 μmol/L 才有意义。临床价值主要在于诊断非结合胆红素升高血症,这类疾病的血清总胆红素升高,而结合胆红素在总胆红素比例中不超过20%。

2.尿液胆红素

正常尿中无胆红素存在,尿中出现胆红素即表明有肝胆疾病存在。

(1)怀疑有黄疸的病例在本试验可立即得出结果,为迅速有效的筛选试验之一,能识别早期肝外胆道阻塞。

(2)急性病毒性肝炎的黄疸前期,在血清胆红素甚至胆红素升高前 1 分钟,尿中即可查到胆红素,故可用于病毒性肝炎的早期诊断;肝炎恢复期,在黄疸尚未完全消退以前,尿胆红素即已消失,故有助于判断预后。

(3)黄疸者尿中胆红素缺乏,提示为非结合胆红素血症。但在某些类型的非结合胆红素血症(如溶血),血清中有少量结合胆红素存在并见于尿中。

(4)尿中胆红素除与血清中结合胆红素密切相关外,还受其他因素的影响。

3.尿液尿胆原

肝脏将结合胆红素随胆汁由胆道排入小肠,受细菌作用变成尿胆原,再被氧化成尿胆红素。正常情况下仅有微量尿胆原从尿中排泄,多为 0.4~1.0 mg/24 h。

(1)尿中尿胆原增多:①体内过量的胆色素产生(如溶血);②肝细胞功能损害,肝不能将自肠道吸收的尿胆原处理,以致从尿中排出;③肠内容物在肠内停留过长(如便秘),尿胆原吸收增多;④肠道感染时,肠内细菌增多,增加了尿胆原的形成和重吸收;⑤胆道感染时细菌使胆汁内的胆红素转变为尿胆原,被吸收入血而从尿中排出。

(2)尿中尿胆原排出减少:①胆汁进入肠道受阻(肝内、外胆道梗阻);②肠内菌群过少;③肠蠕动过速,肠内容物在肠内停留时间过短;④严重贫血,胆色素产生减少;⑤肾功能不全。

(3)在除肝、胆以外原因的情况下,测定尿中尿胆原变化有助于了解肝功能状况和鉴别黄疸。有时其他肝功能试验正常,尿内尿胆原已增多,是肝功能失常的敏感指标。在急性病毒性肝炎时,尿内尿胆原与尿胆红素一样在黄疸前期即可表现为阳性。

(四)蛋白质代谢监测

1.血清蛋白

无腹水的肝硬化患者,血清蛋白水平是估计预后的良好标志。但清蛋白的血中半衰期长达20 天,故在急性肝炎时,不能及时反映肝内蛋白合成状态,且血中清蛋白水平除受肝合成影响外,尚与清蛋白的体内分布、分解代谢有关,即使肝合成减少,调节肝内清蛋甘合成的因素除肝本身外,尚有营养、激素平衡、渗透压等,其中营养最为重要。因此,在判断血清蛋白意义时,应考虑到以上因素。

2.血清前清蛋白

血清前清蛋白由肝脏合成,由于其体内半衰期仅1.9天,故对反映近期发生的肝损害及其程度较清蛋白敏感。

3.血清免疫球蛋白

理论上,血清γ球蛋白间接地反映了肝窦内肝吞噬细胞活性。肝损害时,肝巨噬细胞功能降低,不能有效清除来自肠道的抗原,使其充溢并暴露于肝外网状内皮组织,刺激B细胞合成抗体即免疫球蛋白,在电泳上表现为了球蛋白升高。不同肝病时血清免疫球蛋白升高的幅度和种类可有差异。自身免疫性肝病时,IgG、IgM明显升高;酒精性肝病时IgA升高,并在电泳上出现位/桥;隐源性肝硬化时主要为IgG、IgM升高;原发性胆汁性肝硬化时IgM升高显著。

4.血氨

体内蛋白代谢产生具有毒性的氨,肝脏能够将氨合成为尿素,经肾脏排泄。血氨正常值为18~72 μmol/L,肝功能严重受损时,血氨升高,易引发肝性脑病。

(五)脂质和脂蛋白代谢监测

1.血清总胆固醇

(1)其值降低多见于急性肝损害,如急性重型肝炎、肝硬化等,此时肝合成胆固醇的功能降低。某些肝外疾病如甲状腺功能亢进症,亦可使胆固醇降低。

(2)胆汁淤积性黄疸者该值也升高,多>7.8 mmol/L。另外,高胆固醇饮食、动脉粥样硬化、糖尿病、肾病综合征、甲状腺功能减退、脂肪肝等,均可出现胆固醇增高。

2.血清磷脂

血中磷脂(主要为卵磷脂)少部分来自肠道吸收,多数由肝脏合成,故血清磷脂浓度可反映肝内磷脂代谢状态。肝脏又不断摄取血中磷脂,将其破坏并排入胆道,从而调节血清磷脂浓度。正常血清磷脂含量为1.4~2.7 mmol/L。急性肝细胞损害如急性肝炎时,血清磷脂很少变化;肝硬化时往往正常,晚期可降低;胆道梗阻,尤其是肝内胆汁淤积或胆管损伤性狭窄时,常明显升高,升高幅度可超过胆固醇。

3.血清甘油三酯

肝脏为内源性甘油三酯的唯一合成场所。肝脏不断地摄取血中游离脂肪酸合成内源性甘油三酯,又不断地以脂蛋白的形式将其运送入血液,使血浆甘油三酯保持动态平衡。各种肝病时血清甘油三酯往往升高。在急性病毒性肝炎病初多数升高,1个月后逐步下降。高脂血症、肾病综合征、甲状腺功能减退、糖尿病、胰腺炎、糖原储存障碍性疾病、心肌梗死、与内分泌有关的代谢疾病等,也伴有甘油三酯增高。

4.血清游离脂肪酸

血清游离脂肪酸仅占总脂肪酸的5%。几乎所有类型的肝病均伴有血清游离脂肪酸升高,为肝细胞摄取和利用血中游离脂肪酸减少,脂肪组织中游离脂肪酸动员增加所致。

5.血清脂蛋白

肝脏是合成脂蛋白的主要场所。肝病时脂蛋白的合成受影响,相应地引起血浆脂蛋白的改变。脂蛋白颗粒表面带有电荷且不同脂蛋白的表面电荷不同,故可用电泳法将其分开和测定。

二、胃肠黏膜 pH 监测

胃肠道缺血引起的胃肠黏膜屏障受损,造成细菌和内毒素移位,常是多器官功能障碍综合征的重要启动因素。胃肠黏膜 pH(intramucosal pH,pHi)监测已成为判断危重患者复苏的一项重要指标。pHi 值的正常范围为 7.35～7.45。

(一)监测方法

1.直接法

采用 pH 微电极直接进行监测,是一种有创性的精确监测方法,但操作过程复杂,因而在临床应用较少。

2.间接法

(1)生理盐水张力法:通过置入特殊的葡萄糖盐水导管至胃腔,向其前端半透膜囊内注入一定量的生理盐水,30～90 分钟后抽出囊内生理盐水,弃去前 1.5 mL 无效腔内液体,保留余下的 2.5 mL 作血气分析,同时抽取动脉血进行血气分析,利用 Henderson-Hasselbalch 公式:pHi 值 $=6.1+\log(HCO_3^-/PCO_2\times0.03\times k)$,可以计算出 pHi。公式中 0.03 为 CO_2 解离常数,k 为不同平衡时间对应的校正系数。

(2)空气张力法:将胃黏膜 CO_2 张力计插入胃腔并连接至胃张力监测仪,通过对张力仪气囊内空气进行自动采样,可直接测出 PCO_2,同样要求抽取动脉血进行血气分析,利用 Henderson-Hasselbalch 公式计算出 pHi。

(二)临床意义

1.休克患者器官灌注状态评估

机体在维持其内环境和行使功能时所需要的能量直接来源于 ATP 的分解,当机体遭受创伤,失血及感染等因素发生休克后,组织细胞氧供应不足,ATP 的合成小于其分解而产生大量的 H^+,主要存在于胃黏膜内,引起 pHi 值下降,组织细胞缺氧程度越严重,pHi 值下降越明显。因此,pHi 监测提供了部分器官组织氧合充分与否的判定依据。胃肠道是休克时缺血发生最早、最明显的脏器,同时也是复苏后逆转最晚的脏器。休克早期单纯从临床表现与全身性的氧输送指标等常难以发现局部或隐藏的器官低灌注状态。通过 pHi 监测能够早期预警,指导治疗,纠正缺血缺氧状态,预防多器官功能障碍综合征。

2.危重患者预后评估

在评估危重患者预后方面,pHi 监测被认为较其他监测方法更为敏感和可靠,已成为临床早期预后评估的重要指标之一。全身监测指标已完全恢复正常,而 pHi 仍低的状态称为"隐性代偿性休克",是导致胃肠黏膜屏障受损害、造成细菌和内毒素移位,进而诱发严重的脓毒症和多器官功能障碍综合征的主要原因。通过对循环衰竭的危重患者研究表明,pHi 低值患者较 pHi 正常者的死亡率明显高。纠正低 pHi 可以改善复苏的预后这已经通过研究得到证实,因此,对于复苏患者监测 pHi 的变化,并及时纠正低 pHi 状态具有重要意义。

三、腹内压监测

由于腹内压增高可能导致横膈上抬而影响肺的功能,也可能压迫肾血管而影响肾功能、减少尿量,甚至可能压迫下腔静脉,使其血液回流障碍而影响血流动力学的稳定,故应经常、反复测量腹内压。采用膀胱测压法间接反映腹内压较方便和准确,是目前临床较常用的方法。

(程高峰)

第五节　内分泌功能监测

一、下丘脑-垂体功能监测

(一)促甲状腺激素释放激素兴奋试验

1.原理

促甲状腺激素释放激素是下丘脑分泌的,促进垂体前叶合成和释放促甲状腺激素,而促甲状腺激素促进甲状腺分泌三碘甲状腺原氨酸(triiodothyronine,T_3)、甲状腺素(thyroxine,T_4),反映垂体功能,原发或继发性甲状腺功能减退症反应不同。正常反应,血清促甲状腺激素峰值在注射促甲状腺激素释放激素后30分钟出现,可达5~25 mU/L。

2.方法

患者不需做特殊准备,受试者静脉注射促甲状腺激素释放激素37 ng/kg,在注射前及注射后15分钟、30分钟、60分钟、120分钟分别采集静脉血各2 mL,测定血清促甲状腺激素浓度。

(二)禁水合并升压素试验

1.原理

血管升压素主要由下丘脑神经元合成分泌,待需要时释放入血。血管升压素的分泌受人体血浆渗透压、血容量、体循环动脉压变化的影响。用放射免疫法测定正常人血管升压素浓度大多为5 ng/mL,禁水一夜后可使血管升压素升高达11 μg/L左右,垂体性尿崩症血浆血管升压素升高不明显。渗透压的测定对了解垂体后叶功能,诊断尿崩症是很重要的。在禁饮后相当时间后,尿渗透压即可达高峰,注射血管升压素不会进一步提高渗透压。当垂体后叶功能障碍时,禁饮相当时间后尿渗透压量增高不明显,甚至明显低于尿渗透压。血管升压素由下丘脑分泌,调节血容量和渗透压。

2.方法

试验前6小时开始禁水,严重多尿者可于试验日晨起禁食。试验于清晨开始,每2小时测一次尿量及渗透量;当尿渗透压升高达顶峰而不再上升时,即连续2次尿渗透压差＜30 mOsm/(kg·H_2O)时,抽血测血浆渗透压,并皮下注射血管升压素5 U,1小时后测尿渗透压。

3.临床意义

该试验针对正常人和精神性多饮者,垂体性与肾性尿崩症患者(两者均于禁水后尿量无明显减少,尿渗透压亦无明显升高。注射垂体后叶素后,垂体性尿崩症患者尿渗透压升高,而肾性尿崩症患者则无反应)。

二、下丘脑-垂体-肾上腺皮质轴的功能监测

(一)促肾上腺皮质激素兴奋试验

1.原理

促肾上腺皮质激素由垂体前叶分泌,可促进肾上腺皮质分泌皮质醇。应用一定量的外源性

51

促肾上腺皮质激素后,观察血浆皮质醇的变化,以了解肾上腺皮质功能状态,并鉴别肾上腺皮质功能减退症的性质。

2.方法

试验前收集1~2天24小时尿,测17-酮类固醇和17-羟类固醇以做对照。试验日晨8时,将促肾上腺皮质激素25 mg加于5%葡萄糖500 mL内静脉滴注维持8小时,滴注完毕后采血做嗜酸性粒细胞计数,并收集晨8时至次日晨8时的24小时尿测定17-酮类固醇及17-羟类固醇。

3.临床意义

原发性肾上腺皮质功能减退症,17-羟类固醇排泄不变,血浆总皮质醇或尿游离皮质醇无明显增加或仅有轻微上升,嗜酸性粒细胞计数无明显下降;继发于垂体病变的肾上腺皮质功能减退症,17-羟类固醇降低,嗜酸性粒细胞计数高于正常,兴奋后反应情况可视病情轻重而不同,病情轻者反应正常,病情重者无反应,病情处于两者之间者反应延迟。皮质醇增多症病因不同反应各异;双侧肾上腺增生者反应明显高于正常人,腺瘤、癌肿和异位促肾上腺皮质激素分泌综合征者多数无反应。

(二)地塞米松抑制实验

1.小剂量地塞米松抑制试验

(1)原理:地塞米松强力抑制下丘脑分泌促肾上腺皮质激素释放激素和垂体产生促肾上腺皮质激素。正常情况下,应用地塞米松后,抑制了促肾上腺皮质激素释放激素和促肾上腺皮质激素,血中皮质醇和尿中的17-羟类固醇含量下降,而皮质醇增多症患者上述指标则无明显下降。

(2)方法:试验前留24小时尿,测17-羟类固醇或尿游离皮质醇以做对照,每天口服地塞米松2 mg(每6小时0.5 mg或每8小时0.75 mg),连服2天,服药第2天复测尿17-羟类固醇。

(3)临床意义:正常人或单纯性肥胖者,17-羟类固醇或血皮质醇均比对照值下降50%以上;皮质醇增多症患者,血皮质醇仍在110 nmol/L以上或比对照值下降不足50%;甲状腺功能亢进症患者抑制率不如正常人显著。

2.大剂量地塞米松抑制试验

(1)方法:同小剂量地塞米松抑制试验。把剂量每天增大到8 mg(每6小时口服2 mg),主要用于进一步鉴别肾上腺功能亢进的性质。

(2)临床意义:若抑制率>50%,提示双侧肾上腺皮质增生;若抑制率<50%,提示有肾上腺皮质肿瘤的可能;异位促肾上腺皮质激素分泌综合征所致的库欣综合征亦不被抑制。

(三)血浆皮质醇的测定

1.原理

皮质醇由肾上腺皮质分泌,在血中与糖皮质激素结合球蛋白结合,少量与清蛋白结合。皮质醇分泌有明显的昼夜节律变化,上午8时左右分泌最高,以后逐渐下降,午夜0点时最低。

2.临床意义

(1)皮质醇升高:皮质醇增多症、高皮质类固醇结合球蛋白血症、肾上腺皮质癌、促肾上腺皮质激素分泌型垂体瘤、异位促肾上腺皮质激素综合征、应激反应、肝硬化、前列腺癌、妊娠等。

(2)皮质醇降低:原发性或继发性肾上腺皮质功能减退症、家族性高皮质类固醇结合球蛋白缺陷症、药物影响(如苯妥英钠、水杨酸钠、中枢性降压药)、严重肝脏疾病、肾病综合征、低蛋白血症等。

三、下丘脑-垂体-甲状腺轴的功能监测

(一)血清总甲状腺激素的测定

1.方法

放射免疫法测定血清总甲状腺素(total T_4,TT_4)。TT_4正常值为 60～180 nmol/L。

2.临床意义

(1)TT_4升高:①甲状腺功能亢进症患者的 TT_4 较正常值升高 2～3 倍;②甲状腺以外的疾病,如全身感染、心肌梗死、心律失常、充血性心力衰竭、支气管哮喘、肝脏疾病、肾衰竭、脑血管意外等;③药物影响,如胺碘酮、造影剂、受体阻滞剂、雌激素等。

(2)TT_4降低:甲状腺功能减退症、缺碘性甲状腺肿、甲状腺功能亢进症治疗过程中。

(二)血清总三碘甲状腺原氨酸放射免疫的测定

1.方法

放射免疫法测定血清总三碘甲状腺原氨酸(total T_3,TT_3)。TT_3正常值为 1.2～3.4 nmol/L。TT_3平均值为 2.15 nmol/L。

2.临床意义

(1)TT_3升高:甲状腺功能亢进症患者最为敏感。

(2)TT_3降低:①甲状腺功能减退症、慢性肾衰竭、肝硬化、心肌梗死、糖尿病;②其他疾病,如肺炎、支气管炎、肺梗死、严重应激、饥饿、应用糖皮质激素等。

(三)甲状腺摄[131]I功能试验

检查前晚餐后不再进食,检查当日晨 8 时空腹服碘化钠,服后 3 小时及 24 小时用射线在甲状腺测定其放射性,并与标准原比较,计算甲状腺摄取百分率。

(四)血清反三碘甲状腺原氨酸的测定

大手术、饥饿和使用皮质激素时,T_4 转化为 T_3 的部分减少,表明 T_4 正常代谢脱碘转化产生 T_3 的功能障碍。

四、葡萄糖耐量试验

(一)口服葡萄糖耐量试验

胰岛 B 细胞主要受血糖浓度的调节,临床上利用高血糖刺激、低血糖抑制的原理,口服一定量葡萄糖后,通过观察不同时相的血糖水平及其上升和下降的速度,以了解机体对葡萄糖的利用和耐受情况。

1.方法

试验前 3 天保证足够的碳水化合物摄入量,试验前 1 天晚餐后禁食。溶解葡萄糖 75 g 于 250 mL 水中(儿童按 1.75 g/kg 计,每克溶于 2.5 mL 水中),一次服下。口服葡萄糖前及服后 1 小时、2 小时、3 小时分别取血测定血糖,并同时做尿糖定性。

2.临床意义

空腹血糖正常值为 3.9～6.1 mmol/L,服葡萄糖后 1 小时 6.7～9.5 mmol/L,2 小时内恢复正常(7.28 mmol/L 以下),3 小时可降至正常以下,尿糖为阴性。

糖耐量降低时,空腹血糖<7.84 mmol/L,1 小时后血糖高峰超过 10 mmol/L,2 小时后血糖仍在 7.28 mmol/L 以上。糖尿病患者空腹血糖>7.84 mmol/L 或更高,同时尿糖呈阳性。

(二)静脉葡萄糖耐量试验

1.方法

试验前准备同口服葡萄糖耐量试验。静脉注射50%葡萄糖(0.5 g/kg),在3~5分钟内注完;若为静脉滴入,时间不超过30分钟。于静脉注射或滴注葡萄糖前及之后的0.5小时、1小时、2小时、3小时分别取血测血糖,并同时做尿糖定性。

2.临床意义

正常人血糖高峰出现在注射完毕时,0.5小时后血糖为11.10~13.88 mmol/L,2小时内降到正常范围。若2小时后血糖仍>7.77 mmol/L,则为异常。

(三)葡萄糖-胰岛素释放试验

口服葡萄糖可兴奋胰岛B细胞分泌胰岛素,反映胰岛B细胞功能状态。

1.方法

在检测空腹及服糖后0.5小时、1小时、2小时、3小时血糖的同时测血浆胰岛素含量。正常人空腹血浆胰岛素为5~25 mU/L,服糖后迅速升高,在0.5~1.0小时内可增高7~10倍,3小时内基本降至空腹水平。

2.临床意义

Ⅰ型糖尿病患者空腹胰岛素低于正常或不能测得,服糖后无释放高峰;Ⅱ型糖尿病患者空腹胰岛素水平可降低、正常或稍高,服糖后胰岛素释放高峰延迟,多出现在2~3小时。

(四)血清C肽的测定

C肽和胰岛素均由B细胞呈等分子释放,凡能刺激或抑制胰岛素分泌的物质,也同样地刺激或抑制C肽的分泌,所以C肽测定是了解B细胞功能的重要方法。C肽正常参考值是11~37 pmol/L。

五、氮平衡监测

氮平衡监测是研究机体内蛋白质代谢的一种方法,因为直接测定食物中蛋白质及体内消耗的蛋白质量比较困难,所以常采用测定摄入氮及排出氮的方法来了解蛋白质的平衡情况。各种食物蛋白质的含氮量约为16%,食物的含氮量乘以6.25即为蛋白质含量。摄入蛋白质未被消化吸收部分随粪便排出体外,被吸收的蛋白质,在体内进行代谢,代谢废物主要随尿排泄。比较每天摄入氮量及排出氮量的平衡情况,就是氮平衡实验。氮平衡计算公式如下。

氮平衡=摄入氮-(尿总氮+粪氮+皮肤中丢失的氮)

健康成年人每天摄入氮量与排出氮量相等为氮的总平衡,即氮平衡为0。摄入氮超过排出氮时为正氮平衡,生长发育期的儿童、怀孕的妇女及恢复期的患者属于这种情况。若每天摄入氮少于排出氮时为负氮平衡,如饥饿、疾病及衰老阶段一般处于这种情况。临床上在疾病的急性期氮平衡不会有明显的提高。

(一)摄入氮量

对于能经口摄食的患者,摄入氮量测定必须包括经口摄入氮部分和经静脉途径输入氮部分。经静脉输入氮量可直接根据输入氮量计算;测定经口摄入氮需每餐制作2份完全相同内容(包括食物种类、重量、烹调方法等)饮食,其中一份给患者就餐,另一份送代谢室进行含氮量的检测。如患者不能将全部饮食摄入,应将剩余膳食中含氮量减去,即为实际摄入氮量。

若无条件进行食物含氮量的检测,也可以采用食物成分表根据摄入食物的种类及重量,粗略计算摄入饮食中的含氮量。

对于接受肠内/肠外营养支持的患者,摄入氮量可根据所使用的营养制剂中氮含量进行计算。

(二)排出氮量

临床上收集粪便和皮肤分泌物较困难,通常按下列公式计算氮排出量。

$$氮排出量(g)=尿总氮(g)+2(g)$$

其中,2 g 代表经皮肤(0.5 g)、粪便(1.0～1.5 g)。

值得注意的是,当患者有外科引流管时,引流管中引流液体所含氮量应考虑在排出氮中进行计算以准确评价氮平衡情况。

若无条件进行尿总氮测定,可以采用测定尿中尿素来粗略估计尿总氮,从而计算排出氮,方法如下。

$$尿氮丢失量(g/d)=尿尿素(g/d)/2.14+4(g/d)$$

其中,2.14 是计算尿素中氮含量的系数;4 g/d 是尿中丢失的非血尿素氮含量。

但此公式不适用于分解代谢的患者,因为此时氨的排泄增加,以尿素形式排出的氮是减少的,会影响氮平衡。所以需要同时测定尿中尿素和氨。

六、脂肪廓清试验

脂肪代谢障碍是指因脂肪清除速率下降导致脂肪在血液中蓄积,造成血清浑浊。使用完全肠外营养或单独经静脉输注脂肪乳的患者,尤其是合并脂代谢异常、重症胰腺炎及严重低蛋白血症需输注脂肪乳剂的重症患者,可使用脂肪廓清试验。不能使用脂肪乳剂者,不能使用该法。

(一)方法

拟静脉输注单一脂肪乳剂或含脂肪乳剂的全合一营养液的患者,于输入前采集静脉血 1 mL。将 1 mL 血样放入离心机内,以 3 000～3 500 r/min 转速进行离心 5 分钟后,观察离心后血样的血清液浊度。浊度仪测定较为客观,可按比例稀释。

(二)临床意义

正常的血清液透明、清亮;轻度高脂血症可见极轻度浑浊;中度高脂血症轻度浑浊;重度高脂血症可见较明显浑浊,呈淡乳白色;更严重者可见乳糜血和重度乳糜血。

(孙新志)

第六节　泌尿功能检测

一、一般监测

(一)尿量与次数

尿量是反映肾功能的重要指标之一。临床上通常记录每小时尿量或 24 小时尿量,成人白天排尿 3～5 次,夜间 0～1 次,每次 200～400 mL,24 小时尿量 1 000～2 000 mL。24 小时尿量 ＞2 500 mL者为多尿;24 小时尿量＜400 mL 或每小时尿量＜17 mL 为少尿;24 小时尿量 ＜100 mL为无尿。肾移植患者每小时尿量＜40 mL 时应判断为少尿。

重症患者尿量变化波动较大,影响因素复杂,包括饮食、血流动力学状态、血浆渗透压、肾脏功能、垂体功能、体内代谢、治疗策略等。故应结合患者的全身状况、血压、末梢循环、血清肌酐和血尿素氮、电解质等情况综合评价。

(二)颜色与气味

正常新鲜尿液呈淡黄色或深黄色,是由于尿胆原和尿色素所致。而气味则来自尿内的挥发性酸,静置后因尿素分解,故有氨臭味。

(三)酸碱度和比重

正常人尿液呈弱酸性,pH 为 4.5～7.5,比重为 1.015～1.025,尿比重与尿量一般成反比。

二、肾小球功能监测

肾小球的主要功能是滤过功能,测定肾小球滤过功能的重要指标是肾小球滤过率。单位时间内由肾小球滤过的血浆量,称为肾小球滤过率。临床上常用内生肌酐清除率、血浆肌酐、血尿素氮浓度来反映肾小球滤过功能,其中以内生肌酐清除率较为可靠。

(一)肾小球滤过率

肾小球滤过率指单位时间内从双肾滤过血浆的毫升数,为测定肾小球滤过功能的重要指标。用清除率来表示肾小球滤过功能比单纯测某物质从尿中排出的绝对量更好,因后者与血浓度有关。而清除率能更好地反映肾脏的排泄功能。

(二)内生肌酐清除率

肌酐是人体内肌酸的代谢产物,正常情况下体内肌酐产生的速度约为 1 mg/min。它不与蛋白质结合,可自由通过肾小球,不被肾小管重吸收,在血肌酐无异常增高时亦不为肾小管排泌,所以可用内生肌酐清除率。

测定方法:采取测清晨空腹血及取血前后共 4 小时的尿,用 Jaffe 反应测定血、尿肌酐定量,按如下公式计算:内生肌酐清除率=(尿肌酐/血肌酐)×单位时间尿量,内生肌酐清除率的正常参考值为 80～120 mL/min。

内生肌酐清除率的降低程度,基本上能反映肾小球滤过率和肾实质损害程度。低于其正常值80%时表示肾小球滤过功能已经开始减退;51～70 mL/min 表示功能轻度降低;31～50 mL/min 为中度降低;<30 mL/min 为重度降低,即可出现尿毒症临床症状。

(三)血尿素氮

血尿素氮为人体蛋白质代谢的终末产物,尿素的生成量取决于饮食中蛋白摄入量、组织蛋白分解代谢及肝功能情况。尿素主要经肾脏排出,小部分经皮肤由汗液排出,肠道内尿素分解成氨,吸收后又经肝脏合成尿素,仍从肾脏排泄。每天由肾排出的尿素为 10～30 g。血液中尿素全部从肾小球滤过,正常情况下有 30%～40%被肾小管重吸收;肾小管亦可排泌少量尿素,严重肾衰竭时排泌量增加。血中血尿素氮的测定虽可反应肾小球的滤过功能,但肾小球滤过功能必须下降到正常的 1/2 以上时血尿素氮才会升高。故血尿素氮的测定并非敏感的反映肾小球滤过功能的指标。血尿素氮正常参考值为 2.9～7.5 mmol/L,但受诸多因素的影响,如感染、高热、脱水、消化道出血、进食高蛋白饮食等,均可致血尿素氮升高。

(四)血肌酐

血肌酐的测量是临床监测肾功能的有效方法。在肾移植的受者,用 CU-SUM 技术测定每天血肌酐浓度,以判断急性肾功能异常,有 85% 的敏感性和 94% 的特异性。血肌酐正常值

<133 μmol/L。当肾小球滤过功能下降时,血肌酐即上升。研究证实,只有当肾小球滤过率下降到正常人的1/3时,血肌酐才明显上升。妊娠妇女蛋白质合成增加,机体呈正氮平衡,此时血肌酐浓度可稍低。肌肉萎缩性病变患者肌肉代谢减少,血肌酐浓度亦可稍低。

(五)血尿素氮/肌酐

肾功能正常时血尿素氮/肌酐通常为10/1。当血尿素氮>8.9 mmol/L时,即可诊断为氮质血症。当发生氮质血症且血尿素氮/肌酐增高时,常说明此氮质血症为肾前性因素(任何原因引起肾血流下降)所致。氮质血症伴血尿素氮/肌酐下降时,多为肾脏本身实质性病变所致,如稳定的慢性肾功能不全患者,故此比值可助鉴别肾前性及肾性氮质血症。

三、肾小管功能监测

(一)尿比重

尿比重反映的是单位容积尿中溶质的质量。正常人24小时总尿比重为1.015～1.030。单次尿最高与最低尿比重之差应>0.8,如患者每次尿比重均在1.010左右,称为固定低比重尿,说明肾小管浓缩功能极差。浓缩试验又称禁水试验,具体做法:试验前1天18:00饭后禁食、禁水,睡前排空尿液,试验日6:00、7:00、8:00各留尿1次,3次尿中至少有1次尿比重在1.026(老年人可为1.020)以上,尿比重<1.020则表示肾浓缩功能差。而稀释试验则由于单位时间内进水量过多,有致水中毒的危险,且易受肾外因素的影响,故临床上基本上不采用。

(二)尿/血渗透压的测定

尿渗透压反映尿内溶质分子和离子的颗粒总数,正常人的血浆渗透压为280～310 mmol/L。禁饮水12小时后,尿渗透压应>800 mmol/L,低于此值时,表明肾浓缩功能障碍。仅与溶质分子浓度相关,并不受溶质分子量影响。通常采用冰点下降法测定。24小时尿量为1 000 mL时,尿渗透压约为600 mmol/L;24小时尿量为1 500 mL时,尿渗透压约为400 mmol/L;24小时尿为2 000 mL时,尿渗透压约为300 mmol/L。总之,均应高于血渗透压。禁水8小时后晨尿渗透压应>700 mmol/L,尿中蛋白质含量对渗透压影响较小,而尿糖能使渗透压明显增加,尿糖10 g/L则使渗透压增加60 mmol/L。

(三)肾小管葡萄糖最大重吸收量

正常人血中葡萄糖从肾小球全部滤过后.在近曲小管主动地全部重吸收。其重吸收的机制为近曲小管细胞膜上的载体蛋白(转运蛋白)与钠离子和葡萄糖三者结合在一起,使葡萄糖重新吸收入血。因细胞膜上的载体蛋白有一定的数量,所以对葡萄糖的转运有一定的限度。随尿中葡萄糖浓度增加,原尿中浓度超过肾小管对葡萄糖的最大吸收极限时,尿中将有葡萄糖排出。正常人的肾小管葡萄糖最大重吸收量为(340±18.2)mg/min,女性稍低于男性。用肾小管葡萄糖最大重吸收量可反映近曲小管重吸收功能。正常人尿糖阴性。当血糖在8.9～10.0 mmol/L时,可出现尿糖,故这一数值称肾糖阈。如血糖正常、糖耐量试验正常而尿糖阳性,称为肾性糖尿,系由于近端小管重吸收糖的功能减退所致。

(四)肾小管对氨马尿酸最大排泌量

血液中的对氨马尿酸可经肾小球滤过并由肾小管排泌,在肾小管内不能被重吸收。当血中对氨马尿酸达到一定浓度时,从肾小管排泌对氨马尿酸的绝对值已达到最高峰,即使血中浓度再增高时,其排泌量亦不能再增加,此即肾小管对氨马尿酸排泌极量。用此量减去肾小球滤过量,则可得到肾小管排泌对氨马尿酸的最大数值。成人正常值为60～90 mg/min。

(五)钠排泄分数与重吸收分数

钠排泄分数与重吸收分数是相互联系的。钠排泄分数常用在少尿患者,以鉴别是肾前性少尿还是肾内损伤所致的氮质血症。在急性肾衰竭时由于肾小管功能异常,使钠排泄分数上升,但钠排泄分数上升出现在肌酐清除率下降之后。然而,当患者的原发性病理损害在肾小球时,即使肾小球滤过率降低,钠排泄分数也降低,即使肾小球滤过率反映的肾功能良好,因利尿药(呋塞米、葡萄糖)导致的肾小管功能异常患者的钠排泄分数仍升高。当钠排泄分数>1%时,即认为其可高度敏感和特异地监测肾脏的内部功能异常。

(六)尿分析

尿分析是评估肾功能失常的一个基础部分,用显微镜检查离心的尿沉渣是一个关键的试验。血尿和蛋白尿反映了肾小球损伤;在急性肾小管损伤时则出现颗粒管型、细胞管型以及上皮细胞。具有肾衰竭高危因素的患者应 2~3 天行一次尿分析,以寻找小管损伤的征象。当出现肾脏损害时,在尿中还能发现一些小分子物质,如淀粉酶、维生素 A 结合蛋白、β_2 微球蛋白、腺苷酸氨基结合蛋白、溶菌酶等,正常情况下几乎完全被近曲小管重吸收,在近曲小管损伤时,它们的排泄增加。

四、肾影像学检查

肾功能的监测往往还需要一种或多种的肾影像学检查,如腹部平片、腹部 CT、肾超声检查、肾盂造影、放射性核素扫描等。

严重多发伤者复苏后,如需判断其肾脏是否受损,床边 B 超检查是首选方法,其可以判断急性肾脏损伤、腹膜后血肿等情况。此外,床边 B 超检查还能诊断复苏后长期卧床患者是否并发肾积水、肾脓肿等疾病,其优点为快速、安全、经济。

(温　巍)

第四章

危重症患者功能支持

第一节 机 械 通 气

一、概述

机械通气只是一种脏器功能的支持手段,其临床价值在于为诊治导致呼吸衰竭的原发病争取时间,对原发病本身并无治疗作用。对于导致呼吸衰竭的原发病不可治疗或终末期患者(如晚期肿瘤,严重多脏器衰竭等),即使接受机械通气治疗,其预后也很差,加之机械通气本身具有相当的不良反应和需要支付高昂的医疗费用,故在决定给患者应用机械通气前应慎重考虑。

机械通气的生理目标为改善或维持动脉氧合,支持肺泡通气,维持或增加肺容积,减少呼吸功。临床目标为纠正低氧血症和急性呼吸性酸中毒,缓解呼吸窘迫,防止或改善肺不张,防止或改善呼吸肌疲劳,保证镇静和肌松剂使用的安全性,减少全身和心肌氧耗,降低颅内压,促进胸壁的稳定。

二、无创正压通气

无创正压通气(non-invasive positive pressure ventilation,NPPV)是指无须建立人工气道的正压通气,常通过鼻/面罩等方法连接患者。NPPV 可以避免人工气道的不良反应和并发症(气道损伤、呼吸机相关性肺炎等),但同时不具有人工气道的一些作用(如气道引流、良好的气道密封性等)。由于 NPPV 不可避免地存在或多或少的漏气,使得通气支持不能达到与间歇指令通气相同的水平,临床主要应用于意识状态较好的轻、中度的呼吸衰竭,或自主呼吸功能有所恢复、从间歇指令通气撤离的呼吸衰竭患者,而有意识障碍、有并发症或多器官功能损害的严重呼吸衰竭应选择间歇指令通气。NPPV 与间歇指令通气各自具有不同的适应证和临床地位,两者相互补充,而不是相互替代。

(一)适应证

患者出现较为严重的呼吸困难,动用辅助呼吸肌,常规氧疗方法(鼻导管和面罩)不能维持氧合或氧合障碍有恶化趋势时,应及时使用 NPPV。但患者必须具备使用 NPPV 的基本条件:较好的意识状态、咳痰能力、自主呼吸能力、血流动力学稳定和良好的配合 NPPV 的能力。

（二）禁忌证

意识障碍、呼吸微弱或停止、无力排痰、严重的脏器功能不全（上消化道大出血、血流动力学不稳定等）、未经引流的气胸或纵隔气肿、严重腹胀、上气道或颌面部损伤/术后/畸形、不能配合NPPV或面罩不适等。

（三）临床应用

NPPV为临床治疗急性呼吸衰竭的一线选择。但对于不同类型的急性呼吸衰竭，NPPV使用的支持证据不同。对于慢性阻塞性肺疾病急性加重期（acute exacerbation of chronic obstructive pulmonary disease，AECOPD）、急性心源性肺水肿和免疫抑制患者，已有较多的RCT研究表明，较早地应用NPPV可降低这类患者的气管插管率和住院病死率。对于支气管哮喘持续状态、术后可能发生呼吸衰竭和拒绝插管者，仅有为数不多的研究表明NPPV可能对这些患者有效，部分患者有避免气管插管的可能，证据尚不充分，临床可以试用，不作为一线治疗手段。而对于肺炎和急性呼吸窘迫综合征，目前支持证据很有限，对于病情相对较轻者才可试验性使用，但须严密观察，一旦病情恶化，立即采取气管插管行有创通气治疗，以免延误病情。

（三）呼吸机的选择

要求能提供双水平正压通气模式，提供的吸气压力可达到 $2.0\sim2.9$ kPa（$20\sim30$ cmH$_2$O），能满足患者吸气需求的高流量气体（>100 L/min），具备一些基本的报警功能；若用于Ⅰ型呼吸衰竭，要求能提供较高的吸氧浓度（$>50\%$）和更高的流速需求。

（四）连接方式

应准备不同大小型号的鼻罩和口鼻面罩以供不同患者使用。鼻罩和口鼻面罩都能成功地用于急性呼吸衰竭的患者，在应用NPPV的初始阶段，口鼻面罩应首先考虑应用，患者病情改善24小时后还需较长时间应用者，NPPV可更换为鼻罩。

（五）通气模式与参数调节

持续气道正压和双水平正压通气是最常用的2种通气模式，后者最为常用双水平正压通气有2种工作方式：自主呼吸通气模式和后备控制通气模式。因此，双水平正压通气的参数设置包括吸气压、呼气压、后备控制通气频率。当自主呼吸间隔时间低于设定值（由后备频率决定）时，即处于自主呼吸通气模式；自主呼吸间隔时间超过设定值时，即由自主呼吸通气模式转向后备控制通气模式，即启动时间切换的背景通气压力控制通气。在急性心源性肺水肿患者首选持续气道正压，如果存在高碳酸血症或呼吸困难不缓解可考虑换用双水平正压通气。此时，吸气相气道正压/呼气相气道正压均从较低水平开始，患者耐受后再逐渐上调，直到达满意的通气和氧合水平，或调至患者可能耐受的水平。

（六）NPPV转换为有创通气的时机

在应用NPPV过程中如何及时、准确地判断NPPV的效果，对于是继续应用NPPV，还是转换为间歇指令通气具有重要意义：一方面可以提高NPPV的有效性，又可避免延迟气管插管，从而提高NPPV的安全性。对于能够成功应用NPPV的患者的特征是基础病情较轻，应用NPPV后血气能快速明显改善，呼吸频率下降。可能失败的相关因素为较高的APACHEⅡ评分、意识障碍或昏迷、对NPPV的初始治疗反应不明显、X线检查提示肺炎、呼吸道分泌物多、高龄、营养不良等。

三、有创机械通气

有创机械通气是通过建立人工气道，对患者进行呼吸功能支持的治疗手段。

（一）适应证

（1）经无创呼吸机治疗后患者病情无改善或仍继续恶化者。

（2）意识障碍，气道保护能力差。

（3）严重的脏器功能不全（上消化道大出血、血流动力学不稳定等）。

（4）呼吸形式严重异常，如呼吸频率>35次/分或<8次/分，呼吸节律异常，自主呼吸微弱或消失。

（5）血气分析提示严重通气和/或氧合障碍：PaO_2<6.7 kPa（50 mmHg），尤其是充分氧疗后PaO_2仍<6.7 kPa（50 mmHg）；$PaCO_2$进行性升高，pH进行性下降。

（二）禁忌证

有创机械通气无绝对禁忌证，但是如患者出现下列情况时可能会导致病情加重：①气胸及纵隔气肿未行引流；②肺大疱和肺囊肿；③低血容量性休克未补充血容量；④严重弥散性血管内凝血有出血倾向、大咯血、呼吸道积血等肺出血症状；⑤气管-食管瘘；⑥急性心肌梗死合并严重心源性休克或心律失常者等。但在出现致命性通气和氧合障碍时，应积极处理原发病（如尽快行胸腔闭式引流，积极补充血容量等），同时不失时机地应用机械通气。

（三）通气模式

1.辅助控制通气

辅助控制通气是辅助通气和控制通气2种模式的结合，当患者自主呼吸频率低于预置频率或患者吸气努力不能触发呼吸机送气时，呼吸机即以预置的潮气量及通气频率进行正压通气，即控制通气；当患者的吸气能触发呼吸机时，以高于预置频率进行通气时，即辅助通气。辅助控制通气又分为压力辅助控制通气和容量辅助控制通气。

2.同步间歇指令通气

同步间歇指令通气是自主呼吸与控制通气相结合的呼吸模式，在触发窗内患者可触发和自主呼吸同步的指令正压通气，在两次指令通气之间触发窗外允许患者自主呼吸，指令呼吸是以预设容量或预设压力的形式送气。

3.压力支持通气

压力支持通气属部分通气支持模式，是由患者触发、压力目标、流量切换的一种机械通气模式，即患者触发通气、呼吸频率、潮气量及吸呼比，当气道压力达预设的压力支持水平时，吸气流速降低至某一阈值水平以下时，由吸气切换到呼气。

4.持续气道正压通气

持续气道正压通气是在自主呼吸条件下，整个呼吸周期以内（吸气及呼气期间）气道均保持正压，患者完成全部的呼吸功，是PEEP在自主呼吸条件下的特殊技术。

5.双相气道正压通气

双相气道正压通气是指给予两种不同水平的气道正压，为高压力水平和低压力水平之间定时切换，且其高压时间、低压时间、高压水平、低压水平各自可调，从高压力水平转换至低压力水平时，增加呼出气量，改善肺泡通气。该模式允许患者在两种水平上呼吸，可与压力支持通气合用以减轻患者呼吸功。

6.其他模式

（1）高频振荡通气：高频振荡通气是目前所有高频通气中频率最高的一种，可达15～17 Hz。由于频率高，每次潮气量接近或小于解剖无效腔。其主动的呼气原理（即呼气时系统呈负压，将气体抽吸出体外），保证了CO_2的排出，侧支气流供应使气体充分湿化。高频振荡通气通过提高肺容积、减少呼吸相的压差、降低肺泡压避免高浓度吸氧等以改善氧合及减少肺损伤,是目前先进的高频通气技术。

(2)成比例辅助通气:成比例辅助通气是一种部分通气支持,呼吸机送气与患者呼吸用力成比例,压力辅助通气的目标是让患者舒适地获得由自身任意支配的呼吸形式和通气水平。

(四)参数调节

1.潮气量的设定

在容量控制通气模式下,潮气量的选择应保证足够的气体交换及患者的舒适性,通常依据体重选择 5～12 mL/kg,并结合呼吸系统的顺应性、阻力进行调整,避免气道平台压超过3.5 kPa(35 cmH₂O)。在压力控制通气模式时,潮气量主要由预设的压力、吸气时间、呼吸系统的阻力及顺应性决定;最终应根据动脉血气分析进行调整。

2.呼吸频率的设定

呼吸频率的选择根据每分钟通气量及目标 PCO_2 水平,成人通常设定为 12～20 次/分,急/慢性限制性肺疾病时也可根据每分钟通气量和目标 PCO_2 水平超过 20 次/分,准确调整呼吸频率应依据动脉血气分析的变化综合调整潮气量与呼吸频率。

3.流速调节

理想的峰流速应能满足患者吸气峰流速的需要,成人常用的流速设置在 40～60 L/min,根据每分钟通气量和呼吸系统的阻力和肺的顺应性调整,流速波形在临床常用减速波或方波。压力控制通气时流速由选择的压力水平、气道阻力及受患者的吸气努力影响。

4.吸气时间/I∶E 设置

I∶E 的选择是基于患者的自主呼吸水平、氧合状态及血流动力学,适当的设置能保持良好的人—机同步性,机械通气患者通常设置吸气时间为 0.8～1.2 秒或吸呼比为 1∶(1.5～2.0);控制通气患者,为抬高平均气道压改善氧合可适当延长吸气时间及吸呼比,但应注意患者的舒适度,监测 PEEPi 及对心血管系统的影响。

5.FiO₂

机械通气初始阶段,可给高 FiO₂(100%)以迅速纠正严重缺氧,以后依据目标 PaO_2、PEEP水平、平均动脉压水平和血流动力学状态,酌情降低 FiO₂ 至 50% 以下,并设法维持 SaO₂>90%,若不能达上述目标,即可加用 PEEP、增加平均气道压,应用镇静剂或肌松剂;若适当 PEEP 和平均动脉压可以使 SaO₂>90%,应保持最低的 FiO₂。

6.PEEP 的设定

设置 PEEP 的作用是使萎陷的肺泡复张、增加平均气道压、改善氧合,同时影响回心血量及左室后负荷,克服 PEEPi 引起呼吸功的增加。PEEP 常应用于以急性呼吸窘迫综合征为代表的Ⅰ型呼吸衰竭,PEEP 的设置在参照目标 FiO₂ 和氧输送的基础上,与 FiO₂ 与潮气量联合考虑,虽然 PEEP 设置的上限没有共识,但下限通常在 P-V 曲线的低拐点或低拐点之上0.2 kPa(2 cmH₂O);还可根据 PEEPi 指导 PEEP 的调节,外源性 PEEP 水平大约为 PEEPi 的 80%,以不增加总 PEEP 为原则。

四、呼吸机撤离

(一)撤机筛查

导致机械通气的病因好转或祛除后应开始进行撤机的筛查试验,筛查试验包括下列 4 项内容。

（1）导致机械通气的病因好转或祛除。

（2）氧合指标：$PaO_2/FiO_2 > 200$；$PEEP \leqslant 0.5\ kPa(5\ cmH_2O)$；$FiO_2 \leqslant 0.4$；$pH \geqslant 7.25$；慢性阻塞性肺疾病患者：$pH > 7.30$，$PaO_2 > 6.7\ kPa(50\ mmHg)$，$FiO_2 < 0.35$。

（3）血流动力学稳定，没有心肌缺血动态变化，临床上没有显著的低血压（不需要血管活性药的治疗或只需要小剂量的血管活性药物如多巴胺或多巴酚丁胺$< 5\ \mu g/(kg \cdot min)$。

（4）有自主呼吸的能力。

医师的经验影响撤机的过程及结果，临床常发生过早撤机或延迟撤机，增加再插管率。可接受的再插管率应该在$5\% \sim 15\%$。再插管使患者的院内获得性肺炎增加8倍，死亡风险增加$6 \sim 12$倍。而不必要延长机械通气可增加患者感染和其他并发症的风险。不同的ICU患者中再插管率的变化范围是$4\% \sim 23\%$，在精神和神经系统的患者中可高达33%。

（二）自主呼吸试验

符合筛查标准的患者并不一定能够成功的撤机，因此，需要对患者自主呼吸的能力作出进一步的判断，目前较准确的预测撤机的方法是3分钟自主呼吸试验，3分钟自主呼吸试验期间医师应在患者床旁密切观察患者的生命体征，当患者情况超出下列指标时应中止自主呼吸试验，转为机械通气。

（1）呼吸频率/潮气量（浅快指数）应< 105。

（2）呼吸频率应> 8次/分或< 35次/分。

（3）自主呼吸潮气量应$> 4\ mL/kg$。

（4）心率应< 140次/分或变化$< 20\%$，没有新发的心律失常。

（5）氧饱和度应$> 90\%$。

3分钟自主呼吸通过后，继续自主呼吸$30 \sim 120$分钟，如患者能够耐受可以预测撤机成功，准备拔除气管插管。

（三）气道评估

1.气道通畅程度的评价

机械通气时，把气管插管的气囊放气以检查有无气体泄漏，可以用来评估上气道的开放程度（气囊漏气试验）。出现拔管后喘鸣的患者，可以使用类固醇和/或肾上腺素（也可用无创通气和/或氦氧混合气）治疗，而不需重新插管。如果患者漏气量较低，也可在拔管前24小时使用类固醇和/或肾上腺素预防拔管后喘鸣。还应注意，漏气量变低可能是由于分泌物在气管插管周围结痂形成外皮所致而非上气道水肿狭窄。当漏气量低的患者拔管时，应将再插管的设备（包括气管切开设备）准备好。

2.气道保护能力的评价

患者的气道保护能力对拔管成功是至关重要的。对患者的气道评估包括吸痰时咳嗽的力度、有无过多的分泌物和需要吸痰的频率（吸痰频率应> 1次/2小时或更长）。在神经肌肉病变和脊髓损伤的患者中，有较好的咳嗽能力，预示可以拔管。

（四）术后机械通气患者的呼吸机撤离

术后患者呼吸机的撤离是一个重要问题。术后患者24小时不能脱离呼吸机的主要原因是呼吸驱动力受到抑制和疼痛问题。适当的镇静、镇痛治疗方案有可能缩短机械通气的时间。心脏术后患者5个随机对照试验证明，使用较低剂量的镇痛剂和镇静药物可提前拔管。手术后患者的呼吸驱动力不够时,可应用辅助控制通气模式。对那些短时间恢复自主呼吸的患者,可降低通气支持水平,尽快撤机。

(五)长期机械通气的撤机

除非有明确的不可逆疾病的证据(如高位脊髓损伤或晚期的肌萎缩性脊髓侧索硬化),撤机失败 3 个月,为长期机械通气。对于康复的长期机械通气患者,ICU 不是适宜的治疗场所,应在医院内或医院外建立专门的撤机康复病房。部分长期机械通气的患者通过有计划的锻炼仍有撤机的希望,不能撤机的患者应制定终生的机械通气方案。长期机械通气的患者很少采用每天自主呼吸试验,常使用辅助通气模式并逐步降低呼吸机条件以锻炼患者的呼吸肌。通常大约在通气支持条件降低到一半时,患者可转换到自主呼吸试验步骤。撤机锻炼的过程中,医务人员应留在患者身边,给予心理支持并小心避免不必要的肌肉疲劳。

(孙新志)

第二节 体外膜肺氧合

一、概述

(一)定义

体外膜氧合(extracorporeal membrane oxygenation,ECMO)又称体外生命支持,作为一种可经皮置入的机械循环辅助技术,具有置入方便、不受地点限制、可同时提供双心室联合呼吸辅助和价格相对低廉等优点,近年来开始应用于常规生命支持无效的各种急性循环衰竭和/或呼吸衰竭。尽管 ECMO 技术已相对成熟,但对于 ECMO 辅助时机选择、适应证及辅助期间患者管理等相关问题,不同 ECMO 中心存在一定差异,影响了 ECMO 辅助效果的判定。

(二)原理

ECMO 技术引流患者静脉血至体外,经过氧合和 CO_2 排除后回输患者体内,承担气体交换和/或部分血液循环功能。根据血液回输的途径不同,ECMO 技术主要有静脉-静脉(veno-venous ECMO,VV-ECMO)和静脉-动脉(veno-arterial ECMO,VA-ECMO)2 种形式,前者仅具有呼吸辅助作用,而后者同时具有循环和呼吸辅助作用。对于呼吸衰竭,VV-ECMO 方式的并发症和病死率略低于 VA-ECMO 方式,故最为常用。近年来,一种通过动脉-静脉压驱动的 AV-ECMO 也逐渐在临床得到应用,但其提供的血流量较低(一般不超过 1 L/min),对氧合有轻度改善作用,主要用于 CO_2 的清除。

1.VV-ECMO

ECMO 引血端(多为股静脉)及回血端(多为颈内静脉)均位于腔静脉内,相当于人工膜肺与患者肺串联,从而使患者动脉血氧含量得以改善,改善程度与以下因素相关:①ECMO 血流量;②静脉回心血量;③再循环血流量;④SvO₂;⑤患者残存肺功能。尽管 VV-ECMO 不能提供循环支持,但由于其运行中所需正压通气支持压力的降低及冠状动脉氧供的增加,患者的心功能往往也能在一定程度上得以改善。

2.VA-ECMO

ECMO 通过腔静脉(股静脉或颈内静脉)置管,人工泵将体循环血流引至体外,经膜肺氧合后再经颈动脉或股动脉导管回到体内,相当于膜肺与患者肺进行并联,这种方式与传统的体外循环相同。运行过程中的 SaO_2 受到 ECMO 和患者自身心脏功能的共同影响,当左心室不具有射血功能时,患者 SaO_2 完全由 ECMO 回血端血氧饱和度决定;当左心室具有一定射血功能时,SaO_2 由来自 ECMO 和左心室的混合血流血氧含量共同决定。

VA-ECMO 根据插管部位不同,分为中心插管和外周插管 2 种形式。成人循环辅助最常选用股静脉-股动脉插管方式。股静脉-股动脉 ECMO 辅助时,ECMO 辅助能够引流大部分回心血量,降低右心室前负荷,进而降低左心室前负荷,但存在增加左心室后负荷和心肌氧耗的风险。少部分患者需要行左心减压措施,促进左心功能恢复,预防左心室内血栓形成和肺水肿加重。

二、适应证

(一)药物过量

虽然使用 VA-ECMO 治疗药物过量的文献仍在增长,但有系列病例显示其在大多数心血管药物方面的作用——尤其是钙剂和 β 受体阻滞药。在这些病例中,VA-ECMO 开始的时间较早(<1 小时),典型的治疗持续时间<1 周。

(二)高碳酸血症呼吸衰竭

VV-ECMO 可去除 CO_2 的同时允许肺保护通气策略。获益最多的是急性呼吸窘迫综合征患者,通过缓解高碳酸血症,减少酸中毒,减少气压伤。

(三)心源性休克

机械泵功能的衰竭将不可避免地引起多器官功能障碍,血管升压药和离子通道药物支持是不够的,VA-ECMO 仍是一个可行的治疗方案。在这种情况下中,VA-ECMO 的目标是增加心脏输出量,并减少血管活性药物的依赖。

(四)肺栓塞

VV-ECMO 可支持肺栓塞患者血流动力学稳定到溶栓和血管内治疗。

(五)长时间心脏停搏

VA-ECMO 在心脏骤停患者的目标是恢复循环。和其他临床情况一致,ECMO 在心脏骤停中的应用证据仍在增多。然而,早期的观察试验证实 ECMO 前景较好,且 ECMO 在病因可逆的患者中效果最好。但美国心脏协会的心肺复苏指南指出,没有足够的证据支持常规推荐使用 ECMO。

三、禁忌证

ECMO 没有绝对禁忌证。如患者具有上述不利因素(原发病可逆性小,具有多种严重的合并症与并发症,存在严重影响 ECMO 操作的社会-经济因素等),应视为相对禁忌证。此外,以下情况应特别注意:①有应用肝素的禁忌证或相对禁忌证,如严重凝血功能障碍、合并有近期颅内出血、对肝素过敏、具有肝素诱导血小板减少症等;②ECMO 前机械通气时间过长(表明原发病处理较为困难,或合并有严重气压伤、呼吸机相关肺部感染等并发症),其 ECMO 的成功率越低,行 ECMO 需谨慎;③年龄>75 岁,身体质量指数>45 kg/m^2 的患者,目前的膜肺所提供的氧供尚不能满足这类患者的需求。ECMO的起始排除标准包括心肺功能无回复可能性、心肺复苏超过30分钟的神经系统功能障碍、严重脓毒症、颅内出血、晚期恶性肿瘤、难控制的出血、严重周围血管疾病、长时间机械通气(新生儿10天、成人7天)、孕龄≤34周新生儿。

四、患者管理

(一)机械通气的管理

ECMO时机械通气的主要目标是"肺休息",降低或避免呼吸机诱导肺损伤的发生,其机械通气参数的调节有别于常规机械通气。

1.潮气量

ECMO治疗重症呼吸衰竭时,需进一步降低潮气量或吸气压,减轻肺组织的应力和应变,对肺组织实施更加严格的保护性通气策略("超保护性通气策略")。实施ECMO后逐渐降低吸气压或潮气量,维持吸气道峰压<2.0 kPa(20 cmH$_2$O)。

2.PEEP

随着潮气量的显著减低,肺组织可能会出现肺不张或实变加重,导致肺顺应性降低,增加肺泡毛细血管通透性和右心后负荷。因此,ECMO机械通气时应该使用较高水平的PEEP以维持呼吸末肺容积。推荐使用1.0~2.0 kPa(10~20 cmH$_2$O)。

3.呼吸频率

推荐初始呼吸频率设置4~10次/分,以降低呼吸频率过快导致的肺剪切伤的发生。

4.吸氧浓度

推荐降低吸氧浓度至50%以下,以减少氧中毒的发生。

5.通气模式

推荐使用定压型的部分通气支持模式,如压力型辅助/控制通气、压力支持通气等。

(二)镇静管理

为减少疼痛、降低呼吸氧耗量和避免ECMO导管的脱出,常规给予适度镇静,维持Ramsay评分为3~4分。应逐渐减少镇静剂的用量,恢复自主呼吸,增加患者活动。

(三)容量管理

对于ECMO患者,液体管理的目标是使细胞外液容量恢复并保持在正常水平(干体重)。如果血流动力学稳定,可持续使用利尿药直至达到干体重。如对利尿药反应不佳或患者出现肾功能不全,可加用持续肾脏替代治疗。持续肾脏替代治疗可采用单独的血管通路,也可通过在ECMO泵后管路的两条分支管路进行,通常在膜肺后引血、膜肺前回血。

(四)营养支持

与其他危重症患者的营养支持相比,ECMO患者的营养支持在能量需求、营养物质需求、并发症的防治方面没有特别的不同。在ECMO期间考虑短期使用肠外营养作为ECMO治疗初期的营养途径。随着通气、氧合及血流动力学的改善,应尽早开始肠内营养。启动VV-ECMO支持治疗的24~36小时开始肠内营养是安全的,并且耐受性良好。由于抗凝要求,无论选择何种营养支持途径,必须在ECMO使用前完成置管等操作。对于无法进行肠内营养而需肠外营养者,为减少脂肪乳的输注对膜肺及ECMO管路的不利影响,建议在任何可能的情况下,脂肪乳输注应选择单独的静脉通路。

（五）ECMO 相关感染

ECMO 支持过程中合并感染将导致 ECMO 支持时间和 ECMO 撤离后的机械通气撤离时间明显延长，病死率和并发症显著增加，需高度重视感染的诊断、治疗和预防。

1.诊断

ECMO 相关感染的诊断十分困难，影响因素包括患者本身存在的基础疾病、ECMO 相关操作和治疗，以及同时接受其他多种有创监测和支持，极难判断感染是来源于原发病还是继发于 ECMO 或其他的操作与治疗；患者实际的体温不能反映患者的感染状态；ECMO 系统诱发的炎症反应使诊断感染常用的体温、白细胞计数等在 ECMO 支持的患者中受到极大限制。降钙素原可能有助于判断 ECMO 患者是否发生感染，与 C 反应蛋白联合应用可提高诊断感染的敏感度，监测降钙素原的动态变化趋势更具有诊断和判断抗生素疗效的价值。在 ECMO 治疗早期，由于 ECMO 所致炎症反应和呼吸机参数设置为"休息"状态，患者的 X 线检查常表现为肺实变或双肺弥散渗出影。因此，在 X 线检查助益不大的情况下，需要严密观察患者气道分泌物的性状和量，也可行气管镜检查协助诊断。

2.治疗

明确存在感染的 ECMO 患者与普通感染患者的治疗原则相同。需注意 ECMO 患者体内药物的分布容积调整药物剂量，并监测药物浓度。除硅胶膜管路外，其他 ECMO 管路不会对抗生素造成明显影响。近年来使用 PMP 氧合器增加，可按照常规剂量应用抗生素。如果同时需要连续性肾脏替代治疗（continuous renal replacement therapy，CRRT），则需根据现有资料对用药剂量进行调整。在完善的手术方案保障下，ECMO 患者可安全接受多种外科手术，如果感染灶或脓肿需要手术干预，应积极手术。

3.预防

提前预冲管路与紧急情况下预冲相比可降低感染发生率，但预冲好的管路存放时间不宜超过 30 天。若立即使用，可用含电解质的盐水、血液成分或清蛋白预冲管路。若不能确定使用时间，可常规使用含电解质的盐水作为预冲液。

为最大限度避免管路污染，应尽量减少在所有管路接口处进行任何操作。避免通过 ECMO 管路输注静脉营养。尽量选用外周静脉间断推注药物和输血。在 ECMO 患者病情稳定后尽早拔除所有不必要的输液管路和血管内导管。严格执行预防呼吸机相关肺炎的操作，包括抬高床头、口腔护理、药物治疗胃食管反流等。气管切开有利于气道管理，但切口易污染 ECMO 颈内静脉导管，需结合患者情况充分权衡利弊。早期给予肠内营养以维持肠道黏膜功能，防止菌群移位，避免静脉高营养及相关感染。

五、ECMO 常见并发症

（一）机械相关并发症

1.氧合器功能障碍

氧合器功能障碍是 ECMO 常见的并发症，主要原因有静水压升高超过膜的抗渗透能力导致血浆渗漏；膜肺内血栓形成导致跨膜肺阻力升高，离心泵相同转速下的血流量明显下降等。可采用氧合器定时检查单对氧合器功能相关指标定期检查，以判断氧合器功能状态和发生障碍的原因。氧合器定期检查单的内容包括氧合器气体流量是否与血流量匹配，氧合器血流量是否在氧合器性能范围内，气体管道连接是否正确，氧合器气体出口是否开放，氧合器气体出口内积液是否清亮,氧合器顶端是否有气泡,目测氧合器内有无血栓形成。

2.血管内导管相关并发症

ECMO血管内导管常见并发症包括血管损伤;插管位置异常导致引流不畅或灌注压力增大导致血液破坏,甚至插管崩脱;导管与管路连接处松脱导致大量出血。

3.血栓形成

血栓形成可导致ECMO系统失去功能,凝血因子大量消耗,甚至患者动脉栓塞/肺栓塞,预防和控制血栓形成的发生应尽可能选择肝素涂层管道;避免ECMO管路有死角,扭曲;ECMO运行期间需要完善常规抗凝,维持激活全血凝固时间在180~220秒;ECMO循环血流量较大,如有局部血栓形成,可考虑更换局部或整套管路。

4.空气栓塞

由于静脉端为负压,插管或管道接口破裂或密封不良可以导致静脉端进气,导致氧合器功能障碍。预防和避免出现气体栓塞首先要保证插管、管道和接头连接的完整性;避免静脉段过度负压;及时驱除进入ECMO系统的气体,中量、大量进气需要停机,重新排气。

5.设备故障

ECMO运行过程中泵的故障也是致命性的,预防极为关键。在ECMO运行过程中必须常备手摇手柄、备用离心泵和离心泵头。常规定时检查泵的运转情况,如是否有不间断电源、是否有备用泵、手摇手柄是否备在手边、血泵适配保险丝管是否在手边、离心泵头声音是否有异常。如出现泵故障,立即停止泵运转,先手摇泵维持ECMO功能,同时检查原因,立即更换故障单元ECMO操作护理人员必须对设备故障的应急处理预案进行严格培训和反复演练。

6.其他机械性并发症

ECMO运行过程中还需关注其他可能机械性并发症如泵管破裂、氧合器故障。保持ECMO管理人员的应急反应能力,早期发现,及时正确处理。

(二)患者相关并发症

1.出血

ECMO最常见的并发症是出血,新生儿最常见的并发症是颅内出血,成人最常见的是穿刺点出血、手术切口出血和胃肠道出血,因此在治疗期间要密切监测患者的凝血功能,维持激活全血凝固时间至160~220秒,并使血小板维持到$50\times10^9/L$以上,如患者存在明显活动性出血,血小板维持到$(100\sim150)\times10^9/L$以上,如果有出血并发症,应及时调整肝素剂量。

2.感染

注意无菌操作,必要时可全身应用抗生素,防治全身重症感染,如果出现全身炎症反应综合征,立即采集血液、痰液、尿液及其他可疑感染部位的标本,并进行培养。

3.溶血

治疗期间要密切监测患者的血红蛋白、胆红素和尿的颜色变化情况,如果出现严重的贫血、高胆红素血症和酱油色尿,可能是破坏溶血所致,要注意保护肝、肾功能。

4.肢体末端缺血

肢体末端缺血多发生在老年伴有血管硬化、大剂量血管活性药物使用或股动脉过细、导管直径过大等情况下,严重时可导致肢体缺血性坏死。在缺血肢体恢复血供后,由于缺血再灌注损伤,局部积聚的代谢产物进入血液循环,可产生全身毒性作用。

5.神经系统并发症

中枢神经系统损伤是导致 ECMO 失败的重要原因之一,尤其是颅内出血和脑梗死等。

六、ECMO 的撤离

(一)撤机标准

1.VA-ECMO 的撤机标准

(1)心脏功能恢复良好,ECMO 流量减至原流量的 1/3 或<1.5 L/min 时,较少的血管活性药物能够维持满意的循环。

(2)心脏功能评估:超声心动图动态评估左心室收缩性功能,主动脉速度-时间积分>10,左心室射血分数>30%,右心功能评估良好,心室壁运动协调。

2.VV-ECMO 撤机标准

(1)肺部原发病、肺功能及影像学检查等情况改善。

(2)机械通气:FiO_2<50%、潮气量 6～8 mL/kg 情况下,气道峰压<2.9 kPa(30 cmH_2O),气道平台压<2.5 kPa(25 cmH_2O),PEEP≤1.0 kPa(10 cmH_2O),维持氧合满意。

(3)血气分析:CO_2 清除能力、氧合指数及内环境稳定。

(二)试验性脱机

随着患者脏器功能改善,ECMO 支持力度随之逐渐降低。当 ECMO 支持力度低于患者心肺功能总体的 30%(2.0～2.5 L/min)时,提示患者本身的心肺功能可能足以耐受断开 ECMO,此时可考虑试验性脱机。如果 ECMO 支持仍需维持在 30%～50%的水平,则无试验性脱机指征。

(三)拔管

只要患者情况允许,即可拔除血管内导管。为防止血栓形成,拔除导管后逐渐减量肝素,之后可常规给予低分子肝素。若导管是经皮置入,则直接拔出后局部加压止血(静脉至少 30 分钟,动脉至少 60 分钟)。若导管是切开血管后置入,在拔出套管后需要外科缝合。在导管拔出过程中,需要压迫穿刺点以避免大量出血,但压迫力不宜过大,以避免插管远端可能附着的血栓脱落形成肺栓塞,压迫时用力大小以拔出瞬间有少量血液随插管溢出为宜。拔管时还应注意气体通过插管通道入血形成气体栓塞的风险,尽量将穿刺置管部位水平放低,拔管同时保持机械通气的正压,或在拔管时应用短效肌肉松弛药。若加压止血后仍然出血,则继续压迫 20～30 分钟。止血后 6 小时内仍需注意平卧位,减少患者屈腿与翻身,若必须翻身应采取平板滚动法;暴露穿刺局部,前 2 小时内每半小时查看 1 次穿刺口是否出血,以后每小时 1 次;如果穿刺的是股动脉,每小时检查 1 次动脉搏动情况。伴发的其他疾病密切相关。营养不良会导致患病率、死亡率升高;延缓创口愈合;增加并发症的发生率和再住院率。营养不良在住院患者中的发生率可达 80%。一些危重症患者(如呼吸衰竭患者)更是因为多种机制导致营养不良的发生。据统计,慢性阻塞性肺疾病患者营养不良发生率为 30%,急性呼吸窘迫综合征患者营养不良发生率为 100%。

(黄复军)

第三节　连续性血液净化

一、概述

临床上将利用净化装置通过体外循环方式清除体内代谢产物、异常血浆成分及蓄积在体内的药物或毒物,以纠正机体内环境紊乱的一组治疗技术,统称为连续性血液净化。血液滤过治疗起源于血液透析,伴随机械和电子技术的进展,血液滤过治疗也逐渐拓展,应用范围不断扩大。

二、血液滤过

血液滤过指通过建立血管通路将血液引入滤器,部分体内的水分、电解质、中小分子物质通过滤过膜被清除,然后补充相似体积的与细胞外液成分相似的电解质溶液(称置换液),从而达到清除溶质和水分的目的。

(一)适应证

(1)高血容量性心功能不全、急性肺水肿。

(2)严重酸碱失衡及电解质紊乱。

(3)药物中毒,尤其是多种药物的复合中毒。

(4)急、慢性肾衰竭伴有以下情况时:①低血压或血液透析时循环不稳定;②血流动力学不稳定;③需要实施全静脉营养;④伴有多器官功能衰竭。

(5)尿毒症性心包炎、皮肤瘙痒、周围神经病变等。

(6)肝性脑病、肝肾综合征。

(7)感染性休克。

(8)急性呼吸窘迫综合征。

(9)多器官功能衰竭。

(二)连续性血液净化临时血管通路的建立

血管通路是指把血液从体内引出来,进行连续性血液净化治疗后再回输到体内的途径。它是进行连续性血液净化治疗的先决条件。临时血管通路是指在短时间内能够建立起来并能立即使用的血管通路,一般能维持数小时乃至数月以满足患者实施连续性血液净化的需要。常采用经股静脉、锁骨下静脉和颈内静脉途径穿刺置管至中心静脉,建立连续性静脉-静脉血液滤过血管通路。连续性动脉-静脉血液滤过血管通路临床少用。

(三)血滤器

目前多采用空心纤维型血液滤器,滤膜的滤过能力接近肾小球基底膜,滤膜的一般要求:①具有较好的生物相容性,无毒;②截流分子量明确,中、小分子量物质能顺利通过,而蛋白等大分子量的物质不能通过;③具有高通透性、高滤过率及抗高压性的物理性能。血滤器内容积较小,一般血滤器的容积为40～60 mL。常用的滤过膜有聚酰胺膜、聚甲基丙烯酸甲酯膜和聚砜膜等。根据滤器对溶剂(水)的清除能力,将滤器分为高通量滤器和低通量滤器。单位时间内在单位压力下水的清除＞20 mL，称为高通量膜。根据滤器对溶质的清除能力，将滤器分为高通透滤器和低通透滤器。目前以对 β_2 微球蛋白的清除率来表示，每分钟清除溶解 β_2 微球蛋白的溶液 ＞20 mL，称为高通透性滤器。

（四）置换液的配置

血液滤过滤液中溶质的浓度几乎与血浆相等，需补充与细胞外液相似的液体，称"置换液"。置换液有商品化的制剂，也可根据需要自行配置。原则上置换液电解质的成分应接近于血浆成分，并应根据患者的个体病情调节置换液成分。常用配方有以下 3 种。

（1）复方林格液 2 000 mL＋蒸馏水 1 000 mL＋5％碳酸氢钠 250 mL＋25％硫酸镁 1 mL。

（2）复方林格液 2 000 mL＋蒸馏水 500 mL＋5％碳酸氢钠 125 mL＋25％硫酸镁 1 mL。

（3）生理盐水 2 000 mL＋蒸馏水 500 mL＋5％碳酸氢钠 125 mL＋25％硫酸镁 1 mL。

（五）置换液的补充

在行血液滤过过程中根据置换液的补充途径不同可分为前稀释、后稀释和前稀释＋后稀释。

将置换液在滤器前的管道中输入，即前稀释法，其优点是可以降低血液黏滞度，从而使滤器内不易发生凝血，肝素的使用量相对减少，可控制静脉端的胶体渗透压不致过高，但该法要求置换液的使用量较大，滤出液中的溶质浓度低于血浆，前稀释影响 CRRT 滤过效果。

另外一种方法是在滤器后的管道中输入置换液，即后稀释法，此方法可节省置换液用量，滤过液中溶质的浓度几乎与血浆相同，治疗效率高；但容易发生凝血，所以在后稀释血液滤过时必须计算滤过分数，滤过分数＞30％时滤器内凝血的发生率显著增加。

（六）抗凝策略的选择与监测

恰当的抗凝策略是保证血液滤过顺利进行的先决条件。在应用过程中必须密切监测患者凝血功能，根据患者病情选择恰当的个体化抗凝策略。

在血液滤过过程中，抗凝策略的选择应当根据患者的疾病特征和监测的难易程度来决定。临床常用的抗凝剂有普通肝素、低分子肝素、枸橼酸钠等。常用的抗凝方法分为全身抗凝、局部抗凝和无抗凝。

1.全身抗凝

全身抗凝又可分为肝素抗凝法和低分子肝素法。

（1）肝素抗凝法：肝素抗凝仍是血液滤过中最常用的抗凝方法。常用剂量：首次剂量 20～50 U/kg，维持量为每小时 5～15 U/kg，每 4 小时监测 1 次活化部分凝血活酶时间，活化部分凝血活酶时间延长达到正常值的 1.5～2.5 倍时可获得效果。

（2）低分子肝素法：低分子肝素是一类新型抗凝药物，抗 Ⅹa 因子的作用强于抗 Ⅱa。有较强的抗血栓作用，而抗凝血作用较弱，具有出血危险性小、生物利用度高及使用方便等优点，是一种理想的抗凝剂。低分子肝素首剂静脉推注（抗 Ⅹa 活性）15～20 U/kg，维持量每小时 7.5～10.0 U/kg。持续静脉滴注应依据抗 Ⅹa 因子水平调整剂量，而监测活化部分凝血活酶时间对调整低分子肝素剂量无帮助。低分子肝素的缺点是用鱼精蛋白不能充分中和，监测手段较复杂。

2.局部抗凝

局部枸橼酸盐抗凝法是目前最常用的局部抗凝方法。从动脉端输入枸橼酸钠，从静脉端补充氯化钙或葡萄糖酸钙，保持流经滤器的血中 Ca^{2+} 浓度比较低（0.2～0.4 mmol/L），从而不容易发生滤器内凝血，延长滤器寿命。枸橼酸在肝脏代谢，产生碳酸氢根和钠，配置置换液时需要考虑碳酸氢盐和钠的浓度。该技术的优点是滤器使用时间较长，缺点是代谢性碱中毒发生率高，需密切监测游离钙、血总钙、血气分析等,严重肝功能障碍患者不能使用。

3.无抗凝

高危出血及出凝血机制障碍的患者可采用无抗凝法行 CRRT。首先用含肝素 5 000 U/L 的生理盐水预充滤器和体外循环通路,浸泡 10～15 分钟,CRRT 前用生理盐水冲洗滤器及通路;血流量保持在 200～300 mL/min,每 15～30 分钟用 100～200 mL 生理盐水冲洗滤器,应用前稀释补充置换液。对于高危出血及出凝血机制障碍的患者,使用无肝素抗凝技术不失为一种安全的选择。缺点是易出现容量超负荷及滤器凝血。

滤器凝血征象的判断:①滤液尿素/血尿素值<0.7(正常为 1.0),表示滤液与血液溶质不完全平衡,提示滤器内凝血;②最大超滤<100 mL/h,表示凝血,应更换滤器;③跨膜压迅速升高;④滤器前压力报警显示压力过高,引起管道搏动。

(七)液体平衡的管理

1.液体平衡的计算

血液滤过时,患者的液体平衡应将所有的入量和所有的出量考虑在内。一般来说,每小时入量包括同期输注的置换液量、静脉输液量等(病情较轻的患者应包括口服的液体量);每小时出量包括同期超滤液量和其他途径所有液体的丢失量(尿量、引流量、皮肤蒸发和呼吸等)。

每小时的液体平衡=同期入量-同期出量。若结果为正值,为正平衡,即入量超过出量;如结果为负值,则为负平衡,即入量少于出量。

血液滤过等 CRRT 治疗期间,一般每小时计算 1 次液体平衡,以免患者血容量出现异常波动。

2.液体平衡的估计

准确评估患者的容量状态,确定液体平衡的方向和程度,即液体应是正平衡还是负平衡,可帮助最终达到容量治疗目的,避免容量明显波动导致病情变化。

(八)影响血液滤过超滤的因素

影响超滤率的关键是滤过压(跨膜压),其次为血流量。在 CRRT 中影响跨膜压的因素有如下几点。

1.滤液侧负压

滤液侧负压是产生超滤的主要因素之一,负压的大小取决于滤器与滤液收集袋之间的垂直距离,负压=垂直距离(cm)×0.74 mmHg/cm。滤液收集袋的位置通常低于滤器 20～40 cm,以在滤液侧产生一定负压。若在滤液侧加一负压吸引器,也可以提高超滤率。但应注意负压不可太高,以防滤膜破裂。

2.静水压

滤器内的静水压与血流速度有关,血流速度越高,滤器内的静水压越高;而静水压越高,超滤量越大。连续性动脉-静脉血液滤过时,静水压主要与平均动脉压有关。

3.胶体渗透压

血浆胶体渗透压是跨膜压的反作用力,胶体渗透压越高,跨膜压便越低。当胶体渗透压等于滤液侧负压和静水压时,超滤便停止进行。胶体渗透压受血浆蛋白浓度的影响。

4.血液黏度

血液黏度决定于血浆蛋白浓度及血细胞比容,当血细胞比容>45%时,超滤率可降低。

此外,还有一些其他因素,如血液通道的长度、静脉侧的阻力、滤器等,均可以影响超滤的速度。

三、血液灌流

血液灌流是将患者的血液从体内引出进行体外循环,利用体外循环灌流器中吸附剂的吸附作用清除外源性和内源性毒物、药物及代谢产物等,从而达到净化血液的目的。血液灌流是目前临床上非常有效的一种连续性血液净化治疗手段,尤其在治疗药物和毒物中毒方面,占有非常重要的地位。

(一)适应证

(1)急性药物或毒物中毒:①血药浓度已达到或超过致死剂量;②药物和毒物有继续吸收可能;③严重中毒导致呼吸衰竭、心力衰竭、低血压等;④伴有严重肝脏、肾脏功能不全导致药物排泄功能降低者。

(2)尿毒症,尤其是顽固性瘙痒、难治性高血压。

(3)重症肝炎,暴发性肝功能衰竭。

(4)严重感染。

(5)银屑病或其他自身免疫性疾病。

(6)其他,如百草枯中毒、精神分裂症、甲状腺危象、肿瘤化疗。

(二)禁忌证

对灌流器及相关材料过敏者,严重出血。

(三)时机和时间

一般认为,药物或毒物中毒 3 小时内行血液灌流治疗,疗效最佳,此时中毒药物或毒物浓度一般已达高峰,12 小时后再行治疗效果较差。

血液灌流每次 2～3 小时为宜,超过此时间,吸附剂已达到饱和,若需要继续行血液灌流治疗应更换灌流器,以达到最佳治疗效果。早期治疗频率可 2～3 次/天。

1.血浆中毒物浓度变化的决定因素

(1)毒物的自身清除。

(2)血液净化清除。

(3)毒物从机体的深部组织或细胞内向细胞外间隙或血液的移动。

2.停止连续性血液净化的参考依据

(1)临床症状改善,如患者苏醒、呼吸循环稳定。

(2)根据药物的半衰期,一般超过 5 个半衰期,体内毒物残留仅剩 3%;但需注意的是大剂量服用或器官功能不全时半衰期延长。

(3)血药浓度监测:血中药物或毒物浓度降低或消失。

四、血浆置换

血浆置换可以通过分离出全部或部分病理血浆,连同致病因子一并弃去,将细胞成分输回体内,并补充等量的新鲜冰冻血浆或人血清蛋白等置换液。该治疗可以及时、迅速、有效地清除疾病相关因子,如毒素、抗体、免疫复合物、同种异体抗原。同时,其具有非特异性治疗作用,可降低血浆中炎性介质(如补体产物、纤维蛋白原)的浓度,改善相关症状。其他作用包括增加吞噬细胞的吞噬功能和网状内皮系统清除功能,从置换液中补充机体所需物质等。

（一）适应证

血浆置换治疗疾病的主要机制是排除体内致病因子,其适应证包括急进性肾小球肾炎、IgA肾病、重症肌无力及其危象、狼疮性肾炎、硬皮病、类风湿关节炎、溶血性尿毒症、肝昏迷、药物中毒、甲状腺危象、血栓性血小板减少性紫癜、高黏滞综合征、妊娠时产生 Rh 溶血、恶性黑色素瘤、结肠癌、肺出血肾炎综合征、系统性红斑狼疮、急性多发性神经根炎、自身免疫性溶血性贫血、冷巨球蛋白血症、雷诺综合征、肾移植后急性排异、天疱疮、抗基底膜肾炎等。

（二）禁忌证

对血浆、人血清蛋白、肝素等有严重过敏史;药物难以纠正的全身循环衰竭;非稳定期的心肌梗死、脑梗死;颅内出血或重度脑水肿伴有脑疝。

（三）血浆容量的估算

行血浆置换前需要估算血浆容量,以便确定每次需要置换的血浆量。致病因子的分布容积及半衰期、致病介质在血管内外的分布情况决定了单次血浆置换治疗对其清除的效率。

血浆置换的频率方面,一般认为频率密集、小容量的置换优于频率不密集、大容量的置换。推荐每次间隔 1～2 天,每次置换 1.0～1.5 个血浆容量,5～7 次为 1 个疗程。

（四）血浆分离方法

血浆置换法包含了分离和置换 2 种含义,血浆分离是血浆置换法的基础。血浆分离有离心法和膜式分离 2 种。而根据血浆中病因物质的精细分离程度又可分为选择性和非选择性 2 种。

1.离心式血浆分离

20 世纪 60 年代后开始应用密闭式血浆分离装置,用血浆分离机将血液引入钟状离心杯内,利用离心作用将比重轻的血浆留在杯的上方,比重重的细胞成分停留在杯的下方,从而使血浆分离出来。这种方法不仅分离血浆,也可以根据血液中各种成分比重差异调整不同的离心速度,分离出不同的血液成分。

2.膜式血浆分离

现代膜式血浆分离器是由通透性高、生物相容性好的高分子材料膜制成。血液通过中空纤维滤器,利用不同膜孔径的滤过器分离出不同分子量的物质,既可进行非选择性血浆分离,又可进行选择性血浆分离。

（颜廷爽）

第四节　镇　痛　镇　静

一、概述

重症医学工作者在抢救生命、治疗疾病的同时,还必须同时注意尽可能减轻患者的痛苦与恐惧感,使患者不感知、不注意、不记忆或者遗忘其在危重阶段的各种痛苦,避免这些痛苦及其所引发的焦虑和躁动而增加各器官的代谢负担、加重患者的病情或影响其接受治疗。因此,镇痛和镇静应作为 ICU 患者的常规治疗。

镇痛和镇静治疗的目的和意义在于:①消除或减轻患者的疼痛及躯体不适感,减少不良刺激及交感神经系统的过度兴奋;②帮助和改善患者睡眠,诱导遗忘,减少或消除患者对其在 ICU 治疗期间病痛的记忆;③减轻或消除患者焦虑、躁动甚至谵妄,防止患者的无意识行为(如挣扎)干扰治疗,保护患者的生命安全;④减轻器官应激负荷,保护器官储备功能,维持机体内环境稳定。镇痛镇静可以降低患者的代谢速率,减少其氧耗,使机体组织氧耗的需求变化尽可能适应受到损害的氧输送状态,并减轻各器官的代谢负担,从而减轻强烈病理因素所造成的损伤,为器官功能的恢复赢得时间创造条件。

二、镇痛镇静指征

(一)疼痛

疼痛是因损伤或炎症刺激,或者因情感痛苦而产生的一种不适的躯体感觉及精神体验。疼痛在 ICU 中普遍存在,其来源包括原发疾病、手术、创伤、烧伤、癌性疼痛、翻身、吸痰、气管插管、伤口护理、引流管拔除和导管插入等相关治疗操作,以及长时间制动、炎症反应等因素。除 ICU 住院期间的急性疼痛外,疾病相关的物理性损伤及相关精神因素可能导致患者出现慢性 ICU 相关疼痛。疼痛导致机体应激、器官做功负荷增加、睡眠不足和代谢改变,进而出现疲劳和定向力障碍,导致心动过速、组织氧耗增加、凝血功能异常、呼吸功能障碍、免疫抑制和分解代谢增加等。

(二)焦虑

焦虑是一种强烈的忧虑、不确定或恐惧状态。50%以上的 ICU 患者可能出现焦虑症状,其特征包括躯体症状(如心慌、出汗)和紧张感。ICU 患者焦虑的原因:①病房环境包括噪音、灯光刺激、室温过高或过低;②对自己疾病和生命的担忧;③高强度的医源性刺激(频繁的监测、治疗,被迫更换体位);④各种疼痛;⑤原发疾病本身的损害;⑥对诊断和治疗措施的不了解与恐惧;⑦对家人和亲朋的思念等。

(三)躁动

躁动是一种伴有不停动作的易激惹状态,或是一种伴随着挣扎动作的极度焦虑状态。在综合 ICU 中,70%以上的患者发生过躁动。引起焦虑的原因均可以导致躁动;另外,某些药物的不良反应、休克、低氧血症、低血糖、乙醇及其他药物的戒断反应、机械通气不同步等也是引起躁动的常见原因。

(四)睡眠障碍

失眠或睡眠被打扰(碎片化睡眠)在 ICU 患者中极为常见。原因:①多种原因造成的持续噪音;②灯光刺激;③高强度的医源性刺激(如频繁的测量生命体征、体格检查,被迫更换体位);④疾病本身的损害及患者对自身疾病的担心和不了解。

三、镇痛镇静评估

(一)疼痛评估

常用的疼痛评估工具有数字分级法评分、行为疼痛量表(behavioral pain scale,BPS)及重症监护疼痛观察量表(critical-care pain observation tool,CPOT)等。对于能自主表达的患者使用数字分级法评分表评分,其目标值为<4 分,患者主诉被公认为是评价疼痛程度和治疗效果的最可靠方法。对于不能表达、运动功能良好、行为可观察的患者使用 BPS 评分或 CPOT 评分,其目标值分别为 BPS<5 分和 CPOT<3 分。使用各种评分方法来评估疼痛程度和治疗反应,应定期进行,完整记录。

1.数字分级法评分

数字分级法评分是一个 0~10 的点状标尺,0 代表不痛,10 代表疼痛难忍,由患者从上面选一个数字描述疼痛。

2.BPS

BPS 即从面部表情、上肢活动及机械通气顺应性 3 个疼痛相关行为指标方面进行评估。评估患者的疼痛程度时,每个条目根据患者的反应情况分别赋予 1~4 分,将 3 个条目的得分相加,总分为 3~12 分,总分越高说明患者的疼痛程度越高。但这一评分量表有一定的局限性,在没有行机械通气的患者中无法使用,所以有学者对该量表进行了改良,将原量表中"通气依从性"这个条目更换为"发声",另外 2 个条目保留不变,发展为 BPS-NI,每个条目同样根据患者的反应情况分别赋予 1~4 分,将 3 个条目的得分相加,总分为 3~12 分,总分越高说明患者的疼痛程度越高(表 4-1)。

表 4-1　BPS

疼痛行为相关指标	1分	2分	3分	4分
面部表情	放松	部分紧张	完全紧张	扭曲
上肢运动	无活动	部分弯曲	手指、上肢完全弯曲	完全会所
机械通气顺应性(插管)	完全能接受	呛咳,大部分时间能耐受	对抗呼吸机	不能控制通气
发声(非插管)	无疼痛相关发声	呻吟≤3 次/分且每次持续时间≤3 秒	呻吟＞3 次/分且每次持续时间＞3 秒	咆哮、使用"哦""哎呦"等言语抱怨或屏住呼吸

3.CPOT

该量表包括面部表情、动作、肌张力、发声/对机械通气的顺应性 4 个疼痛行为,每个条目 0~2 分,总分 0~8 分;其中 0 分代表不痛,8 分代表最痛(表 4-2)。CPOT 是一种特别为无法交流的 ICU 患者开发的疼痛行为客观量表。

(二)镇静评估

目前临床常用的主观镇静评分法有 Richmond 躁动-镇静评分(Richmond agitation and sedation scale,RASS)和镇静-躁动评分(sedation-agitation scale,SAS)、Ramsay 评分,客观评估方法有脑电双频指数、肌肉活动评分法等。接受神经-肌肉阻滞剂治疗的患者,因达到一定肌松程度后将失去神经肌肉运动反应,难以通过主观镇静评分对其进行镇静深度评估,可将脑功能监测作为一种补充措施,如脑电双频指数。

表 4-2　CPOT

疼痛行为相关指标	描述	状态	评分
面部表情	未观察到肌肉紧张	自然、放松	0
	表现出皱眉、眉毛放低、眼眶紧绷和提肌收缩	紧张	1
	以上所有的面部变化加上眼睑轻度闭合	扮怪相	2
动作	不动(并不代表不存在疼痛)	无体动	0
	缓慢、谨慎的运动,触碰或抚摸疼痛部位,通过运动寻求关注	保护性体动	1

续表

疼痛行为相关指标	描述	状态	评分
	拉拽管道,试图坐起来,运动肢体/猛烈摆动,不遵从指挥令,攻击工作人员,试图从床上爬出来	烦乱不安	2
肌张力(通过被动的弯曲和伸展来评估)	对被动的运动不做抵抗	放松	0
	对被动的运动动作抵抗	紧张和肌肉僵硬	1
	对被动的运动动作剧烈抵抗,无法将其完成	非常紧张或僵硬	2
对机械通气顺应性(气管插管患者)	无警报发生,舒适地接受机械通气	耐受呼吸机或机械通气	0
	警报自动停止	咳嗽但是耐受	1
	不同步;机械通气阻断,频繁报警用	对抗呼吸机	2
发声(拔管后的患者)	正常腔调讲话或不发声	正常腔调讲话或不发声	0
	叹息,呻吟	叹息,呻吟	1
	喊叫,啜泣	喊叫,啜泣	2

镇静治疗过程中应评估镇静深度,调整治疗方案达到镇静目标。浅镇静时,镇静深度的目标值 RASS 为 $-2 \sim +1$ 分,SAS 为 $3 \sim 4$ 分;较深镇静时,镇静深度的目标值 RASS 为 $-4 \sim -3$ 分,SAS 为 2 分;当合并应用神经-肌肉阻滞剂时,镇静深度的目标值 RASS 为 -5 分,SAS 为 1 分。对于 RASS≥-2 分,具有谵妄相关危险因素的 ICU 患者应常规进行谵妄监测,从而达到早期预警、早期防治的效果。

1.RASS

RASS 操作简便,目前已经广泛应用于各医院 ICU,也是 2013 年美国镇痛镇静指南中推荐使用的镇静评估方法之一。RASS 评分法共有 10 个等级,分值从 $-5 \sim +4$,分 3 个阶段循序渐进地进行镇静深度评估,见表 4-3。评分数字正值越大,镇静越不足;反之,该明镇静越深。此法细化了镇静水平,并将语言刺激和身体刺激区分开来,能准确评估出患者的镇静状态。若患者存在视听觉的障碍将会影响评估结果的准确性。

2.SAS

SAS 用于机械通气患者的镇静评估,根据患者 7 项不同的行为对其意识和躁动程度进行评分,分值从不能唤醒(1 分)到危险躁动(7 分),分值越高说明患者躁动越明显(表 4-4)。

表 4-3 RASS

评分	分级	描述
4	有攻击性	非常有攻击性,暴力倾向,对医务人员造成危险
3	非常躁动	非常躁动,拔出各种导管
2	躁动焦虑	身体激烈移动,无法配合呼吸机
1	不安焦虑	焦虑紧张,但身体活动不剧烈
0	清醒平静	清醒自然状态
-1	昏昏欲睡	没有完全清醒,声音刺激后有眼神接触,可保持清醒超过 10 秒
-2	轻度镇静	声音刺激后能清醒,有眼神接触,<10 秒
-3	中度镇静	声音刺激后能睁眼,但无眼神接触

续表

评分	分级	描述
−4	深度镇静	声音刺激后无反应,但疼痛刺激后能睁眼或运动
−5	不可唤醒	对声音及疼痛刺激均无反应

表 4-4　SAS

评分	分级	描述
7	危险躁动	拉拽气管内插管,试图拔除各种导管,翻越窗栏,攻击医护人员,在床上辗转挣扎
6	非常躁动	需要保护性束缚并反复语言,提示劝阻咬气管插管
5	躁动	焦虑或身体躁动,经言语提示劝阻可安静
4	安静合作	容易唤醒,服从指令
3	镇静	嗜睡,语言刺激或轻轻摇动可唤醒并能服从简单指令,但又迅速入睡
2	非常镇静	对躯体刺激有反应,不能交流及服从指令,有自主运动
1	不能唤醒	对恶性刺激无或仅有轻微反应,不能交流及服从指令

3.脑电双频指数

脑电双频指数是以脑电来判断镇静水平和监测麻醉深度的较为准确的一种方法。通过测定脑电图线性成分(频率和功率),又分析成分波之间的非线性关系(位相和谐波),把能代表不同镇静水平的各种脑电信号挑选出来,进行标准化和数字化处理,最后转化为一种简单的量化指标。该评估工具分值在0~100分波动,能实时连续性地直观反映出患者的大脑意识水平及其变化情况,脑电双频指数分值越大,表示患者越趋于清醒状态。由于脑电双频指数操作简单方便,评分具有时效性,减少了评估时间,大大降低了医护人员的工作强度,这也使得脑电双频指数在临床得以广泛使用。

四、镇痛镇静药物选择

(一)镇痛药物

1.阿片类药物

(1)吗啡:吗啡的作用强度为哌替啶的10倍。在使用时应注意其呼吸抑制及对瞳孔的影响。在神经危重患者最好采用持续给药方式,以免影响对瞳孔的观察,误导对病情的判断。

(2)芬太尼:作用强度是吗啡的100倍。芬太尼起效时间快,对呼吸的抑制作用轻,在神经ICU中应用较广泛。

(3)舒芬太尼:作用强度是芬太尼的5~10倍,如果持续静脉注射时间<8小时,药物消除迅速。舒芬太尼可间断给药或持续给药,其呼吸抑制作用较小且作用时间短,因而适用于短期机械通气且需要镇痛的病。有研究采用靶控方法静脉输注舒芬太尼,用于颅脑创伤患者镇痛,设定目标血浆浓度为0.6 ng/mL 时,对脑血流动力学影响小,呼吸抑制发生率低。

(4)瑞芬太尼:瑞芬太尼起效和作用消失快,半衰期短,且不依赖于肝、肾功能。多中心随机对照研究结果表明,瑞芬太尼联合其他镇静药用于颅脑创伤患者,具有起效迅速、血流动力学稳定、停药后患者迅速清醒、易于对病情作出及时而正确的评估等优点。且该药物不通过肝、肾代谢,可安全应用于肝、肾功能不全的患者。瑞芬太尼用于术后镇痛的有效剂量是 $0.05\sim0.15\ \mu g/(kg\cdot min)$，持续静脉注射，使用时应注意其呼吸抑制。

2.非阿片类药物

非阿片类镇痛药物能有效减轻重症患者的非神经性疼痛。而对于神经性疼痛，加巴喷丁和卡马西平具有较好的镇痛作用。非阿片类药物可以用来减少阿片类药物的用量和减少阿片类药物的不良反应。

(二)镇静药物

1.苯二氮䓬类药物

苯二氮䓬类药物是中枢神经系统 γ-氨基丁酸受体激动剂，具有抗焦虑、遗忘、镇静、催眠和抗惊厥作用。ICU 最常用的苯二氮䓬类药物为咪达唑仑，其作为该类药物中相对水溶性最强的药物，具有起效快、持续时间相对短、血浆清除率较高的特点。苯二氮䓬类药物是 ICU 患者重要的镇静药物之一，特别是用于焦虑、癫痫发作及酒精戒断治疗。并且苯二氮䓬类药物在深度镇静、不注意、不记忆(遗忘)或联合其他镇痛镇静药使用以降低彼此不良反应方面仍具有很重要的作用。

2.丙泊酚

丙泊酚也是 ICU 常用的镇静药物之一，其特点是起效快、作用时间短、撤药后能快速清醒、且镇静深度呈剂量依赖性，丙泊酚亦可产生遗忘作用和抗惊厥作用。另外，丙泊酚具有减少脑血流、降低颅内压和脑氧代谢率的作用，用于颅脑损伤患者的镇静可减少颅内压的升高。丙泊酚单次注射时可出现暂时性呼吸抑制、血压下降和心动过缓，尤见于心脏储备功能差、低血容量的患者。其他的不良反应包括高甘油三酯血症、急性胰腺炎和横纹肌损伤。丙泊酚使用时可出现外周静脉注射痛，因此临床多采用持续缓慢静脉输注方式。另外，部分患者长期使用后可能出现诱导耐药。

3.右美托咪定

右美托咪定是选择性 α_2 受体激动剂，通过抑制蓝斑核去甲肾上腺素释放和竞争性拮抗 α_2 受体，起到减轻交感兴奋风暴、冷静、抗焦虑和轻度的镇痛镇静作用，没有抗惊厥作用。由于不作用于中脑网状上行系统和 γ-氨基丁酸受体，使用右美托咪定镇静的患者更容易唤醒，呼吸抑制较少。重度肝功能障碍的患者，会延长右美托咪定的清除，应适当降低剂量。右美托咪定最常见的不良反应是低血压和心动过缓，静脉负荷剂量过快给予可引起血压及心率波动，故在 ICU 给予负荷剂量时一定要注意输注速度，必要时可适当延长输注时间。另外，右美托咪定兼具镇痛作用，可减少阿片类药物的需求。

五、并发症管理

(一)低血压

对于血流动力学不稳定、低血容量或交感兴奋性升高的患者，苯二氮䓬类药物、丙泊酚及右美托咪定均可导致低血压。因此，应根据患者的血流动力学变化调整药物，并适当进行液体复苏，必要时给予血管活性药物。

(二)呼吸抑制

丙泊酚和苯二氮䓬类药物均可导致患者咳嗽和排痰能力减弱，影响呼吸功能恢复和气道分泌物的清除，增加肺部感染机会。因此，在病情允许的情况下尽可能使用浅镇静。

(三)消化功能异常

阿片类镇痛药物可抑制肠道蠕动导致便秘和腹胀。配合应用促胃肠动力药物,联合应用非阿片类镇痛药物和新型阿片类制剂等措施能减少上述不良反应。

(四)ICU 获得性肌无力

ICU 获得性肌无力是危重患者的常见并发症,有研究指出,苯二氮䓬类药物和神经-肌肉阻滞剂是导致 ICU 获得性肌无力的重要因素,短期使用阿片类止痛药物和肌肉松弛剂、早期肌肉康复训练及营养支持等均有助于肌无力的预防及恢复。

(程高峰)

第五节 营养支持

一、概述

(一)定义

营养支持是指经口、肠道或肠外途径为患者提供代谢所需较全面的营养物质,包括肠内营养支持和肠外营养支持 2 种方式。肠内营养支持指通过口服或管饲的方法,经胃肠道途径为机体提供代谢所需营养物质的营养支持方式。肠外营养支持指经静脉途径为无法经消化道摄取或经消化道摄取营养物不能满足自身代谢需要的患者提供包括氨基酸、脂肪、碳水化合物、维生素及矿物质在内的营养素,以促进合成代谢,抑制分解代谢,维持机体组织、器官的结构和功能。

(二)目的

合理的营养支持能供给细胞代谢所需要的能量与营养底物,维持组织器官结构与功能。营养支持的总目标是通过营养素的药理作用调理代谢紊乱、调节免疫功能、增强机体抗病能力,从而影响疾病的发展与转归。营养支持并不能完全阻止和逆转重症患者严重应激的分解代谢状态和人体组成改变,但合理的营养支持可减少蛋白的分解及增加合成,改善潜在和已发生的营养不良状态,防治其并发症。因此,现代临床营养支持已经超越了以往提供能量,恢复"正氮平衡"的范畴,而是通过代谢调节和免疫功能调节,从结构支持向功能支持发展,已成为现代危重症治疗的重要组成部分。根据营养支持的目的,营养支持的内涵可概括为 3 个方面:补充、支持、治疗。补充营养是指为那些存在营养不足的患者补充营养,纠正营养不良;支持营养是指为那些原无营养不良但因急性疾病致使机体消耗增加的患者,补充额外消耗所需要的营养,以支持机体维持正常的代谢;治疗营养是通过提供某些营养物质以达到治疗的目的。

(三)应用原则

对已经存在营养不足或营养风险的患者,应及时给予营养支持。对危重症患者来说,维持机体水电解质平衡为第一需要,因此复苏早期、血流动力学尚未稳定或存在严重的代谢性酸中毒阶段均不是开始营养支持的安全时机。存在严重肝功能障碍、肝性脑病、严重氮质血症、严重高血糖未得到有效控制等情况下,慎重实施营养支持。患病前的营养状况、疾病类型、严重程度、器官功能及治疗选择等,均是制定合理营养方案所要考虑的。只有基于疾病病理生理变化特点及患者器官功能的营养支持才能获得有益的效果。

（四）营养支持途径的选择原则

根据营养补充的途径，营养支持分为通过外周静脉或中心静脉途径给予的肠外营养支持与经胃肠道途径给予的肠内营养支持2种方法。合理营养支持途径的选择原则如下。

（1）在肠外营养支持与肠内营养支持两者之间优先选择肠内营养支持。

（2）在早期肠内营养与晚期肠内营养之间优先选择早期肠内营养。

（3）在外周静脉营养支持与中心静脉营养支持之间优先选择外周静脉营养支持。

（4）肠内营养支持不能满足患者营养需求时，可用肠外联合肠内营养支持。

（5）当患者营养需求较高或期望短期改善患者营养状况时，可用肠外营养。

（6）营养支持时间较长者应设法给予肠内营养支持。

二、肠内营养支持

（一）适应证

实施肠内营养支持的可行性主要取决于小肠是否具有吸收功能。只要胃肠道解剖与功能允许，并能安全使用，应积极采用肠内营养支持。只有当患者因原发疾病或因诊断与治疗的需要而不能或不愿（如神经性厌食）经口摄食，以及摄食量不能满足机体的营养需要时才选用肠外营养支持。肠内营养支持适应证如下。

（1）意识障碍、昏迷和某些神经系统疾病，如脑外伤、脑血管疾病、脑肿瘤、脑炎等所致的昏迷患者，老年痴呆不能经口进食或精神失常、严重抑郁症、神经性厌食者等。

（2）失去咀嚼能力和吞咽困难，如下咽困难、口咽部外伤及手术后、重症肌无力者、上消化管梗阻或手术等。

（3）术前准备和术后营养不良，如术前肠管准备期间、术中有额外营养素丢失者等。

（4）超高代谢状态，如严重创伤、大面积烧伤、严重感染等所致机体高代谢、负氮平衡者。

（5）消化管瘘，通常适用于低流量瘘或瘘的后期，如食管瘘、胃瘘、肠瘘、胆瘘、胰瘘等。对低位小肠瘘、结肠瘘及空肠喂养的胃十二指肠瘘效果最好。

（6）慢性营养不良，如恶性肿瘤、放疗、化疗患者及免疫缺陷疾病者等。

（7）短肠综合征或短肠综合征肠代偿阶段。

（8）肠外营养治疗不能满足要求时的补充或过渡。

（二）禁忌证

肠内营养支持的绝对禁忌证是肠道梗阻。不宜或慎用肠内营养支持的情况还包括以下几种情况。

（1）处于严重的代谢应激状态的患者，如麻痹性肠梗阻、上消化道出血、顽固性呕吐、腹膜炎、腹泻急性期，均不宜过早给予经口或管饲营养。上消化道出血、肠道缺血时应用肠内营养支持往往造成肠管过度扩张、肠道血运恶化，甚至肠坏死、肠穿孔。

（2）顽固性呕吐、严重腹胀或腹腔间室综合征患者，此时给予肠内营养支持会导致增加腹腔内压力，高腹压将增加反流及吸入性肺炎的发生率，并使呼吸循环等功能进一步恶化。

（3）胃肠瘘，无论瘘上端或下端有渗漏现象的患者。

（4）3个月以下的婴儿，因该年龄的婴儿往往不能耐受高渗营养制剂，最好采用等渗营养制剂或将营养制剂稀释至8%～10%。使用时还要注意是否发生电解质紊乱，并注意补充足够的水分。

(5)小肠广泛切除术后4~6周的患者,此时宜先采用全胃肠外营养,逐步增加要素型营养制剂,以加速小肠的适应。

(6)胃部分切除的患者,因这类患者不能耐受高渗肠内营养支持制剂,易发生倾倒综合征。

(三)途径选择与营养管放置

肠内营养支持的途径根据患者的情况可采用鼻胃管、鼻空肠管、经皮内镜下胃造口术、经皮内镜下空肠造口术等途径进行肠内营养支持。

1.经鼻胃管途径

经鼻胃管途径常用于胃肠功能正常、非昏迷及经短时间管饲即可过渡到口服饮食的患者。优点是简单、易行,缺点是反流、误吸、鼻窦炎、上呼吸道感染的发生率增加。

2.经鼻空肠置管喂养

经鼻空肠置管喂养优点在于因导管通过幽门进入十二指肠或空肠,使反流与误吸的发生率降低,患者对肠内营养支持的耐受性增加。但要求在喂养的开始阶段,营养液的渗透压不宜过高。

3.经皮内镜下胃造口术

经皮内镜下胃造口术是指在纤维胃镜引导下行经皮胃造口,将营养管置入胃腔。优点是去除鼻管,减少鼻咽与上呼吸道的感染并发症,可长期留置营养管。该法适用于昏迷、食管梗阻等长时间不能进食,但胃排空良好的重症患者。

4.经皮内镜下空肠造口术

经皮内镜下空肠造口术是指在内镜引导下行经皮胃造口,并在内镜引导下,将营养管置入空肠上段,可以在空肠营养的同时行胃腔减压,可长期留置。其优点除减少鼻咽与上呼吸道的感染并发症外,还可降低反流与误吸风险,并在喂养的同时可行胃十二指肠减压。该法尤其适合于有误吸风险、胃动力障碍、十二指肠淤滞等需要胃十二指肠减压的重症患者。

三、肠外营养

(一)适应证

1.全胃肠外营养支持

全胃肠外营养支持适合于胃肠功能障碍或衰竭的患者及不能进食、不能耐受肠内营养支持和肠内营养支持禁忌的重症患者。

(1)营养不良患者的围术期。

(2)胃肠道功能障碍的重症患者。

(3)由于手术或解剖问题,胃肠道禁止使用的重症患者。

(4)存在有尚未控制的腹部情况,如腹腔感染、肠梗阻、肠瘘等。对于肠内营养支持禁忌的重症患者,如不及时有效地给予肠外营养支持,将使其死亡的风险增加3倍。

2.补充性肠外营养支持

补充性肠外营养支持适合于胃肠道仅能接受部分营养物质补充的重症患者,目的在于支持肠功能。

(1)严重的消化系统疾病,如消化道瘘、炎症性肠病、短肠综合征、中或重症急性胰腺炎、系统性红斑狼疮、炎性粘连性肠梗阻、放射性肠炎、不易手术切除的克罗恩病等。

（2）超高代谢的患者如大面积烧伤、严重复合伤、破伤风、大范围的手术等。

（3）严重感染与败血症。

（4）中重度营养不良、需进行大的胸腹部手术的患者术前准备。

（5）妊娠剧吐与神经性厌食患者。

（6）肿瘤化疗或放疗引起的胃肠道反应等短期内不能由肠内获得充足营养的患者等。

（二）禁忌证

存在以下情况时，不宜给予肠外营养支持：①早期复苏阶段、血流动力学尚未稳定或存在严重水电解质与酸碱失衡；②严重肝衰竭，肝性脑病；③急性肾衰竭存在严重氮质血症。④严重高血糖尚未控制。

（三）支持途径与选择原则

肠外营养支持途径可选择经中心静脉和经外周静脉营养支持，如提供完整充分营养供给，ICU 患者多选择经中心静脉途径。营养液容量、浓度不高和接受部分肠外营养支持的患者，可采取经外周静脉途径。

1.中心静脉营养支持

中心静脉营养支持是指将全部营养素通过大静脉输入的方法，适用于长期无法由肠内营养支持途径提供机体所需营养物质，且周边静脉营养无法提供大量营养素的患者。其方法为通过外科手术将导管置入体内，由锁骨静脉插入中心静脉或由颈静脉插入上腔静脉。由于静脉管径大且血流速度快，可将输入的高浓度营养素液带至全身以供利用。

对于需长期肠外营养支持支持、输注的液体量受限以及营养需求较高的患者，应选择中心静脉营养支持。常用的静脉导管置入上腔静脉的途径有锁骨下静脉、锁骨上静脉、颈内静脉及颈外静脉，尤以前两者最为常用。但穿刺时常会引起血胸、气胸、神经和淋巴管（胸导管）损伤。

2.外周静脉营养支持

外周静脉营养支持是指将营养物质由外周静脉输入的方法。外周静脉营养支持采用的时间不应超过 2 周，可用于改善患者手术前后的营养状况，纠正疾病所致的营养不良。该方法优点为操作简便，容易实施，对静脉损伤小，在普通病房内即可实施。外周静脉营养支持营养制剂的渗透压应≤900 mOsm/L，pH＞5.2，以避免对静脉造成损害。如果患者可耐受的液体总量≥2 000 mL/d，短时间（≤10 天）给予外周静脉营养支持或外周静脉营养支持加肠内营养支持是可行的。

选择肠外营养支持输注途径需考虑患者的营养需求、以往的静脉置管史、静脉的解剖走向、预计实施肠外营养支持的时间、外周静脉的生存力、中心静脉置管的危险、营养制剂的情况、护理环境等。

近年来，为了避免中心静脉置管带来的严重并发症，可以用经外周静脉的中心静脉导管置管，如经肘部静脉（肘正中静脉、头静脉或贵要静脉）的腔静脉置管。该方法的优点是导管留置时间较长，可留置达 2 年，适用于长期接受治疗的患者，临床应用具有较好的安全性，可降低医疗费用。但是，这种方法易引起局部和全身感染、置管准确性较差，且流速较慢，多需借助输液泵完成输注过程。

（李 悦）

第五章

呼吸系统重症

第一节 慢性阻塞性肺疾病急性加重期

一、概述

慢性阻塞性肺疾病是一种异质性肺部病变,其特征是慢性呼吸系统症状(呼吸困难、咳嗽、咳痰),原因与气道异常(支气管炎、细支气管炎)和/或肺泡异常(肺气肿)相关,通常表现为持续性、进行性加重的气流阻塞。

慢性阻塞性肺疾病急性加重期(acute exacerbation of chronic obstructive pulmonary disease,AECOPD)是慢性阻塞性肺疾病患者死亡与疾病进展的主要诱因。是一种急性事件,指慢性阻塞性肺疾病患者呼吸困难和/或咳嗽、咳痰症状加重,症状恶化发生在 14 天内,可能伴有呼吸急促和/或心动过速,通常是呼吸道感染、空气污染造成局部或全身炎症反应加重,或者损伤气道的其他原因所致。

二、病因与发病机制

AECOPD 最常见的病因是呼吸道感染。78％的 AECOPD 患者有明确的病毒或细菌感染依据,其他诱发因素包括吸烟、空气污染、吸入变应原、外科手术、应用镇静药物等,而气胸、胸腔积液、充血性心力衰竭、心律不齐、肺栓塞等肺内外并发症或合并症也是加重呼吸道症状的常见原因,需加以鉴别。目前研究发现病毒感染、空气污染等因素加重气道炎症,进而诱发细菌感染,是 AECOPD 主要发病机制。

(一)病毒感染

慢性阻塞性肺疾病全球倡议(the global initiative for chronic obstructive lung disease,GOLD)组织报告明确指出病毒感染是 AECOPD 的主要触发因素,几乎 50％的 AECOPD 患者合并上呼吸道病毒感染,常见病毒为鼻病毒、呼吸道合胞病毒和流感病毒。而病毒感染会加重气道与系统性炎症反应。天气寒冷、病毒感染、空气污染都是 AECOPD 的重要诱因。这些因素在冬季共同存在、交互影响,因此冬季住院概率也最高。有研究显示在下呼吸道接种鼻病毒后,以流感嗜血杆菌为主的细菌负荷增加,且可持续数周,认为鼻病毒改变了下呼吸道微生物菌群,诱发下呼吸道细菌感染。

(二)细菌感染

40％～60％的 AECOPD 患者可以从痰液中分离出细菌,最常见的 3 种病原体是流感嗜血杆菌、卡他莫拉菌和肺炎链球菌,其次为铜绿假单胞菌、革兰阴性肠杆菌、金黄色葡萄球菌和副流感嗜血杆菌等。但国内一项大型多中心研究显示,884 例 AECOPD 患者中 331 例(37.4％)痰液培养获得细菌,其中 78.8％为革兰阴性菌,最常见的是铜绿假单胞菌和肺炎克雷伯菌,其次为流感嗜血杆菌;15％为革兰阳性球菌,主要是肺炎链球菌和金黄色葡萄球菌。

(三)非典型病原体感染

非典型病原体也是 AECOPD 不容忽视的因素,其中肺炎衣原体是一个重要病原体。近期一项对 AECOPD 住院患者研究显示肺炎支原体、肺炎衣原体和嗜肺军团菌的血清学阳性率分别为 20.69％、29.66％和 10.34％,其致病性值得进一步探讨。

(四)环境因素

AECOPD 也可以由非感染因素引起,如吸烟、大气污染、吸入变应原等均可引起气道黏膜水肿、平滑肌痉挛和分泌物增加。流行病学调查发现,空气污染尤其是空气动力学直径 10 μm 和 2.5 μm 左右的微粒浓度(PM_{10}、$PM_{2.5}$)与 AECOPD 发病有关,而 $PM_{2.5}$ 与 AECOPD 关系更密切。因此,减少污染物暴露有助于降低 AECOPD 风险。

除此之外,尚有一部分 AECOPD 患者发病原因不明。总之,呼吸道病毒感染是导致 AECOPD 的常见触发因素,下呼吸道细菌感染、空气污染和寒冷等因素是 AECOPD 的重要诱因。近年来,嗜酸性粒细胞对 AECOPD 的影响受到关注。

三、临床表现

(一)症状

AECOPD 的主要症状是气促加重,常伴有喘息、胸闷、咳嗽加剧、痰量增加、痰液颜色和/或黏度改变及发热等。此外,还可出现心动过速、全身不适、失眠、嗜睡、疲乏、抑郁和精神紊乱等症状。痰量增加及出现脓性痰常提示细菌感染。AECOPD 症状通常持续 7～10 天。有些慢性阻塞性肺疾病患者有频繁急性加重倾向(定义为每年有 2 次及以上的急性加重),健康状态也更差。

(二)体征

哮鸣音和呼吸过速,言语困难(呼吸努力所致),使用辅助呼吸肌进行呼吸,反常胸壁/腹部运动(呼吸时胸部与腹部运动不同步)。精神状态差提示高碳酸血症或低氧血症,扑翼样震颤提示高碳酸血症加重。

四、辅助检查

(一)实验室检查

血红细胞计数及血细胞比容有助于了解有无红细胞增多症或出血。血白细胞计数增高及中性粒细胞核左移可为气道感染提供佐证。

(二)动脉血气分析

静息状态下 $PaO_2 < 8.0$ kPa(60 mmHg)和/或 $SaO_2 < 90％$,提示呼吸衰竭。如 $PaO_2 < 6.7$ kPa(50 mmHg)、$PaCO_2 > 9.3$ kPa(70 mmHg)、pH < 7.30 提示病情危重,需进行严密监护或入住 ICU 进行无创或有创机械通气治疗。

（三）肺功能测定

急性加重期患者，常难以满意地完成肺功能检查，不推荐常规实施。

（四）病原学检查

有脓性或黏液脓性痰的 AECOPD 患者，应在开始抗菌药物治疗前留取合格痰液标本，并进行痰涂片、细菌培养及药敏试验。对于重度 AECOPD 患者，推测可能为难治性病原菌（铜绿假单胞菌）或其他革兰阴性耐药菌感染，推荐采用气管内吸取分泌物（机械通气患者）进行细菌检测，或应用经支气管镜保护性毛刷采集标本进行检测。

（五）心电图检查

AECOPD 患者常见心电图异常表现包括右心房增大、右心室肥厚、右束支传导阻滞、肢体导联电压低、$S_1S_2S_3$型、电轴右偏。合并急性冠状动脉综合征、心力衰竭和心律失常比较常见。

（六）影像学检查

AECOPD 患者应常规进行胸部 X 线检查，以初步鉴别呼吸困难急性加重的肺部原因。约65％的 AECOPD 患者胸部 CT 检查呈现不同程度的肺部浸润阴影，其中 1/3 病例胸部 X 线检查未能显示。对于临床肺栓塞发生风险较高且 D-二聚体升高的 AECOPD 患者，应进行 CT 肺动脉造影。备选方案是同位素通气-灌注闪烁显像、下肢静脉多普勒超声和超声心动图检查。后者对心脏结构、肺动脉高压、心功能及肺栓塞评估意义重大，是可疑肺栓塞患者临床路径规定内容。

五、诊断与鉴别诊断

（一）诊断

目前 AECOPD 的诊断主要依赖于临床表现，即患者呼吸困难、咳嗽和/或咳痰等主诉症状突然恶化，超过日常变异范围，自行调整用药不能改善，且通过临床和/或实验室检查能排除可以引起上述症状加重的其他疾病，如慢性阻塞性肺疾病并发症、肺内外合并症等。结合症状、体征、动脉血气分析、稳定期肺功能与既往 AECOPD 综合研判，同时建议对 AECOPD 严重程度进行分级诊断。

1.无呼吸衰竭

呼吸频率 20～30 次/分，不使用辅助呼吸肌，精神状态无变化，低氧血症可以通过鼻导管吸氧或 Venturi 面罩吸氧[FiO_2 为 28％～35％]而改善，$PaCO_2$ 无增加。

2.急性呼吸衰竭-不危及生命

呼吸频率＞30 次/分，使用辅助呼吸肌，精神状态无变化，低氧血症可以通过 Venturi 面罩吸氧（FiO_2 为 25％～30％）而改善，出现高碳酸血症，$PaCO_2$ 较基线升高或升高至 6.7～8.0 kPa（50～60 mmHg）。

3.急性呼吸衰竭-危及生命

呼吸频率＞30 次/分，使用辅助呼吸肌，精神状态的急性变化，低氧血症不能通过 Venturi 面罩吸氧或 FiO_2＞40％而改善，出现高碳酸血症，$PaCO_2$ 较基线值升高或＞8.0 kPa（60 mmHg）或存在酸中毒（pH≤7.25）。

（二）鉴别诊断

AECOPD 需要与其他一些已知病因或具有特征性病理表现的气道阻塞和气流受限的疾病相鉴别，如支气管哮喘、支气管扩张症、肺结核、间质性肺疾病、急性左心衰竭。

六、治疗

(一)氧疗

1.控制性氧疗

氧疗是 AECOPD 的基础治疗。无严重并发症的 AECOPD 患者氧疗后易达到满意的氧合水平[PaO_2＞8.0 kPa(60 mmHg)或 SaO_2＞90％]。但 FiO_2 不宜过高,以防 CO_2 潴留及呼吸性酸中毒。给氧途径包括鼻导管或 Venturi 面罩,其中 Venturi 面罩更能精确地调节 FiO_2。氧疗30 分钟后应复查动脉血气,以满足基本氧合又不引起 CO_2 潴留为目标。

2.经鼻高流量氧疗

经鼻高流量氧疗是一种通过高流量鼻塞持续提供可调控相对恒定 FiO_2(21％～100％)、温度(31～37 ℃)和湿度的高流量(8～80 L/min)吸入气体的治疗方式。与传统氧疗相比,经鼻高流量氧疗供氧浓度更精确,加温湿化效果更好;与无创机械通气相比,经鼻高流量氧疗舒适性及耐受性更佳。患者在经鼻高流量氧疗期间能够说话、进食,自我感觉较舒适,有更好的依从性。经鼻高流量氧疗具有改善气体交换、减少呼吸功、降低呼吸频率、增加肺容量等生理优势。

(1)适应证:轻中度呼吸衰竭[13.3 kPa(100 mmHg)≤PaO_2/FiO_2＜40.0 kPa(300 mmHg),pH≥7.30]、轻度呼吸窘迫(呼吸频率＞24 次/分)、对常规氧疗或无创机械通气不能耐受或有禁忌证者。

(2)禁忌证:心跳呼吸骤停、需紧急气管插管有创机械通气、自主呼吸微弱、昏迷、重度Ⅰ型呼吸衰竭[PaO_2/FiO_2＜13.3 kPa(100 mmHg)]、中重度呼吸性酸中毒及高碳酸血症(pH＜7.30)。

(二)支气管舒张剂

雾化吸入短效 β_2 受体激动剂,或短效 β_2 受体激动剂-短效抗胆碱能联合制剂是 AECOPD 患者的主要治疗方案。吸入长效支气管舒张剂(β_2 受体激动剂或抗胆碱能药物或联合制剂)对 AECOPD 效果研究匮乏,一般不推荐。但是建议出院前尽早开始应用长效支气管舒张剂,包括双支气管舒张剂、双支气管舒张剂、吸入性糖皮质激素(新三联)。

1.短效支气管舒张剂雾化溶液

AECOPD 时单用短效吸入 β_2 受体激动剂或联用短效抗胆碱能药物是常用的治疗方法,通常以吸入用药为佳。由于慢性阻塞性肺疾病患者在急性加重期往往存在严重呼吸困难、运动失调或感觉迟钝,因此以使用压力喷雾器较合适。机械通气患者可通过特殊接合器进行吸入治疗,并调整药量为正常的 2～4 倍,以抵消药物颗粒在呼吸机管道沉淀。临床上常用的短效支气管舒张剂雾化溶液如下。

(1)吸入用硫酸沙丁胺醇溶液:雾化溶液 5 mg/mL。每天可重复 4 次。

(2)异丙托溴铵雾化吸入溶液:通常成人每次吸入 500 μg/2 mL。

(3)吸入用复方异丙托溴铵溶液:雾化溶液 25 mL,含有异丙托溴铵 0.5 mg 和硫酸沙丁胺醇30 mg,维持治疗每次 25 mL,每天 3～4 次。

2.静脉用甲基黄嘌呤类药物

该类药物为二线用药,适用于短效支气管舒张剂疗效不佳及某些病情较为严重的 AECOPD患者。茶碱类药物扩张支气管的作用不如 β_2 受体激动剂和抗胆碱能药物,但如果在 β_2 受体激动剂、抗胆碱能药物治疗 12～24 小时,病情无改善,则可加用茶碱。因为茶碱除有支气管扩张作用外,还能改善呼吸肌功能,增加心排血量,减小肺循环阻力,兴奋中枢神经系统,并有一定的抗炎作用。茶碱可以改善糖皮质激素的耐药或抵抗。由于茶碱类药物的血浓度个体差异较大,治疗窗较窄,监测血清茶碱浓度对于评估疗效和避免不良反应的发生均有一定意义。临床上,开始应用茶碱24小时后,就需要监测茶碱的血浓度,并据此调整剂量。茶碱过量时会产生严重的心血管、神经毒性,显著增加病死率,因此需注意避免茶碱中毒。目前由于静脉使用甲基黄嘌呤类药物(茶碱或氨茶碱)有显著不良反应,GOLD组织报告和我国《慢性阻塞性肺疾病诊治指南(2021年修订版)》已经不建议单独用于治疗AECOPD。

(三)糖皮质激素

AECOPD患者全身应用糖皮质激素可缩短康复时间,改善肺功能(如FEV_1)和氧合,降低早期反复住院和治疗失败的风险,缩短住院时间。口服糖皮质激素与静脉应用糖皮质激素疗效相当。通常外周血嗜酸性粒细胞计数增高的AECOPD患者对糖皮质激素的治疗反应更好。

AECOPD住院患者宜在应用支气管舒张剂的基础上,加用糖皮质激素治疗。能正常进食的患者建议口服用药。推荐剂量与疗程有差异。较多推荐泼尼松30~40 mg/d,疗程5~7天。也有报道口服糖皮质激素5天疗程效果不亚于14天,而且缩短了住院时间。

中度AECOPD患者推荐口服糖皮质激素,泼尼松0.5 mg/(kg·d)连续应用5天,重症患者14天。ICU患者建议静脉给药。糖皮质激素个体化治疗可以减少AECOPD治疗失败的风险,优于固定剂量疗法。临床上也可雾化吸入布地奈德混悬液替代口服糖皮质激素治疗AECOPD,但需联合吸入短效支气管舒张剂才能扩张支气管。雾化吸入布地奈德8 mg与泼尼松龙40 mg疗效相当,且不良反应少,对空腹血糖影响小。也有报道中度或重度AECOPD患者,雾化吸入布地奈德4 mg/d、8 mg/d和静脉应用泼尼松龙40 mg/d临床疗效无差异。我国住院AECOPD患者多为泼尼松龙40 mg/d,疗程5~7天。重症患者还可能会联合雾化吸入布地奈德3~4 mg/d。

(四)抗菌药物

1.应用指征

(1)呼吸困难加重、痰量增加和痰液变脓性3种症状同时出现。

(2)仅出现呼吸困难加重、痰量增加和痰液变脓性中的2种症状,但包括痰液变脓性。

(3)严重的急性加重,需要有创机械通气或无创机械通气。

如果只有2种加重症状,但无痰液变脓性或者只有1种急性加重的症状时,一般不建议应用抗菌药物。

住院AECOPD患者应在抗菌药物使用前送检痰或气管吸取物(机械通气患者)行微生物培养,无脓性痰液患者不推荐常规痰培养,阳性率低且结果常不可靠。抗菌药物早期使用可降低AECOPD患者治疗失败率,且延迟下次AECOPD时间。对AECOPD门诊患者,尤其是频繁急性加重患者,推荐使用抗菌药物。

2.应用途径和时间

药物治疗的途径(口服或静脉给药)取决于患者的进食能力和抗菌药物的药代动力学,最好给予口服治疗。呼吸困难改善和脓痰减少提示治疗有效。抗菌药物的推荐治疗疗程为5~7天,严重感染及合并肺炎、支气管扩张症等的患者应适当延长抗菌药物疗程,可为10~14天。

3.药物选择

(1)有铜绿假单胞菌感染危险因素:如果出现以下4项中的1项,应考虑铜绿假单胞菌感染。①近期住院史;②有经常(>4次/年)或近期(近3个月)抗菌药物应用史;③气流阻塞严重(稳定期$FEV_1\%pred<30\%$);④应用口服糖皮质激素(近2周服用泼尼松>10 mg/d)。对于有铜绿假单胞菌等革兰阴性菌感染危险因素的患者,可选用环丙沙星或左氧氟沙星足够剂量口服。重症患者可选择环丙沙星和/或有抗铜绿假单胞菌活性的β内酰胺类抗菌药物,联合氨基糖苷类抗菌药物静脉滴注。

(2)对于无铜绿假单胞菌感染危险因素的患者,主要依据 AECOPD 严重程度、当地耐药状况、费用负担和依从性综合决定,可选用阿莫西林、克拉维酸、左氧氟沙星或莫西沙星。

4.疗效

抗菌治疗既要关注患者的短期疗效,如迅速改善患者症状,改善肺功能,缩短康复时间;又要尽量减少慢性阻塞性肺疾病患者未来急性加重的风险,减少 AECOPD 的频度,延长 2 次发作的间期,将下呼吸道细菌负荷降低到最低水平。长期应用广谱抗菌药物和糖皮质激素易引起深部真菌感染,应密切观察真菌感染的临床征象并采取有效诊断措施。

10%～20%AECOPD 患者可能会对初始经验治疗反应不佳。治疗失败的原因可能与以下因素有关:①初始经验治疗未能覆盖致病微生物,如铜绿假单胞菌、金黄色葡萄球菌(包括耐甲氧西林金黄色葡萄球菌)、不动杆菌和其他非发酵菌。②长期使用糖皮质激素的患者诱发真菌感染。③高度耐药菌感染,包括耐药肺炎链球菌。④机械通气患者并发院内感染。⑤非感染因素,如肺栓塞、心力衰竭等影响治疗效果。

通常应采取的处理措施:①寻找治疗无效的非感染因素;②重新评价可能的病原体;③更换抗菌药物,使之能覆盖铜绿假单胞菌、耐药肺炎链球菌和非发酵菌,或根据微生物学检测结果对新的抗菌药物治疗方案进行调整。对于合并肺炎或支气管扩张症的 AECOPD 患者,临床上发现合并医院获得性肺炎(hospital acquired pneumonia,HAP)或者呼吸机相关性肺炎可以结合影像学、痰液性状与细菌学检查调整抗菌药物的应用。

(五)抗病毒治疗

不推荐 AECOPD 患者进行经验性抗流感病毒治疗,包括鼻病毒。出现流感症状(发热、肌肉酸痛、全身乏力和呼吸道感染)时间＜2 天并且正处于流感暴发时期的 AECOPD 高危流感患者才可尝试使用,如神经氨酸酶抑制剂等。

(六)机械通气

AECOPD 患者机械通气目的:①纠正严重的低氧血症,改善重要器官的氧供应;②治疗急性呼吸性酸中毒,纠正危及生命的急性高碳酸血症;③缓解呼吸窘迫;④纠正呼吸肌的疲劳;⑤降低全身或心肌的氧耗量。

1.无创机械通气

(1)通气模式的选择与参数调节:常用无创机械通气的通气模式包括持续气道正压、压力/容量控制通气、比例辅助通气、压力支持通气＋PEEP,其中以双水平正压通气模式最为常用。参数调节采取适应性调节方式:呼气相压力从 0.2～0.4 kPa(2～4 cmH$_2$O)开始,逐渐上调压力水平,以尽量保证患者每一次吸气动作都能触发呼吸机送气;吸气相压力从 0.8～1.2 kPa(8～12 cmH$_2$O)开始,待患者耐受后再逐渐上调,直至达到满意的通气水平,或患者可能耐受的最高通气支持水平[一般 2.0～2.5 kPa(20～25 cmH$_2$O)]。

(2)无创机械通气治疗 AECOPD 时的监测:无创机械通气开始治疗后 1～2 小时是评估的最重要时期,应根据患者的临床状态和动脉血气分析进行评估。对无创机械通气治疗有反应的临床体征包括患者意识改善、呼吸频率下降、辅助呼吸肌使用减少和呼吸功减少。应通过动脉血气分析动态评估 pH、PaCO$_2$ 与 PaO$_2$。治疗成功的标志是酸中毒和高碳酸血症的改善。

2.有创机械通气

(1)有创机械通气指征:极重度慢性阻塞性肺疾病患者使用有创机械通气的影响因素包括突发事件的可逆性、患者自身意愿及是否具备重症监护设施,主要风险包括呼吸机相关性肺炎(尤其是多重耐药菌感染)、气压伤、气管切开和呼吸机依赖等。对于某些 AECOPD 患者,早期无创机械通气的干预明显减少了有创机械通气的使用,但对于有无创机械通气禁忌证或使用无创机械通气失败的严重呼吸衰竭患者,一旦出现严重的呼吸形式、意识、血流动力学等改变,应及早插管改用有创机械通气。AECOPD 并发呼吸衰竭时有创机械通气指征:不能耐受无创机械通气、无创机械通气治疗失败(或不适合无创机械通气)呼吸或心脏骤停精神状态受损,严重的精神障碍需要镇静剂控制,严重误吸或持续呕吐长期不能排出呼吸道的分泌物,严重的血流动力学不稳定,对液体疗法和血管活性药物无反应,严重的室性心律失常,威胁生命的低氧血症,不能耐受无创机械通气。

(2)通气参数的调节:AECOPD 主要病生理改变是气流阻塞进一步加重,导致肺泡有效通气量进一步减低。而动态肺过度充气(dynamic pulmonary hyperinflation,DPH)和 PEEPi 是 AECOPD 最重要的呼吸力学指标。为缓解其不利影响,可采取限制潮气量和呼吸频率、增加吸气流速等措施以促进呼气,同时给予合适水平的 PEEPe,降低吸气触发功耗,改善人机的协调性。有创机械通气时核心参数设置如下。①潮气量或气道压力:目标潮气量达到 7～9 mL/kg 即可,或使平台压≤2.9 kPa(30 cmH$_2$O)和/或气道峰压≤3.9 kPa(40 cmH$_2$O),以避免 DPH 的进一步加重和气压伤的发生;同时要配合一定的通气频率以保证基本的每分钟通气量,使 PaCO$_2$ 逐渐恢复到缓解期水平,以避免 PaCO$_2$ 下降过快而导致的超射性碱中毒的发生。②通气频率:需与潮气量配合以保证基本的每分钟通气量,同时注意过高频率可能导致 DPH 加重,一般 10～15 次/分即可。③吸气流速:通常选择较高的吸气流速(60～100 L/min),以实现吸呼比达到 1∶2 或 1∶3,延长呼气时间,同时满足 AECOPD 患者较强的通气需求,降低呼吸功耗,改善气体交换。AECOPD 常用的流速波形主要是递减波,偶尔用方波和正弦波。④PEEPe:加用适当水平的 PEEPe 可以降低 AECOPD 患者的气道与肺泡之间的压差。控制通气时 PEEPe 一般不超过 PEEPi 的 80%,否则会加重 DPH。如果无法测定 PEEPi,可设置 PEEPe 为 0.4～0.6 kPa(4～6 cmH$_2$O)。⑤FiO$_2$:AECOPD 通常只需要低水平的 FiO$_2$ 就可以维持基本的氧合。若需要更高水平的 FiO$_2$ 来维持患者基本的氧合,提示存在某些合并症和/或并发症,如肺炎、肺不张、肺栓塞、气胸和心功能不全等。

(3)有创机械通气过程中,应评估 AECOPD 的药物治疗反应及有创机械通气呼吸支持的效果,评估患者自主呼吸能力和排痰状况。同时尽可能保持患者存在自主呼吸,缩短机械控制通气时间,从而避免因呼吸肌损伤导致的呼吸机依赖,减少撤机困难。AECOPD 并发肺部感染得以控制,脓性痰液转为白色且痰量明显下降、肺部啰音减少、临床情况表明呼吸衰竭获得初步纠正后,如果 FiO$_2$<40%、血气接近正常、pH>7.35、PaCO$_2$<6.7 kPa(50 mmHg),通常可以考虑拔管,切换成为无创机械通气呼吸支持。有创-无创序贯通气策略有助于早日拔管,减少呼吸机相关性肺炎的发生。

(温　巍)

第二节 重症哮喘

一、概述

支气管哮喘(简称哮喘)是常见的慢性呼吸道疾病之一,指由多种细胞包括气道的炎性细胞和结构细胞(如嗜酸性粒细胞、肥大细胞、T 细胞、中性粒细胞、平滑肌细胞、气道上皮细胞等)和细胞组分参与的气道慢性炎症性疾病。这种慢性炎症导致气道高反应性,通常出现广泛多变的可逆性气流受限,并引起反复发作性的喘息、气急、胸闷或咳嗽等症状,常在夜间和/或清晨发作、加剧,多数患者可自行缓解或经治疗缓解。

如果哮喘急性发作,经积极吸入糖皮质激素(≤1 000 μg/d)和应用长效 β₂ 受体激动药或茶碱类药物治疗数小时,病情不缓解或继续恶化;或哮喘呈暴发性发作,哮喘发作后短时间内即进入危重状态,则称为重症哮喘。如病情不能得到有效控制,可迅速发展为呼吸衰竭而危及生命。

二、病因与发病机制

哮喘的病因还不十分清楚,目前认为同时受遗传因素和环境因素的双重影响。重症哮喘目前已经基本明确的发病因素主要有以下几种。

(一)诱发因素的持续存在

诱发因素的持续存在使机体持续地产生抗原-抗体反应,发生气道炎症、气道高反应性和支气管痉挛,在此基础上,支气管黏膜充血水肿,大量黏液分泌并形成黏液栓,阻塞气道。

(二)呼吸道感染

细菌、病毒及支原体等的感染可引起支气管黏膜充血肿胀及分泌物增加,加重气道阻塞;某些微生物及其代谢产物还会作为抗原引起免疫-炎症反应,使气道高反应性加重。

(三)糖皮质激素使用不当

长期使用糖皮质激素常常伴有下丘脑-垂体-肾上腺皮质轴功能抑制,突然减量或停用,可造成体内糖皮质激素水平的突然降低,造成哮喘的恶化。

(四)脱水、痰液黏稠、电解质紊乱

哮喘急性发作时,呼吸道丢失水分增加、多汗造成机体脱水,痰液黏稠不易咳出而阻塞大小气道,加重呼吸困难,同时由于低氧血症可使无氧酵解增加,酸性代谢产物增加,合并代谢性酸中毒,使病情进一步加重。

(五)精神心理因素

许多学者提出精神心理因素通过对中枢神经系统、内分泌系统和免疫系统的作用而导致哮喘发作,是使支气管哮喘发病率和病死率升高的一个重要因素。

三、临床表现

(一)哮喘持续状态

哮喘严重发作并持续 24 小时以上,通常被称为"哮喘持续状态"。哮喘持续状态是指发作的

情况而言,并不代表该患者的基本病情,但这种情况往往发生于重症的哮喘患者,而且与预后有关,是哮喘本身的一种最常见的急症。

哮喘持续状态常由下列因素引起:①外源性变应原的持续侵袭,冷空气、尘埃、刺激性气体的吸入,病毒性呼吸道感染,药物变态反应;②平喘药物剂量不足或治疗中断(如糖皮质激素、氨茶碱);③张口呼吸、出汗等使脱水严重,形成痰栓堵塞外周小气道;④心悸、忧虑、恐惧而过度用药,造成恶性循环;⑤发生代谢性酸中毒,导致缺氧或 CO_2 潴留、肺不张、气胸等并发症。所有重症哮喘患者在某种因素的激发下都有随时发生严重致命性急性发作的可能,而无特定的时间因素。其中一部分患者可能在哮喘急性发作过程中,虽然进行一段时间的治疗,但病情仍然逐渐加重。

(二)哮喘猝死

有一部分哮喘患者在经过一段相对缓解的时期后,突然出现严重急性发作,如果救治不及时,可在数分钟到数小时死亡,称为哮喘猝死。哮喘猝死的定义为哮喘突然急性严重发作,患者在 2 小时内死亡。哮喘猝死的原因可能与哮喘突然发作或加重、引起严重气流受限或其他心肺并发症导致心搏和呼吸骤停有关。

(三)潜在性致死性哮喘

潜在性致死性哮喘包括以下几种情况。①长期口服糖皮质激素类药物治疗;②以往曾因严重哮喘发作住院抢救治疗;③曾因哮喘严重发作而行气管切开、机械通气治疗;④既往曾有气胸或纵隔气肿病史;⑤本次发病过程中须不断超常规剂量使用支气管扩张剂,但效果不明显。

在哮喘发作过程中,还有一些征象值得高度警惕,如喘息症状频发、持续甚至迅速加重,气促(呼吸频率>30 次/分),心率>140 次/分,体力活动和言语受限,夜间呼吸困难显著,取前倾位,极度焦虑、烦躁、大汗淋漓,甚至出现嗜睡和意识障碍,口唇、指甲发绀等。患者的肺部一般可以听到广泛哮鸣音,但若哮鸣音减弱,甚至消失,但全身情况不见好转,呼吸浅快,甚至神志淡漠和嗜睡,则意味着病情危重,随时可能发生心搏和呼吸骤停。此时的血气分析对病情和预后判断有重要参考价值。若 $PaO_2 < 8.0$ kPa(60 mmHg)和/或 $PaCO_2 > 6.0$ kPa(45 mmHg)、SaO_2 <90%、pH<7.35,则意味着患者处于危险状态,应加强监护和治疗。

(四)脆性哮喘

正常人的支气管舒缩状态呈现轻度生理性波动,FEV_1 和高峰呼气流量(peak expiratory flow,PEF)在晨间降至最低(波谷),午后达最大值(波峰)。哮喘患者这种变化尤其明显。有一类哮喘患者 FEV_1 和 PEF 在治疗前后或一段时间内大幅度地波动,称为"脆性哮喘"。

喘息的数量或喘鸣音的大小并不是估计气道阻塞严重程度的可靠体征,如"静胸"型哮喘,实际上是一种病情极重的哮喘,患者疲惫不堪、小气道被黏液严重栓塞,但是体检不仅听不到哮喘音,而且呼吸音也很低。

四、辅助检查

(一)痰液检查

哮喘患者痰涂片显微镜下可见到较多嗜酸性粒细胞、脱落的上皮细胞。

(二)呼吸功能检查

哮喘发作时,呼气流速指标均显著下降,FEV_1、FEV_1/用力肺活量(forced vital capacity,FVC)、PEF 均减少。肺容量指标可见用力肺活量减少、残气量增加、功能残气量和肺总量增加,残气占肺总量百分比增高。大多数成人哮喘患者呼气峰值流速<50%预计值则提示重症发作,

呼气峰值流速<33％预计值提示危重或致命性发作,需做血气分析检查以监测病情。

(三)血气分析

由于气道阻塞且通气分布不均,通气/血流比例失衡,大多数重症哮喘患者有低氧血症,$PaO_2<8.0\ kPa(60\ mmHg)$,少数患者 $PaO_2<6.0\ kPa(45\ mmHg)$。过度通气可使 $PaCO_2$ 降低、pH 上升,表现为呼吸性碱中毒;若病情进一步发展,气道阻塞严重,可有缺氧、CO_2 潴留、$PaCO_2$ 上升、血 pH 下降,出现呼吸性酸中毒;若缺氧明显,可合并代谢性酸中毒。$PaCO_2$ 正常往往是哮喘恶化的指标,高碳酸血症是哮喘危重的表现,需给予足够的重视。

(四)胸部 X 线检查

早期哮喘发作时可见两肺透亮度增强,呈过度充气状态,并发呼吸道感染时可见肺纹理增加及炎性浸润阴影。重症哮喘要注意气胸、纵隔气肿及肺不张等并发症的存在。

(五)心电图检查

重症哮喘患者心电图常表现为窦性心动过速、电轴右偏,偶见肺性 P 波。

五、诊断与鉴别诊断

(一)诊断

1.哮喘诊断

诊断重症哮喘仍然必须符合哮喘标准。

(1)反复发作喘息、气急、胸闷或咳嗽,多与接触变应原、冷空气、物理性刺激、化学性刺激、病毒性上呼吸道感染、运动等有关。

(2)发作时双肺可闻及散在或弥漫性、以呼气相为主的哮鸣音,呼气相延长。

(3)上述症状和体征可经治疗缓解或自行缓解。

(4)除外其他疾病所引起的喘息、气急、胸闷和咳嗽。

(5)临床表现不典型者(如无明显喘息或体征),应至少具备以下 1 项试验阳性:①支气管激发试验或运动激发试验阳性;②支气管舒张试验阳性,FEV_1 增加≥12％,且第 1 秒用呼气容积增加绝对值≥200 mL;③呼气峰值流速日内(或 2 周)变异率≥20％。

符合(1)～(4)条或(4)～(5)条者,可以诊断为哮喘。

2.明确是否属于重症哮喘

以下几点为重症哮喘未控制的常见特征。

(1)症状控制差:哮喘控制问卷评分>1.5、哮喘控制测试评分<20 或符合全球哮喘防治倡议组织定义的未控制。

(2)频繁急性发作:前一年需要 2 次或以上连续使用全身性激素(每次 3 天以上)。

(3)严重急性发作:前一年至少 1 次住院、进入 ICU 或需要机械通气。

(4)持续性气流受限:尽管给予充分的支气管舒张剂治疗,仍存在持续的气流受限(FEV_1 占预计值％<80％,FEV_1/FVC<正常值下限)。

(5)高剂量吸入性糖皮质激素或全身性激素(或其他生物制剂)可以维持控制,但只要减量哮喘就会加重。

3.明确共存疾病和危险因素

重症哮喘多存在影响哮喘控制的共存疾病和危险因素。在评估这些因素之前,首先应当评估患者的依从性和吸入技术。可通过测定血清皮质醇和茶碱浓度评估对口服药物的依从性,采用带有电子计数器或通过蓝牙与手机连接的吸入装置评估对吸入药物的依从性。对于不依从的患者,需要进行深入的沟通,制订个体化的管理策略。

除依从性外,与重症哮喘有关的共存疾病还有特应质和变应原、鼻炎、鼻窦炎、鼻息肉、肥胖、神经精神因素(特别是焦虑和抑郁)等,主动和被动吸烟及大气污染也是导致哮喘控制不良的重要原因。

(二)鉴别诊断

如果严重喘息、气短的患者,既往无哮喘病史且对支气管扩张剂和糖皮质激素治疗效果差,临床医师应慎重作出哮喘的诊断,并应考虑其他疾病的可能性。哮喘的鉴别诊断包括充血性心力衰竭、上呼吸道梗阻、肺栓塞等。

六、治疗

(一)环境控制

1.有效减少或避免变应原

(1)屋尘螨:每周用热水洗涤床单和毯子,用烘干机干燥或在太阳下晒干;枕头和垫子加上密封罩;用地板而不用地毯,特别是在卧室内。

(2)带毛动物:使用空气过滤器;动物不要留在家中,至少不要留在卧室中;定期给宠物洗澡。

(3)蟑螂:经常彻底清扫房屋。使用杀虫气雾剂,但需确保使用杀虫气雾剂时患者不在家中。

(4)室外花粉和霉菌:当花粉和霉菌浓度很高时,关闭门窗,待在室内;出门时适当佩戴口罩;有条件时变换生活居住环境。

(5)室内霉菌:降低室内的湿度,经常清洁任何潮湿的地方。

(6)职业性致敏原:确定职业性致敏原后,及时脱离接触,以免病情恶化。

2.减少或避免空气中有害刺激因子

氮氧化物、臭氧、SO_2、酸性气溶胶、甲醛和生物污染物(如内毒素)等。

3.戒烟

吸烟可能改变气道炎症进程,并使之对糖皮质激素敏感性降低;烟草、烟雾暴露与哮喘预后不良有关。因此,应鼓励每一位有戒烟意向的吸烟者接受咨询和必要的药物治疗。

(二)吸氧

低氧血症是导致重症哮喘死亡的主要原因。如果患者年龄在50岁以下,给予高浓度面罩吸氧(35%～40%)。给氧的目的是要将 PaO_2 至少提高到 8 kPa,如果可能应维持在 10～14 kPa。入院后首次血气分析至关重要,并应严密随访,以了解低氧血症是否得到纠正,高碳酸血症是否发生,从而相应调整吸氧浓度和治疗方案。

(三)药物治疗

1.糖皮质激素

糖皮质激素的使用原则是早期、足量、短程、静脉用药和雾化吸入。糖皮质激素的抗炎作用起效较慢,通常需经 4～6 小时才显效,因此需联合支气管扩张药,以达到及时舒张支气管平滑肌,继而控制气道变应性炎症的目的。全身治疗的建议剂量为琥珀酸氢化可的松 400～1 000 mg/d;甲泼尼龙 80～160 mg/d,静脉注射或静脉滴注。吸入用布地奈德混悬剂每次 1～2 mL,每天 3～4 次雾化吸入。无糖皮质激素依赖者可在短期内(3～5 天)停药;有糖皮质激素依赖倾向者应延长给药时间,待症状控制后改为口服给药,并逐渐减少用量。地塞米松虽然抗炎作用较强,但由于在血浆和组织中的半衰期长,对垂体-肾上腺轴的抑制时间长,故应尽量避免使用或仅短时间使用。

既往有消化性溃疡、高血压、结核、糖尿病病史的患者,糖皮质激素的剂量不可过大。对于以前较长时间应用糖皮质激素或正在应用糖皮质激素者或同时应用肝药酶诱导剂(如利福平、苯妥英钠等)的患者,由于降低糖皮质激素的血药浓度,所需的糖皮质激素剂量较大。

2.β_2受体激动剂

β_2受体激动剂是最有效的支气管扩张药,广泛用于哮喘的临床治疗。根据起效快慢以及维持时间长短,可将 β_2受体激动剂分为四类:第一类起效迅速,作用时间长,如吸入型福莫特罗;第二类起效缓慢,作用时间长,如吸入型沙美特罗;第三类起效缓慢,作用时间短,如口服型沙丁胺醇、特布他林;第四类起效迅速,作用时间短,如吸入型沙丁胺醇、特布他林。

短效 β_2受体激动剂是目前最常用于迅速改善急性哮喘症状的药物,但长期规律使用可致哮喘患者气道反应性进一步增高、支气管平滑肌 β_2受体下调而对药物产生耐受性,过度使用会使病情恶化而增加死亡率。因此,除每天规律使用抗炎药物外,1天内短效 β_2受体激动剂使用不应超过 4 次;长效 β_2受体激动剂的作用时间>12 小时,1 天只需给药 2 次,是控制夜间哮喘发作的首选药物。

3.茶碱类

茶碱类是一类非选择性磷酸二酯酶抑制剂,不仅有扩张支气管的作用,还具有弱的免疫调节和抗炎作用,可减轻持续性哮喘症状的严重程度,减少发作频率。

氨茶碱静脉给药时应以葡萄糖注射液为稀释液,缓慢静脉注射给药时注射速度不宜>0.25 mg/(kg·min)。静脉滴注给药适用于哮喘急性发作且 24 小时内未用过茶碱类药物的患者,负荷剂量为 4~6 mg/kg,维持剂量为 0.6~0.8 mg/(kg·h)。由于茶碱类药物的治疗窗较窄及茶碱代谢存在较大的个体差异,在有条件的情况下应监测血药浓度,及时调整浓度和滴速。多索茶碱的作用与氨茶碱相近,但不良反应较轻。

影响茶碱代谢的因素较多,如发热、妊娠、肝脏疾病、充血性心力衰竭。合用某些药物也可影响其代谢,特别是喹诺酮类、大环内酯类抗菌药。此时,需考虑到茶碱排泄减慢,应酌情调整剂量。

4.抗胆碱药物

吸入型抗胆碱药物多作为哮喘治疗的辅助用药,对夜间哮喘发作有一定的预防作用,常用品种有异丙托溴铵、噻托溴铵。噻托溴铵的作用时间可维持 24 小时,适用于高龄、哮喘病史较长和合并冠心病、严重高血压、心动过速者,以及不能耐受 β_2受体激动剂的患者。

(四)无创机械通气

低氧或伴高碳酸血症哮喘患者,如果对药物治疗没有明显的反应,而医师又认为并不需要马上插管机械通气,那么经面罩进行无创机械通气为患者提供短期的通气支持是一种良好的选择。但若患者已发生意识障碍和脑病,或需要气道保护和处理气道分泌物者即不应考虑采用这种通气方法。

无创机械通气的疗效与面罩的选择,通气方法和技术的应用与操作者的经验密切相关。正确地应用无创机械通气技术,可为不需要马上插管或拒绝插管的患者提供一种短期的通气支持,从而减轻呼吸功负荷,缓解呼吸肌疲劳,为平喘药物治疗发挥作用争取时间,从而使部分患者避免气管插管。但其适应证范围和治疗作用对重症哮喘患者说来可能是有限的。当其试用效果不佳或遇极危重哮喘病例(符合上述气管插管机械通气绝对适应证者)还是应迅速直接气管插管行机械通气。

(五)有创机械通气

1.适应证

大多数学者认为,如果患者出现机械通气的绝对适应证,则需要立即紧急插管,没有必要再去测定血压和床旁肺功能,看 $PaCO_2$、FEV_1 和 PEF 指标是否达到插管的阈值标准,以免延误抢救时间。但如果患者表现的是相对适应证,如心肌缺血、严重心律失常和代谢性酸中毒,或与严重气流阻塞相关的临床体征,如不能讲话,听诊时静胸,呼吸交替脉或奇脉,则应做气流阻塞的相关肺功能测定(PEF 和 FEV_1)和动脉血气分析,这有助于危重患者的病情判断。单用脉氧计来监护严重哮喘患者是不恰当的,因为它不能提供气体交换方面的信息。

2.非紧急气管插管标准

具有相对适应证的患者是否进行和何时进行气管插管是临床医师最难决定的问题之一。决定是否进行非紧急气管插管,主要基于以下 2 条标准。

(1)由有经验的医师来评价患者呼吸窘迫的程度:完全是一种床旁决定,不需要定量测定,是决定气管插管的最重要因素。凭临床经验可以将病情的严重程度分类,如呼吸用力增加而没有窘迫(需要密切观察),呼吸窘迫但患者尚能忍受(不需要马上插管),严重窘迫和疲劳(需要迅速但选择性插管),最后严重呼吸失代偿伴缓慢抽泣样呼吸(需紧急插管)。询问患者是否感到呼吸还行或需要提供帮助,可能构成对病情评估的有用部分。

(2)尽管给予积极恰当的治疗,病情仍继续恶化:其表现包括 PEF 进行减低,$PaCO_2$ 或呼吸频率逐渐增加,恶化的趋势比起这些指标的绝对值更重要,是临床评价的重要辅助指标。因为发生高碳酸血症机制不同,一个患者尽管积极治疗,但已疲劳,$PaCO_2$ 从 5.3 kPa(40 mmHg)增至 6.7 kPa(50 mmHg),可能需要插管,而另一患者表现为超急性哮喘,$PaCO_2 > 10.7$ kPa(80 mmHg),尽管呼吸窘迫,但可能尚能忍受,经积极治疗可避免插管。

3.途径

因为意识状态改变是哮喘患者气管插管的常见指征,因此需气管插管时大多数患者已有不同意识的改变,故经口插管的患者耐受性并不是一个常见的问题。而且哮喘患者常伴有鼻息肉和鼻窦疾病,这可能阻碍鼻插管或使鼻插管后继发鼻窦炎、中耳炎的发生率增加。此外,哮喘患者常可较快缓解,需要保留插管和进行通气的时间并不长,这也使经鼻插管易于留置固定的优点显得并不重要,由于以上种种理由,近年来不少专家主张和提倡重症哮喘患者采用经口途径插管,以便迅速地控制气道。

4.准备

清醒患者应用镇静剂或麻醉剂,有助于顺利地气管插管。哮喘发作时由于气道反应性极高,为避免气管插管诱发严重的气道痉挛和气管插管应激反应等致命性并发症,可在插管前先静脉注射地西泮 10 mg 或咪达唑仑 1~2 mg,待患者安静后再摆好体位,看清气道后迅速插入。如果患者仍烦躁不能配合,必要时可给予吸入麻醉剂,甚至可用肌松剂维库溴铵或琥珀胆碱,然后立即插管机械通气。

5.通气模式和常用参数

重症哮喘机械通气患者所推荐的初始通气机参数如下。①通气模式:容量控制或同步间歇指令通气。②潮气量:8~10 mL/kg 或更小频率,10~12 次/分。③吸气流速:100 L/min。④PEEP:0 kPa(0 cmH_2O)。④吸氧浓度:100%(逐渐降至 60% 并维持 $SaO_2 > 95\%$)。

(潘　晓)

第三节　重症肺炎

一、概述

根据美国国家医院获得性感染监测系统的资料,下呼吸道感染已经超过尿路感染,成为最常见的医院获得性感染。根据感染环境不同。肺炎分为社区获得性肺炎(community acquired pneumonia,CAP)和 HAP。CAP 是指在医院外患有的感染性肺实质炎症,包括感染了具有明确潜伏期的病原体而在入院后潜伏期内发病的肺炎。HAP 是指入院时不存在,也不处在潜伏期,入院 48 小时后发生的肺实质炎症。

迄今为止,由于各临床专业存在不同的认识和理解,重症肺炎还没有明确的诊断标准。从重症医学专业范畴出发,重症肺炎是由致病微生物在肺组织内生长繁殖引发感染,导致患者因呼吸功能受累或衰竭而需要进入重症医学科病房监护、治疗的肺实质炎症。重症肺炎的提出,区别于普通肺炎的概念,强调患者病情的严重性和积极治疗的迫切性。参考肺炎的分类,重症肺炎也分为重症 CAP(severe CAP,SCAP)和重症 HAP(severe HAP,SHAP)。

二、病因与发病机制

有足够数量的致病菌达到患者的下呼吸道并破坏患者的自身防御机制,或者出现致病力极强的致病菌,导致患者的防御功能发生障碍。

并发基础病是发生 SCAP 和 SHAP 的共同风险因素。几乎 50% 的 SCAP 患者并发慢性阻塞性肺疾病,是最主要的易感因素;此外,还有慢性心脏疾病、糖尿病、酗酒等。相较于 SCAP,SHAP 发生的易感因素还包括感染控制相关因素和治疗干预引起的宿主防御能力变化,住院患者先前的治疗措施可以削弱宿主对病原菌的防御能力,从而增加 SHAP 的患病风险,如镇静药可引起中枢神经系统功能抑制而增加误吸危险,长时间应用免疫抑制药或皮质激素可抑制患者免疫功能等。

SCAP 的发生机制目前仍未完全清楚。多数学者认为,通常情况下,局部肺组织炎症反应产生的炎症介质释放入血后同时诱发内源性炎症介质和抗炎介质的释放增强,有利于机体在控制感染的同时维持内环境稳定。因此,大多数肺炎患者的炎症反应仅限于局部,不会影响到未感染部位或其他器官。而少数肺炎患者由于易感因素作用于机体,抗炎机制存在代偿缺陷,在内源性炎症介质和抗炎介质诱导释放过程中出现全身炎症反应综合征/代偿性抗炎症反应综合征的严重失衡,从而引起严重全身性感染和组织、器官的继发性损害,最终发展为重症肺炎甚至多器官功能障碍综合征。

SHAP 的主要发病机制包括口咽部微生物的误吸、远处感染灶的血行播散和肠道细菌转移定植等。

三、临床表现

(一)SCAP 的临床表现

1.全身表现

肺炎患者大多出现发热,一般为急性发热,热型可为稽留热或弛张热,伴或不伴畏寒、寒战;部分身体衰弱患者可仅表现为低热或不发热。其他的表现有全身不适感、头痛、肌肉酸痛、食欲缺乏、恶心、呕吐等,病情严重者可出现神志障碍或精神异常。

2.呼吸系统表现

肺炎所致的典型临床表现以咳嗽、咳痰为主要症状,常咳黄脓痰或白黏痰,部分患者略铁锈色痰或血痰;胸痛也是肺炎的常见表现之一,一般在深吸气或剧烈咳嗽时出现;病情严重时可有气促、呼吸困难表现,伴有唇甲发绀等缺氧体征。SCAP 者出于双肺出现弥漫性损害,导致进行性低氧血症,出现进行性呼吸困难、窘迫等急性呼吸窘迫综合征的临床表现。

咳嗽、咳痰、咯血、胸痛、呼吸困难被认为是典型肺炎患者的五大症状。某些病原体感染所致肺炎的临床表现可不典型,仅表现为干咳、少痰、气促等,但重症者也出现进行性呼吸困难及严重缺氧的急性呼吸窘迫综合征表现。

早期肺部体征表现为局部的异常体征,如局部叩诊呈浊至实音、触觉语颤增强、听诊可闻及肺泡呼吸音减弱、局部湿啰音等。随着病情发展至病变弥漫的 SCAP 时,表现为呼吸急促、窘迫,可有鼻翼翕动,而且出现发绀等明显缺氧表现,肺部体征为广泛的肺实变征,肺泡呼吸音明显减弱,而湿啰音改变多不明显。

3.其他系统表现

SCAP 患者病情进展迅速,除呼吸系统损害外,常引起身体其他系统损害。严重肺炎时,可出现机体炎症反应异常,从而引起全身炎症反应综合征、脓毒症、多器官功能障碍综合征等的一系列病理生理变化。

(二)SHAP 的临床表现

HAP 起病隐匿,临床表现初期可不典型,病情进展至 SHAP 时,肺炎症状可较明显,包括咳嗽、咳痰、呼吸困难等。患者若有基础病则一般有不同程度加重,如并发慢性阻塞性肺疾病者出现严重呼吸衰竭等。随着病情的进展,炎症反应也进行性加重,可导致其他器官功能的损害,包括感染性休克、急性肾衰竭等。感染性休克是 SHAP 患者较常出现的临床征象,也是患者需进入 ICU 监护的常见原因之一;同时因为循环功能的不稳定,致使其他器官的灌注受到影响,出现不同程度的功能损害,导致多器官功能障碍综合征的发生。

四、辅助检查

(一)实验室检查

1.血常规

血白细胞计数和中性粒细胞分类升高,少部分患者白细胞计数可呈下降。若累及血液系统时,可有血小板计数进行性下降,导致凝血功能障碍。

2.血气分析

多数患者主要表现为严重低氧血症(Ⅰ型呼吸衰竭),氧合指数(PaO_2/FiO_2)进行性下降,甚至<26.7 kPa(200 mmHg),需进行机械通气辅助治疗。若患者存在慢性阻塞性肺疾病等基础

疾病,血气分析可能会表现为Ⅱ型呼吸衰竭。由于严重呼吸衰竭及其他器官功能损害,血气分析可表现为不同类型及程度的酸碱平衡失调。

(二)影像学检查

1.胸部X线检查

胸部X线检查是最常应用的影像学检查方式,能够早期发现肺部炎症渗出性病灶,应常规进行检查。肺炎X线检查表现可为片状、斑片状、网结节状阴影,SCAP者肺部阴影进展迅速,甚至出现双肺大片实变阴影,部分患者在48小时内增加达50%以上。

2.胸部CT检查

胸部CT检查可以较准确了解肺炎的范围、肺组织实变程度,同时可早期发现肺脓肿、空洞(曲霉菌的晕征、新月征、空洞征等)等,有助于获得更多的临床信息,以便进行早期诊断和治疗。同时,CT检查还有利于肺炎与大量胸腔积液、肺水肿、肺结核等做出鉴别。

(三)病原学检查

1.痰、气道分泌物涂片革兰染色

痰、气道分泌物涂片革兰染色易于执行、廉价,但它的敏感性和特异性均较差,虽然如此,也是值得临床上采用的措施之一,可作为常规的检查手段。

2.痰培养

痰培养作为细菌学检查的重要手段,临床上最为常用,应尽可能在抗生素治疗前留取痰液进行检查,可提高阳性率。痰培养的阳性率较低,为50%,而且常难以区分致病菌与定植菌。

3.血培养

血培养是疑有严重感染性疾病常采用的病原学检查手段,结果特异性高,但阳性率也较低,约25%。近年来强调必须在抗生素应用前采集血液标本,建议每系列采血2～3次,每次>20 mL血液,并不要求在高热或寒战时采血,这样可提高阳性率,达到40%～50%。必要时可重复进行,一般2个系列已足够。

4.经纤支镜防污染性毛刷、支气管肺泡灌洗液标本培养

这2种技术近年得到多数学者提倡,两者的敏感性和特异性均较高。经纤支镜防污染性毛刷标本培养的敏感性和特异性分别为69%和95%;支气管肺泡灌洗液标本培养的敏感性72%～100%、特异性69%～100%。两者的操作存在一定不良影响,需技术熟练人员操作。

5.军团菌检查

尿的军团菌抗原测定;痰军团菌特殊培养或直接免疫荧光检测;发病初期及其后的血清军团菌抗体测定。血清直接荧光试验阳性并滴度升高、血清间接荧光试验≥1:256或呈4倍增长有临床意义。

6.非典型病原体的血清学检查

非典型病原体的血清学检查如肺炎支原体、衣原体等,一般在发病初期及其后2～4周采集标本。血清支原体抗体滴度升高≥1:32或前后呈4倍升高者有临床诊断意义。

7.真菌血清学检测

由于痰培养阳性较低,近年来研究发现,通过测定真菌的细胞壁成分(半乳甘露聚糖)和代谢产物(1-3-β葡聚糖)可提高对真菌感染的诊断能力。半乳甘露聚糖是真菌细胞壁特有成分,阳性者提示存在感染可能,由于对阳性判定值尚存在争议,故敏感性及特异性的指道也有不同。对于1-3-β葡聚糖,几乎所有真菌中均存在,它的阳性结果仅表明可能存在真菌感染,而不能分类;它

的阳性判定值也存在争议,而且它与某些药物存在交叉反应而出现假阳性,因此,临床上的作用还有待更进一步观察。

五、诊断与鉴别诊断

(一)诊断

迄今为止,重症肺炎还没有建立统一的诊断标准,各国通用的评价指标和诊断方法多是通过回顾性的临床资料分析来验证其敏感性和特异性,尚缺乏大型、多中心的前瞻性研究进行对比评估,临床工作者应结合当地条件和患者病情变化进行综合判断。

1.SCAP 的诊断

SCAP 是肺炎的一个类型,诊断流程应包括以下 2 个步骤。

(1)确立肺炎诊断:中华医学会呼吸病分会制订的 CAP 诊断和治疗指南规定,CAP 的临床诊断依据:①新近出现的咳嗽、咳痰或原有呼吸道疾病加重,并出现脓性痰,伴或不伴胸痛;②发热;③肺实变体征和/或湿啰音;④白细胞计数$>10\times10^9/L$ 或$<4\times10^9/L$,伴或不伴核左移;⑤胸部 X 线检查显示片状,斑片状浸润阴影或间质性改变,伴或不伴胸腔积液。以上①～④项中任何一项加第⑤项,并排除肺结核、肺部肿瘤、非感染性肺间质性疾病、肺水肿、肺不张、肺栓塞、肺嗜酸性粒细胞浸润症、肺血管炎等,可建立临床诊断。

(2)病情严重程度评估:确立肺炎诊断后,应立即评估患者病情的严重程度是否达到 SCAP 标准,以进入 ICU 治疗。目前对于肺炎患者是否进入 ICU(即诊断 SCAP)仍然没有统一的标准。应用较广泛的肺炎严重程度评价工具有 PSI 评分和 CURB-65。①PSI 评分:根据得分将所有肺炎患者分为 Ⅱ～Ⅴ 级,预测其病情严重程度以及治疗预后和病死率。PSI 评分≤70 为 Ⅱ 级,评分 71～90 为 Ⅲ 级,评分 91～130 为 Ⅳ 级,评分>130 为 Ⅴ 级,对应各级别病死率分别为 Ⅱ 级 0.6%～0.7%,Ⅲ 级 0.9%～2.8%,Ⅳ 级 8.2%～9.3%,Ⅴ 级 27%～31.1%,其中Ⅳ～Ⅴ级患者的死亡风险明显升高,须住院或进入 ICU 治疗。美国胸科协会一项大型研究 PORT 验证这个评分作为 SCAP 的判断,其敏感性为 70.7%,特异性为 72.4%。这个评分系统并没有明确进入 ICU 的标准,多用于作为病情较轻肺炎患者的筛选;而且它的评价项目较多,虽然结果较准确,但是在临床上的操作却较为困难。②CURB-65:是英国胸科协会指南中采用的标准,应用较为方便,能较好地区别低死亡风险患者及明确严重患者住院或进入 ICU 的指征,已经有多项临床研究证实其有效性。CURB-65 包括 5 个指标,分别是年龄、意识障碍、血尿素氮、呼吸频率、血压,每个指标为 1 分,累积为总分。多项研究统计表明,0 分时的 30 天病死率<2%,1～2 分为 8%,3 分以上可达到 30%以上。英国胸科协会的指南建议 CURB-65 得分达 2 分或以上时,可诊断为 SCAP,需住院或进入 ICU 治疗。有报道表明,此评分的敏感性为 78%、特异性为 68%。多数学者认为 CURB-65 能较好评价 CAP 患者的病情及预测死亡风险。

2.SHAP 的诊断

SHAP 的诊断标准,主要包括以下 7 项。

(1)需进入 ICU。

(2)呼吸衰竭(需行机械通气或 FiO_2 需超过 35%以维持 SaO_2 达到 90%)。

(3)胸部 X 线检查显示肺部渗出进展迅速、多叶肺炎或空洞形成。

(4)并发休克和/或器官功能不全的严重全身性感染。

(5)需血管活性药物维持血压>4 小时。

（6）尿量＜20 mL/h。

（7）急性肾衰竭需要透析治疗。

此外，SHAP 的诊断还需排除其他疾病，包括肺栓塞、肺不张、肺水肿、肺挫伤、急性呼吸窘迫综合征、肺出血等。

（二）鉴别诊断

1.肺结核

与急性干酪性肺炎及大叶性肺炎的临床表现、胸部 X 线检查特征颇相似，但前者患者的病程较长，对一般抗生素无效，痰中可找到结核分枝杆菌，以资鉴别。

2.非感染性呼吸系统急症

由于本节主要讨论的是感染引起的重症肺炎，因此，在鉴别诊断时，亦需与一些非感染原因引起的呼吸系统急症进行鉴别，如吸入性损伤、非感染原因引起的急性呼吸窘迫综合征、急性放射性肺炎等。

六、治疗

重症肺炎治疗策略主要分为抗感染治疗和器官功能支持治疗 2 个部分。

（一）抗感染治疗

1.SCAP 的抗感染治疗

（1）对 SCAP 而言，合理运用抗生素的关键是如何将初始的经验性治疗和后续的针对性治疗有机结合形成一个连续的整体，并适时实现转换，即能够或可改善临床治疗效果，同时避免广谱抗生素联合治疗方案可能导致的细菌耐药。早期的经验性治疗应针对性全面覆盖所有可能的致病菌，包括非典型病原体、铜绿假单胞菌感染等。

（2）SCAP 中真菌感染的比例逐年升高，临床预后差，治疗上应参考目前抗真菌治疗的用药指南，根据患者临床情况选择经验性治疗、抢先治疗或针对性治疗的策略。目前应用的抗真菌药物有多烯类、唑类、棘霉素类等。

多烯类应用时间较长，普通两性霉素 B 虽然广谱、抗菌作用强，但毒性很大，重症患者难于耐受。两性霉素 B 脂质体毒性明显减轻，且抗菌作用与前者相当，已广泛应用于临床，但费用较前者明显升高。

唑类常用的有氟康唑、伊曲康唑及伏立康唑等。氟康唑常应用于白色念珠菌感染，但对非白色念珠菌及真菌疗效较差或无效；伏立康唑是新一代唑类药物，对念珠菌及真菌均有强大的抗菌作用，且可透过血-脑屏障，但对结核菌无效。

棘霉素类是近年研制的新一类抗真菌药物，通过干扰细胞壁的合成而起抗菌作用。卡泊芬净是第一个棘霉素类药，具有广谱、强效的抗菌作用，与唑类无交叉耐药，但对隐球菌无效。

对于病情严重、疗效差的真菌感染患者，可考虑联合用药，但需注意药物间的拮抗效应。抗真菌治疗的疗程应取决于临床治疗效果，根据病灶吸收情况而定，不可过早停药，以免复发。

2.SHAP 的抗感染治疗

由于 SHAP 患者病情危重，致病菌常为多重耐药菌，临床上常见的有铜绿假单胞菌、不动杆菌、产超广谱酶肠杆菌科细菌等，故在治疗上多建议采用"猛击"方案。在获得培养结果前，早期给广谱抗生素联合治疗，要求覆盖所有可能致病菌，推荐方案为碳青霉烯类或具有抗假单胞菌活性的β-内酰胺类联合氨基糖苷类或喹诺酮类。在获得培养结果后，应根据药敏调整方案，选择较窄谱抗生素进行针对性治疗,即所谓的降阶梯治疗,以避免细菌耐药的恶化及减轻致病微生物选择的压力,避免二重感染的发生。由于 SHAP 患者病情一般较为危重,抗感染治疗的疗程应依临床疗效而定。

(二)器官功能支持治疗

1.机械通气治疗

重症肺炎常引起严重的呼吸衰竭,需应用机械通气辅助治疗,包括无创机械通气、有创机械通气。通气方式的选择应根据患者的神志、分泌物情况、呼吸肌疲劳程度、缺氧程度等因素而定。

并发严重呼吸衰竭或急性呼吸窘迫综合征的 SCAP,应建立人工气道进行有创机械通气。急性呼吸窘迫综合征的机械通气策略一直是重症医学领域的重大挑战,目前推广应用的保护性肺通气策略,是以复张并维持实变、塌陷的肺组织开放、减少肺容积性损伤和生物性损伤为最终目标,通气方式采用低潮气量(5~8 mL/kg)和高水平 PEEP,必要时可允许一定程度的高碳酸血症。除此之外,俯卧位通气、高频振荡通气及体外膜肺氧合等技术的逐渐开展与成熟,为严重急性呼吸窘迫综合征患者呼吸功能的改善提供了越来越多的选择。

2.循环支持治疗

顽固性休克是重症肺炎患者进入 ICU 的主要原因之一,也就是感染性休克。此类休克属于血容量分布异常的休克,存在明显的有效血容量不足,治疗上首先应进行充分的液体疗法,参考 SSC 的集束液体复苏方案,尽早达到复苏终点:CVP1.1~1.6 kPa(8~12 mmHg)、平均动脉压≥8.7 kPa(65 mmHg)、尿量≥0.5 mL/(kg·h)、混合血氧饱和度≥70%。在补充血容量后若血压仍未能纠正,应使用血管活性药物,根据病情可选择多巴胺、去甲肾上腺素等;若存在心脏收缩功能减退者,可联合应用多巴酚丁胺,同时应加强液体管理,避免发生或加重肺水肿,影响氧合功能及抗感染治疗效果。

3.其他重要器官功能的监护、治疗

重症肺炎患者病情危重、进展迅速,通常可引起肾脏、消化道、肝脏、内分泌系统、血液系统等多器官或系统功能受到损害。在 ICU 治疗期间,临床上应密切监测机体各器官功能状况,持续监测重要生命体征,一旦出现病情变化,根据程度不同迅速给予有效的支持治疗措施。

4.营养支持治疗

重症肺炎患者热量消耗大,应注重加强营养支持。疾病早期分解代谢亢进,建议补充生理需要量为主;病情逐渐稳定后则需根据患者体重、代谢情况而充分补充热量及蛋白,改善营养状态,有利于病情恢复、呼吸肌力增强及撤离呼吸机。在完成上述治疗同时,还应该重视重症肺炎患者的基础病治疗,如慢性阻塞性肺疾病、心功能不全、糖尿病等,有助于缓解病情进展和维持内环境稳定。

(潘 晓)

第四节 肺 栓 塞

一、概述

肺栓塞是以各种栓子阻塞肺动脉或其分支为其发病原因的一组疾病或临床综合征的总称,

包括肺血栓栓塞症、脂肪栓塞综合征、羊水栓塞、空气栓塞、肿瘤栓塞等,其中肺血栓栓塞症为肺栓塞的最常见类型。引起肺栓塞的血栓主要来源于下肢的深静脉血栓(deep venous thrombosis,DVT)形成。肺栓塞和DVT合称为静脉血栓栓塞症,两者具有相同易患因素,是静脉血栓栓塞症在不同部位、不同阶段的两种临床表现形式。血栓栓塞肺动脉后,血栓不溶、机化、肺血管重构致血管狭窄或闭塞,导致肺血管阻力增加,肺动脉压力进行性增高,最终可引起右心室肥厚和右心衰竭,称为慢性血栓栓塞性肺动脉高压。

二、病因与发病机制

肺栓塞患者通常情况下都有一种或多种血栓易患因素的存在。特别是患者在住院期间,常具有血栓形成的2～3种危险因素,属于静脉血栓栓塞症高危人群。50%～70%有症状的血栓栓塞事件和70%～80%致命性的肺栓塞发生在非手术的内科住院患者。一般的内科住院患者如不预防有低到中度发生静脉血栓栓塞症的危险,无症状DVT的发生率在5%～7%,且大多局限于下肢远端静脉。由于血栓形成的早期栓子松脆,加上自身纤维蛋白溶解系统的作用,故在血栓形成的最初数天,深静脉内的血栓脱落发生肺栓塞的危险最高。肺栓塞是DVT最严重的并发症,一旦发生,后果严重,具有潜在致死性,早期病死率可高达38.9%,限制了静脉血栓栓塞症患者短期和长期生存。

无心肺疾病的肺栓塞患者肺血管的储备功能很大。当阻塞的肺血管≤25%时,肺动脉压通常不升高,而合并有心肺疾病的肺栓塞患者,心血管损伤的程度与肺血管阻塞程度不匹配,此时较小的栓塞就可以引起严重的血流动力学损害(当患者血管阻塞达23%时,其肺动脉压力可出现极显著升高)。当右心室不能承受过重的后负荷时,则右心室舒张末压力升高,右心功能不全,右心房压增高,颈静脉充盈,右心排血量下降,继发左心排血量减少,血压下降。右心室扩张、舒张末压力的升高使右心室心肌需氧量增加,如合并心肺疾病,加重右心室心肌缺血,将进一步降低心排血量,易引起右心衰竭和死亡。

三、临床表现

肺栓塞的临床表现多种多样,主要取决于栓子的大小、堵塞的肺段数、发生的速度及患者基础的心肺功能储备状况。

(一)症状

1.呼吸困难

呼吸困难占80%～90%,为肺栓塞最常见的症状。表现为活动后呼吸困难,在肺栓塞面积较小时,活动后呼吸困难可能是肺栓塞的唯一症状。

2.胸痛

胸痛占65%～88%,为胸膜痛或心绞痛的表现。胸膜痛提示可能有肺梗死存在。而当有较大的栓子栓塞时,可出现剧烈的胸骨后疼痛,向肩及胸部发散,酷似心绞痛发作。

3.咳嗽

20%～37%的患者出现干咳或有少量白痰,有时伴有喘息。

4.咯血

一般为小量的鲜红色血,数天后可变成暗红色,发生率为25%～30%。

5.晕厥

晕厥占13%左右,是大面积肺栓塞引起的脑供血不足所致,也可能是慢性栓塞性肺动脉高压的唯一或最早出现的症状,常伴有低血压、右心衰竭和低氧血症。

6.其他症状

约有半数患者出现惊恐,发生原因不明,可能与胸痛或低氧血症有关。巨大肺栓塞时可引起休克,常伴有烦躁、恶心、呕吐、出冷汗等。

需要注意的是,虽90%以上的肺栓塞患者可能有呼吸困难,但有典型肺梗死的胸膜性疼痛、呼吸困难和咯血三联征者不足1/3。

(二)体征

没有特异性提示肺栓塞的阳性体征,因而经常将肺栓塞的阳性体征误认为是其他心肺疾病的体征。

1.一般体征

约半数患者出现发热,多为低热,主要是肺梗死、肺出血或血管炎引起的,可持续1周左右,合并肺部感染时也可以出现高热;70%的患者出现呼吸急促;由于肺内分流也会出现发绀;40%有心动过速;当有大块肺栓塞时可出现低血压。

2.呼吸系统

当出现一侧肺叶或全肺栓塞时,可出现气管向患侧移位,叩诊浊音,肺部可听到哮鸣音、干湿啰音及肺血管杂音。发生肺梗死时,部分患者可出现胸膜摩擦音及胸腔积液的相应体征。

3.心脏血管系统

可以出现肺动脉高压及右心功能不全的相应体征,如肺动脉瓣区第二心音亢进;肺动脉瓣区及三尖瓣区可闻及收缩期反流性杂音,也可听到右心性房性奔马律和室性奔马律。右心衰竭时可出现颈静脉充盈、搏动增强,第二心音变为正常或呈固定性分裂、肝脏增大、肝颈静脉回流征阳性和下肢水肿。下肢DVT的检出对肺栓塞有重要的提示作用。双下肢检查常见单侧或双侧肿胀,多不对称,常伴有压痛、浅静脉曲张,病史长者可出现色素沉着。

四、辅助检查

(一)实验室检查

(1)血常规:白细胞计数增多,但很少>$1.5×10^9$/L。

(2)红细胞沉降率增快。

(3)血清胆红素增高,以间接胆红素升高为主。

(4)血清酶学(包括LDH,GOT等)同步增高,但肌酸磷酸激酶不高。

(5)D-二聚体:为特异性的纤维蛋白降解产物。D-二聚体敏感性和特异性取决于所用的检测方法。用酶联免疫吸附法检测证明诊断肺栓塞的敏感性为97%。通常以500 μg/L作为分界值,当D-二聚体低于此值时可以除外肺栓塞或DVT。但是,D-二聚体的检测存在假阳性结果,在其他如感染和恶性肿瘤等病理状态下,D-二聚体也可以升高。用D-二聚体诊断肺栓塞的特异性仅为45%,因此,D-二聚体只能用来作为除外肺栓塞的指标,而不能作为肺栓塞或DVT的确诊指标。

(6)血气检查:患者可出现低氧血症和低碳酸血症,肺泡-动脉氧分压差增加,但血气正常也不能排除肺栓塞。当PaO_2<6.7 kPa(50 mmHg)时,提示肺栓塞面积较大。肺泡-动脉氧分压差

的计算公式为 $150-1.5\times PaCO_2-PaO_2$,正常值为 $0.7\sim 2.0$ kPa($5\sim 15$ mmHg)。

(二)心电图检查

心电图的常见表现为动态出现 $S_1Q_{\text{III}}T_{\text{III}}$ 征(即肢体导联 I 导出现 S 波,III 导出现 Q 波和 T 波倒置)及 $V_{1,2}$ T 波倒置、肺性 P 波及完全或不完全性右束支传导阻滞。

(三)影像学检查

1.胸部 X 线检查

常见 X 线征象为栓塞区域的肺纹理减少及局限性透过度增加。肺梗死时可见肺梗死阴影,多呈楔形,凸向肺门,底边朝向胸膜,也可呈带状、球状、半球状及肺不张影。另外,可以出现肺动脉高压,即右下肺动脉干增粗及残根现象。急性肺源性心脏病时可见右心增大征。

2.放射性核素肺扫描

放射性核素肺扫描是安全、无创的肺栓塞的诊断方法。肺栓塞者肺灌注扫描的典型表现是呈肺段分布的灌注缺损。肺灌注扫描的敏感性高,一般内径>3 mm 的肺血管堵塞时,肺扫描的结果可全部异常。然而,肺灌注扫描的特异性不高,许多疾病也可引起肺灌注缺损,导致假阳性的结果。另外,对于小血管的栓塞,肺灌注扫描也可出现假阴性的结果。因而,必须结合临床,才能对缺损的意义作出全面的判断,提高诊断的准确性。为提高肺栓塞的诊断率,可将肺通气扫描和灌注扫描结合分析,如果通气扫描正常而灌注扫描呈典型改变,可诊断肺栓塞;如肺扫描既无通气区,也无血流灌注,可见于肺梗死和其他任何肺脏本身的疾病,如需进一步明确肺梗死诊断时,可行肺动脉造影检查。

3.心脏超声检查

对于肺栓塞,超声诊断的直接依据是检出肺动脉内栓子。位于主肺动脉或左/右肺动脉内的血栓可被超声检出,对于存在左/右肺动脉以外的血栓则无法显示。超声检查主要通过检出肺栓塞所造成的血流动力学改变提供诊断信息。急性肺栓塞通常有以下发现。①心腔内径及容量改变:右心增大,尤以右心室增大显著,发生率在 $67\%\sim 100\%$,左心室减小,舒张末期心室内径比值明显增大,该比值越高,提示肺血管床减少的面积越大。②室间隔运动异常:表现为与左心室后壁的同向运动,并随着呼吸的加深变化幅度增大。③三尖瓣环扩张伴少至中量的三尖瓣反流。④肺动脉高压:如患者既往无肺部疾病史,出现急性心肺功能异常时,检出肺动脉高压应高度怀疑急性肺栓塞。

4.CT 及磁共振成像检查

螺旋 CT 可直接显示肺血管,属于非创伤性检查,比经食管和经胸部的超声心动图具有更高的敏感性和特异性,目前正日益普及。其诊断段或以上的肺栓塞的敏感性为 $75\%\sim 100\%$,特异性为 $76\%\sim 100\%$,但尚不能可靠地诊断段以下的肺栓塞。直接征象可见肺动脉半月形或环形充盈缺损或完全梗阻,间接征象包括主肺动脉扩张,或左/右肺动脉扩张,血管断面细小缺支,肺梗死灶或胸膜改变等。有人认为,螺旋 CT 应完全替代肺通气灌注扫描并成为有肺栓塞症状患者的首选检查方法。当 CT 检查有禁忌证时,磁共振成像检查可以作为替代方法。

5.肺动脉造影

肺动脉造影可提供绝大部分肺血管性疾病的定性定位诊断和鉴别诊断的证据,是目前临床诊断肺栓塞的最佳确诊的方法。它不仅可明确诊断,还可显示病变部位、范围、程度和肺循环的某些功能状态。肺动脉造影常见的征象:①肺动脉及其分支充盈缺损,诊断价值最高;②栓子堵塞造成的肺动脉截断现象;③肺动脉堵塞引起的肺野无血流灌注,不对称的血管纹理减少,肺透过度增强;④栓塞部位出现"剪枝征";⑤栓子不完全堵塞时,可见肺动脉分支充盈和排空延迟。肺动脉造影检查属有创性检查方法,有一定的危险性,且价格昂贵,适用于临床高度怀疑肺栓塞,而灌注扫描不能明确做出诊断及需要鉴别肺栓塞还是肺血管其他病变者。对临床诊断清楚,拟采用内科保守治疗的患者,造影并非必要。

6.其他检查

70%以上的肺栓塞的栓子来自下肢DVT,因此静脉血栓的发现虽不能直接诊断肺栓塞,但却能给予很大的提示。但50%的下肢DVT患者无临床症状和体征,需依靠检查明确。下肢静脉造影是诊断下肢DVT的最可靠方法,但需注意有引起栓子脱落的可能性,目前应用较少。多普勒超声血管检查、放射性核素静脉造影、肢体阻抗容积图等均是诊断DVT的常用方法,具有较高的敏感性和特异性。

五、诊断与鉴别诊断

(一)诊断

对存在危险因素,特别是并存多个危险因素的病例,需有较强的诊断意识。

(1)临床症状、体征,特别是在高度可疑病例出现不明原因的呼吸困难、胸痛、咯血、晕厥或休克,或伴有单侧或双侧不对称性下肢肿胀、疼痛等,对诊断具有重要的提示意义。

(2)结合心电图、胸部X线检查、动脉血气分析等基本检查,可以初步疑诊肺栓塞或排除其他疾病。

(3)宜尽快常规行D-二聚体检测,据以做出排除诊断。

(4)超声检查可以迅速得到结果并可在床旁进行,虽一般不能作为确诊方法,但对于提示肺栓塞诊断和排除其他疾病具有重要价值,宜列为疑诊肺栓塞时的一项优先检查项目;若同时发现下肢DVT的证据则更增加了诊断的可能性。

(5)根据临床情况进行临床可能性评估可以提高疑诊肺栓塞的准确性。目前已经研发出多种明确的临床预测评分,最常用的包括简化Wells评分、修订版Geneva评分量表等。

(二)鉴别诊断

1.肺炎

肺栓塞时可出现发热、胸痛、咳嗽、白细胞计数增多,胸部X线检查有浸润阴影等易与肺炎相混淆。如果注意到较明显的呼吸困难、下肢静脉炎、胸部X线检查显示部分肺血管纹理减少及血气异常等,再进一步做肺通气/灌注扫描,多能予以鉴别。

2.胸膜炎

约1/3肺栓塞患者可发生胸腔积液,易被误诊为结核性胸膜炎。但并发胸腔积液的肺栓塞患者缺乏结核中毒症状,胸腔积液多为血性、量少、吸收较快,胸部X线检查同时发现吸收较快的肺浸润影。

3.冠状动脉供血不足

年龄较大的急性肺栓塞患者,可出现胸闷、胸痛、气短的症状,并同时伴有心电图胸前导联$V_{1,2}$甚至到V_4T波倒置时易诊断为冠状动脉供血不足。通常肺栓塞的心电图除ST-T改变外,心电轴右偏明显或出现$S_IQ_{III}T_{III}$及肺性P波,心电图改变常在1~2个月好转或消失。

4.胸主动脉夹层动脉瘤

急性肺栓塞剧烈胸痛,上纵隔阴影增宽,胸腔积液伴休克者需与夹层动脉瘤相鉴别,后者多有高血压病史,疼痛部位广泛,与呼吸无关,发绀不明显,超声心动图检查有助于鉴别。

六、治疗

(一)一般支持治疗

1.生命体征监测

对于高度疑诊或确诊急性肺栓塞的患者,应严密监测呼吸、心率、血压、心电图及血气变化。

2.呼吸与循环支持

给予适当呼吸支持手段维持氧合,合并休克或低血压的患者需进行血流动力学监测,必要时应用血管活性药物。

3.镇静镇痛及对症治疗

适当予镇静、镇痛、退热、止咳治疗;保持大便通畅,避免用力,以防止血栓脱落。

(二)急性期抗凝治疗及抗凝疗程

1.临床高度可疑急性肺栓塞

在等待诊断结果过程中,建议开始应用普通肝素、低分子肝素、磺达肝癸钠等胃肠外抗凝治疗。一旦确诊,若无抗凝禁忌,推荐尽早启动抗凝治疗。

2.初始抗凝

推荐选用低分子肝素、普通肝素、磺达肝癸钠、负荷量的利伐沙班或阿哌沙班。初始抗凝治疗通常指前 5～14 天的抗凝治疗。与普通肝素相比,低分子肝素和磺达肝癸钠发生大出血或者肝素诱导的血小板减少症的风险较低,所以首选用于肺栓塞患者的初始抗凝治疗。普通肝素半衰期较短,抗凝易于监测,且鱼精蛋白可以快速逆转其作用,因此对于需要进行再灌注治疗、有严重肾功能损害(肌酐清除率＜30 m/min)、严重肥胖的患者,推荐应用普通肝素。

3.长期抗凝

若选择华法林长期抗凝,推荐在应用胃肠外抗凝药物 24 小时内重叠华法林,调节国际标准化比值(international normalized ratio,INR)目标值为 2.0～3.0,达标后停用胃肠外抗凝。若选用利伐沙班或阿哌沙班,在使用初期需给予负荷剂量;若选择达比加群或者依度沙班,应先给予胃肠外抗凝药物至少 5 天。

4.有明确可逆性危险因素的

在 3 个月抗凝治疗后,如危险因素去除,建议停用;如危险因素持续存在,建议继续抗凝治疗。

5.特发性肺栓塞

治疗 3 个月后,如果仍未发现确切危险因素,同时出血风险较低,推荐延长抗凝治疗时间,甚至终生抗凝;如出血风险高,建议动态评估血栓复发与出血风险,评估是否继续进行抗凝治疗。

(1)胃肠外抗凝药物:主要包括以下几种。①普通肝素:首选静脉给药,先给予 2 000～5 000 或按 80 U/kg 静脉注射,继之以 18 U/(kg·h)持续静脉泵入,根据活化部分凝血活酶时间调整剂量,使活化部分凝血活酶时间在 24 小时内达到并维持在正常值的 1.5～2.5 倍。②低分子肝素:用于肺栓塞治疗的低分子肝素种类有依诺肝素、那曲肝素、达肝素,对过度肥胖者或孕妇宜监测血浆抗 Xa 因子活性并调整剂量。③磺达肝癸钠:为选择性 Xa 因子抑制剂。对于中度肾功能不全(肌酐清除率为 30～50 mL/min)患者,剂量应该减半。对于严重肾功能不全(肌酐清除率<30 mL/min)患者禁用磺达肝癸钠。④阿加曲班:精氨酸衍生的小分子肽与凝血酶活性部位结合发挥抗凝作用,可应用于肝素诱导的血小板减少症或怀疑肝素诱导的血小板减少症的患者。⑤比伐芦定:直接凝血酶抑制剂,通过直接并特异性抑制凝血酶活性而发挥抗凝作用,作用短暂(半衰期25～30分钟)且可逆。

(2)口服抗凝药物:主要包括以下2种。①华法林:最常用,初始剂量可为3.0～5.0 mg,>75岁和出血高危患者应从2.5～3.0 mg起始,推荐INR维持在2.0～3.0,稳定后可每4～12周检测1次。②直接口服抗凝剂:主要包括直接Xa因子抑制剂与直接Ⅱa因子抑制剂。直接Xa因子抑制剂的代表药物是利伐沙班、阿哌沙班和依度沙班等。直接凝血酶抑制剂的代表药物是达比加群酯。

(三)溶栓治疗

(1)急性高危肺栓塞如无溶栓禁忌,推荐溶栓治疗。急性非高危肺栓塞患者,不推荐常规溶栓治疗。

(2)急性中高危肺栓塞建议先给予抗凝治疗,并密切观察病情变化,一旦出现临床恶化且无溶栓禁忌,建议给予溶栓治疗。

(3)急性肺栓塞应用溶栓药物建议阿替普酶50 mg、尿激酶20 000 U/kg或重组链激酶$1.5×10^6$ U,2小时持续静脉滴注。

(4)急性高危肺栓塞溶栓治疗前如需初始抗凝治疗,推荐首选普通肝素。

(四)介入治疗

(1)急性高危肺栓塞或伴临床恶化的中危肺栓塞,若有肺动脉主干或主要分支血栓,并存在高出血风险或溶栓禁忌,或经溶栓或积极的内科治疗无效,在具备介入专业技术和条件的情况下,可行经皮导管介入治疗。

(2)低危肺栓塞不建议导管介入治疗。

(3)已接受抗凝治疗的急性DVT或肺栓塞,不推荐放置下腔静脉滤器。

(五)外科治疗

1.肺栓子切除术

肺栓子切除术适用于:①血栓在主肺动脉或左/右肺动脉处,肺血管堵塞50％以上;②抗凝治疗失败或有禁忌证;③经治疗患者仍有休克、严重低血氧者。使用跨静脉导管或外科行栓子切除术,可明显降低肺栓塞的病死率。

2.腔静脉阻断术

腔静脉阻断术用于预防下肢或盆腔静脉的血栓再次脱落进入肺循环,主要有以下2种方法。①下腔静脉伞式过滤器:即从颈内静脉或股静脉插入直至下腔静脉远端,敞开伞式过滤器,使下腔静脉部分阻塞,把3 mm以上的血栓留滞。②下腔静脉折叠术:采用缝合线间隔缝合或塑料夹使下腔静脉折叠。这2种方法均可能有并发症。

(潘　晓)

第五节 急性呼吸窘迫综合征

一、概述

(一)定义

急性呼吸窘迫综合征是在严重感染、休克、创伤及烧伤等非心源性疾病过程中,肺毛细血管内皮细胞和肺泡上皮细胞损伤造成弥漫性肺间质及肺泡水肿,导致的急性低氧性呼吸功能衰竭,以非心源性肺水肿和顽固性低氧血症为特征的综合征。其主要病变为肺间质水肿和肺泡水肿、肺容量减少、肺顺应性降低。

(二)临床分期

1.急性损伤期

损伤后数小时,原发病为主要临床表现。呼吸频率开始增快,导致过度通气。无典型的呼吸窘迫。可不出现急性呼吸窘迫综合征症状,血气分析显示低碳酸血症,PaO_2尚属正常或正常低值。胸部 X 线检查无阳性发现。

2.相对稳定期

相对稳定期多在原发病发生 48 小时后,表现为呼吸增快、浅速,逐渐出现呼吸困难,肺部可听到湿啰音或少数干啰音。血气分析示低碳酸血症,PaO_2下降,肺内分流增加。胸部 X 线检查显示细网状浸润阴影,反映肺血管周围液体积聚增多,肺间质液体含量增加。

3.急性呼吸衰竭期

此期病情发展迅速,出现发绀,并进行性加重。呼吸困难加剧,表现为呼吸窘迫。肺部听诊湿啰音增多,心率增快。PaO_2进一步下降,常规氧疗难以纠正。胸部 X 线检查因肺间质与肺泡水肿而出现典型的弥漫性雾状浸润阴影。

4.终末期

呼吸窘迫和发绀持续加重,患者严重缺氧,出现神经精神症状如嗜睡、谵妄、昏迷等。血气分析显示严重低氧血症、高碳酸血症,常有混合性酸碱失衡,最终导致心力衰竭或休克。胸部 X 线检查显示融合成大片状阴影,呈"白肺"(磨玻璃状)。

不同原因引起的急性呼吸窘迫综合征,临床表现可能会有所差别。通常内科疾病引起的急性呼吸窘迫综合征起病较缓慢,临床分期不如创伤等原因引起的急性呼吸窘迫综合征分期那样明确。但总的来说,急性呼吸窘迫综合征的病程往往呈急性过程。但也有一部分病例,病程较长。

二、病因与发病机制

急性呼吸窘迫综合征发病的共同基础是肺泡-毛细血管的急性损伤。肺损伤可以是直接的,如胃酸或毒气的吸入、胸部创伤等导致内皮或上皮细胞物理化学性损伤,更多见的则是间接性肺损伤。虽然肺损伤的机制迄今未完全阐明,但已经确认它是全身炎症反应综合征的一部分。

（一）炎症细胞

几乎所有肺内细胞都不同程度地参与急性呼吸窘迫综合征的发病,最重要的效应细胞是多形核白细胞（polymorphonuclear,PMN）、单核巨噬细胞等。急性呼吸窘迫综合征时,PMN 在肺毛细血管内大量聚集,然后移至肺泡腔。PMN 呼吸暴发和释放其产物是肺损伤的重要环节。近年发现肺毛细血管内皮细胞和肺泡上皮细胞等结构细胞不单是靶细胞,也能参与炎症免疫反应,在急性呼吸窘迫综合征次级炎症反应中具有特殊意义。

（二）炎症介质

炎症细胞激活和释放介质是同炎症反应伴随存在的,密不可分。众多介质参与急性呼吸窘迫综合征的发病。①脂类介质:如花生四烯酸代谢产物、血小板活化因子。②活性氧:如超氧阴离子(O_2^-)、过氧化氢(H_2O_2)等。③肽类物质:如 PMNs/血清淀粉酶、补体底物、参与凝血与纤维蛋白溶解过程的各种成分等。近年对肽类介质尤其是前炎症细胞因子和黏附分子更为关注,它们可能是启动和推动急性呼吸窘迫综合征"炎症瀑布"、细胞趋化、跨膜迁移和聚集、炎症反应和次级介质释放的重要介导物质。

（三）肺泡表面活性物质

研究表明肺泡表面活性物质具有降低肺泡表面张力、防止肺水肿、参与肺的防御机制等功能。急性呼吸窘迫综合征过程中,肺泡表面活性物质的主要改变为功能低下、成分改变和代谢改变等。另外,细胞凋亡与一些细胞信号转导通路与急性呼吸窘迫综合征的发病密切相关,如口膜受体、G 蛋白、肾上腺素能受体、糖皮质激素受体等。同时还发现核转录因子、蛋白激酶的活化参与急性呼吸窘迫综合征发病机制。

三、临床表现

（一）症状

呼吸频速、呼吸窘迫是急性呼吸窘迫综合征的主要临床表现。其特点是起病急,呼吸频速和呼吸困难进行性加重。通常在急性呼吸窘迫综合征起病 1～2 天,发生呼吸频速,呼吸频率＞20 次/分,并逐渐进行性加快,可达 30～50 次/分。随着呼吸频率增快,呼吸困难也逐渐明显,危重者呼吸频率可达 60 次/分以上,呈现呼吸窘迫症状。

随着呼吸频速和呼吸困难的发展,缺氧症状也愈益明显,患者表现烦躁不安、心率增速、唇及指甲发绀。缺氧症状以鼻导管吸氧或面罩吸氧的常规氧疗方法无法缓解。此外,在疾病后期,多伴有肺部感染,表现为发热、畏寒、咳嗽和咳痰等症状。

（二）体征

疾病初期除呼吸频速外,可无明显的呼吸系统体征,随着病情进展,出现唇及指甲发绀,有的患者两肺听诊可闻及干湿啰音、哮鸣音,后期可出现肺实变体征,如呼吸音减低或水泡音等。

四、辅助检查

（一）血气分析

（1）PaO_2 呈进行性下降,当 FiO_2 达 60％时,$PaO_2＜8.0$ kPa（60 mmHg）。

（2）PaO_2 增大,其正常参考值 $PaO_2＜2.0$ kPa（15 mmHg）、年长者 $PaO_2＜4$ kPa（30 mmHg）、FiO_2 为 30％时 $PaO_2＜9.3$ kPa（70 mmHg）、吸纯氧 $PaO_2＜13.3$ kPa（100 mmHg）。

(3)$PaO_2/FiO_2 < 26.7$ kPa(200 mmHg)。

(4)发病早期 $PaCO_2$ 常减低,晚期 $PaCO_2$ 升高。

(二)胸部 X 线检查

肺部的 X 线征象较临床症状出现晚。已有明显的呼吸急促和发绀时,X 线检查仍常无异常发现,发病 24 小时后,双肺可见斑片状阴影、边缘模糊。随着病情进展,融合为大片状实变影像,其中可见支气管充气征。疾病后期,X 线检查表现为双肺弥漫性阴影,呈白肺改变或有小脓肿影,有时伴气胸或纵隔气肿。应用高分辨 CT 检查,可早期发现淡的肺野浓度增加、点状影,不规则血管影等。病情的严重程度与肺部 X 线检查所见不平行为其重要特征之一。

(三)肺功能检查

动态测定肺容量、肺活量、残气量、功能残气量,其随病情加重均减少,肺顺应性降低。

(四)放射性核素检查

以放射性核素标记,计算血浆蛋白积聚指数,急性呼吸窘迫综合征患者明显增高(达 1.5×10^{-3} 次/分),对早期预报有意义。

(五)血流动力学监测

通过置入四腔漂浮导管,测定并计算出平均肺动脉压 >2.7 kPa,肺动脉压与肺毛细血管楔压差 >0.7 kPa。

(六)支气管肺泡灌洗液检查

肺表面活性物质明显降低、花生四烯酸代谢产物(如白三烯 B_4、C_3 等)增高。

五、诊断与鉴别诊断

(一)诊断

急性呼吸窘迫综合征诊断的主要依据如下。

(1)具有可引发急性呼吸窘迫综合征的原发疾病:创伤、休克、肺内或肺外严重感染、窒息、误吸、栓塞、库存血的大量输入、弥散性血管内凝血、肺挫伤、急性重症胰腺炎等。

(2)在基础疾病过程中突然发生进行性呼吸窘迫,呼吸频率 >35 次/分,鼻导管(或鼻塞)给氧不能缓解。

(3)不易纠正的低氧血症、动脉血气检测对急性呼吸窘迫综合征的诊断和病情判断有重要意义。$PaO_2 < 8.0$ kPa(60 mmHg),早期 $PaCO_2$ 可正常,后期可升高,提示病情加重,鼻导管给氧不能使 PaO_2 纠正至 10.7 kPa(80 mmHg)以上,氧合指数 $PaO_2/FiO_2 < 26.7$ kPa(200 mmHg)。

(4)肺部后前位肺部 X 线检查征象为两肺纹理增多、边缘模糊,呈毛玻璃状等肺间质或肺泡性病理性改变,并迅速扩展、融合,形成大片实变。

(5)肺动脉楔压 <2.4 kPa(18 mmHg)或临床提示以往无肺部疾病,并排除急性左心衰竭。

(二)鉴别诊断

急性呼吸窘迫综合征突出的临床征象为肺水肿和呼吸困难。在诊断标准上无特异性,因此需要与其他能够引起和急性呼吸窘迫综合征症状类似的疾病相鉴别。

1.心源性肺水肿

心源性肺水肿见于冠心病、高血压性心脏病、风湿性心脏病和尿毒症等引起的急性左心功能不全。其主要原因是左心功能衰竭,致肺毛细血管静水压升高,液体从肺毛细血管漏出,至肺水肿和肺弥散功能障碍,水肿液中蛋白含量不高。而急性呼吸窘迫综合征的肺部改变主要是由于肺泡毛细血管膜损伤,致通透性增高引起的肺间质和肺泡性水肿,水肿液中蛋白含量增高。根据病史、病理基础和临床表现,结合胸部X线检查和血气分析等,可进行鉴别诊断。

2.其他非心源性肺水肿

急性呼吸窘迫综合征属于非心源性肺水肿的一种,但其他多种疾病也可导致非心源性肺水肿,如肝硬化和肾病综合征等。另外,还可见于胸腔抽液,抽气过多、过快或抽吸负压过大,使胸膜腔负压骤然升高形成的肺复张性肺水肿。其他少见的情况有纵隔肿瘤、肺静脉纤维化等引起的肺静脉受压或闭塞,致肺循环压力升高所致的压力性肺水肿。此类患者的共同特点为有明确的病史,肺水肿的症状、体征及X线征象出现较快,治疗后消失也快。低氧血症一般不重,通过吸氧易于纠正。

3.急性肺栓塞

各种原因导致的急性肺栓塞,患者突然起病,表现为剧烈胸痛、呼吸急促、呼吸困难、烦躁不安、咯血、发绀和休克等症状。PaO_2和$PaCO_2$同时下降,与急性呼吸窘迫综合征颇为相似。但急性肺栓塞多有长期卧床、DVT形成、手术、肿瘤或羊水栓塞等病史,体格检查可发现气急、心动过速、肺部湿啰音、胸膜摩擦音或胸腔积液、肺动脉第二音亢进伴分裂、肢体肿胀、皮肤色素沉着、DVT体征。胸部X线检查可见典型的三角形或圆形阴影,还可见肺动脉段突出。典型的心电图可见Ⅰ导联S波加深、Ⅲ导联Q波变深和T波倒置(即$S_I Q_{III} T_{III}$改变)、肺性P波、电轴右偏、不完全或完全性右束支传导阻滞。D-二聚体(+)。选择性肺动脉造影和X线检查结合放射性核素扫描可确诊本病。

4.特发性肺间质纤维化

此病病因不明,临床表现为刺激性干咳、进行性呼吸困难、发绀和持续性低氧血症,逐渐出现呼吸功能衰竭,可与急性呼吸窘迫综合征相混淆。但本病起病隐袭,多属慢性经过,少数呈亚急性;肺部听诊可闻及高调的、爆裂性湿啰音,声音似乎非常表浅,如同在耳边发生一样,具有特征性;血气分析呈Ⅰ型呼吸衰竭(PaO_2降低,$PaCO_2$降低或不变);胸部X线检查可见网状结节影,有时呈蜂窝样改变;免疫学检查示免疫球蛋白G和M常有异常;病理上以广泛间质性肺炎和肺间质纤维化为特点;肺功能检查可见限制性通气功能障碍和弥散功能降低。

5.慢性阻塞性肺疾病并发呼吸衰竭

此类患者既往有慢性胸、肺疾病史,常于感染后发病;临床表现为发热、咳嗽、气促、呼吸困难和发绀;血气分析示PaO_2降低,多合并有$PaCO_2$升高。而急性呼吸窘迫综合征患者既往心肺功能正常,血气分析早期以动脉低氧血症为主,$PaCO_2$正常或降低;常规氧疗不能改善低氧血症。根据病史、体征、胸部X线检查、肺功能和血气分析等检查不难与急性呼吸窘迫综合征鉴别。

六、治疗

(一)祛除病因

急性呼吸窘迫综合征常继发于各种急性原发伤病,及时有效地祛除原发病、阻断致病环节是防治急性呼吸窘迫综合征的根本性策略,尤其抗休克、抗感染、抗炎症反应等尤为重要。

(二)监护与护理

严密监测体温、脉搏、呼吸、血压等,特别随时观察患者的神志、呼吸状态,鼓励患者咳嗽排痰,维持水、电解质及酸碱平衡,重视患者的营养支持。

(三)纠正低氧血症

克服进行性肺泡萎缩是抢救成功的关键。对急性呼吸窘迫综合征病理生理特征的认识导致近年来急性呼吸窘迫综合征通气的重大改变,提出了肺保护性通气策略与肺复张策略。

1.肺保护性通气策略

在保证基本组织氧合的同时保护肺组织,以尽量减轻肺损伤是急性呼吸窘迫综合征患者的通气目标。

(1)"允许性高碳酸血症(permissive hypercapnia,PHC)"和小潮气量通气:PHC是采用小潮气量(4~7 mL/kg),允许$PaCO_2$一定程度增高,最好控制在9.3~10.7 kPa(70~80 mmHg)。一般认为,如果CO_2潴留是逐渐产生的,pH>7.20时,可通过肾脏部分代偿,患者能较好耐受。当pH<7.20时,为避免酸中毒引起的严重不良反应,主张适当补充碳酸氢钠。急性呼吸窘迫综合征患者实施PHC时,血流动力学改变主要表现为心排血量和氧输送量显著增加,体血管阻力显著降低,肺血管阻力降低或不变,肺动脉嵌顿压和CVP增加或无明显改变。心排血量增加是PHC最显著的血流动力学特征,主要有以下3个原因:①高碳酸血症引起外周血管扩张,使左心室后负荷降低;②潮气量降低使胸膜腔内压降低,CO_2增加使儿茶酚胺释放增加,引起容量血管收缩,均使静脉回流增加,右心室前负荷增加;③潮气量降低使吸气末肺容积降低,可引起肺血管阻力降低,右心室后负荷降低和心排血量增加。PHC能降低急性呼吸窘迫综合征患者的气道峰值压力、平均气道压、每分钟通气量及吸气末平台压,避免肺泡过度膨胀,具有肺保护作用。气压伤的本质是容积伤,与肺泡跨壁压过高有关。高碳酸血症的主要危害是脑水肿、抑制心肌收缩力、舒张血管、增加交感活性和诱发心律失常等。因此,颅内压增高、缺血性心脏病或严重的左心功能不全患者应慎用。

(2)应用PEEP最佳时间和高、低拐点:机械通气时的吸气正压使肺泡扩张,增加肺泡通气量和换气面积,PEEP可防止肺泡的萎陷,亦可使部分萎陷的肺泡复张,使整个呼吸全过程的气道内压力均为正压,减少动、静脉分流,改善缺氧。理论上讲,足够量的正压[3.0~3.5 kPa(30~35 cmH₂O)]可使所有萎陷的肺泡复张,但正压对脆弱的肺组织结构(如急性呼吸窘迫综合征等)可造成破坏,有研究表明当气道内平均压>2.0 kPa(20 cmH₂O)时,循环中促炎介质可增加数十倍,且直接干扰循环。一般而言,患者肺能较好地耐受1.5~2.0 kPa(15~20 cmH₂O)的PEEP,再高则是危险的。

(3)压力限制或压力支持通气:动物实验表明,气道峰值压力过高会导致急性肺损伤,表现为肺透明膜形成、粒细胞浸润、肺泡-毛细血管屏障受损、通透性增加。使用压力限制通气易于人机同步,提供的吸气流量为减速波形,有利于气体交换和增加氧合,更重要的是可精确调节肺膨胀所需的压力和吸气时间,控制气道峰值压力,保护急性呼吸窘迫综合征患者的气道压不会超过设定的吸气压力,避免高位转折点的出现。

(4)肺保护性通气策略的局限性:肺保护性通气策略的提出反映了急性呼吸窘迫综合征机械通气的重大变革,但它仍存在不可避免的局限性。有研究发现,当急性呼吸窘迫综合征患者的每分钟通气量由(13.5±6.1)L/min 降至(8.2±4.1)L/min 时,SaO_2<90%,低氧血症明显恶化,$PaCO_2$和肺内分流增加。可见,肺保护性通气策略不利于改善患者的氧合,其主要原因是采用小潮气量和较低压力通气时,塌陷的肺泡难以复张,导致动脉血和肺泡内二氧化碳分压升高和氧分压降低,影响了肺内气体交换,低氧血症加重。因此,要采用有效的方法促进塌陷肺泡复张,增加能参与通气的肺泡数量。

2.肺复张策略

肺复张策略使塌陷肺泡最大限度复张并保持其开放,以增加肺容积,改善氧合和肺顺应性,它是肺保护性通气策略必要的补充。其主要有以下几种。

(1)叹息:叹息即为正常生理情况下的深呼吸,有利于促进塌陷的肺泡复张。机械通气时,早期叹息设置为双倍的潮气量和吸气时间,对于急性呼吸窘迫综合征患者,可间断地采用叹息,使气道平台压达到 4.5 kPa(45 cmH₂O),使患者的 PaO_2 显著增加,$PaCO_2$ 和肺内分流率显著降低,呼气末肺容积增加。因此,叹息可有效短暂促进塌陷肺泡复张,改善患者的低氧血症。

(2)间断应用高水平 PEEP:在容量控制通气时,间断应用高水平 PEEP 使气道平台压增加,也能促进肺泡复张。有学者在机械通气治疗急性呼吸窘迫综合征患者时,每隔断 30 秒应用高水平 PEEP 通气 2 次,可以增加患者的 PaO_2,降低肺内分流率。间断应用高水平 PEEP 虽然能使塌陷的肺泡复张,改善患者的氧合,但不能保持肺泡的稳定状态,作用也不持久。

(3)控制性肺膨胀(sustained inflation,SI):SI 是一种促使不张的肺复张和增加肺容积的新方法,由叹息发展而来。即在呼气开始时,给予足够压力 3.0~4.5 kPa(30~45 cmH₂O),让塌陷肺泡充分开放,并持续一定时间(20~30 秒),使病变程度不一的肺泡之间达到平衡,气道压力保持在 SI 的压力水平。SI 结束后,恢复到 SI 应用前的通气模式,通过 SI 复张的塌陷肺泡,在相当时间内能够继续维持复张状态,SI 导致的氧合改善也就能够维持较长时间。改善氧合是 SI 对急性呼吸窘迫综合征患者最突出的治疗作用。研究表明,给予 1 次 SI,其疗效可保持 4 小时以上。SI 能显著增加肺容积,改善肺顺应性,减少气压伤的发生。目前的动物实验及临床研究表明,在 SI 的屏气过程中,患者会出现一过性血压和心率下降或增高,CVP 和肺动脉嵌顿压增高,心排血量降低,SaO_2 轻度降低。因此,在实施 SI 时,应充分注意到 SI 可能导致患者血流动力学和低氧血症一过性恶化,对危重患者有可能造成不良影响。

(4)俯卧位通气:传统通气方式为仰卧位,此时肺静水压沿腹侧至背侧垂直轴逐渐增加,使基底部肺区带发生压迫性不张,另外,心脏的重力作用、腹腔内脏对膈肌的压迫也加重基底部肺区带的不张。俯卧位通气是利用翻身床、翻身器或人工徒手操作,使患者在俯卧位进行机械通气。血流动力学不稳定、颅内压增高、急性出血、脊柱损伤、骨科手术、近期腹部手术、妊娠等,不宜采用俯卧位通气。

综上所述,肺保护与肺复张通气策略联合应用,能改善急性呼吸窘迫综合征患者的氧合,提高肺顺应性,对急性呼吸窘迫综合征的治疗有重要意义。但需根据患者的具体情况,采用合适的方法,在改善氧合的同时尽量减少肺损伤。

(四)改善微循环,降低肺动脉高压,维护心功能

患者如出现血管痉挛、微血栓、弥散性血管内凝血等情况,可选用如下药物。

1.糖皮质激素

糖皮质激素宜采用早期、大剂量、短疗程(<1 周)疗法。这类药有以下积极作用:①抗炎,加速肺水肿的吸收;②缓解支气管痉挛;③减轻脂肪栓塞或吸入性肺炎的局部反应;④休克时,防止白细胞附着于肺毛细血管床,防止释放溶蛋白酶,保护肺组织;⑤增加肺表面活性物质的分泌,保持肺泡的稳定性;⑥抑制后期的肺纤维化等。早期大量使用可减少毛细血管膜的损伤,疗程宜短,可用甲泼尼龙,起始量 800~1 500 mg,或地塞米松,起始量 60~100 mg,分次静脉注射,连续应用 48~72 小时。

2.肝素

肝素用于治疗有高凝倾向、血流缓慢的患者,可减轻和防止肺微循环内微血栓的形成,以预防弥散性血管内凝血的发生,对改善局部及全身循环有益。对有出血倾向的病例,包括创伤后急性呼吸窘迫综合征应慎重考虑。用药前后应监测血小板和凝血功能等。

3.血管扩张药

山莨菪碱、东莨菪碱等的应用可改善周围循环,提高氧的输送及弥散,有利于纠正或减轻组织缺氧,疗效较好。

(五)消除肺间质水肿,限制入水量,控制输液量

由于输液不当,液体可继续渗漏入肺间质、肺泡内,易使肺水肿加重,但需维持体液平衡,保证血容量足够,血压基本稳定。在急性呼吸窘迫综合征早期补液应以晶体液为主,每天输液量以≤1 500 mL 为宜。利尿剂的应用可提高 PaO_2,减轻肺间质水肿。在病情后期,对于伴有低蛋白血症的患者,利尿后血浆容量不足时可酌情输注血浆清蛋白或血浆,以提高血浆渗透压。

(六)控制感染

脓毒症是急性呼吸窘迫综合征的常见病因,且急性呼吸窘迫综合征发生后又易并发呼吸系统、泌尿系统等部位的感染,因此抗菌治疗是必须的。严重感染时应选用广谱抗生素,根据病情选用强效抗生素。

(七)肺泡表面活性物质

外源性肺泡表面活性物质治疗新生儿呼吸窘迫综合征已取得较好疗效,用于成人急性呼吸窘迫综合征疗效不一,有一定不良反应,鉴于肺泡表面活性物质价格昂贵,目前临床广泛应用有一定困难。超氧化物歧化酶、γ-干扰素等临床应用尚在探索中。

(八)其他

注意患者血浆渗量变化,防治各种并发症及院内感染的发生等。最近开展一氧化氮、液体通气治疗,已取得较好疗效。对 ECMO、血管腔内氧合器等方法正在进行探索改进。

（孔　媛）

第六节　急性呼吸衰竭

一、概述

急性呼吸衰竭是指各种累及呼吸中枢或呼吸器官的疾病导致呼吸功能障碍,出现低氧血症或低氧血症伴高碳酸血症,引起一系列生理功能和代谢紊乱的临床综合征。

急性呼吸衰竭分中枢性和周围性 2 种:中枢性呼吸衰竭是病变累及呼吸中枢引起的;周围性呼吸衰竭是呼吸器官的严重病变或呼吸肌麻痹所致。胸廓及胸腔疾病亦可引起本症。中枢性呼吸衰竭和周围性呼吸衰竭两者最终结果均是导致机体缺氧、CO_2 潴留和呼吸性酸中毒,进而引起脑水肿、心肌收缩无力、心排血量减少、血压下降、肾衰竭等,进一步加重缺氧和酸中毒,形成恶性循环。

二、病因与发病机制

呼吸系统疾病如严重呼吸系统感染、急性呼吸道阻塞性病变、重度或危重哮喘、各种原因引起的急性肺水肿、肺血管疾病、胸廓外伤或手术损伤、自发性气胸和急剧增加的胸腔积液,导致肺通气和/或换气障碍;急性颅内感染、颅脑外伤、脑血管病变(脑出血、脑梗死)等直接或间接抑制呼吸中枢;脊髓灰质炎、重症肌无力、有机磷中毒及颈椎外伤等可损伤神经-肌肉传导系统,引起通气不足。

各种病因通过以下5个主要机制使通气和/或换气过程发生障碍,导致呼吸衰竭。临床上单一机制引起的呼吸衰竭很少见,往往是多种机制并存或随着病情的发展先后参与发挥作用。

(一)肺通气不足

正常成人在静息状态下有效肺泡通气量约为 4 L/min,才能维持正常的肺泡氧分压和二氧化碳分压。肺泡通气量减少会引起氧分压下降和二氧化碳分压上升,导致缺氧和 CO_2 潴留。

(二)弥散障碍

弥散障碍是指 O_2、CO_2 等气体通过肺泡膜进行交换的物理弥散过程发生障碍。静息状态时,流经肺泡壁毛细血管的血液与肺泡接触的时间约为 0.72 秒,氧气完成气体交换的时间为 0.25~0.30 秒,CO_2 只需 0.13 秒,然而 O_2 的弥散能力却仅为 CO_2 的 1/20,因此在弥散障碍时,通常以低氧血症为主。

(三)通气/血流比例失调

血液流经肺泡时,O_2 和 CO_2 能进行充分气体交换,除需有正常的肺通气功能和良好的肺泡膜弥散功能外,还取决于肺泡通气量与血流量之间的正常比例。正常成人静息状态下,通气/血流比值约为 0.8。肺泡通气/血流比值失调有以下 2 种主要形式。①部分肺泡通气不足:肺部病变如肺泡萎陷、肺炎、肺不张、肺水肿等引起病变部位的肺泡通气不足,通气/血流比值<0.8,致使流经肺泡毛细血管的部分血液未经气体交换直接进入肺静脉,故又称肺动-静脉样分流或功能性分流。②部分肺泡血流不足:肺血管病变如肺栓塞引起栓塞部位血流减少,通气/血流比值>0.8,肺泡通气不能被充分利用,又称无效腔样通气。通气/血流比例失调通常仅导致低氧血症,而无 CO_2 潴留。

(四)肺内动-静脉解剖分流增加

肺动脉内的静脉血未经氧合直接流入肺静脉,导致 PaO_2 降低,是通气/血流比例失调的特例。在这种情况下,提高吸氧浓度并不能提高分流静脉血的血氧分压,分流量越大,吸氧后提高 PaO_2 的效果越差,若分流量超过 30%,吸氧并不能明显提高 PaO_2,常见于肺动-静脉瘘。

(五)氧耗量增加

发热、寒战、呼吸困难和抽搐均增加氧耗量,如严重哮喘时,用于呼吸的氧耗量可达到正常的十几倍。氧耗量增加,肺泡氧分压下降,正常人借助增加通气量以防止缺氧。故氧耗量增加的患者,若同时伴有通气功能障碍,则会出现严重的低氧血症。

三、临床表现

急性呼吸衰竭的临床表现主要是低氧血症所致的呼吸困难和多器官功能障碍。

(一)呼吸困难

呼吸困难时患者主观感到空气不足,客观表现为呼吸用力,伴有呼吸频率、深度与节律的改变。有时可见鼻翼翕动、端坐呼吸。上呼吸道疾病常表现为吸气性呼吸困难,可有三凹征。呼气性呼吸困难多见于下呼吸道不完全阻塞,如支气管哮喘等。胸廓疾病、重症肺炎等表现为混合性呼吸困难。中枢性呼吸衰竭多表现为呼吸节律不规则,如潮式呼吸等。出现呼吸肌疲劳者,表现为呼吸浅快、腹式反常呼吸,如吸气时腹壁内陷。呼吸衰竭并不一定有呼吸困难,如镇静药中毒,可表现为呼吸匀缓、表情淡漠或昏睡。

(二)发绀

发绀是缺氧的典型表现,当 $SaO_2 < 90\%$ 时,动脉血还原型血红蛋白增加,可在血流较大的耳垂、口唇、口腔黏膜、指甲等部位呈现青紫色的现象。另外应注意,发绀的程度与还原型血红蛋白含量相关,红细胞增多者发绀更明显,贫血者则发绀不明显或不出现。严重休克等原因引起末梢循环障碍的患者,即使 PaO_2 尚正常,也可出现发绀,称为外周性发绀。由于 SaO_2 降低引起的发绀,称为中央性发绀。发绀还受皮肤色素及心脏功能的影响。

(三)精神神经症状

急性呼吸衰竭的精神症状较慢性呼吸衰竭明显,可出现精神错乱、躁狂、昏迷、抽搐等。如并发急性 CO_2 潴留,pH<7.3 时,可出现嗜睡、淡漠、扑翼样震颤,甚至呼吸骤停。严重 CO_2 潴留可出现腱反射减弱或消失、锥体束征阳性等。

(四)循环系统症状

一般患者会有心动过速、肺动脉高压,可发生右心衰竭,伴有体循环淤血体征。严重缺氧和 CO_2 潴留可引起心肌损害,亦可引起周围循环衰竭、血压下降、心律失常、心搏停止。

(五)消化系统和泌尿系统表现

严重呼吸衰竭对肝、肾功能都有影响,部分病例可出现丙氨酸氨基转移酶与血浆尿素氮升高;个别病例尿中可出现蛋白质、红细胞和管型。因胃肠道黏膜屏障功能损伤,导致胃肠道黏膜充血水肿、糜烂渗血或应激性溃疡,引起上消化道出血。

(六)酸碱失衡和水、电解质紊乱表现

患者易因缺氧而通气过度可发生呼吸性碱中毒。CO_2 潴留则表现为呼吸性酸中毒。严重缺氧多伴有代谢性酸中毒及电解质紊乱。

四、辅助检查

(一)动脉血气分析

动脉血气分析对于判断呼吸衰竭和酸碱失衡的严重程度及指导治疗具有重要意义。pH 可反映机体的代偿状况,有助于对急性或慢性呼吸衰竭加以鉴别。当 $PaCO_2$ 升高、pH 正常时,称为代偿性呼吸性酸中毒,若 $PaCO_2$ 升高、pH<7.35,则称为失代偿性呼吸性酸中毒。需要指出,由于血气受年龄、海拔高度、氧疗等多种因素的影响,在具体分析时一定要结合临床情况。

(二)肺功能监测

尽管在某些重症患者,肺功能监测受到限制,但通过肺功能监测能判断通气功能障碍的性质(阻塞性、限制性或混合性)和是否合并有换气功能障碍,以及通气和换气功能障碍的严重程度。而呼吸肌功能测试能够提示呼吸肌无力的原因和严重程度。

(三)胸部影像学检查

胸部 X 线检查、胸部 CT 检查有助于发现引起呼吸衰竭的气道疾病、肺实质疾病、肺间质疾病、胸膜疾病等病因;肺动脉 CT 检查、肺通气/灌注显像检查、右心导管及肺动脉造影检查有助

于发现或排除引起急性呼吸衰竭的肺血管疾病。

（四）支气管镜检查

支气管镜检查可用于明确大气道情况,获取下呼吸道病原学标本及病理标本。

（五）心电图及超声心动图检查

心电图及超声心动图检查有助于明确是否存在引起呼吸衰竭的左心/右心疾病及肺血管疾病。心电图应在临床诊查中常规开展,超声心动图可根据临床线索酌情开展。

（六）脑部检查

头颅 CT 检查、磁共振成像或脑脊液穿刺有助于脑血管疾病等神经系统疾病的发现,若临床考虑呼吸衰竭病因与此相关,建议完善此项检查进一步确诊。

五、诊断与鉴别诊断

（一）诊断

（1）病史:有发生急性呼吸衰竭的疾病,如气道阻塞性疾病、肺水肿、胸廓及胸壁疾病、麻醉药过量等;有可能诱发急性呼吸衰竭的病因,如严重感染、腹膜炎、胰腺炎、重度创伤、大面积烧伤、大手术等。

（2）临床表现:低氧血症及 CO_2 潴留导致的临床表现,如呼吸困难、发绀、精神神经症状、心血管系统表现等。

（3）血气分析:明确诊断急性呼吸衰竭,需要动脉血气分析,在海平面大气压下及呼吸空气时,$PaO_2 < 8.0$ kPa(60 mmHg),$PaCO_2$ 正常或偏低[< 4.7 kPa(35 mmHg)]可诊断为Ⅰ型呼吸衰竭;如 $PaO_2 < 8.0$ kPa(60 mmHg),伴有 $PaCO_2 > 6.7$ kPa(50 mmHg),则可诊断为Ⅱ型呼吸衰竭。

（4）肺功能、胸部影像学和纤维支气管镜等检查对于明确呼吸衰竭的原因至为重要。

（二）鉴别诊断

1.心源性肺水肿

心源性肺水肿导致的呼吸困难与体位有关,肺水肿的啰音多在肺底部,咳粉红色泡沫样痰,用利尿药、扩张血管药、强心药物治疗效果较好。

2.自发性气胸

自发性气胸出现呼吸困难症状常突然发作,伴一侧胸痛,患者紧张、胸闷,甚至心率增快、心律失常、强迫坐位、发绀、大汗、意识不清等。患侧局部隆起,呼吸运动和语颤减弱,叩诊呈鼓音,听诊呼吸音减弱或消失。

六、治疗

（一）保持呼吸道通畅

1.治疗方法

通畅的呼吸道是实施各种呼吸急救措施的必要条件。呼吸骤停患者常因体位不当、舌后坠、口咽部肌肉松弛、呼吸道分泌物等导致上呼吸道形成阻塞。呼吸急救的要点是使患者取仰卧位,头后仰、下颌向前,迅速清除呼吸道分泌物或异物。口对口呼吸是一种简便有效的临时急救措施。若患者牙关紧闭,则可改为口对鼻呼吸。当上气道阻塞不能解除时,可行紧急环甲膜切开术开放气道。若经上述处理,仍难以维持呼吸道通畅,或因病情需要长时间维持肺泡通气者,则需及时建立人工气道。一般有简便人工气道、气管插管、气管切开3种方法。简便人工气道主要有口咽通气道、鼻咽通气道和喉罩。气管插管和气管切开是重建呼吸道最为可靠的方法。紧急情况下多选择经口插管,其操作速度快于经鼻插管。气管插管位置正确时,双肺可闻及呼吸音(一侧肺不张等例外),而胃内无气泡声,可通过胸部影像学检查证实导管位置。判断气管内导管位置最可靠的方法是监测$PetCO_2$,若无法探测到CO_2则表明误插入食管。

2.治疗矛盾

建立人工气道的目的是保持患者气道通畅,有助于呼吸道分泌物的清除及进行机械通气。对接受机械通气治疗的患者,选择经鼻气管插管、经口气管插管还是气管切开,尚有一定的争议。经鼻气管插管舒适性优于经口气管插管,患者较易耐受,但管径较小不利于气道及鼻旁窦分泌物的引流,较容易发生医院获得性鼻窦炎,结果导致呼吸机相关性肺炎的发生增加。而经口气管插管对会厌的影响较明显,患者耐受性也较差,常需要使用镇静药。与气管插管比较,气管切开术所选择的管腔较大,气道阻力及通气无效腔量较小,有助于气道分泌物的清除,降低呼吸机相关性肺炎的发生率,但气管切开可引起皮肤出血和感染等相关并发症。

3.对策

目前主张机械通气患者建立人工气道可首选经口气管插管,经口气管插管的关键在于声门的暴露,在未窥见声门的情况下容易失败或出现较多并发症。对不适于经口气管插管的患者,或操作者对经鼻气管插管技术熟练仍可考虑先行经鼻气管插管。短期内不能撤除人工气道的患者应尽早行气管切开。尽管有研究表明早期选择气管切开术可减少机械通气天数 ICU 住院天数及呼吸机相关性肺炎的发生率,但目前认为对气管插管>14天者可考虑实施气管切开术。

目前使用的气管插管或气管切开内套管的气囊多为低压高容型,对气管黏膜的损伤较小,不再推荐定期气囊放气。一般认为,气囊的压力维持在 2.5～2.9 kPa(25～30 cmH$_2$O)既可有效封闭气道,又不高于气管黏膜的毛细血管灌注压,可预防气道黏膜缺血性损伤及气管食管瘘等并发症。应注意气道峰压过高仍可造成气道黏膜缺血性损伤。

建立人工气道后,应注意在无菌条件下行气道内分泌物的吸引和气道的湿化。机械通气时应在管路中常规应用气道湿化装置,但不推荐在吸痰前常规进行气道内生理盐水湿化,后者可导致患者的血氧在吸痰后短期内显著下降,特别多见于肺部感染的患者。临床可参照痰液的性质调整湿化液量。若痰液黏稠结痂,提示湿化不足;痰液稀薄,容易吸出,表明湿化满意。对呼吸机的管路可每周更换一次,若有污染应及时更换,管路中冷凝水应及时清除。

(二)氧疗

1.治疗方法

(1)鼻导管或鼻塞给氧:为常用吸氧工具。鼻导管经鼻孔缓慢插入,直达软腭水平(离鼻孔8～10 cm)。导管前段应有 4～6 个小孔,使氧气流分散,减少气流对黏膜的刺激,并可避免分泌物堵塞。鼻塞一端与输氧管连接,另一端塞入鼻前庭约 1 cm,该法较鼻导管舒服。FiO$_2$的计算可参照经验公式:FiO$_2$(%)=21+4×氧流量(L/min)。该法简便实用,无重复呼吸,无碍咳嗽、咳痰、进食等,患者易接受。其缺点:①FiO$_2$不稳定,随着患者呼吸深度和频率的变化而异;②易于堵塞,需经常检查;③对局部有刺激性,可致鼻黏膜干燥、痰液黏稠。

(2)面罩给氧:适用于 PaO$_2$明显降低,对氧流量需求较大的患者。①普通面罩:固定在鼻或口部的面罩有多种规格,一般借管道连接储气囊和氧源(中心供氧或氧气筒),有部分重复呼吸面罩、无重复呼吸面罩、带 T 型管的面罩 3 种。一般 FiO$_2$达 40% 以上,适用于缺氧严重且无 CO_2

潴留的患者。②空气稀释面罩(Venturi 面罩):据 Venturi 原理制成,氧气以喷射状进入面罩,而空气从面罩侧面开口进入面罩。因输送氧的喷嘴有一定的口径,以致从面罩侧孔进入空气与氧混合后可保持固定比例,比例大小决定 FiO_2 的高低。因高流速气体不断冲洗面罩内部,呼出气中的 CO_2 难以在面罩中滞留,因此基本为无重复呼吸。Venturi 面罩适用于 Ⅱ 型呼吸衰竭患者。该法的缺点为影响患者饮食、咳痰,体位变换时面罩容易移位或脱落。

2.治疗矛盾

人体内氧的储备极少,仅有 1.5 L 左右,机体每分钟耗氧量却在 250 mL 以上。因此,缺氧可给机体造成严重危害,其程度超过 CO_2 潴留。但长时间吸入高浓度氧可致呼吸系统、中枢神经系统、视网膜的毒性作用。研究表明,患者吸纯氧持续 6 小时以上或 $FiO_2 > 60\%$ 持续 48 小时,即可出现呼吸道黏膜及肺损伤。氧中毒也是急性呼吸窘迫综合征的诱因之一。早产儿吸入高浓度氧,可发生视网膜病变,严重者甚至出现失明。

3.对策

吸氧初始阶段,可给高浓度(100%)以迅速纠正严重缺氧,一般认为,FiO_2 越高,纠正缺氧的效果越好。一旦病情缓解,即应及时降低 FiO_2 在 50% 以下,使 SaO_2 在 90% 以上。必要时通过调整呼吸机参数(如提高 PEEP 增加平均气道压等)维持目标 PaO_2。在常压下 FiO_2 为 25% ~ 40% 的长期氧疗较为安全。由于氧解离曲线的 S 状特点,$PaO_2 > 10.7$ kPa(80 mmHg)后不会再显著增加血氧含量,故应选择能保持合适 PaO_2 的最低 FiO_2。

氧疗对不同原因所致低氧血症的效果有所差异,单纯因通气不足引起的缺氧对氧疗较敏感;其次为轻、中度通气血流比例失调和弥散障碍所致缺氧;效果最差的为重度肺换气功能障碍如肺内分流所致缺氧。氧疗的最终目的是通过提高 PaO_2,改善组织缺氧。若循环功能不全,即使 PaO_2 正常,因氧运输障碍也可能出现组织缺氧。此外,氧的运输主要以氧与血红蛋白结合的方式进行,严重贫血患者也会出现氧运输障碍。故一般要求血红蛋白水平 ≥ 120 g/L。

(三)机械通气

机械通气不仅用于治疗不同病因所致的呼吸衰竭,而且也用于预防呼吸衰竭的发生或加重。对心胸大手术后和严重胸部创伤患者,利用呼吸机帮助患者度过呼吸负荷加重阶段。关于机械通气治疗适应证选择的标准,目前尚无严格的规定,临床上需要综合考虑疾病的种类、患者的具体情况、对保守治疗的反应等。

1.无创机械通气

NPPV 是通过鼻/面罩等方法连接患者与呼吸机的正压通气。它可减少急性呼吸衰竭的气管插管或气管切开的需要,由于无须建立人工气道,NPPV 可以避免相应的并发症如气道损伤、呼吸机相关性肺炎等,同时减少患者的痛苦和医疗费用,提高生活质量,改善预后。随着临床应用经验的积累和鼻/面罩制作技术的改进,NPPV 已成为治疗呼吸衰竭的常规手段。

(1)治疗方法:患者经常规氧疗后 $SaO_2 < 90\%$ 时,应当考虑使用 NPPV。通常选择可提供较高流量、人机同步和漏气补偿功能较好、专用于 NPPV 的无创呼吸机。由于 NPPV 的局限性,它不适用于呼吸或心跳停止、自主呼吸微弱、昏迷、无力排痰、严重的器官功能不全(血流动力学不稳定、上消化道大出血等)、上气道或颌面部损伤/术后/畸形等。

临床常用持续气道正压和双水平正压通气 2 种通气模式。开始使用较低的压力,待患者耐受后再逐渐上调,尽量达到满意的通气和氧合水平,或调至患者可能耐受的最高水平。在 NPPV 的初始阶段,可首先选用口鼻面罩,患者病情改善后若还需较长时间应用则可换为鼻罩。

（2）治疗矛盾：自 NPPV 应用于临床后,最大的争议是对呼吸衰竭患者首选 NPPV 治疗是否一定优于有创正压通气。实践证明,不同的基础疾病显著影响 NPPV 的疗效。目前仅证实 NPPV 治疗 AECOPD 和急性心源性肺水肿并发呼吸衰竭的疗效,大量的证据表明 NPPV 可用于前者的一线治疗,能降低气管插管率,减少住院时间和病死率。对重症哮喘和肺炎并发的呼吸衰竭,有部分报道使用 NPPV 有效,但其有效性和安全性尚缺乏循证医学依据。

（3）对策：对于呼吸衰竭患者,若无使用 NPPV 的禁忌证可首先试用 NPPV,但在使用过程中应注意及时、准确地判断 NPPV 的疗效。后者对于是继续应用 NPPV,还是转换为有创机械通气具有重要意义,既可提高 NPPV 的有效性,又可避免延迟气管插管,从而提高 NPPV 的安全性。如使用 NPPV 后患者经皮 SaO_2 能明显改善,呼吸频率下降,辅助呼吸肌收缩减轻或消失,胸腹矛盾运动消失,血气指标提示氧合改善、CO_2 潴留减轻,则表明治疗有效。反之,应用 NPPV 1～4 小时病情不能改善者,应及时转为有创机械通气。应用 NPPV 可能失败的相关因素为基础疾病较重、意识障碍或昏迷、初始治疗反应不明显、呼吸道分泌物多、高龄、营养不良等。

2.有创机械通气

传统机械通气强调维持正常的动脉血气,因而常需要较高的通气压力和较大的潮气量,容易出现呼吸机相关性肺损伤。为克服传统机械通气的局限性,近年来提倡应用一些新的机械通气策略,如压力限制通气、容许性高碳酸血症等。压力限制通气指呼吸机按照设置的气道压力目标输送气体,其特点：一是吸气早期肺泡迅速充盈,有利于气体交换;二是人机协调性好,表现为吸气流速或压力上升时间可根据患者的需要加以调整。容许性高碳酸血症是指采用小潮气量(5～7 mL/kg)通气,容许 $PaCO_2$ 有一定程度升高。一般要求 $PaCO_2$ 上升的速度应＜1.3 kPa/h(10 mmHg/h),以便细胞内 pH 得到适当调整。关于 $PaCO_2$ 可以升高到何种水平,目前尚无统一标准,有认为机体可以耐受 $PaCO_2$ 为 10.7～12.0 kPa(80～90 mmHg)。

对于大多数接受气管插管、机械通气的患者,均主张给予低水平的 PEEP[0.3～0.5 kPa(3～5 cmH_2O)],以补偿因仰卧体位和经喉插管引起的容量下降。对于氧合不满意的患者,可提高 PEEP 水平。调节 PEEP 的水平应在最合适的 FiO_2(<0.6)条件下达到较好的动脉血氧合,通常 $\leqslant$1.5 kPa(15 cmH_2O)。有条件者根据压力容积曲线选择,PEEP 应高于低拐点 0.2 kPa (2 cmH_2O)。

（四）病因治疗

急性呼吸衰竭多有突发的病因,通常根据病史、体检、X 线检查及动脉血气即可做出诊断。针对不同病因,采取相应的措施是治疗急性呼吸衰竭的根本所在。上述各种治疗的目的也在于为原发病的治疗争取时间和创造条件。

（五）一般治疗

呼吸道感染既可诱发或加重呼吸衰竭,同时也是呼吸衰竭的常见并发症。应根据病情选用适宜的抗生素控制感染。使用抗生素的同时应注意及时清除呼吸道的分泌物。

（六）其他重要器官功能的监测与支持

呼吸衰竭往往会累及其他重要器官,因此应加强对重要器官功能的监测与支持,预防和治疗肺动脉高压、肺源性心脏病、肺性脑病、肾功能不全、消化道功能障碍和弥散性血管内凝血等。特别要注意防治多器官功能障碍综合征。

（温　巍）

第六章

循环系统重症

第一节 心 律 失 常

一、概述

(一)定义

正常情况下,心脏以一定范围的频率发生有规律的搏动,这种搏动的冲动起源于窦房结,以一定的顺序和速率传导至心房和心室,协调心脏各部位同步收缩,形成一次心搏,周而复始,为正常节律。心律失常是指心脏冲动的频率、节律、起源部位、传导速度或激动次序的异常。

(二)分类

心律失常按发生部位分为室上性(包括窦性、房性、房室交界性)心律失常和室性心律失常两大类;按发生时心率的快慢,分为快速型心律失常与缓慢型心律失常两大类;按发生机制分为冲动形成异常和冲动传导异常两大类。

1.冲动形成异常

(1)窦性心律失常:①窦性心动过速。②窦性心动过缓。③窦性心律不齐。④窦性停搏。

(2)异位心律。①被动性异位心律:逸搏及逸搏心律(房性、房室交界区性、室性)。②主动性异位心律:期前收缩(房性、房室交界区性、室性)、阵发性心动过速(房性、房室交界区性、房室折返性、室性)与非阵发性心动过速。③心房扑动、心房颤动。④心室扑动、心室颤动。

2.冲动传导异常

(1)干扰及干扰性房室分离:常为生理性。

(2)心脏传导阻滞:①窦房传导阻滞。②房内传导阻滞。③房室传导阻滞(一度、二度和三度房室传导阻滞)。④室内传导阻滞(左束支、右束支和分支传导阻滞)。

(3)折返性心律:阵发性心动过速(常见房室结折返、房室折返和心室内折返)。

(4)房室间传导途径异常:预激综合征。

3.冲动形成异常与冲动传导异常并存

反复心律和并行心律等。

4.人工心脏起搏参与的心律

起搏器所具有的时间周期、起搏、感知与自身心律的相互影响等。

二、病因与发病机制

(一)严重感染和创伤

在严重感染和创伤时,由于机体处于应激状态,交感神经系统激活,大量的儿茶酚胺释放入血,刺激心肌组织;严重感染时致病源释放的毒素可以导致急性中毒性心肌病变,心肌细胞兴奋性的改变;感染和创伤刺激氧自由基释放,导致心肌细胞中膜结构的氧化,功能改变,动作电位的异常;应激状态下机体分泌的 β-内啡肽增加,使自主神经系统的调节发生异常,出现心律失常。

(二)严重的心肌病变

发生急性心肌梗死、急性心肌炎、心脏手术后、心脏外伤、全身性疾病累及心脏等疾病时,由于对心肌组织的直接损伤或导致心肌缺血缺氧,引起心律失常。严重心脏病变及患者的应激状态所引起的体内儿茶酚胺过度释放,也可促进恶性心律失常的发生。

(三)呼吸系统病变

呼吸系统病变导致呼吸衰竭所引起的缺氧和 CO_2 潴留,可造成心肌细胞的脂肪变性、纤维化,出现异常的兴奋灶;缺氧和 CO_2 潴留本身以及由此引起的血浆儿茶酚胺的大量释放,均可以触发心肌自律细胞的后除极,异位起搏点自律性增高。

(四)中枢神经系统损伤

颅脑外伤、脑部手术或脑血管意外常由于对位于下丘脑、延髓、大脑皮质的血管运动中枢不同程度的损伤,出现脑水肿、颅内压升高等,应激状态引起的儿茶酚胺大量释放,脱水治疗引起的电解质失平衡等,可以引起各种类型的缓慢或快速心律失常。

(五)药物过量

如洋地黄中毒、奎尼丁晕厥等,由于对 Na^+-K^+-ATP 酶的过度抑制,导致细胞内 Ca^{2+} 增高,或引起 QT 间期不均匀地延长,心肌纤维之间形成异常折返环,出现快速或缓慢性心律失常。

(六)电解质紊乱

重症患者钾代谢紊乱是电解质紊乱引起心律失常的最常见原因。由于患者多处于禁食状态、肾功能异常、大量的液体量出入、不合理的补充,均可能是引起电解质紊乱的原因。

三、临床表现

(一)窦性停搏和窦房传导阻滞

在出现短暂窦性停搏或高度窦房传导阻滞时,大部分患者表现为心悸、疲乏,较长时间的窦性冲动消失,且低位起搏点不能以逸搏心律起搏时,可产生黑矇、晕厥,严重者出现意识丧失、抽搐。

(二)房室传导阻滞

在出现二度Ⅱ型或传导比例较大的高度房室传导阻滞时,大部分患者表现为心悸、疲乏,较长时间的室上性冲动不能下传,且低位起搏点不能以逸搏心律起搏时,可产生黑矇、晕厥,严重者出现意识丧失、抽搐。

(三)室上性快速心律失常

1.窦性心动过速

随着心率增快的程度,患者可以无症状,或出现不同程度心悸、胸闷等表现,以及引起窦性心动过速的原发病的表现。

2.房性期前收缩

患者多无症状,期前收缩频繁时,少数患者可出现不同程度心悸、胸闷等表现。

3.房性心动过速

患者临床表现取决于心动过速的频率,患者可出现不同程度心悸、胸闷等表现。严重者出现心绞痛、心力衰竭、血压下降,需要紧急处理。

4.心房扑动

患者临床表现取决于 F 波下传的程度,患者可出现不同程度的心悸、胸闷等表现。当出现心绞痛、心力衰竭、血压下降时,应采取紧急处理。

5.心房颤动

患者临床表现取决于心房颤动时的心室率,心室率不快时,患者可以无明显症状;快速心房颤动时患者可出现不同程度心悸、胸闷等表现,严重者可出现心绞痛、心力衰竭、血压下降。

6.阵发性室上性心动过速

(1)房室结折返性心动过速:根据发作时的心室率,患者可表现为不同程度心悸、胸闷等表现。当心室率>200 次/分时,患者可表现血流动力学的紊乱,如血压下降,并可能出现心绞痛、心力衰竭。在原有疾病的基础上,血流动力学的改变可以出现的更早,使患者的全身情况进一步恶化。

(2)房室折返性心动过速:根据发作时的心室率,患者可表现为不同程度心悸、胸闷等表现。当心室率>220 次/分时,患者可表现血流动力学的紊乱,如血压下降,并可能出现心绞痛、心力衰竭。在原有疾病的基础上,血流动力学的改变可以出现的更早,使患者的全身情况进一步恶化。当心室率进一步增快时,可能诱发室性心动过速、心室颤动等严重室律失常。

7.室性期前收缩

患者多无症状。期前收缩频繁时,少数患者出现不同程度心悸、胸闷等表现。

8.尖端扭转性室性心动过速

患者存在服用上述药物的病史。发作持续时间短者,患者可仅感觉心悸、头晕,发作终止后症状消失,但可反复出现。发作持续时间较长者,可出现一过性意识丧失、抽搐,发作间期意识可以恢复。随着发作越来越频繁,患者可进入持续的昏迷状态。

四、辅助检查

(一)心电图检查

心电图检查是诊断心律失常最重要、最常用的无创性的检查技术。需记录十二导联,并记录显示 P 波清楚导联的心电图长条,以备分析,往往选择 II 或 V_1 导联。心电图分析主要包括以下内容。

(1)心房、心室节律是否规则,频率如何。

(2)P-R 间期是否恒定。

(3)P 波、QRS 波群形态是否正常,P 波与 QRS 波的相互关系等。

(二)长时间心电图记录

1.动态心电图检查

动态心电图检查是在患者日常工作和活动情况下,连续记录患者 24 小时的心电图。其作用具体如下。

(1)了解患者症状发生如心悸、晕厥等,是否与心律失常有关。

(2)明确心律失常或心肌缺血的发作与活动关系,昼夜分布特征。

(3)帮助评价抗心律失常药物的疗效,起搏器、埋藏式心脏复律除颤器的效果和功能状态。

2.事件记录器

(1)普通事件记录器:应用于间歇、不频繁发作的心律失常患者,通过直接回放、电话、互联网将实时记录的发生心律失常及其发生心律失常前后的心电图传输至医院。

(2)埋植皮下事件记录器:这种事件记录器可埋于患者皮下,记录器可自行启动、检测和记录心律失常,应用于发作不频繁,可能是心律失常所致的原因不明晕厥患者。

(三)运动试验

运动试验用于运动时出现心悸的患者以协助诊断。但运动试验的敏感性不如动态心电图,须注意正常人进行运动试验时也可出现室性期前收缩。

(四)食管心电图检查

将食管电极导管插入食管并置于心房水平位置,能记录心房电位,并能进行心房快速起搏和程序电刺激,其作用:①可以提供对常见室上性心动过速发生机制的判断的帮助,帮助鉴别室上性心动过速。②可以诱发和终止房室结折返性心动过速。③有助于不典型预激综合征的诊断。④评价窦房结功能。⑤评价抗心律失常药物的疗效。

(五)临床心电生理检查

1.心电生理检查临床作用

(1)诊断性应用:确立心律失常诊断及类型,了解心律失常起源部位及发生机制。

(2)治疗性应用:以电刺激终止心动过速发作,评价某些治疗措施能否防止电刺激诱发心动过速;通过电极导管进行消融如射频、冷冻,达到治愈心动过速的目的。

(3)判断预后:通过电刺激确定患者是否易于诱发室性心动过速,有无发生猝死的危险。

2.心电生理检查适应证

窦房结功能测定,房室与室内传导阻滞,心动过速以及不明原因晕厥。

五、诊断与鉴别诊断

(一)诊断

心律失常的确诊依赖于心电图,相当一部分患者可根据病史和体征对心律失常的性质作出初步诊断。注意发作时的心率、节律(规则与否、漏搏感等)、发作起止与持续时间,发作时有无低血压、昏厥或近乎昏厥、抽搐、心绞痛或心力衰竭等表现,以及既往发作的诱因、频率和治疗经过,有助于判断心律失常的性质。

(二)鉴别诊断

不同的心律失常有其特有的临床特性:心率缓慢(<60次/分)而规则的以窦性心动过缓、2∶1房室传导阻滞、3∶1房室传导阻滞、完全性房室传导阻滞、窦房传导阻滞、房室交接处心律为多见;心率快速(>100次/分)而规则的常为窦性心动过速、室上性心动过速、心房扑动或房性心动过速伴2∶1房室传导阻滞,或室性心动过速;不规则的心律中以期前收缩、心房颤动或扑动、房性心动过速伴不规则房室传导阻滞多见;慢而不规则者多见于心房颤动(洋地黄治疗后)、窦性心动过缓伴窦性心律不齐、窦性心律合并不规则窦房传导阻滞或房室传导阻滞;心律规则而第一心音强弱不等(大炮音),伴颈静脉搏动间断不规则增强(大炮波)的,提示房室分离,多见于完全性房室传导阻滞或室性心动过速。

六、治疗

(一)药物治疗

抗心律失常药物仍然是目前治疗心律失常最常用和最主要的手段,具体应用多根据患者全身情况、心律失常类型、药物特性和药代动力学特点及临床经验进行。即使在电生理检查术或射频消融术中,也常常使用抗心律失常药。药物剂量要因人而异,通常推荐的方案仅供开始治疗时参考,要根据治疗反应不断调整,力求在达到满意疗效的同时,又能尽可能避免药物不良反应。常用的抗心律失常药物列举如下。

1.利多卡因

该药物主要用于急性心肌梗死、心脏术后或洋地黄中毒反应等引起的室性心律失常。静脉注射后 45～90 秒即有效,维持 10～20 分钟,首剂常用 50～100 mg/kg。以后视病情紧急程度,每 5～10 分钟可再次静脉注射 50 mg,共 3～4 次,有效后以 1～3 mg/min 静脉滴注维持。使用该药物可引起嗜睡、定向障碍、视力下降、躁动、抽搐等,偶可致左心室功能抑制及传导阻滞。

2.普罗帕酮

该药物对室性与室上性心律失常均有效。静脉注射每次 70 mg,稀释后于 5 分钟内缓慢静脉注射,可有口干、恶心、头痛、眩晕、胃部不适等不良反应,尚可引起传导阻滞、窦房结抑制、血压下降和心力衰竭等,目前该药物主要用于无器质性心脏病患者的心律失常。

3.美托洛尔

该药物可用于防止阵发性室上性心动过速及减慢心房扑动与心房颤动的心室率,也用于室性心律失常,对交感神经兴奋所致者疗效较好。静脉注射为 2.5～5.0 mg,2～3 分钟注完,5 分钟后可重复,至总量达 10～15 mg。不良反应包括显著窦性心动过缓、房室传导阻滞、心力衰竭加重及支气管痉挛,偶见恶心、呕吐、低血糖、直立性低血压等。

4.胺碘酮

该药物对室性及室上性心律失常均有效,因尚能延长旁路组织的不应期,故适用于预激综合征伴发的各种快速性异位心律的控制。静脉注射用于治疗快速性室性心律失常,剂量为 150 mg,10 分钟缓慢静脉注射,随后 1 mg/min,维持 6 小时,随后 18 小时为 0.5 mg/min。静脉短期应用无明显不良反应,显性预激伴心房颤动时,应用胺碘酮可阻断旁道前传,而保留逆传功能,既可有效控制心室率,又不影响旁道逆传,可继续进行旁道射频消融。静脉注射过快可致血压下降,应予以注意。

5.异丙肾上腺素

该药物为 β-肾上腺素能受体兴奋剂,可用来提高窦房结及潜在起搏点的自律性,并可加速房室传导,适用于治疗房室传导阻滞、病态窦房结综合征伴发的缓慢性心律失常。1～2 mg 溶于 500 mL 5%葡萄糖水内,缓慢静脉滴注。电生理检查术中常用来作为心动过速的诱发药物及用于心动过速消融效果的评价。

6.三磷酸腺苷

该药物主要用于终止室上性折返性心动过速,作用时间短暂,仅 10～20 秒。剂量 0.25～0.30 mg/kg,稀释至 10 mL,以最快速度静脉注射。也可先用 10 mg 静脉注射,无效时,可间隔

2～3分钟后重复静脉注射,每次剂量可增加3 mg,直至见效或总量达40 mg,给药后多在20～40秒内心动过速终止。不良反应常见面部潮红、恶心、胸闷、头晕和头痛等,尚可诱发支气管哮喘、心绞痛、窦性停搏、房室传导阻滞、室性期前收缩、室性心动过速等瞬间心律失常。病态窦房结综合征、房室传导阻滞、冠心病或支气管哮喘患者禁用。

7.阿托品

该药物通过降低迷走神经张力,加速窦性心律及房室和房内传导,可用于治疗窦性心动过缓、窦房传导阻滞、房室传导阻滞,以及窦房结功能低下而出现的异位节律,由于窦性心律增快而使异位搏动得以控制,也可作为电生理检查术中诊断用药,如房室结双径路。可用0.5～2.0 mg皮下注射或静脉注射。青光眼和前列腺肥大者禁用。

(二)射频消融

射频消融早已成为房室结折返性心动过速、房室折返性心动过速、局灶性房性心动过速、峡部依赖性心房扑动、特发性室性心动过速等快速性心律失常的一线治疗手段,对顽固性室性期前收缩和不适当窦性心动过速也显出高度的有效性和治愈性。

射频为30～300 MHz的高频正弦交流电,其中300～1 000 kHz被用于临床消融疗法,如此高频可产生热效应,但不激惹心肌兴奋性。导管消融以单极方式发放射频,电流在导管电极远端、心肌组织和背部板状电极之间构成环路。射频通过组织时,能产生阻抗热,阻抗热与电流密度平方成正比。导管电极与心肌组织界面的电流密度最大,故阻抗热最高;背部电极接触面积大,电流密度低,阻抗热极微。

射频热损伤可影响心肌细胞电生理特性,被认为是射频消融致组织损伤的主要机制。射频发放时,电极-组织界面温度在10秒内可迅速上升并达稳定,组织损伤范围在30～40秒可达稳定。心肌组织温度≥45 ℃时,可致静息膜电位显著去极化,动作电位上升速率呈温度依赖性增加,动作电位幅度和时间呈温度依赖性下降和缩短;温度在48 ℃时,细胞兴奋性呈可逆性丧失;温度＞45 ℃时,可致异常自律性产生,此可能是消融房室结慢径时,出现交界性心律的机制。

消融后几小时,心内膜损伤灶呈苍白色,中心部稍凹陷,表面附有纤维蛋白物,偶有出血或血栓。在界面温度≥100 ℃或阻抗突然升高的消融靶点,心内膜常焦化、破损并附有血栓。4～5天后,显微病理见损伤灶界限分明,中心区凝固坏死,周边出血伴炎细胞浸润。2个月后,损伤区缩小,瘢痕形成。

(三)心脏起搏

人工心脏起搏是由起搏器发放一定形式的脉冲电流,通过起搏电极传到心肌,局部心肌被兴奋并向周围传导,最终使整个心室或心脏兴奋收缩,从而代替心脏自身起搏点,维持有效心搏。若心肌已丧失兴奋-收缩特性,则起搏无效。人工心脏起搏系统由起搏器、导管电极和电池组成,具有起搏和感知2项基本功能。起搏器主要用于治疗缓慢性心律失常,也用于抑制快速性心律失常,还用于治疗与左心室、右心室收缩不同步相关的心力衰竭。人工心脏起搏有临时起搏和永久起搏之分,前者使用体外起搏器,后者使用埋藏式起搏器。

(四)体外电复律

应用高压脉冲电流,在瞬间使全部心肌同时除极,消除异位兴奋灶,打断心律失常折返环路,待自律性最高的窦房结最先恢复兴奋,发放冲动控制心脏,维持窦性心律。实行R波同步放电,使电脉冲落入R波降支或R波起始后30毫秒,即心室肌绝对不应期,称同步电复律,用于心室颤动、心室扑动以外的各种快速性心律失常的电复律。在心动周期的任何时间随机放电称非同步电复律,只用于心室颤动和心室扑动的电复律。心房扑动、心房颤动或室上速伴快速心室率,药物治疗无效,不能急诊实施消融治疗者,可选电复律。

(五)心内电复律

心房颤动的体内电复律治疗由于电极更接近心房肌,故理论上转复成功率更高,而所需能量低。体内转复前的准备工作与体外电复律相似。手术不需全身麻醉,必要时可给予镇静药物,复律前通常在 X 线引导下,将 3 根临时导管插入静脉系统。2 根表面积大的导管用于放电,第 3 根导管用于 R 波感知和同步,以及放电后的临时起搏。术中第 1 根复律导管常放置于冠状静脉窦远端,第 2 根复律导管最好放置于右心耳或右房侧壁。复律导管连接于体外双向除颤仪。第 3 根双极导管置于右心室心尖部,其近端与体外起搏器相连。左心房放电导管除可置于冠状静脉窦远端外,还可置于左肺动脉或通过未闭的卵圆孔置于左心房。

体内电复律并发症少见,多与插入和操作导管有关,其他并发症还包括除颤仪同步不良或应用抗凝剂导致出现并发症等。

(六)外科手术

外科手术治疗快速性心律失常不是一线治疗。射频消融难以成功的顽固性房室折返性心动过速且怀疑心外膜旁道者,可考虑外科手术。风湿性心脏病伴永久性心房颤动,在接受外科换瓣手术时,可同时做左心房迷宫手术或肺静脉隔离术,以求去除心房颤动。陈旧性心肌梗死合并室壁瘤及多源恶性心律失常,可切除室壁瘤以消除心律失常的病理基础。

（胡　君）

第二节　高血压危象

一、概述

(一)定义

高血压危象又称高血压急症,是指需要即刻采取措施降低血压(并非将血压降至正常范围)来减轻靶器官损害的临床情况,包括高血压脑病、颅内出血、不稳定型心绞痛、急性心肌梗死、伴肺水肿的急性左心衰竭、主动脉夹层动脉瘤、急性肾衰竭、症状性微血管病性溶血性贫血、先兆子痫/子痫。高血压危象大多数发生在既往有高血压病史者,很多患者发病前血压仅轻度升高。

(二)分类

高血压危象可依据患者血清肾素水平。

1.R 型高血压危象

该型又称为肾素-血管紧张素型高血压危象,血清肾素水平≥0.65 ng/(mL·h)。抑制肾素、血管紧张素 II 水平的药物对该型高血压危象有效,称为 R 药物。

2.V 型高血压危象

该型又称为容量依赖型高血压危象,血清肾素水平<0.65 ng/(mL·h),仅与体内容量有关。利尿剂、醛固酮受体拮抗剂、钙通道阻滞剂或 α 受体阻滞剂对该型高血压危象,称为 V 药物。

二、病因与发病机制

高血压危象的高发病率和病死率与患者未坚持服用降压药等原因密切相关。在患者教育及预防中加强诱因的管理,在治疗中去除诱因有利于降低高血压危象的发病率及病死率,所以明确高血压危象的诱因至关重要。导致血压急剧升高的常见病因:①停用降压药或未按医嘱服用降压药(最常见原因)。②服用影响降压药代谢的药物(非甾体抗炎药、类固醇、免疫抑制剂、抗血管生成治疗、胃黏膜保护剂等)。③服用拟交感毒性药品(可卡因、麦角酸二乙酰胺、安非他命)。④严重外伤、手术。⑤急、慢性疼痛。⑥急性感染。⑦急性尿潴留。⑧情绪激动、精神紧张、惊恐发作。⑨对伴随的危险因素(如吸烟、肥胖症、高胆固醇血症和糖尿病)控制不佳。在临床诊疗过程中还需要考虑继发性高血压病因,如嗜铬细胞瘤、肾脏疾病、肾动脉狭窄等。同时,高血压危象的靶器官损害如主动脉夹层、脑卒中等会加重血压升高,形成恶性循环。

高血压危象的发病机制尚未完全阐明,但核心机制是全身小动脉收缩痉挛,动脉血压突然急剧升高,导致高血压相关靶器官损害,多种神经体液因素及病理生理机制参与其中并相互影响,形成恶性循环。

在前述各种病因的作用下,引起神经反射、内分泌激素水平异常,使交感神经系统激活亢进、肾素-血管紧张素-醛固酮系统激活、缩血管活性物质(肾素、血管紧张素等)释放增加,导致全身小动脉收缩痉挛,短时间内动脉血压急剧升高。一方面,全身小血管收缩导致压力性多尿,循环血容量减少,进而反射性使肾素-血管紧张素-醛固酮系统进一步激活,全身和局部缩血管物质及促炎介质持续增加,加重病理损伤。另一方面,急剧升高的血压通过高剪切力造成内皮细胞受损,小动脉纤维素样坏死,引发器官缺血,血管活性物质进一步释放,造成恶性循环;同时,痉挛的小动脉无法发挥调节作用,自身调节能力失效;内皮受损引起凝血激活、血小板激活和纤维蛋白形成,导致血栓形成。有研究显示高血压危象可能还涉及免疫系统的异常。以上机制综合作用致使微循环损害,导致高血压危象的靶器官功能损害,出现各种临床表现。

高血压危象相关靶器官损害的核心在于微循环损害及自身调节障碍,损害往往同时发生在多个重要器官之间,除慢性未控制高血压患者的并发症,高血压危象还可出现高血压脑病、显著视网膜病变和高血压血栓性微血管病等特征性表现。血压急剧升高使脑自身调节不能阻止颅内压升高时,形成脑水肿及微小出血或梗死,出现高血压脑病;小动脉压力调节作用失效,毛细血管过度灌注导致渗出、水肿,引起视网膜病变;内皮损伤及微循环损害形成血栓的同时,导致血小板消耗和血管内溶血,出现高血压血栓性微血管病。需注意的是,妊娠期妇女或某些急性肾小球肾炎患者,尤其是儿童,发生高血压危象时血压升高可能并不显著,但高血压相关靶器官损害更严重。

三、临床表现

(一)症状

(1)患者常因情绪激动、精神紧张、过度疲劳或寒冷等诱发,每次发作历时短暂,多持续数分钟至数小时。偶尔可达数天,且易复发。

(2)患者突然起病,通常表现为头痛、恶心、呕吐、视力下降等,并伴有一系列自主神经功能紊乱的临床表现,如发热感、口干、多汗、手足震颤、心悸等。

(二)体征

1.血压改变

血压改变以收缩压突然升高为主,舒张压也可升高。心率增快,可＞110次/分。

2.自主神经功能失调症状

患者面色苍白、烦躁不安、多汗、心悸、手足震颤和尿频。

3.靶器官急性损害的表现

(1)冠状动脉痉挛:可有心绞痛,并发心脏病时可致心力衰竭和心律失常。

(2)脑部小动脉痉挛:短暂的失语、感觉过敏、半身麻木、偏瘫。

(3)肾动脉痉挛:可出现肾功能不全。

(4)前庭和耳蜗内小动脉痉挛:眩晕、耳鸣、恶心、呕吐和平衡失调。每次发作历时短暂,持续几分钟至数小时,偶可达数天,易复发。

四、辅助检查

(一)实验室检查

尿常规检查有持续性尿蛋白、血尿和管型尿,严重肾衰竭时尿比重固定在1.010左右。多数患者血浆肾素和肌酐水平有不同程度增高,血尿素氮水平增高。半数患者血钾水平降低,可能与继发性醛固酮增多有关。

(二)X线检查

X线检查可有主动脉型心改变。

(三)心电图检查

心电图检查可有左心室肥大、心肌劳损等改变,并可伴心律失常。

(四)超声心动图检查

超声心动图检查显示室间隔和左心室壁有对称性肥厚,主动脉内径增宽,左心室舒张功能异常等改变。

五、诊断与鉴别诊断

(一)诊断

临床诊断高血压危象,主要根据病情发展演变,其特点是周围血管阻力和舒张压均显著增高,常伴视网膜病变,短期内可引起肾衰竭,少数患者舒张压增高更明显。患者易发生高血压脑病,同时合并下列情况。

(1)血压＞18.7/12.0 kPa(140/90 mmHg),测量血压时注意袖带大小、松紧合适,位置正常。至少测量2次,若2次相差超过0.7 kPa(5 mmHg)时,再加测1次,取2次读数相近高值的平均值。若双上肢收缩血压差超过2.7 kPa(20 mmHg),应测四肢血压,注意有无主动脉炎症、缩窄或夹层动脉瘤。

(2)无绝对的血压升高界值规定,凡血压相对性升高时,重要靶器官进展性损伤,而且需要急诊处理者,均可诊为高血压危象。

(二)鉴别诊断

1.慢性肾盂肾炎

慢性肾盂肾炎常伴有高血压,有时临床表现有如高血压病,甚至可伴心脏扩大和心力衰竭,若肾脏症状不明显,可误诊为高血压病。因此,对这类患者必须详询病史和详查尿常规、尿培养和肾功能等进行鉴别。

2.肾动脉狭窄

本病可为单侧性或双侧性。病变性质可为先天性、炎症性(在我国常为多发性大动脉炎的一部分)和动脉粥样硬化性等。后者主要见老年人,前两者则主要见于青少年,其中炎症性者尤多见于30岁以下的女性。凡突然发生高血压(尤其青年或老年人),高血压呈恶性,或良性高血压突然加重,以及对药物治疗无反应的高血压患者,都应怀疑本症。体检时可在上腹部或背部肋脊角处听到高音调的收缩-舒张期或连续性杂音,可做静脉肾盂造影、核素肾图测定、腹部超声检查等有助于鉴别。

3.嗜铬细胞瘤

对血压波动明显,阵发性血压增高伴有心动过速、头痛、出汗、面色苍白等症状,或对一般降压药无反应,高血压伴有高代谢表现、体重减轻、糖代谢异常等患者要想到本病的可能。进一步的诊断需证实患者血浆或尿中儿茶酚胺或其代谢产物的浓度增高,然后经CT检查、核素检查或血管造影对肿瘤进行定位。

4.皮质醇增多症

本症除高血压外,还有向心性肥胖、面色红润、皮肤紫纹、毛发增多及血糖增高等表现,诊断一般不难。

六、治疗

(一)治疗原则

加强一般治疗,如吸氧、安静休息、心理护理、监测生命体征、维持水电解质平衡、防治并发症等,酌情可使用有效的镇静药消除患者恐惧心理。遵循"先救命后治病"的原则,在维持生命体征稳定的前提下,进行详细临床评估,判断患者是否存在高血压相关靶器官损害。

不伴有高血压相关靶器官损害的血压显著升高患者不建议紧急快速降压。血压突然下降会造成脑、心脏和肾脏缺血,导致心血管并发症,并影响预后。建议此类患者在初始(起始数小时内)以动态监测为主,在去除诱因、休息和监测下,给予口服短效降压药,如卡托普利 12.5～25.0 mg 或酒石酸美托洛尔 25 mg 口服,1 小时后可重复给药,门诊观察,直至降至 24.0/14.7 kPa(180/110 mmHg)以下。在 24～48 小时内将血压降至 21.3/13.3 kPa(160/100 mmHg)以下,之后调整长期治疗方案。

伴有高血压相关靶器官损害的患者应及时给予紧急有效的降压治疗。积极寻找血压升高的诱因并尽快纠正,不同临床类型的降压目标,降压速度不尽相同,因此我们应制定一个高血压急症总体降压原则作为指导,在明确诊断后再根据不同疾病的降压目标和速度进行控制性降压。

(二)需立即治疗的高血压急症

1.高血压脑病和主动脉夹层

高血压脑病和主动脉夹层需紧急降压,其治疗原则基本一致,要争分夺秒尽快降压,制止抽搐和防止严重并发症。但紧急降压到什么程度应视患者原有的基础血压而定,一般情况下先将血压降低 25% 左右为好(不超过 40%),或将血压先保持在 21.3/13.3 kPa(160/100 mmHg)左右。药物选择如下。

(1)硝普钠:是目前迅速降压首选药物。本药属动、静脉扩张剂,通过降低外周血管阻力而降压,降压作用发生和消失均迅速,使用硝普钠时应严密监测血流动力学。避光静脉滴注,一般剂量为 50~100 mg 加入 5%葡萄糖液 500 mL 中静脉滴注,开始剂量为 20 μg/min,视血压和病情可逐渐加量,剂量范围在 0.25~10.00 μg/(kg·min);将血压降至上述安全范围或稍低即可。持续静脉点滴不宜超过 72 小时,以避免发生硫氰酸盐中毒。不良反应有恶心、呕吐、出汗、肌肉抽搐等。本品应临时配制成新鲜药液,药液滴注超过 6 小时,应重新配制。

(2)硝酸甘油:大剂量静脉滴注硝酸甘油可明显扩张静脉和小动脉,在降压的同时,还能增加心、脑等部位的血供。一般剂量为硝酸甘油 10~30 mg 加入 500 mL 5%葡萄糖液中静脉滴注,血流动力学监测较硝普钠简单,不良反应较少,对合并冠心病、心肌供血不足和心功能不全者尤为适宜。

(3)乌拉地尔:α 肾上腺素能受体阻滞剂,具有中枢和外周性扩血管作用。首次静脉注射 25 mg,然后以 6 mg/(kg·min)静脉滴注,并根据血压调整滴速。

(4)二氮嗪:50~100 mg 快速静脉注射,应与呋塞米联用,以防止水、钠潴留。

(5)可乐定:0.15~0.30 mg 加入 20~40 mL 50%葡萄糖液中缓慢静脉注射。

(6)拉贝洛尔:兼有 α 和 β 受体阻滞作用,50 mg 加入 5%葡萄糖液 40 mL 中,以 5 mg/min 静脉推注。注射完后 15 分钟无效者,可重复注射 2~3 次,若 3 次无效则停用。

(7)利血平和硫酸镁:若无上述药物可用利血平 1~2 mg 皮下注射或肌内注射,或以 20 mL 5%葡萄糖液稀释后缓慢静脉注射,也可用 10 mL 25%硫酸镁深部肌内注射。

2.嗜铬细胞瘤急性发作性血压升高

此时首选酚妥拉明 5~10 mg 快速静脉注射,有效后维持静脉滴注。一般认为待收缩压降至 24.0 kPa(180 mmHg),舒张压降至 14.7 kPa(110 mmHg)后逐渐减量,并用口服降压药维持。也可选用拉贝洛尔,用法同上。

(三)允许短期内降压至要求水平的高血压次急症的治疗

高血压次急症病情尚未处于危重状态,患者一般情况良好,也无心、脑、肾的严重并发症,可采用口服降压药缓慢降压。具体药物选择:①选用血管扩张剂如硝酸甘油和硝普钠静脉滴注,加噻嗪类利尿剂。②选用钙通道阻滞剂如硝苯地平每次 10~20 mg 或尼群地平每次 10 mg,均每天 3~4 次口服;或其他的长效钙通道阻滞剂如硝苯地平控释片、非洛地平缓释片、氨氯地平等。③选用或加用 β 受体阻滞剂,如美托洛尔。④血管紧张素转化酶抑制剂,如卡托普利每次 25~50 mg,每天 3 次;依那普利每次 5~10 mg,每天 2 次,或贝那普利或福辛普利等长效血管紧张素转化酶抑制剂。⑤用 α 受体阻滞剂如特拉唑嗪等。

(孙新志)

第三节　主动脉夹层

一、概述

(一)定义

主动脉夹层是由各种原因导致的主动脉内膜、中膜撕裂,主动脉内膜与中膜分离,血液流入,致使主动脉腔被分割为真腔和假腔。典型的主动脉夹层可以见到位于真、假腔之间的分隔或内膜片,真、假腔可以相通或不通,血液可以在真、假腔之间流动或形成血栓。

(二)分类

1.DeBakey 分型

(1)Ⅰ型:夹层起源于升主动脉,扩展超过主动脉弓到降主动脉,甚至腹主动脉,此型最多见。

(2)Ⅱ型:夹层起源并局限于升主动脉。

(3)Ⅲ型:夹层起源于降主动脉左锁骨下动脉开口远端,并向远端扩展,可直至腹主动脉。

2.Stanford 分型

Stanford 分型将主动脉夹层分为 A、B 两型。无论夹层起源于哪一部位,只要累及升主动脉者称为 A 型,相当于 DeBakey Ⅰ 型和 Ⅱ 型;夹层起源于胸降主动脉且未累及升主动脉者称为 B 型,相当于 DeBakey Ⅲ 型。

二、病因与发病机制

主动脉夹层起病与多种因素有关,从作用时间来说包括先天性与后天性两类因素,从作用性质来说包括内因与外因两方面,内因导致主动脉壁结构强度降低,外因引起主动脉受力增加。

(一)先天性因素

先天性因素主要引起主动脉壁结构强度降低,从而诱发主动脉夹层的发生。如二叶主动脉瓣、主动脉缩窄、主动脉环扩张等。而在＜40 岁的发病患者中,多数与结缔组织病有关,如马方综合征、勒斯-迪茨综合征、埃勒斯-当洛斯综合征血管型和特纳综合征等。此外,研究表明约19％的胸主动脉瘤或主动脉夹层患者,有其他家族成员同时患病。在大多数家系中,表现为表型不同的显性遗传,尤其是发病年龄显著不同。这种家族性的动脉瘤及主动脉夹层致病基因已证实定位于 5 号染色体和 11 号染色体的长臂,具体位置尚未确定。

(二)后天性因素

后天性因素主要以外因起作用。如高血压、动脉粥样硬化、妊娠、心脏外科手术史、吸毒、外伤和医源性损伤等。

三、临床表现

(一)疼痛

疼痛是主动脉夹层患者最为普遍的主诉。主动脉夹层导致的疼痛常被描述为“撕裂样”或“刀割样”持续性难以忍受的锐痛。疼痛的部位和性质可提示主动脉夹层破口的部位及进展情况。Stanford A 型主动脉夹层常表现为前胸痛或背痛,Slanord B 型主动脉夹层常表现为背痛或腹痛,但两者疼痛部位可存在交叉。一项统计结果显示,88.1％的主动脉夹层患者发病时有疼痛症状,70.3％的患者为突发疼痛;Stanford A 型主动脉夹层患者有疼痛表现的占 89.4％,其中前胸痛占 76.3％,背痛占 66.8％,迁移痛占 12.3％;Stanford B 型主动脉夹层中背痛占 73.8％,腹痛占 14.2％。因此,对于剧烈胸背痛且伴高位病史及体征者应怀疑主动脉夹层的可能;出现迁移性疼痛可能提示夹层进展,如患者出现下肢疼痛,则提示夹层可能累及髂动脉或股动脉。部分患者亦可无疼痛症状。

(二)心脏并发症表现

心脏是 Stanford A 型主动脉夹层最常受累的器官。主动脉夹层可导致心脏正常解剖结构破坏或心脏活动受限从而引起相关症状,具体如下。

(1)夹层导致主动脉根部扩张、主动脉瓣对合不良等可引起主动脉瓣关闭不全,轻者无明显临床表现,重者可出现心力衰竭甚至心源性休克。

(2)夹层累及冠状动脉开口可导致急性心肌梗死、心力衰竭或恶性心律失常,患者可表现为典型的冠状动脉综合征,如胸痛、胸闷和呼吸困难,心电图 ST 段抬高和 T 波改变。

(3)夹层假腔渗漏或夹层破入心包可引起心包积液或心脏压塞,发生率约为 17.7%。

(4)急性主动脉瓣关闭不全、急性心肌缺血或梗死及心脏压塞常表现为心力衰竭。

(三)其他脏器灌注不良表现

主动脉夹层累及主动脉的其他重要分支血管可导致脏器缺血或灌注不良的临床表现,具体如下。

(1)夹层累及无名动脉或左颈总动脉可导致中枢神经系统症状,3%~6%的患者发生脑血管意外,患者表现为晕厥或意识障碍。

(2)夹层影响脊髓动脉灌注时,脊髓局部缺血或坏死可导致下肢轻瘫或截瘫。

(3)夹层累及一侧或双侧肾动脉可有血尿、无尿、严重高血压甚至肾衰竭。

(4)夹层累及腹腔干、肠系膜上动脉及肠系膜下动脉时可引起胃肠道缺血表现,如急腹症和肠坏死,部分患者表现为黑便或血便;有时腹腔动脉受累引起肝脏或脾脏梗死。

(5)夹层累及下肢动脉时可出现急性下肢缺血症状,如疼痛、无脉甚至下肢缺血坏死等。

四、辅助检查

(一)心电图检查

所有疑似主动脉夹层患者均应进行心电图检查,因为该病的症状与心肌梗死的部分症状重叠,需进行鉴别。此外,夹层若影响主动脉根部,会导致冠脉血流受影响,导致心肌梗死。主动脉夹层最常见的心电图异常是 ST 段压低。

(二)胸部 X 线检查

胸部 X 线检查可用来排除引起胸痛的其他原因,如气胸。对于疑似主动脉夹层的患者,初始影像学检查可选胸部 X 线检查,纵隔增宽是最常见的异常,尤其是在升主动脉夹层患者中,其他异常改变包括双主动脉球征、主动脉壁钙化内移、气管向右移位、心包积液、心脏扩大、左肺尖模糊、主动脉轮廓不规则和胸腔积液。

纵隔增宽需要考虑的原因包括淋巴瘤、肿瘤、淋巴结肿大和甲状腺肿等。如果主动脉夹层破裂,血液会渗入到同侧胸膜间隙,引起血胸。这是一个罕见的晚期表现,通常表明治疗将不成功,近期目标是止血和稳定血流动力学状态。

(三)CT 检查

CT 检查是快速准确诊断主动脉夹层的辅助检查方法,其敏感性和特异性均超过 90%,可作为可疑主动脉夹层患者的首选术前检查手段。

CT 增强扫描可以显示夹层累及范围,观察到将主动脉腔分为两部分的内膜层,并可以显示出无血流的分支血管,大部分夹层都能通过 CT 增强扫描确诊。

(四)MRI 检查

对于碘过敏、肾功能损害、妊娠及甲状腺功能亢进症或其他 CT 血管造影术相对或绝对禁忌的患者,MRI 检查可作为首选的替代检查手段。MRI 检查诊断主动脉夹层的敏感性和特异性均达到了 90% 以上。

除了形态学的显示,MRI 检查还能对瓣膜功能、内膜片的摆动、破口的血流、真/假腔内血流进行评价。MRI 检查是对慢性主动脉夹层患者进行评估的首选方式,还可以提供动态信息来辅助诊断和治疗决策过程。

(五)血管造影检查

血管造影检查曾被认为是主动脉夹层诊断的“金标准”,但是对于内膜片、内膜破口及主动脉双腔的显示并不优于 CT 血管造影术。作为一种侵入性有创操作,依靠血管造影明确 Stanford A 型主动脉夹层的诊断存在巨大的风险。因此,血管造影不作为主动脉夹层的常规诊断检查手段,仅作为 Stanford B 型主动脉夹层行覆膜支架置入手术中的辅助检查。

(六)超声心动图检查

超声心动图检查对主动脉夹层的诊断准确性较 CT 检查与 MRI 检查略低,但由于其便携性强,故可用于各种状态患者的术前、术中及术后评价。

多普勒超声检查可通过监测是否存在血流来区分真腔和假腔。超声检查还可以评估心脏负荷功能、血管内膜撕裂部位、夹层长度、心包积液和主动脉功能不全,特别是对升主动脉夹层患者。经胸超声心动图检查也可帮助制定手术计划和鉴别并发症高风险患者。

五、诊断与鉴别诊断

(一)诊断

急性胸背部疼痛合并典型的高血压,均应考虑到主动脉夹层的可能。急性重症下肢缺血,尤其是来诊时双侧下肢感觉、运动功能障碍的严重缺血患者,亦应进一步考虑或除外主动脉夹层的可能。慢性主动脉夹层多数可能没有任何症状,其诊断多来源于影像学检查。

(二)鉴别诊断

由于本病以急性胸痛为首要症状,鉴别诊断主要考虑急性心肌梗死和急性肺栓塞。此外,本病可产生多系统血管的压迫导致组织缺血或夹层破入某些器官,需与相应疾病鉴别。

六、治疗

主动脉夹层的治疗主要是防止主动脉夹层的扩展,因为其致命的并发症并非是夹层扩展本身,而是夹层扩展所造成的后果。对任何怀疑或确诊为主动脉夹层的患者,应立即采取适当的治疗,可使住院总死亡率降至 30% 以下,未经治疗的主动脉夹层患者的长期生存率很低。

对急性主动脉夹层要采取积极的药物治疗,降低收缩压和左室射血速度。内科治疗是所有主动脉夹层患者在影像学检查明确诊断之前早期治疗的基础,也可以作为不能或不愿意接受介入治疗和手术治疗患者的长期治疗手段。

(一)早期急症治疗

所有高度怀疑主动脉夹层的患者均应立即收入急症监护病房,监测血压、心率、CVP、尿量,必要时还需监测肺小动脉楔压和心排血量。早期治疗的目的是减轻疼痛,及时把收缩压降至 14.7~16.0 kPa(110~120 mmHg)或降至能足够维持心、脑、肾等重要器官灌注的低水平。同时,无论是否有收缩期高血压或疼痛,均应给予 β 受体阻滞剂,使心率控制在 60~75 次/分,以减低动脉左室射血速度,如此就能有效地稳定或中止主动脉夹层的继续扩展。

拉贝洛尔是有 α 受体阻滞作用的 β 受体阻滞剂,也可以降低左室射血速度和血压。初始剂量拉贝洛尔注射液 25～50 mg 加 10% 葡萄糖 20 mL,于 5～10 分钟内缓慢静脉推注,如降压效果不理想,可于 15 分钟后重复 1 次,直至产生理想的降压效果,总剂量不应超过 200 mg。一般静脉推注后 5 分钟,即可出现最大作用,约维持 6 小时;也可以 200 mg 加入 5%～10% 葡萄糖注射液或生理盐水 250 mL,以 1～4 mg/min 速度静脉滴注维持,直至取得较好疗效后停止滴注,而后可改用口服维持。

超短效的 β 受体阻滞剂艾司洛尔对血压不稳定的患者,特别是围术期的患者更有优势,可按需随时调整剂量或停药,通常采用 500 μg/kg 静脉注射,并以 50～200 μg/(kg·min) 速度持续静脉滴注。

乌拉地尔也被用于治疗急性主动脉夹层,它可选择性阻滞突触后 α1 受体,解除交感神经对血管的兴奋,扩张血管,同时激活中枢 5-羟色胺-ⅠA 受体,抑制心血管运动中枢的交感反馈调节。它的作用特点是降压的同时不引起反射性心动过速。乌拉地尔注射液初始剂量为 12.5～25.0 mg 加入生理盐水或 5%～10% 葡萄糖注射液 20 mL 内,5～10 分钟静脉注射,观察血压变化,5～10 分钟后,如有必要可重复注射 12.5～25.0 mg。为维持疗效或平稳降压需要,可将乌拉地尔注射液溶解在生理盐水或葡萄糖液中以 100～400 μg/min 速度静脉滴注。

在药物治疗中,若对 β 受体阻滞剂有禁忌者,钙通道阻滞剂如地尔硫䓬、非洛地平和肾素血管紧张素转换酶抑制剂等均可视患者的情况选用。

需要注意的是,合并有主动脉大分支阻塞的高血压患者,降低血压后能使缺血加重,不可采用过度降压治疗;对血压不高的患者,也不宜降压治疗,但可使用 β 受体阻滞剂以减低心肌收缩力。

(二)药物治疗

药物治疗的适应证主要包括 3 个方面:①主动脉远端夹层而无并发症。②稳定的、孤立的主动脉弓部夹层。③稳定的慢性主动脉夹层,即发病 2 周以上而无并发症的主动脉夹层。

长期的内科治疗目的仍在于控制血压和降低左室射血速度,收缩压应控制在 17.3 kPa (130 mmHg)以下,所选用的药物以兼备负性肌力作用和降压作用的药物为宜,如 β 受体阻滞剂、钙通道阻滞剂、肾素血管紧张素转化酶抑制剂等降压药物单用或联合应用,临床上也有良好的疗效。

(三)介入治疗

1.适应证

介入治疗不造成重要分支血管阻塞的 Stanford B 型主动脉夹层均可以进行介入治疗。在介入治疗可能造成重要分支阻塞的 Stanford B 型主动脉夹层,宜先行相关的血管旁路手术,再进行介入治疗。

2.禁忌证

(1)第 1 裂口位于升主动脉和主动脉弓的主动脉夹层暂不适合腔内治疗。

(2)径路血管因严重迂曲、狭窄不能容许输送器通过者不适合介入治疗。

(3)有严重伴存疾病如严重的肾功能障碍、严重的凝血功能障碍等不适合介入治疗。

(4)因恶性肿瘤或其他疾病预期寿命不超过 1 年者不适合介入治疗。

3.操作

介入治疗在导管室进行,应具备血管造影设备、血管器械和用于血管介入操作的各种导管、导丝等器具。支架型血管及输送系统应根据不同病变特点选择合适的产品。支架型血管直径的选择仍要求较近端颈部血管实际内径大 10%~20%。长度的选择应根据病变部位而定。手术过程中需全身麻醉,左肱动脉穿刺置造影导管,根据病变形态选择 X 线投照角度,造影检查第 1 裂口部位,评估病变血管及主动脉分支血管状况。

(四)手术治疗

1.手术指征

对于 DeBakey Ⅰ、Ⅱ型主动脉夹层,无论是急性期或慢性期,均宜采取以手术为主的综合治疗。急性期患者,特别是 DeBakey Ⅱ型主动脉夹层或合并主动脉瓣关闭不全者,应在积极药物治疗下急诊手术,可防止夹层继续剥离,降低主动脉破裂和急性左心衰竭的发生率。DeBakey Ⅲ型主动脉夹层急性期手术治疗效果与药物治疗大致相同,且截瘫发生率及死亡率较高。如破口与左锁骨下动脉距离>1 cm,即适合介入治疗。对不适合介入治疗的 DeBakey Ⅲ型主动脉夹层者,应采用积极的药物治疗,慢性期患者如主动脉直径不断增大或有局部隆起者,也应采用手术治疗。

出现以下情况应急诊手术:有主动脉破裂征象(大量胸腔积血,失血性休克),有主动脉破裂倾向者(药物治疗不能控制高血压,疼痛不能缓解,主动脉直径短期内迅速增大),重要脏器供血障碍。

2.术前准备

(1)药物治疗:适宜的药物治疗不仅是主动脉夹层的非手术治疗方法,同时也是手术前、手术后处理的重要手段,一旦确诊为急性主动脉夹层,甚至高度怀疑主动脉夹层而伴有高血压时,即应给予适当的药物治疗。药物治疗的目的是控制血压和心排血量,防止主动脉破裂和夹层继续发展。

(2)控制血压:主动脉夹层一般以持续输入硝普钠为主,同时配合应用 β 受体阻滞剂或钙通道阻滞剂。慢性主动脉夹层可采用口服降压药及其他口服药物,以使血压维持在收缩压 13.3~14.7 kPa(100~110 mmHg)为宜。

(3)对症治疗:镇静止痛、止咳、控制左心衰竭等。

(4)一般支持治疗:卧床,保持大便通畅,纠正水、电解质紊乱,调整营养,纠正贫血、低蛋白血症。

(5)其他措施:在药物治疗过程中对患者进行持续监护,包括神志、四肢动脉压、脉搏、CVP、尿量、心电图及胸腹部体征;并发症或手术危险因素(包括糖尿病、冠心病、心功能不全、大动脉炎活动期等)的治疗;选择安静环境,卧床休息,避免情绪变化。

3.DeBakey Ⅰ、Ⅱ型主动脉夹层手术方法

DeBakey Ⅰ、Ⅱ型主动脉夹层手术的目的是封闭升主动脉撕裂口,根据夹层病变累及和扩展的范围而采用不同的方法。

(1)Bentall 手术:适用于马方综合征合并 DeBakey Ⅰ、Ⅱ型主动脉夹层,并有主动脉瓣病变者。手术时找到内膜裂口,切除病变部分,用 Teflon 垫片以"三明治"法关闭假腔,再用带瓣涤纶血管行主动脉瓣替换、升主动脉移植和左/右冠状动脉移植。

(2)Wheat 手术:适用于高血压或者动脉硬化所致的 DeBakey Ⅰ、Ⅱ型主动脉夹层,并有主动脉瓣病变者。方法与 Bentall 手术类似,但手术时仅需切除病变主动脉瓣,进行常规主动脉瓣替换,然后在左/右冠状动脉开口上方用涤纶人工血管在升主动脉行间置移植。

(3)Cabrol 手术:适用于整个主动脉根部受累,合并主动脉瓣环扩大,夹层累及室间隔,需要带瓣的人工血管置换术者。在主动脉瓣环上方环状切除升主动脉,切除受累的主动脉瓣,选择合适的带瓣人工血管缝合固定于主动脉瓣环上,把口径 10 mm 的涤纶人工血管吻合在左、右冠状动脉开口,然后和升主动脉人工血管行侧侧吻合。

(4)David 手术:适用于整个主动脉根部受累、瓣环正常或轻度扩大、瓣叶正常者。切除病变的主动脉窦,游离左/右冠状动脉成纽扣状,游离主动脉根部至瓣环水平。选择合适口径的人工血管,用带毡片的涤纶线间断并水平固定人工血管与主动脉根部。移植冠状动脉。最后完成人工血管与远端主动脉吻合。

(5)升主动脉移植术:适用于 DeBakey Ⅰ、Ⅱ 型主动脉夹层而主动脉瓣正常者。升主动脉游离后,在主动脉瓣膜连接处即右主动脉窦上方 1 cm 处切断升主动脉,远切端在无名动脉起点近端。把升主动脉远切端间断或者连续缝合以闭锁假腔,注意结扎时不要撕裂脆弱的内膜。选用合适口径的涤纶人工血管与升主动脉远切端连续端端吻合。用同样的方法处理人工血管与升主动脉的近切端。

(6)主动脉弓移植术:适用于 DeBakey Ⅰ、Ⅱ 型主动脉夹层合并主动脉弓分支狭窄者。切开主动脉弓,分别游离头臂血管和左锁骨下动脉或保留 3 个分支的"瘤壁岛",用带分支的人工血管或直筒人工血管行主动脉弓移植。

4.DeBakey Ⅲ 型主动脉夹层手术方法

DeBakey Ⅲ 型主动脉夹层的手术一种是主动脉病变修复技术,另一种是解决主动脉夹层所致的缺血并发症。这些方法可以单独应用,也可合并使用。

(1)人工血管置换术:适用于急性 DeBakey Ⅲ 型夹层,切除病变最严重的主动脉段;关闭夹层远端出口;重建远端主动脉和分支血流。DeBakey Ⅲ 型夹层中降主动脉上段是最常见的置换部位,术中维持主动脉远端的血供,降低脊髓缺血的风险。降主动脉远端伴有扩张性动脉瘤的患者需要置换全部降主动脉。夹层远端吻合口的重建位于膈肌水平时需要胸腹联合切口。急性期夹层不适合行全胸腹主动脉置换,慢性期夹层可采用 crawford 技术置换胸腹主动脉,预防 crawford Ⅰ 型和 Ⅱ 型胸腹主动脉瘤的形成。夹层累及主动脉分支血管时,可以进行局部主动脉置换,达到预防主动脉的扩张破裂和重建受累主动脉分支的动脉血供的目的。

(2)胸主动脉夹闭术:胸主动脉夹闭术适用于 Stanford B 型夹层,第 1 阶段用人工血管移植物通过胸腹正中切口进行升主动脉和腹主动脉旁路术,第 2 阶段从左侧锁骨下动脉远端阻断主动脉。

(3)"象鼻"技术:用于慢性胸主动脉瘤和 DeBakey Ⅰ 型主动脉夹层的治疗,近来逐渐用于 DeBakey Ⅲ 型主动脉夹层的治疗。手术取胸骨正中切口,心脏停搏深低温麻醉,取主动脉纵行或者横行切口,把 10~15 cm 长的人工血管插入降主动脉,近端固定在相对正常的主动脉壁组织上。

(4)夹层开窗术:开窗术为假腔制造一个足够大的流出道进入真腔,方法是夹层累及主动脉显露、控制、切开,主动脉夹层的隔膜被切除,主动脉重新关闭缝合。开窗术是一种姑息方法。

(5)主动脉分支重建:如果开窗术失败,可以选择特殊主动脉分支重建术。理想的供血动脉应该开口于夹层的近端,甚至可以来自锁骨下动脉、腋动脉或者升主动脉。这类手术复杂,而且远期通畅率不高。某些情况下,可以选择供血动脉来自无夹层的髂动脉和股动脉,比如股-股动脉旁路、髂-肾动脉旁路以及髂-肠系膜上动脉旁路等,或者内脏动脉,比如肾-肠系膜上动脉旁路、肠系膜上动脉-肾动脉旁路或者肾-肝动脉旁路等。

(郑德伟)

第四节　急性冠脉综合征

一、概述

(一)定义

急性冠脉综合征是以冠状动脉粥样硬化斑块破裂或侵袭,继发完全或不完全闭塞性血栓形成病理基础的一组临床综合征,包括急性 ST 段抬高心肌梗死、急性非 ST 段抬高心肌梗死和不稳定型心绞痛。

急性冠脉综合征是一种常见的严重的心血管疾病,是冠心病的一种严重类型。常见于老年、男性、绝经后女性,以及吸烟、高血压、糖尿病、高脂血症、腹型肥胖和有早发冠心病家族史的患者。急性冠脉综合征患者常表现为发作性胸痛、胸闷等症状,可导致心律失常、心力衰竭,甚至猝死,严重影响患者的生活质量和寿命。如及时采取恰当的治疗方式,则可大大降低病死率,并减少并发症,改善患者的预后。

(二)分类

1.ST 段抬高型急性冠脉综合征

ST 段抬高型急性冠脉综合征是指 ST 段抬高型心肌梗死,大多数在冠状动脉病变的基础上,发生冠脉血供急剧减少或者中断,使相应的心肌严重而持久的急性缺血所致。

2.非 ST 段抬高型急性冠脉综合征

非 ST 段抬高型急性冠脉综合征包括非 ST 段抬高型心肌梗死和不稳定型心绞痛,是由于动脉粥样斑块破裂或糜烂,伴有不同程度的表面血栓形成、血管痉挛及远端血管栓塞所导致的一组临床症状。

二、病因与发病机制

绝大多数急性冠脉综合征是冠状动脉粥样硬化斑块不稳定的结果。极少数急性冠脉综合征由非动脉粥样硬化性疾病所致(如动脉炎、外伤、主动脉夹层、血栓栓塞、先天异常、滥用可卡因、心脏介入治疗并发症)。

当冠状动脉的供血与心肌的需血之间发生矛盾,冠状动脉血流量不能满足心肌代谢的需要,引起心肌急剧的、暂时的缺血缺氧时,即可发生心绞痛。冠状动脉粥样硬化可造成一支或多支血管管腔狭窄和心肌血供不足,一旦血供急剧减少或中断,使心肌严重而持久地急性缺血达 30 分钟以上,即可发生急性心肌梗死。

急性冠脉综合征这组病症是一个连续体,彼此之间存在交叉也存在着差别。其共同的病理生理基础是在多种因素作用下由"稳定斑块"向"不稳定斑块"转变,导致冠状动脉粥样硬化斑块破裂或糜烂,随之血小板活化、凝集和凝血酶形成,最终导致血栓形成或微小栓塞,造成一组呈波谱样分布的病症。

斑块破裂因素包括高血压、糖尿病、高血脂、超重及吸烟。斑块一旦破裂,在炎症细胞的介导下,血小板黏附、激活、聚集,凝血酶激活与纤维蛋白结合,导致血栓形成。大多数 ST 段抬高心肌梗死的血栓为富含红细胞和纤维蛋白的红血栓,完全闭塞梗死相关冠状动脉。大多数非ST段抬高型急性冠脉综合征的血栓为富含血小板的白色血栓或灰血栓,周期性不完全闭塞相关冠状动脉。

三、临床表现

(一)ST段抬高型急性冠脉综合征

1.先兆

少数患者发病前数天内有乏力、胸部不适,活动时心悸、气急、烦躁、心绞痛等症状,其中,新近初发的心绞痛或原有的心绞痛加重为最典型。

2.疼痛

疼痛是大多数患者最先出现的典型症状,多发生于清晨,常为无明显诱因下出现类似于心绞痛的疼痛表现,持续时间长,休息或口服硝酸甘油无法缓解。

患者的发作性胸痛为放射性疼痛,伴有压榨感、压迫感或烧灼感,患者还常有胸闷或濒死感。患者的疼痛部位有时可为上腹部,甚至下颌、颈部、背部上方等,需注意与消化道疾病所致疼痛、普通牙痛、骨关节痛相鉴别。

3.全身症状

一些患者可出现发热,多由坏死物质被吸收所致,一般体温为38℃左右,可持续一周。

4.胃肠道症状

胃肠道症状主要表现为恶心、呕吐、上腹部胀痛。

5.心律失常

大部分患者可出现心律失常,多发生于起病1~2天,以24小时内最为多见。患者可表现出心悸、心慌、头晕、乏力,甚至晕厥。

6.低血压和休克

低血压较休克更为常见,患者可表现为烦躁不安、面色苍白、皮肤湿冷、大汗淋漓、尿量减少、神志迟钝,甚至晕厥等。

7.心力衰竭

心力衰竭可在起病最初几天或疼痛、休克好转阶段发生,患者可表现为咳嗽、呼吸困难、发绀、烦躁等,严重者出现肺水肿、颈静脉怒张、肝大、全身水肿等。

(二)非ST段抬高型急性冠脉综合征

(1)静息时或夜间发生心绞痛,持续时间常>20分钟。

(2)新近发生心绞痛,病程在2个月以内,且心绞痛程度严重,较轻的体力劳动即可诱发。

(3)近期出现心绞痛并逐渐加重,包括发作频度增加、持续时间延长、严重程度增加、疼痛放射到新部位。

(4)患者症状发作时可能伴发出汗、皮肤苍白湿冷、恶心、呕吐、心动过速等。

(5)心绞痛通过休息或口服硝酸甘油无法缓解。

(6)部分患者症状不典型,尤其是老年女性和糖尿病患者。

四、辅助检查

(一)心肌损伤的生物学标志

心肌损伤标志物的检测主要用于心肌缺血坏死的诊断及临床预后的判断。目前,临床上常用的有肌酸激酶同工酶、肌红蛋白和肌钙蛋白。

1.肌酸激酶同工酶

肌酸激酶同工酶一直是评估急性冠脉综合征的主要血清标记物之一。肌酸激酶同工酶在心肌坏死或梗死后3～4小时内升高。有研究表明在胸痛发作3小时内若肌酸激酶同工酶检测值升高,对判断心肌坏死的敏感性和特异性＞90%。肌酸激酶同工酶检测对非ST段抬高心肌梗死,尤其是无明显胸痛症状或心电图无诊断意义的非ST段抬高心肌梗死患者的早期初步筛查具有一定价值。溶栓治疗后梗死相关动脉开通时肌酸激酶同工酶峰值前移(14小时以内)。另外,肌酸激酶同工酶测定也适于诊断再发心肌梗死。但肌酸激酶同工酶并非心肌的特异性酶谱,在骨骼肌损伤时也显著升高,因此,在判断其意义时应联合其他标志物或结合临床综合考虑。肌酸激酶同工酶的亚型有助于诊断极早期(4小时以内)心肌梗死。

2.肌红蛋白

肌红蛋白是一种发现于心肌和骨骼肌中的低分子量血红素蛋白,可在心肌坏死后2小时检出,但缺乏心脏特异性,而且检测时间窗较小(＜24小时),尽管协助诊断价值有限,但由于其敏感性较高,且心肌坏死后出现于血浆中较早。因而对早期诊断,尤其是早期除外心肌缺血坏死的可能性具有重要临床价值。

3.肌钙蛋白

肌钙蛋白复合物包括3个亚单位:肌钙蛋白T、肌钙蛋白I和肌钙蛋白C,心肌肌钙蛋白是诊断心肌坏死最特异和敏感的首选心肌损伤标志物。肌钙蛋白I或肌钙蛋白T的分子量较肌酸激酶同工酶小,当心肌损伤后,先于肌酸激酶同工酶进入血液中,其持续升高时间达1～2周。肌钙蛋白检测除了在ST段抬高心肌梗死及非ST段抬高心肌梗死患者中明显升高外,研究表明其在部分不稳定型心绞痛患者亦升高,这类患者可能系高危不稳定型心绞痛,因不稳定性斑块及表面的白血栓反复脱落致远端小血管栓塞而引起局灶性心肌坏死,肌酸激酶同工酶可能仍在正常范围,但肌钙蛋白I或肌钙蛋白T已升高。在慢性肾功能不全时有极少数患者出现假阳性反应,在心肌炎、肺栓塞和急性心力衰竭患者可能也会升高。

(二)心电图检查

对于疑诊急性冠脉综合征患者,心电图检查具有重要的价值。静息心电图是诊断急性冠脉综合征的关键,ST段移位、T波改变及Q波出现是急性冠脉综合征最可靠的心电图标志。应反复检查并动态观察心电图的变化,注意与既往心电图比较,有症状或胸痛发作前、中、后心电图比较,往往有意外发现。必要时行24小时动态心电图检查,可以明确胸痛与心电图的关系。对非心肌缺血性胸痛如心肌炎、肺栓塞,也可通过特有的心电图改变辅助诊断。

静息状态症状发作时记录到一过性ST段改变,症状缓解后恢复正常,强烈提示急性心肌缺血,并高度提示存在严重冠心病。现有心电图提示急性心肌缺血,并与以前的心电图做比较,则可提高诊断的准确性。有可逆性ST段压低的急性冠脉综合征患者,其凝血酶活性增高,提示冠状动脉病变复杂并且有血栓形成。

根据临床表现拟诊急性冠脉综合征的患者,2个或2个以上导联ST段抬高超过1 mm(其中胸导联超过2 mm),提示冠状动脉闭塞导致透壁性缺血,考虑为ST段抬高心肌梗死,结合病史、体征、心肌损伤标记物,是否立即行冠状动脉再灌注治疗。如果胸前导联出现显著对称性T波倒置(≥0.2 mV),高度提示急性心肌缺血,多由冠状动脉左前降支严重狭窄所致。这类患者多有前壁心肌运动减弱,药物治疗的风险较大。非特异性ST段和T波改变(ST段抬高或压低＜0.05 mV或T波倒置＜0.2 mV)意义相对较小。Q波≥0.04毫秒表明曾经患过心肌梗死，对于诊断急性冠脉综合征的意义较小，却高度提示存在严重冠心病。

应当注意，有时胸痛患者心电图正常，也不能排除急性冠脉综合征。研究发现，其中1％～6％最终诊断为非ST段抬高心肌梗死，4％以上为不稳定型心绞痛。

(三)血常规检查

起病24～48小时后白细胞计数可增至(10～20)×10^9/L，中性粒细胞比例增高，C反应蛋白水平升高，均可持续1～3周。

(四)冠状动脉造影

冠状动脉造影通过注射造影剂后对心脏血管的显像，能够清晰准确地明确狭窄的血管及其部位，能够明确诊断、指导治疗并评估预后。

五、诊断与鉴别诊断

(一)诊断

急性冠脉综合征主要根据病史(胸痛特征和冠心病危险因素)、临床表现(左心功能不全、严重心律失常与休克体征)、辅助检查(心电图改变、心脏损伤标记物与冠状动脉造影)，确定是否为急性冠脉综合征。

(二)鉴别诊断

急性冠脉综合征主要需要与其他可造成胸痛、上腹部疼痛的疾病相鉴别，具体如下。

1.稳定型心绞痛

胸痛常由体力劳动或情绪激动(如愤怒、焦急、过度兴奋等)所诱发，饱食、寒冷、吸烟、心动过速、休克等亦可诱发。疼痛多发生于劳力或激动的当时，而不是在一天劳累之后。典型的心绞痛常在相似的条件下重复发生，但有时同样的劳力只在早晨而不在下午引起心绞痛。疼痛出现后常逐步加重，然后在3～5分钟内逐渐消失。停止原来诱发症状的活动或舌下含用硝酸甘油能在几分钟内使之缓解。

2.主动脉夹层

胸痛一开始即达高峰，常放射到背、肋、腹、腰和下肢，两上肢的血压和脉搏可有明显差别，可有主动脉瓣关闭不全的表现，偶有意识模糊和偏瘫等神经系统受损症状。但无血清心肌坏死标记物升高等可资鉴别。二维超声心动图检查、X线检查或磁共振体层显像有助于诊断。

3.急腹症

急性胰腺炎、消化性溃疡穿孔、急性胆囊炎、胆石症等，均有上腹部疼痛，可能伴休克。仔细询问病史、体格检查、心电图检查、血清心肌酶和肌钙蛋白测定可协助鉴别。

六、治疗

(一)一般治疗

所有ST段抬高心肌梗死患者应立即给予吸氧和心电、血压、血氧饱和度监测，及时发现和处理心律失常、血流动力学异常和低氧血症。ST段抬高心肌梗死伴剧烈胸痛患者应迅速给予有效镇痛剂，如静脉注射吗啡3 mg，必要时间隔5分钟重复1次，总量不宜超过15 mg。注意保持患者大便通畅，必要时使用缓泻剂，避免用力排便导致心脏破裂、心律失常或心力衰竭。

(二)再灌注治疗

1.溶栓治疗

溶栓治疗快速、简便,在不具备经皮冠脉介入术条件的医院或因各种原因使首次医学接触时间至经皮冠脉介入术时间明显延迟时,对有适应证的 ST 段抬高心肌梗死患者,静脉内溶栓仍是较好的选择。

溶栓剂的选择:建议优先采用特异性纤溶酶原激活物。重组组织型纤溶酶原激活物阿替普酶可选择性激活纤溶酶原,对全身纤维蛋白溶解活性影响较小,无抗原性,是目前最常用的溶栓剂。但其半衰期短,为防止心肌梗死相关动脉再阻塞需联合应用肝素。其他特异性纤溶酶原激活物还有瑞替普酶和替奈普酶等。非特异性纤溶酶原激活物包括尿激酶和尿激酶原,可直接将循环血液中的纤溶酶原转变为有活性的纤溶酶,无抗原性和变态反应。

2.介入或手术治疗

ST 段抬高的急性冠脉综合征患者,应评估即刻再灌注治疗的可能性和必要性,尽可能早期再灌注治疗,包括经皮冠脉介入术或冠状动脉旁路手术。

对于临床上血流动力学不稳定的急性冠脉综合征患者和/或难以即刻启动心导管检查者,可考虑主动脉内反搏治疗支持。

对于药物治疗后病情稳定的急性冠脉综合征患者,应进行危险分层和处理,处理策略包括早期干预和早期保守两大类。

对于药物治疗 12～48 小时后病情稳定的患者,临床处理上有 2 种倾向。一种是早期干预:对所有的无血管再通治疗禁忌的患者进行常规的冠状动脉造影检查,并依据造影结果进行血管再通治疗。另一种是早期保守:对所有患者进行药物保守治疗 12～48 小时,然后进行负荷试验检查并对左心室功能进行评价,仅对于有缺血反复发作、运动试验强阳性、左心室功能严重减低者进行冠状动脉造影检查和必要的再血管化治疗。

(三)抗栓治疗

1.抗血小板治疗

(1)阿司匹林:通过抑制血小板环氧化酶使血栓素 A2 合成减少,达到抗血小板聚集的作用。所有无禁忌证的 ST 段抬高心肌梗死患者均应立即口服水溶性阿司匹林或嚼服肠溶阿司匹林 300 mg,继以 75～100 mg/d 长期维持。

(2)P_2Y_{12} 受体抑制剂:干扰二磷酸腺苷介导的血小板活化。ST 段抬高心肌梗死直接经皮冠脉介入术患者,应给予负荷量替格瑞洛 180 mg,以后每次 90 mg,每天 2 次,至少 12 个月;或氯吡格雷 600 mg 负荷量,以后每次 75 mg,每天 1 次,至少 12 个月。肾功能不全患者无须调整 P_2Y_{12} 受体抑制剂用量。ST 段抬高心肌梗死静脉溶栓患者,如年龄≤75 岁,应给予氯吡格雷 300 mg 负荷量,以后 75 mg/d,维持 12 个月。如年龄＞75 岁,则用氯吡格雷 75 mg,以后 75 mg/d,维持 12 个月。挽救性经皮冠脉介入术或延迟经皮冠脉介入术时,P_2Y_{12} 抑制剂的应用与直接经皮冠脉介入术相同。未接受再灌注治疗的 ST 段抬高心肌梗死患者可给予任何一种 P_2Y_{12} 受体抑制剂,如氯吡格雷 75 mg、1 次/天或替格瑞洛 90 mg、2 次/天,至少 12 个月。

(3)血小板糖蛋白Ⅱb/Ⅲa 受体拮抗剂:在有效的双联抗血小板及抗凝治疗情况下,不推荐 ST 段抬高心肌梗死患者造影前常规应用血小板糖蛋白Ⅱb/Ⅲa 受体拮抗剂。高危患者或造影提示血栓负荷重、未给予适当负荷量 P_2Y_{12} 受体抑制剂的患者可静脉使用替罗非班或依替巴肽。直接经皮冠脉介入术时,冠状动脉腔内注射替罗非班有助于减少无复流,改善心肌微循环灌注。

2.抗凝治疗

(1)直接经皮冠脉介入术患者:静脉推注普通肝素,维持活化凝血时间250～300秒。联合使用血小板糖蛋白Ⅱb/Ⅲa受体拮抗剂时,静脉推注普通肝素,维持活化凝血时间200～250秒,或静脉推注比伐芦定0.75 mg/kg,继而以1.75 mg/(kg·h)速度静脉滴注,并维持至经皮冠脉介入术后3～4小时,以减低急性支架血栓形成的风险。出血风险高的ST段抬高心肌梗死患者,单独使用比伐芦定优于联合使用普通肝素和血小板糖蛋白Ⅱb/Ⅲa受体拮抗剂。使用普通肝素期间应监测血小板计数,及时发现肝素诱导的血小板减少症。磺达肝癸钠有增加导管内血栓形成的风险,不宜单独用作经皮冠脉介入术时的抗凝选择。

(2)静脉溶栓患者:应至少接受48小时抗凝治疗。①静脉推注普通肝素4 000 U,继以1 000 U/h静脉滴注。②根据年龄、体量、肌酐清除率给予依诺肝素。年龄<75岁的患者,静脉推注30 mg,继以每12小时皮下注射1 mg/kg;年龄≥75岁的患者仅需每12小时皮下注射0.75 mg/kg。如肌酐清除率<30 mL/min,则不论年龄,每24小时皮下注射1 mg/kg。③静脉推注磺达肝癸钠2.5 mg,之后每天皮下注射2.5 mg。如果肌酐清除率<30 mL/min,则不用磺达肝癸钠。

(3)溶栓后经皮冠脉介入术患者:可继续静脉应用普通肝素,根据活化凝血时间结果及是否使用血小板糖蛋白Ⅱb/Ⅲa受体拮抗剂调整剂量。对已使用适当剂量依诺肝素而需经皮冠脉介入术的患者,若最后一次皮下注射在8小时之内,经皮冠脉介入术前可不追加剂量,若最后一次皮下注射在8～12小时,则应静脉注射依诺肝素0.3 mg/kg。

(四)抗缺血治疗

急性冠脉综合征的抗缺血治疗目的在于缓解或解除心肌缺血,防止持续缺血引起心肌坏死,发生心肌梗死。目前应用的药物主要包括硝酸酯类药物、β受体阻滞剂、钙通道阻滞剂。

1.硝酸酯类药物

静脉滴注硝酸酯类药物用于缓解缺血性胸痛、控制高血压或减轻肺水肿。患者收缩压<12.0 kPa(90 mmHg)或较基础血压降低>30%、严重心动过缓或心动过速、拟诊右心室梗死的ST段抬高心肌梗死患者不应使用硝酸酯类药物。静脉滴注硝酸甘油应从低剂量开始,酌情逐渐增加剂量,直至症状控制、收缩压降低的有效治疗剂量。在静脉滴注硝酸甘油过程中应密切监测血压,如出现心率明显加快或收缩压≤12.0 kPa(90 mmHg),应降低剂量或暂停使用。使用硝酸酯类药物时可能出现头痛、反射性心动过速和低血压等不良反应。如硝酸酯类药物造成血压下降而限制β受体阻滞剂的应用时,则不应使用硝酸酯类药物。

2.β受体阻滞剂

β受体阻滞剂有利于缩小心肌梗死面积,减少复发性心肌缺血、再梗死、心室颤动及其他恶性心律失常,对降低急性期病死率有肯定的疗效。无禁忌证的ST段抬高心肌梗死患者应在发病后24小时内常规口服β受体阻滞剂。建议口服美托洛尔,从低剂量开始,逐渐加量。若患者耐受良好,2～3天后换用相应剂量的长效控释制剂。

以下情况时需暂缓或减量使用β受体阻滞剂:①心力衰竭或低心排血量。②心源性休克高危患者。③其他相对禁忌证:P-R间期>0.24秒、二度或三度房室传导阻滞、活动性哮喘或反应性气道疾病。

3.钙通道阻滞剂

不推荐ST段抬高心肌梗死患者使用短效二氢吡啶类钙通道阻滞剂;对无左心室收缩功能

不全或房室传导阻滞的患者,为缓解心肌缺血、控制心房颤动或心房扑动的快速心室率,如果β受体阻滞剂无效或禁忌使用,则可应用非二氢吡啶类钙通道阻滞剂。ST 段抬高心肌梗死后合并难以控制的心绞痛时,在使用β受体阻滞剂的基础上可应用地尔硫草。ST 段抬高心肌梗死合并难以控制的高血压患者,可在血管紧张素转换酶抑制剂、血管紧张素受体阻滞剂和β受体阻滞剂的基础上应用长效二氢吡啶类钙通道阻滞剂。

（潘　晓）

第五节　心 力 衰 竭

一、概述

(一)定义

心力衰竭是指有症状的心功能不全,是心脏的结构或功能障碍引起心室充盈和/或射血能力受损而导致的复杂临床综合征,它是所有类型心脏疾病的主要并发症,是一种临床诊断。

(二)分类

1.左心衰竭、右心衰竭和全心衰竭

左心衰竭由左心室代偿功能不全所致,以肺循环淤血为特征,临床上较为常见。单纯的右心衰竭主要见于肺源性心脏病及某些先天性心脏病,以体循环淤血为主要表现。左心衰竭后肺动脉压力增高,使右心负荷加重,右心衰竭继之出现,即为全心衰竭。心肌炎、心肌病患者左、右心肌同时受损,左、右心衰竭可同时出现而表现为全心衰竭。单纯二尖瓣狭窄引起的是一种特殊类型的心力衰竭,不涉及左心室的收缩功能,而直接因左心房压力升高而导致肺循环高压,有明显的肺循环淤血和相继出现的右心功能不全。

2.急性心力衰竭和慢性心力衰竭

根据心力衰竭发生的时间、速度、严重程度可分为急性心力衰竭和慢性心力衰竭。急性心力衰竭是因急性的严重心肌损害、心律失常或突然加重的心脏负荷,使心功能正常或处于代偿期的心脏在短时间内发生衰竭或慢性心力衰竭急剧恶化。临床上以急性左心衰竭常见,表现为急性肺水肿或心源性休克。慢性心力衰竭有一个缓慢的发展过程,一般均有代偿性心脏扩大或肥厚及其他代偿机制的参与。

3.射血分数降低性心力衰竭和射血分数保留性心力衰竭

对于心力衰竭的描述主要基于左室射血分数。左室射血分数<40%者称为射血分数降低性心力衰竭,即传统概念中的收缩性心力衰竭。左室射血分数≥50%的心力衰竭称为射血分数保留性心力衰竭,通常存在左心室肥厚或左心房增大等充盈压升高,舒张功能受损的表现,以前称为舒张性心力衰竭。大多数射血分数降低性心力衰竭患者同时存在舒张功能不全,而射血分数保留性心力衰竭患者也可能同时存在非常轻微的收缩功能异常。左室射血分数在 40%～49%者称为中间范围射血分数心力衰竭,这些患者通常以轻度收缩功能障碍为主,同时伴有舒张功能不全的特点。

二、病因与发病机制

几乎所有类型的心脏、大血管病变均可引起心力衰竭。心脏舒缩功能障碍大致可分为由原发性心肌损害及心脏长期容量和/或压力负荷过重。常见病因有心肌缺血、瓣膜性心脏病、心肌炎、长期高血压、浸润性疾病、甲状腺功能减退症、维生素缺乏、中毒、心律失常等。

Frank-Starling机制是参与短时适应的重要机制,即心肌收缩力的增加与舒张期心肌纤维的拉伸程度呈正相关(舒张末期心室的容积越大,拉伸程度越大)。舒张期心室充盈,肌节伸长,长度增加,伸长的心肌纤维使负荷增加导致心肌收缩力增加。

心室重构是指心室由于心肌损伤或负荷增加所产生的大小、形状、室壁厚度和组织结构等一系列变化,是病变修复和心室整体代偿及继发的病理生理反应过程。其变化包括心肌细胞肥大、凋亡,基因和蛋白质的再表达,心肌细胞外基质量和组成的变化。心力衰竭主要表现为心室结构、容量的变化。在心室重构过程中,去甲肾上腺素、血管紧张素Ⅱ、醛固酮、内皮素、血管升压素和促炎性细胞因子浓度均有升高,参与了钠潴留,收缩周围血管,直接作用于心脏,刺激心肌纤维化。

肾素-血管紧张素系统和交感-肾上腺素能系统活性增高。其兴奋作用将加速心力衰竭低排状态时心肌细胞死亡,血管收缩增加后负荷,进一步减少心排血量,从而加剧了心肌细胞的死亡。交感-肾上腺素能系统兴奋增加心肌能量消耗,也加速衰竭心肌细胞的死亡。

心室的主动舒张能力受损和心室顺应性降低导致心室舒张期的充盈障碍,因而每搏输出量降低,左心室舒张末压升高而发生心力衰竭。心肌缺血时,因为心室舒张的2个机制:心肌肌质网Ca^{2+}摄取能力的减弱和心肌细胞内游离Ca^{2+}水平的缓慢降低均属于耗能过程,因此其腺苷三磷酸供应不足时容易引起心肌舒张功能不全。

三、临床表现

(一)急性心力衰竭

突发严重呼吸困难,呼吸频率常达30～50次/分,强迫坐位、面色灰白、发绀、大汗、烦躁,同时频繁咳嗽,咳粉红色泡沫状痰。极重者可因脑缺氧而致神志模糊。发病开始可有一过性血压升高,病情如未缓解,血压可持续下降直至休克。听诊时两肺满布湿啰音和哮鸣音,心尖部第一心音减弱,心率快,同时有舒张早期第三心音奔马律,肺动脉瓣第二心音亢进。

心源性休克主要表现:持续性低血压,收缩压降至12.0 kPa(90 mmHg)以下持续30分钟以上,肺动脉楔压≥2.4 kPa(18 mmHg),心排血指数≤2.2 L/(min·m²),伴组织低灌注状态,如皮肤湿冷、苍白和发绀,尿量显著减少,意识障碍,代谢性酸中毒。

(二)慢性心力衰竭

1.左心衰竭

左心衰竭以肺循环淤血及心排血量降低表现为主,可表现出程度不同的呼吸困难。

(1)劳累性呼吸困难:是左心衰竭最早出现的症状,引起呼吸困难的运动量随心力衰竭程度的加重而减少。

(2)端坐呼吸:肺循环淤血达到一定的程度时,患者不能平卧,呼吸更为困难。高枕卧位、半卧位甚至端坐时方可使憋气好转。

(3)夜间阵发性呼吸困难:患者已入睡后突然因憋气而惊醒,被迫采取坐位,呼吸深快,重者可有哮鸣音,称之为"心源性哮喘"。大多于端坐休息后可自行缓解。此外,还可出现咳嗽、咳痰、咯血,开始常于夜间发生,坐位或立位时咳嗽可减轻,粉红色泡沫状痰为其特点。一些患者会出现少尿及肾功能损害症状,长期慢性的肾血流量减少可出现血尿素氮、肌酐升高并可有肾功能不全的相应症状。

2.右心衰竭

右心衰竭以体循环淤血的表现为主,同时可伴有消化道症状,包括胃肠道及肝脏淤血引起腹胀、食欲减退、恶心、呕吐等是右心衰竭最常见的症状。此外,还可伴有劳力性呼吸困难,但当左心衰竭合并右心衰竭时呼吸困难反而减轻。

3.全心衰竭

左心衰竭继发右心衰竭而形成的全心衰竭,因右心衰竭时右心排血量减少,因此以往的阵发性呼吸困难等肺循环淤血症状反而有所减轻。扩张型心肌病等同时存在左、右心室衰竭者,肺循环淤血症状往往不严重,主要表现为左心衰竭心排血量减少的相关症状和体征。

四、辅助检查

(一)X 线检查

心脏的外形和各房室的大小有助于原发心脏病的诊断。心胸比例可反映心脏大小。肺循环淤血的程度可判断左心衰竭的严重程度。慢性左心衰竭时可见肺叶胸膜增厚,或有少量胸腔积液;肺间质水肿时在两肺野下部肋膈角处可见到密集而短的水平线;肺泡性肺水肿时,肺门阴影呈蝴蝶状。右心衰竭继发于左心衰竭者,X 线检查显示心脏向两侧扩大。单纯右心衰竭者,可见右心房及右心室扩大,肺野清晰;也可见上腔静脉阴影增宽,或伴有两侧或单侧胸腔积液。

(二)超声心动图检查

测定左室收缩末期、舒张末期内径,并计算出射血分数、左室短轴缩短率和平均周径缩短率,可反映左心室收缩功能。测量收缩末期室壁应力/收缩末期容量指数比,是超声心动图测定整体左心室功能较为精确的指标,可在不同的前、后负荷情况下反映左心室功能。超声心动图是一种评估老年人心力衰竭左心室功能可靠而实用的办法。超声心动图测定左心功能有较高的特异性和敏感性,在82%的老年人中测定的左室射血分数是可靠的,而临床症状及体征缺乏敏感性和特异性。超声心动图测定左心室舒张功能亦较可靠。

(三)心电图检查

心电图检查可见心房、心室肥大,心律失常,心肌梗死等基础心脏病变。V_1 导联上 P 波终末负电势与肺动脉楔压有一定关系,在无二尖瓣狭窄时,P 波终末负电势 < -0.03 mm/s,提示早期左心衰竭的存在。

(四)实验室检查

1.N 末端脑钠肽前体和脑钠肽

N 末端脑钠肽前体半衰期相对较长(2 小时),浓度相对较稳定,有效控制时间长;血液中含量相对较高(比脑钠肽高 16～20 倍),检测相对较容易;精密度和敏感度更高,尤其适合早期诊断。脑钠肽半衰期相对较短(8 分钟),检测血液时间要求高,稳定性不高。血液中的脑钠肽水平可作为心室功能异常或症状性心力衰竭的诊断依据,并有助于鉴别呼吸困难的原因。

2.血常规检查

贫血为心力衰竭加重因素,白细胞计数增加及核左移提示感染,为心力衰竭常见诱因。

3.尿常规及肾功能检查

尿常规及肾功能检查有助于与肾脏疾病所致的呼吸困难和肾病性水肿的鉴别。

4.水、电解质紊乱及酸碱平衡的检测

低钾血症、低钠血症及代谢性酸中毒等是难治性心力衰竭的诱因。

5.肝功能检查

肝功能检查有助于与门脉性肝硬化所致的非心源性水肿的鉴别。

6.甲状腺功能检查

甲状腺功能亢进与减退是心力衰竭的病因和诱发加重因素。

五、诊断与鉴别诊断

(一)诊断

心力衰竭的诊断,首先应有明确的器质性心脏病的诊断,心力衰竭的症状、体征是诊断心力衰竭的重要依据,左心衰竭的肺循环淤血引起不同程度的呼吸困难,右心衰竭的体循环淤血引起的颈静脉怒张、肝大、水肿等是诊断心力衰竭的重要依据。

诊断心力衰竭的主要标准:阵发性夜间呼吸困难,颈静脉怒张,肺啰音,X线检查提示心脏扩大,急性肺水肿,第三心音奔马律,静脉压增高,肝颈静脉回流征阳性。治疗5天以上时间后体质量减轻≥4.5 kg。

诊断心力衰竭的次要标准:双踝部水肿,夜间咳嗽,活动后呼吸困难,肝大,胸腔积液,肺活量降低至最大肺活量的1/3,心动过速(≥120次/分)。

符合2项主要标准,或符合1项主要标准及2项次要标准者可确立诊断。

(二)鉴别诊断

1.支气管哮喘

支气管哮喘常有自青少年起的长期反复发作史、过敏史或呼吸系统感染反复支气管哮喘发作史,应用解痉药物如氨茶碱等有效,抗心力衰竭治疗则无效;肺部以哮鸣音为主,可有细、中湿啰音,双侧膈肌下移且固定,肺部叩诊可呈过清音,由于该病常反复发作因而患者常有永久性肺气肿征象。心源性哮喘有基础心脏病史和征象,年龄较大,多伴劳累性气促,肺部细湿啰音为主,多局限于肺底部,两肺底叩诊仍呈清音或变浊。此外,还可用呋塞米进行利尿治疗鉴别,心源性哮喘呋塞米静脉注射后病情可好转,支气管哮喘则无变化。

2.心包积液

心包内压的增高亦可压迫心脏,使静脉回流受阻,出现静脉系统淤血征象。这时需要与右心衰竭及全心衰竭鉴别,大量心包积液多有下列较特征性表现可资鉴别:扩大的心脏浊音界可随体位改变而有明显的变化;心音低弱遥远,心尖冲动减弱或消失;有积液所致的压迫征,如大量积液压迫肺脏所致的心包积液征,在左肩胛下区叩诊浊音伴管性呼吸音;压迫支气管、喉返神经、食管和肺导致干咳、呼吸困难、声音嘶哑和吞咽困难等。有时可闻及心包摩擦音,二维超声心动图可见积液所致的无回声区,不但可明确诊断,还可估计积液量。

3.缩窄性心包炎

缩窄性心包炎主要与慢性右心衰竭鉴别。慢性心包缩窄的劳累性呼吸困难和腹部胀满出现早,且很常见,逐渐表现体循环静脉压增高的征象,酷似慢性充血性心力衰竭。同时,缩窄性心包炎也是右心衰竭并不常见的病因,因其治愈可能性很大,识别此型心力衰竭极为重要。缩窄性心包炎常见于青少年,可无急性心包炎病史,腹水、肝大往往比下肢水肿明显,心脏一般不大,心尖冲动减弱,部分患者呈负性心尖冲动,心音弱,脉压小,约半数患者有奇脉。常有库斯莫尔征,表现为吸气时颈静脉膨隆更为明显或压力增加,并可出现心包叩击音,使用硝酸甘油则可使之消失。X线检查见右心缘僵直,可见心包钙化影。超声检查可发现心包增厚、僵硬及粘连。临床诊断实难确定而又实属需要时可开胸探查。

4.肝硬化腹水伴下肢水肿

既往存在肝硬化病史,患者腹胀比较明显,腹胀程度较重时往往憋喘症状并不算重,而心力衰竭患者憋喘较重时腹胀往往不会太重,无右心衰竭出现的颈静脉怒张及肝颈静脉回流征阳性等体征。

六、治疗

(一)药物治疗

1.传统"金三角"与"新金三角"治疗

传统心力衰竭治疗药物"金三角"包括血管紧张素转换酶抑制剂、β受体阻滞剂及醛固酮受体拮抗剂,这些药物能有效治疗心力衰竭,延缓心力衰竭的进展。目前治疗心力衰竭主要还是使用传统"金三角"治疗,但有严重肾功能不全的患者需要谨慎用药。"新金三角"主要是将血管紧张素转化酶抑制剂类药物替换成沙库巴曲缬沙坦钠,该药属于血管紧张素受体脑啡肽酶抑制剂,其能同时拮抗血管紧张素Ⅱ受体和脑啡肽酶,有效地抑制患者神经内分泌系统的激活。

研究表明"新金三角"方案在慢性心力衰竭患者治疗中的应用效果较好,使用"新金三角"患者的血清N末端脑钠肽前体水平、左室舒张末期内径、左室收缩末期内径均明显降低,再住院率、病死率也较传统"金三角"治疗明显降低,且左室射血分数及治疗的总有效率均明显高于传统"金三角"治疗。

2.新活素

新活素即冻干重组人脑利钠肽,是一种人工合成的外源性脑钠肽,对交感神经系统具有较好的拮抗作用,可保护心肌细胞功能、舒张平滑肌、扩张动静脉、减轻心脏负荷、延缓心脏重构,从而有效改善心功能,提高患者的生活质量,在临床治疗急性失代偿性心力衰竭中应用效果较好。

多项研究表明,新活素能够降低心力衰竭患者B型钠尿肽,明显提高左室射血分数,有效改善心脏血流动力学;可明显改善主要临床症状如呼吸困难、水肿等;增加患者尿量,对肾功能有一定改善作用;且无不良反应,特别是对老年顽固性心力衰竭患者较传统治疗心力衰竭药物疗效更确切。

还有研究表明,血管紧张素转换酶抑制剂类药物与新活素联合治疗重症心力衰竭的疗效较好,可改善患者心功能,特别是对急性心肌梗死后心力衰竭患者采用新活素治疗,有助于改善血管内皮功能,促进血液再灌注,缓解机体炎症反应及氧化应激反应,其不良反应较轻,但可引起直立性低血压,使用期间需密切监测血压。

3.左西孟旦

左西孟旦是一种Ca^{2+}增敏剂,其可与肌钙蛋白C结合,从而增加心肌收缩力、增加心排血量,其在发挥正性肌力作用的同时,不增加心肌耗氧量,从而减少了心律失常的发生;还可以抗炎、改善心肌重塑,主要用于传统治疗疗效不佳,并需要增加心肌收缩力的急性失代偿心力衰竭的短期治疗。

但左西孟旦在用药前应纠正严重的血容量较少症状,如出现血压及心率过度变化,应减慢输注速度,有肝、肾功能损伤的患者应禁用此类药物。

4.钠-葡萄糖协同转运蛋白-2抑制剂

钠-葡萄糖协同转运蛋白-2抑制剂最初是为治疗2型糖尿病而研发的,代表药物主要有卡格列净、恩格列净、达格列净,其主要是通过抑制近端小管的重吸收以及促进尿中糖的排泄来达到降低血糖的目的。该类药物使动脉粥样硬化性心血管疾病患者的强效应导致的主要心血管不良事件减少11%,且所有患者心肌梗死发生率总体降低,而那些有动脉粥样硬化病史的患者心肌梗死发生率总体也降低。

钠-葡萄糖协同转运蛋白-2抑制剂已成为射血分数减低的心力衰竭患者的一种新的基础治疗方法,其可同时干扰、驱动射血分数保留型心力衰竭病因的多个通路,并对被认为参与射血分数保留型心力衰竭的多个器官系统产生有利影响,如可减轻全身炎症,减少心肌肥厚、氧化应激和神经激素激活,改善心脏前负荷,改善微循环功能障碍等。

(二)器械治疗

心力衰竭的循证治疗包括神经激素拮抗剂和抗心律失常药物治疗,以减少心律失常的发生,但有研究表明,药物治疗达到心率和节律控制程度仍不理想,且心力衰竭死亡率仍然很高。心律失常是心力衰竭的主要病因之一,且心房颤动与收缩性心力衰竭常共存,并相互加剧,而室性心动过速及心室颤动也较常见,虽然大量研究表明药物治疗可降低心力衰竭患者的住院率及死亡率,但仍存在极大的挑战,尤其是对药物不耐受及药物治疗无效的患者。

目前,设备治疗越来越成熟,临床试验证实植入式心律转复除颤器、心脏再同步化和两者联合治疗可提高心力衰竭患者的生存率和生活质量。研究表明,植入式心律转复除颤器植入可使任何原因的死亡风险降低23%,死亡率降低7%。但还有研究表明,植入式心律转复除颤器植入对于患者年龄选择较大,对于年轻患者更受益,老年患者却无明显受益。心脏再同步化是QRS延长的心力衰竭患者的一种治疗选择。虽然植入式设备治疗已取得显著进展,但是为提高治疗稳定性、降低心力衰竭患者的病死率及复发率,仍需进行大规模的随机试验增加其在临床实践中的可行性、安全性及有效性。

(三)干细胞治疗

干细胞有望用于心力衰竭的治疗,特别是对于单心室生理学的患者。目前,众多干细胞群已被识别,小型和大型动物模型的临床前研究为干细胞治疗的有效性提供了证据。研究显示,干细胞的抗凋亡和抗纤维化潜能是其有效保护心室功能的主要因素,其还可降低B型钠尿肽水平,是一种安全有效的治疗方法,可减少适应性不良的心肌重塑,并可能改善心室功能恢复。右心室压力超负荷的临床前模型研究显示,间充质干细胞治疗组的心功能得到改善,间充质干细胞可抑制成纤维细胞活化,减少细胞外基质沉积,从而减少心室重构,改善心肌功能。在心球衍生细胞的首次临床试验中,心球来源的自体干细胞可逆转心室功能障碍,17例心肌梗死后患者接受了大量心球衍生细胞治疗,随访6个月后并未发现不良并发症;且与对照组比较,接受心球衍生细胞治疗的患者在6个月的随访中表现出心肌瘢痕减少、存活心肌细胞数量增加、局部收缩力增加。且有研究显示,干细胞治疗改善心脏功能的水平与年龄及给药时间密切相关,在诱发心肌梗死的啮齿类动物模型中,与梗死后1周给予间充质干细胞相比,梗死后立即经胸给予间充质干细胞可提高右心室射血分数,干细胞给药时年龄较小的患者右心室射血分数有较大改善,所以在干细胞治疗过程中,应尽可能早地干预并确保临床稳定性,同时对于确定最佳治疗年龄可能也很重要。但临床研究支持干细胞疗法在促进单心室患者心脏修复和功能改善方面的安全性和有效性还未完全被证实，仍需进一步明确干细胞治疗的确切优势，从而进一步提高患者的生存率及生活质量。

（潘　晓）

第六节　心源性休克

一、概述

（一）定义

心源性休克是指心排血量减少而致的周围循环衰竭。由于心脏排血能力急剧下降，或是心室充盈突然受阻，引起心搏量减少，血压下降，造成生命器官血液灌注不足，以迅速发展的休克为其临床特征。

（二）分期

心源性休克可根据病情进展进行分期，具体如下。

1. Ⅰ期

此期为代偿性低血压期，此时心排血量降低，低血压激发代偿机制，系统血管阻力增加。

2. Ⅱ期

此期为失代偿性低血压期，此时心排血量进一步下降，失代偿，血压和组织灌注下降。

3. Ⅲ期

此期为不可逆性休克期，此时血流量显著减少激活补体系统等缺血性介质，膜损伤进一步恶化，不可逆性心肌和外周组织损伤。

二、病因与发病机制

心源性休克最常见的病因为急性心肌梗死，15％的急性心肌梗死患者发生心源性休克。其他少见的原因有严重心律失常、急性心脏压塞、肺梗死、心肌炎或心肌病、心房黏液瘤、心脏瓣膜病和恶性高血压等，其发病机制具体如下。

（一）心室肌广泛破坏

心室肌广泛破坏使心室搏血功能急性衰减，心排血量和血压随之下降，引起冠状动脉灌注压下降，心率加快，心脏舒张期缩短，冠状动脉灌注时间缩短。因此，冠状动脉灌注量相应降低，严重者梗死区缺血加重，整个心脏供血亦减少，心肌代谢全面恶化导致心肌无力，心排血量进一步下降。据病理学研究，左室心肌体积40％～50％破坏或广泛心内膜下梗死均可发生心源性休克。

（二）心排血量减少

左心室残留血量增多，则左心室舒张期压力和容积均增加，左心室壁张力因而增高，导致冠状动脉灌注阻力增加，心肌耗氧量增多。在二者作用下，心肌缺血加重，心肌收缩力进步减弱，心排血量更趋减少。

(三)兴奋交感-肾上腺髓质系统

血液中儿茶酚胺水平增高,全身(除脑和心外)小动脉、微动脉、后微动脉和前毛细血管均处于紧缩状态,以维持一定的血压水平,保证心、脑的血供。但随着休克的发展,全身组织毛细血管灌注减少,缺氧代谢产物积聚,肥大细胞在缺氧时释出组胺,使前毛细血管及后微动脉转为舒张,但微静脉与小静脉对缺氧及酸中毒的耐受性较强,始终处于紧缩状态,因而出现毛细血管前阻力降低,毛细血管后阻力增高,血液"灌"而不"流",滞留于真毛细血管网内。这样一方面血管容量大大增加,回心血量因而减少;另一方面全身器官组织发生滞留性缺氧,毛细血管内静水压增高,加上缺氧的毛细血管通透性增加,血浆渗出于组织间隙,回心血量更为减少,有效循环血量不足,心排血量乃进步下降。

(四)肺血管栓塞

当大块栓子堵塞肺动脉主干及其分支,肺血管发生反射性痉挛,使肺动脉阻力和肺循环压力急剧增高,导致右心室无法排出从体循环回流的血液,产生右心室扩张和右心功能不全,继而使心排血量急剧下降。由于 PaO_2 降低,冠状动脉反射性痉挛和右心腔压力增高影响冠脉血流,加重心肌缺血、缺氧,进一步加剧心功能不全,导致泵衰竭。

一部分伴有左心衰竭的患者,在心排血量下降、左心室舒张末期压力升高后,左心房压力继而升高,肺部淤血,甚至肺水肿,可以严重影响肺部气体交换,导致全身严重缺氧,其结果将加重心肌缺氧、无力,心排血量又将下降。各类型休克晚期患者,由于缺氧、酸中毒、溶酶体裂解,血浆中出现大量心肌抑制因子和溶酶水解酶,这些物质(尤其是前者)是很强的心肌毒素,各类型休克晚期患者出现心力衰竭可能与此有关。

三、临床表现

(一)症状

心源性休克的症状包括低血压和器官灌溉不足,如神志障碍、尿少、四肢厥冷、青紫、脉细弱、血压降低等。如系急性心肌梗死患者,它可以和心肌梗死同时或延迟出现。有时急性心肌梗死除胸痛外尚伴有迷走神经亢进,后者血压亦降低,容易混淆,但迷走神经亢进无组织灌溉不足,可以区别。

(二)体征

心源性休克的心脏听诊常呈第一心音软弱,第二心音为单一音或逆分裂。常出现第三心音、第四心音奔马律,在心动过速时则互相融合为一。肺部可以从少量啰音到明显肺水肿。静脉压稍高,如静脉压降低,表示体液容量不足,纠正后多能回升。如有右心室梗死,则颈静脉可明显扩张,并在右心室出现第三心音、第四心音。心律失常在心源性休克出现之前即可频繁发生,甚至有阵发性心跳停止。如心源性休克伴有心肌炎患者,常可以听到心包摩擦音或胸膜摩擦音。如心肌炎已持续数天,可有液体滞留。如为心脏压塞,可有奇脉与颈静脉怒张。如为急性二尖瓣反流,患者可突然气急、无力、心动过速、焦虑不安、心尖部出现响亮杂音。但如果患者的左室压与左房压接近,则收缩期杂音可以减轻。如反流为新起,心脏可以不大。由于房室瓣关闭早,第二心音分裂明显。如为急性主动脉瓣关闭不全患者,则患者气急、心动过速、休克、主动脉瓣区有舒张早期杂音。因是急性,左心室无扩大,无肥厚,脉压可以不宽,可无水冲脉,杂音可以很短。因二尖瓣提前关闭,第一心音提前出现。如有室间隔穿孔,则在胸骨左缘第3、4肋间出现粗糙杂音,常伴震颤。如有主动脉夹层,则胸痛常放射到背、腰、腹和下肢。如有肺栓塞,则可有胸痛、咯血、气急、晕厥、肺动脉瓣第二心音亢进和颈静脉扩张等。找不到原因的气急常是急性肺栓塞的信号。

四、辅助检查

(一)血常规检查

白细胞计数增多,一般为$(10\sim20)\times10^9/L$,中性粒细胞比例增高,嗜酸粒细胞增高、减少或消失,血细胞比容和血红蛋白增高(提示血液浓缩),并发弥散性血管内凝血时,血小板计数呈进行性降低,凝血时间延长。

(二)尿常规和肾功能检查

尿量减少,可出现蛋白尿、红细胞、白细胞和管型,并发急性肾衰竭时,尿比重由初期偏高转为低而固定在$1.010\sim1.012$,血尿素氮和肌酐增高,尿/血肌酐比值常降至10,尿渗透压降低,使尿/血渗透压之比<1.5,尿/血尿素氮比值<15,尿钠可增高。

(三)血清电解质酸碱平衡及血气分析

血清钠可偏低,血清钾高低不一,少尿时血清钾可明显增高,休克早期可有代谢性酸中毒和呼吸性碱中毒,休克中、晚期常为代谢性酸中毒并呼吸性酸中毒,血 pH 降低,氧分压和血氧饱和度降低,二氧化碳分压和CO_2含量增加。正常时血中乳酸含量为$0.60\sim1.78$ mmol/L,若升至$2\sim4$ mmol/L 表明为轻度缺氧,微循环基本良好,预后较佳;若血乳酸含量>4 mmol/L 说明微循环已有衰竭,已处于中度缺氧;若>9 mmol/L 则表明微循环已经衰竭,有严重缺氧,预后不良。严重休克时,血游离脂肪酸常明显增高。

(四)血清酶学检查

心肌酶及同工酶增高,其升高幅度和持续时间有助于判断梗死范围与严重程度。

(五)心电图检查

急性心肌梗死出现心源性休克的患者,除 Q 波外,多有 S-T 段升高。S-T 段升高者较不升高者出现休克的机会多,出现时间亦较早。如怀疑右心室梗死,应测右胸导联,以 V_4R 的 S-T 段抬高≥0.5 mm 为敏感。如有心室游离壁穿孔,可出现心脏电-机械分离。有高血压、左心室肥大或主动脉瓣狭窄的患者,可因血压降低加上左心室舒张末压增高而引起的弥漫性心内膜下缺血,出现胸前导联 S-T 段降低。急性心肌炎患者的心电图常呈弥漫性变化或出现新的室内传导阻滞。终末期心力衰竭的休克患者,心电图常有广泛的陈旧性梗死、室内传导阻滞、束支传导阻滞等改变。

(六)超声心动图检查

超声心动图检查可以评估心脏整体和局部及左心室和右心室的功能。观察有无室间隔破裂、乳头肌断裂、二尖瓣关闭不全或狭窄、主动脉瓣关闭不全或狭窄。观察有无心腔内血栓、肿瘤和室壁瘤,有无心包积液。多普勒超声心动图还可无创地测算左心室舒张末压、右心室舒张末压、每搏输出量和心排血量。

(七)胸部 X 线检查

胸部 X 线检查可帮助发现肺炎、张力性气胸、主动脉夹层、心房或心室扩大、心包积液、肺栓塞、肺动脉高压、肺充血、肺水肿、二尖瓣与主动脉瓣钙化等。右心室梗死则具有颈静脉扩张,血压降低而肺野清晰的特点。有时肺栓塞亦可肺野清晰与颈静脉扩张,后者有气急而右心室梗死很少有气急,除非同时有左心衰竭。

五、诊断与鉴别诊断

(一)诊断

急性心肌梗死并发心源性休克的基本原因是心肌大面积的梗死($>40\%$左心室心肌),又称原发性休克,属于真正的心源性休克,其诊断需符合以下几点。

(1)收缩压<10.7 kPa(80 mmHg)持续30分钟以上。

(2)有器官和组织灌注不足表现,如神志混乱或呆滞、四肢厥冷、发绀、出汗,一般尿量<20 mL/h,高乳酸血症。

(3)排除了由其他因素引起的低血压,如剧烈疼痛、低血容量、严重心律失常、抑制心脏和扩张血管药物的影响。

广义的心源性休克则包括严重右心室梗死和梗死后机械性并发症如室间隔破裂、乳头肌-腱索断裂等引起的休克。而低血容量和严重心律失常引起的低血压予补充血容量和纠正心律失常后血压即可回升,在急性心肌梗死中不认为是心源性休克。

(二)鉴别诊断

1.低血容量性休克

低血容量性休克多由急性血容量降低引起,如出血、外科创伤、糖尿病酮症酸中毒、糖尿病非酮症高渗性昏迷、急性出血性胰腺炎等。除休克的临床表现外还可以有脱水和/或明显贫血,有胸痛、腹痛、胸腔积血、腹腔积血等的体征。

2.感染性休克

(1)中毒性细菌性痢疾:多见于儿童,休克可能出现在肠道症状之前,需肛门拭子取粪便检查和培养以确诊。

(2)肺炎双球菌性肺炎:也可能在出现呼吸道症状前即发生休克,需根据胸部体征和胸部X线检查来确诊。

(3)流行性出血热:是引起感染性休克的重要疾病。

(4)暴发型脑膜炎双球菌败血症:以儿童多见,严重休克是本病特征之一。

(5)中毒性休克综合征:为葡萄球菌感染所致,多见于年轻女性月经期使用阴道塞,导致葡萄球菌繁殖、毒素吸收,亦可见于儿童皮肤和软组织葡萄球菌感染。

3.过敏性休克

凡在接受(尤其是注射后)抗原性物质或某种药物,或蜂类等叮咬后立即发生全身反应及休克表现,而又难以用药品本身的药理作用解释时,应考虑本病的可能。

六、治疗

(一)一般治疗

1.吸氧与对症治疗

病情严重者,应使气道畅通,一般给予鼻导管或面罩吸氧。适当给予镇静剂,疼痛者可给予吗啡或哌替啶止痛。消除恶心、呕吐,保持大便通畅,发热者应采取物理或药物降温。尽快建立静脉输液通道。

2.低血压的治疗

严重低血压可迅速引起脑与心肌的不可逆性损害,治疗首先要恢复灌注压。患者取平卧位,稍抬高下肢,同时用多巴胺或去甲肾上腺素等药物迅速增加全身阻力,加强心肌收缩力,提高中心灌注压。

3.酸碱平衡失调的治疗

休克时组织灌注不足与缺氧、无氧代谢可导致乳酸堆积引起酸中毒,严重者(pH<7.2)可抑制心肌收缩力,使血管对升压药物不敏感,易诱发心律失常。此时宜用碳酸氢钠纠正,并反复测定动脉血 pH,如有严重的呼吸性碱中毒可用镇静剂。

4.心律失常的治疗

心律失常是心源性休克的附加因素之一,快速性心律失常可使心功能恶化,加重心肌缺血性损害。当血流动力学急剧恶化时宜电复律,一般可先用抗心律失常药。显著心动过缓伴低血压及低心排血量大多由迷走神经张力增高引起,可用阿托品 1.5~2.0 mg 静脉滴注,如无反应或出现高度房室传导阻滞伴起搏点较低时,应安置起搏器。

(二)补充血容量

心源性休克患者因微循环障碍、血流淤滞及血浆渗出等,可继发血容量不足,故应予适量补液。补液种类可酌情选用血浆、全血、右旋糖酐-40。逐步小量地增加液体输入量,对估价容量疗法的效果极为有益,开始在 5~10 分钟内输入液体 50~100 mL,在持续血流动力学监测下,观察组织灌注的改善情况[一般获得最大心排血量须使其肺动脉楔压在 1.9~2.4 kPa(14.3~18.0 mmHg)],若有效又无肺水肿迹象,方可继续输液。

另外,应同时测定血浆胶体渗透压,对调节输液量极有价值,因为肺水肿的发生不单决定于肺静脉压,且与胶体渗透压有密切关系,故一般肺动脉楔压达到或超过胶体渗透压即可能发生肺水肿,一般输液后 CVP 保持在 0.8~1.2 kPa(5.9~8.9 mmHg),则可停止补液。

(三)血管活性药物的应用

应在补足血容量的基础上,使用血管活性药物,以维持动脉收缩压在 12.0 kPa(90.0 mmHg)或平均压在 10.6 kPa(80.0 mmHg)左右。血管升压药和扩血管药物的选择及配伍原则可概括如下。①收缩压≥10.7 kPa(80 mmHg)者,首选多巴胺,视血压反应再考虑加用去甲肾上腺素或间羟胺。②血压急剧下降至 10.7 kPa(80 mmHg)以下者,首选去甲肾上腺素或间羟胺,使收缩压提升至 12.0 kPa(90 mmHg)左右。③左心衰竭和/或外周血管阻力明显增高者,应加用酚妥拉明或硝普钠。扩血管药物亦可与洋地黄及利尿剂同时联用。但必须注意,前述药物特别是硝酸甘油、硝普钠可使血压骤降,需与多巴胺联用。使用时,必须在血流动力学严密监测下进行,并在心力衰竭及心源性休克给予一般治疗无效时方予采用,不做首选。

(四)洋地黄类药物

洋地黄类药物用于心源性休克不仅无益,可能有害。洋地黄静脉滴注可使外周血管及冠状动脉发生暂时性收缩,使后负荷增加,冠状动脉供血减少,对急性心肌梗死后前 24 小时,应用洋地黄导致严重心律失常的潜在危险性较大,可能出现冠状动脉及全身小动脉收缩,血压急剧上升,病情迅速恶化。

有肺水肿而无心律失常者,一般主张用毒毛花苷 K,首次剂量 0.25 mg,加在 50% 葡萄糖液20~40 mL 中缓慢静脉注射,每隔 2~4 小时可再用 0.125 mg,第 1 天总剂量不宜超过 0.5 mg。并发阵发性室上性心动过速或房性期前收缩者,多主张用毛花苷 C,首次剂量 0.4 mg,每 4~6 小时可再用 0.2 mg,第 1 天总量不宜超过 0.8 mg。

（五）高血糖素

高血糖素具有增强心肌收缩力、加快心率的作用,虽然这种作用不很强,但它不增加心肌应激性,不诱发心律失常,在洋地黄中毒时仍可应用,β受体阻断剂过量者,高血糖素最适宜。因此,心肌应激性增高及洋地黄中毒时亦可用之。高血糖素对肾小管有直接作用,能利尿及利钠,同时给予氨茶碱可促进强心利尿作用,应补充钾盐以防止低血钾。不良反应为恶心、呕吐。用法为高血糖素 10 mg 加 5％葡萄糖液 100 mL 静脉滴注,速度 4 mg/h,如效果欠佳,可临时静脉注射 5 mg,或增大滴注浓度,最大量为 20 mg/h。

（六）肾上腺皮质激素

肾上腺皮质激素通过稳定溶酶体膜及轻度 α 受体阻滞作用而缩小心肌梗死面积,改善血流动力学异常,并可改善微循环及心脏传导功能,增加心排血量,在严重休克患者可短期大剂量应用。如地塞米松 10～20 mg 或氢化可的松 200～300 mg 静脉滴注,连用 3 天。

（七）心肌保护药

能量合剂和极化液对心肌具有营养支持和防止严重快速心律失常作用,而果糖 1,6-二磷酸在心源性休克中具有较好的外源性心肌保护作用。剂量可加大,且无明显不良反应。

（八）辅助循环装置

主动脉内气囊反搏是急性心肌梗死合并心源性休克治疗时目前最常用的循环装置,需联合冠状动脉血运重建治疗,以迅速开通梗死相关动脉,恢复心肌再灌注,是药物治疗无效的心源性休克患者的Ⅰ类推荐指征。

并发机械性并发症时(如乳头肌断裂或室间隔穿孔等),主动脉内球囊反搏是冠状动脉造影和修补手术及血管重建术前的一项重要治疗。同时,主动脉内球囊反搏也是顽固性室性心动过速伴血流动力学不稳定、梗死后难治性心绞痛患者冠状动脉血运重建前的一种治疗措施。

（九）外科手术

外科手术包括心肌血管的重建、左室室壁瘤的切除、二尖瓣置换及室间隔穿孔的修补。其目的在于纠治心脏的机械性损害,增加缺血心肌的血流量。

（十）防治并发症

1.呼吸衰竭

呼吸衰竭的防治包括持续氧疗,必要时采取人工呼吸或呼吸机辅助呼吸,保持呼吸道通畅,定期吸痰,加强感染预防和控制等。

2.急性肾衰竭

注意纠正水、电解质紊乱及酸碱失衡,及时补充血容量,酌情使用利尿药,如呋塞米 20～40 mg 静脉注射,必要时可进行血液透析、血液滤过或腹膜透析。

3.保护脑功能

保护脑功能可酌情使用脱水药及糖皮质激素,合理使用镇静药。

4.防治弥散性血管内凝血

休克早期应积极应用右旋糖酐-40 等抗血小板及改善微循环的药物,有弥散性血管内凝血早期征象时应尽早使用肝素抗凝,后期适当补充消耗的凝血因子。

（潘　晓）

第七章

神经系统重症

第一节　开放性颅脑损伤

一、概述

(一)定义

开放性颅脑损伤是指钝器、锐器或火器造成头皮、颅骨、硬脑膜破损,致使脑组织直接或间接与外界相通的颅脑损伤。硬脑膜是保护脑组织的一层坚韧的纤维屏障,是防止颅内感染的重要屏障,硬脑膜是否破裂是区分颅脑损伤为闭合性或开放性的分界线。

开放性颅骨骨折,颅腔虽已开放,但硬脑膜完整者不能认为是开放性颅脑损伤。当头皮、颅骨和硬脑膜同时损伤,颅腔与外界相通,才属于开放性颅脑损伤。颅底骨折常引起颅底硬脑膜破裂,发生脑脊液漏,颅腔经鼻腔、鼻旁窦或耳腔与外界相通,实际上也属开放性颅脑损伤,但因没有需清创的头颅部开放伤口,且脑脊液漏大部分伤后数天内自然停止,一般不需手术处理,因而称为内开放性颅脑损伤,一般早期也按闭合性颅脑损伤处理。

(二)分类

开放性颅脑创伤分为非火器性颅脑开放伤和火器性颅脑开放伤两类。前者主要发生在平时,由锐器击伤、坠跌伤或交通伤所致;后者则主要见于战争时期,80%～85%由弹片所致,其余则由枪弹或刺刀等锐器引起。非火器性颅脑开放伤和火器性颅脑开放伤具有以下共同特点:①伤口出血多,休克发生率高。②颅内血肿发生率高。③伤口污染、感染率高。④颅内有不同性质非金属或金属异物滞留。⑤创伤愈合后,可形成脑膜与脑或头皮的瘢痕粘连,癫痫发生率较高。

火器性颅脑开放伤主要由高速飞射物所致,脑组织常遭受广泛损伤,大多数伤情严重,尤其是颅脑枪伤,病死率高达93%以上。另外,病残率和多发伤发生率高,在处理上也较非火器性开放伤更为复杂。

二、病因与发病机制

(一)非火器性颅脑开放伤

非火器性颅脑开放伤的致伤方式包括打击伤和坠跌伤两类。其致伤物多种多样,尤其是打击伤引起者更是如此,致伤物有刀、斧、钢钎、锥、玻璃、飞石、竹签、筷子等。另外,头部撞击在较尖锐物体上,均可造成开放性颅脑创伤。

1.锥、钉和其他尖锐物体致伤

锥、钉和其他尖锐物体致伤常由于直接打击或跌倒时(多见于儿童)物体通过眼眶、颞部等骨质较薄部位刺入颅内。此类伤的特点为头皮伤口较小,伤道的深浅不一,颅骨和脑的损伤范围相对局限,脑水肿轻微。伤及血管时可合并颅内出血,颅内异物多为小骨片,有时不易找到。

2.刀、斧、钢钎、飞石或动物角蹄致伤

刀、斧、钢钎、飞石或动物角蹄致伤多为斗殴、暴力凶杀或意外致伤,伤情相对比较严重。头皮和硬脑膜损伤范围较大,甚至有多处伤口。颅骨呈粉碎、凹陷状,且较严重。脑组织挫裂伤明显,有较明显脑水肿,出血多,常伴有休克。

3.坠跌或交通事故伤

坠跌或交通事故伤致使头部撞击在较坚硬物体上,头皮损伤轻重不一。颅骨粉碎、凹陷,骨折片常刺入颅内。脑组织有不同程度损伤,或兼有加速和减速两种机制造成的脑挫裂伤、脑干损伤和弥漫性轴索损伤。颅内异物滞留不多,但可并发严重脑水肿和颅内血肿。

(二)火器性颅脑开放伤

火器性颅脑开放伤分为非穿透伤和穿透伤两类。火器性颅脑穿透伤为飞射物(弹片或枪弹)穿入颅内导致脑组织损伤,是战伤中最常见的也是最严重的伤型。

1.直接损伤作用

飞射物穿越颅骨和脑组织,沿其轴线向前运动过程中,在消耗能量同时,产生强大冲击波,对颅骨、硬脑膜、脑组织、血管和神经产生穿透、切割、撕裂作用,直接造成原发性脑损伤和永久性伤道。

2.瞬时空腔效应

瞬时空腔效应是压力波引起创道周围组织的放射状移位,以及随后的剪力压缩。瞬时空腔的直径可比飞射物直径大数十倍,飞射物通过后,空腔又迅即缩小,这种一胀一缩的作用,可导致伤道周围脑组织产生严重撕裂。压力的远达效应,能造成远隔部位脑组织震荡、挫伤和蛛网膜下腔出血,甚至通过循环管路影响到心、肺等器官。

创伤弹道学研究表明,当飞射物速度超过 320 m/s,在穿入人体组织时,不仅产生冲击波,部分动能尚可转换为压力波。飞射物速度越高,其动能就越大,而动能越大,产生瞬时空腔效应也越明显。弹丸撞击头颅后,减速快,释放能量大,入颅后易变形、翻滚和破碎,在脑内形成多变和复杂的弹道,对脑组织有更大破坏力。

3.继发飞射物造成的损害

高速飞射物击中颅骨后,立即造成颅骨破碎,形成不同大小和数量的碎片,骨碎片接受飞射物的能量后,成为继发性飞射物,在脑内形成长度不等的放射状伤道,进一步加重脑组织创伤,并滞留在颅内,是形成晚期脑脓肿的重要原因。

三、临床表现

(一)非火器性颅脑开放伤

1.伤口表现

伤口表现视致伤物不同而差异较大。由锐器所致者,伤口呈洞状,多半位于额部、顶部、颞部,伤口如在发际内,或伤口已被血痂封闭,不仔细检查可被遗漏。刀、斧、飞石等致伤者,头部伤口单发或多发,有的伤口边缘整齐,有的则挫裂伤严重,甚至头皮缺损或撕脱。可见骨质、硬脑膜和脑组织外露,伤口出血多,伤口内可有头发、泥土或脑组织碎屑。有的致伤物部分刺入颅内,部分留在颅外。

2.意识状态

意识改变与脑组织损害的范围和程度密切相关,意识障碍程度以 GCS 评分评估。尖锐物体造成的开放性颅脑创伤,因打击力小,脑组织损伤局限,未并发颅内出血或脑水肿不重,可不伴意识障碍或仅有轻度意识损害,GCS 评分多在 12～15 分,钝器伤如棍棒、砖块、坠落和交通事故所致的开放性颅脑创伤,因脑损伤较严重,伤者昏迷程度多在 GCS 8～11 分,少数可在 7 分以下。伤及脑干或下丘脑者,可持续昏迷,或伴有中枢性高温和去脑强直等表现。

3.生命体征

严重开放性颅脑创伤因有头皮广泛损伤、颅骨骨折、静脉窦或血管损伤,常有大量出血,甚至出现休克。尤其是儿童和老年人更要特别引起注意。伤者常表现烦躁、出冷汗、面色苍白、血压下降等休克表现。在检查中如伤口不大,病情又非常垂危,休克症状不易用伤口出血解释时,应想到有内脏出血的可能。

意识障碍不重的患者,一般呼吸次数正常或略有增快,昏迷严重者可因呕吐、误吸而致呼吸道阻塞,出现呼吸困难、缺氧、氧饱和度与血氧分压下降。如胸部皮肤擦伤,同时有呼吸动度异常,尚应警惕可能合并有胸部外伤。

4.颅内压增高和脑疝

头皮伤口较大,颅骨哆开或缺损,伴有硬脑膜撕裂时,因血液、脑脊液、碎裂脑组织等从伤口外溢,起到一定减压作用,可不出现颅内压增高表现。但伤口不大,脑水肿严重或颅内出血和感染时,则可以出现颅内压增高和脑疝,表现为意识障碍进行性加重,伤侧瞳孔大,对侧出现锥体束征或偏瘫等。

5.神经缺失体征

伤物直接损伤脑的功能区,伤后立即出现神经缺失体征,如肢体瘫痪、失语、偏盲、感觉障碍等。伤后出现迟发性定位体征,则要考虑有颅内继发性损害,尤其是颅内血肿,要及时进行辅助检查,以便明确原因和及时治疗。

(二)火器性颅脑开放伤

火器性颅脑穿透伤的临床表现,取决于飞射物的性质、创伤类型、脑损伤的结构和范围、有无感染等因素。

1.意识障碍

意识障碍程度,与颅脑创伤范围和部位有直接关系,大多有不同程度意识障碍。弹丸或小破片损伤脑的非重要结构,意识障碍可以不重,甚或保持清醒。但如飞射物穿透脑干、脑室,或在脑内造成广泛损害,则有比较严重的意识障碍。目前,对火器性颅脑创伤意识障碍的评价,已广泛采用 GCS 评分,这不仅能对昏迷程度做出客观评价,且可对穿透伤的预后提供预测。

昏迷程度同样也是伤情变化的信号,如昏迷程度由浅变深,是颅内压增高的表现,可能将出现脑受压;相反,昏迷程度由深变浅,预示着伤情改善。而持续昏迷提示脑广泛性损伤或伤及脑的重要结构。意识清楚说明脑损伤局限或未伤及脑的重要结构。

2.生命体征

改变高速飞射物的强大冲击波与压力波在脑内形成瞬时空腔效应,对循环、呼吸产生强力干扰,伤者伤后立即出现呼吸暂停、脉搏细数、血压下降等脑休克表现。极为严重的呼吸、循环紊乱,多系近距离头部枪弹伤或大质量的破片伤,造成脑干和间脑严重损害所致。此类伤者常出现生命中枢衰竭,大多不能存活。

经过复苏后的伤者仍有明显的休克症状,如口渴、面色苍白、脉搏细数、血压进行性下降等,除应注意血容量是否补够,尚应考虑合并多部位伤可能,尤其是要想到腹部内脏出血。有颅内出血的伤者,因颅内压增高的代偿作用,血压下降可不明显,脉搏正常或略有减慢,如不警惕可能误诊。另外,颅内压增高时表现呼吸深慢,间脑损害时呼吸快促。呼吸时有胸部反常运动,应注意合并胸部外伤可能。

3.神经缺失体征

火器性穿透伤脑功能区受损概率远较闭合性颅脑伤高,且多造成严重残废,主要表现有瘫痪、感觉障碍、失语、视野缺损和脑神经功能损害。

4.颅内压增高

火器性颅脑穿透伤尤其是头部枪伤,并发颅内压增高十分常见,主要原因为急性颅内血肿,包括硬脑膜外血肿、硬脑膜下血肿、脑伤道和脑实质内血肿等不同类型。尤其以脑内血肿最常见,伤后 8 小时内高达 46.2％;其次为急性脑水肿和颅内感染。晚期,则多为交通性脑积水引起。

5.癫痫发作

癫痫发作分局限性或全身性发作。火器性颅脑穿透伤的外伤后癫痫发生率,远较闭合性颅脑损伤高。早期多由于颅内出血或挫伤引起,晚期与脑膜瘢痕、脑胶质瘢痕或脑穿通畸形有关。

6.脑膜刺激征

脑膜刺激征早期见于伴有蛛网膜下腔出血者,晚期则多系颅内感染,主要表现为中度发热、头痛、恶心、呕吐、颈强直、凯尔尼格征和布鲁津斯基征阳性。

四、辅助检查

(一)非火器性颅脑开放伤

1.伤口检查

伤口检查应注意伤口的部位、大小、形态,有无脑脊液和脑组织外溢,有无活动性出血。为防止遗漏细小的伤口,应剃光头发,仔细检查。未做好手术准备者严禁探查伤口深部,防止大量出血。

2.X 线检查

相比于 CT 检查,X 线检查射线量小,经济实惠,在无多排螺旋 CT 检查条件时,尤其是儿童颅脑损伤者,可选择摄颅骨 X 线正、侧位片和额枕位片,对了解颅骨骨折的部位、类型、程度等全面情况,颅内可显异物的数目、位置、性质,插入物的位置,对指导进行清创术等十分重要。

3.CT 检查

CT 检查为快速、无创性检查,为了解颅脑损伤情况,损伤的性质、位置和范围,颅内出血和血肿情况,碎骨片和可显示异物的存留都有很大意义,是目前急性开放性颅脑损伤必要的检查方法。一般情况下建议行颅脑 CT 三维成像,如果疑有颅内血管损伤,应同时行颅脑 CT 血管造影,对进一步明确异物与颅内血管、神经核团等重要结构的关系及制定手术方案有重要的指导作用。

4.MRI 检查

MRI 检查一般不用于急性期,对后期判定脑损伤程度、脑水肿、慢性血肿及脑脓肿等有一定意义。

5.数字减影血管造影

数字减影血管造影用于诊断开放性颅脑损伤后期血管性并发症,如动静脉瘘、创伤性动脉瘤、闭塞性血管病等。

6.腰椎穿刺

腰椎穿刺目的是测定颅内压,发现和治疗创伤性蛛网膜下腔出血和颅内感染,清创术前一般不用。

7.脑电图

急性期不做脑电图检查,为诊断颅脑损伤后癫痫,长期昏迷患者判断预后,可行脑电图检查或连续脑电图监测。

8.诱发电位检查

诱发电位检查对判断脑干损伤程度、昏迷患者的苏醒、脑神经损伤性质有意义,主要用于急性期后。

9.颅内压监测

颅内压监测尤其是有创颅内压监测,有条件情况下在重型开放性颅脑损伤患者的救治中应常规应用,可持续动态监测颅内压的变化,指导精准治疗控制颅内压,可改善患者预后。

(二)火器性颅脑开放伤

1.X 线检查

火器性颅脑损伤患者均应常规拍摄 X 线头颅正、侧位片,以了解颅骨骨折情况、射入口及射出口位置,颅内碎骨片及异物的数目、大小、形态和部位,对判断伤情、指导清创有重要意义。必要时可加拍切线位、汤氏位、颌面或颅颈区 X 线片,以检查颅面或颈颅伤。

2.CT 检查

CT 检查尤其是 CT 三维重建对了解伤道的位置、方向、异物及颅内出血、血肿、脑损伤情况,损伤晚期合并脑脓肿等有重要意义。有条件时应尽量争取行 CT 检查并行三维重建,对患者的处理有非常重要的作用。鉴于颅脑火器伤并发脑血管(脑动脉、静脉和静脉窦)损伤的概率较高,而且脑血管伤的处理更为复杂,因此,有条件时在做头颅三维 CT 检查的同时应做 CT 血管造影。

3.MRI 检查

MRI 检查在有金属异物存留时不宜采用。MRI 检查对晚期脑损伤情况、并发症的诊断有其特殊意义,如颅内感染、脑脓肿、颅脑损伤后癫痫等。

4.脑血管造影检查

脑血管造影检查对诊断火器伤后血管性并发症如脑血管栓塞、外伤性动脉瘤、动静脉瘘有决定性意义。

5.腰椎穿刺

腰椎穿刺的目的是测量颅内压,发现和治疗蛛网膜下腔出血和颅内感染。清创术前一般不用。

五、诊断与鉴别诊断

(一)非火器性颅脑开放伤

开放性颅脑损伤患者头部有伤口,可见脑脊液和/或脑组织外溢,但了解颅内损伤情况及有无继发血肿、异物存留等情况还需借助辅助检查。如CT检查可以确定脑损伤的部位和范围及是否继发颅内血肿、脑水肿或脑肿胀,对存留的骨折片或异物作出精确的定位。

(二)火器性颅脑开放伤

火器性颅脑损伤的检查、诊断与其他颅脑损伤类似,需特别强调头面部伤口和合并伤的检查。射入口虽小,患者负伤后甚至可行走,但仍可能是颅脑穿透伤;伤口有脑脊液或脑组织碎屑外溢者,即可确诊为穿透伤;既有入口,又有出口,即为贯通伤。

颅脑火器伤患者应常规行CT检查,以了解伤道,脑挫裂伤部位和范围,颅骨骨折情况,明确异物的种类、数目、大小和位置,以及有无颅内血肿、脑脓肿等。如金属异物滞留在颅内,则要禁止行头部MRI检查。

六、治疗

(一)非火器性颅脑开放伤

1.入院处理

(1)开放性颅脑创伤伤者入院后,应立即建立良好的输液、输血通道,注射破伤风抗毒血清,验血型和备血。处理伤口活动性出血,剃光头发,做好术前的各项准备工作。

(2)对神经系统和全身进行重点检查,确定昏迷程度和其他重要脏器有否损伤,凡昏迷严重的伤者,有条件者应收入重症监护病房严密观察。

(3)重危伤者有呼吸、循环不稳定者,应立即吸氧、输液、输血,补充血容量、纠正缺氧和休克。待病情稳定,立即进行CT检查,了解颅内损伤情况,结合损伤部位,制定出手术方案,争取尽快进行颅脑清创术。

(4)存在其他内脏损伤,合并出血性休克危及生命时,视具体伤情,先行手术或与颅脑清创手术同时进行。

2.手术治疗

开放性颅脑创伤如果不及时合理治疗,将不可避免地发生颅内感染。因此,应力争在伤后尽早进行颅脑清创术,将污染的开放伤口,变为清洁的闭合性伤口。清创术应争取在伤后24小时内进行,由于种种原因,伤者入院早晚不一,在广谱抗生素应用下,伤口污染不重,早期清创也可延迟到72小时内进行。

(1)术前准备:根据伤口和CT检查发现,仔细制定手术方案。失血严重者,术前即应开始输血,并保证术中血压平稳,以防低血压过久加重脑水肿和脑缺氧。

(2)麻醉选择:清醒成年伤者,伤道较浅,手术又不复杂者,可采用局部麻醉和神经安定剂;小儿和老年人,以及比较复杂的开放性颅脑创伤,选用气管内插管全麻,有条件者术中应对有关生理指标进行监测。

(3)手术体位:视创伤的具体部位采取仰卧、侧卧或俯卧位,头部适当抬高,以利于颅内静脉回流。

(4)颅脑清创术:颅脑清创术要有良好的照明和双极电凝,最好在手术显微镜或手术放大镜下进行。①头皮清创：头皮伤口周围用肥皂水刷洗，伤口内用无菌生理盐水冲洗，清除泥沙、头发等异物，消毒铺巾，手术切口视情况而定，如头皮裂伤较大，即将伤口适当延长；小的洞状伤口，可采用梭状切口、弧形皮瓣，或通过伤口做S形切口。头皮伤口用双极电凝止血，创缘修剪不可过多，以2～3 mm为宜，以保证缝合时张力不会过大。②颅骨处理：颅骨呈洞状骨折者，因损伤范围小，可在其四周钻孔，做游离骨瓣开颅；颅骨凹陷粉碎骨折，尽量保留大的骨折片。有学者将骨折碎片浸泡在庆大霉素溶液内，脑膜修补后把骨折片再植于硬脑膜外，未见感染且愈合良好。③硬脑膜清创：硬脑膜污染一般较轻，将不规则边缘略修剪后，呈放射状或瓣状剪开。④脑伤道的处理：脑伤道显露后，先冲除表面和伤道外口血块及液化脑组织，皮质表浅血管以双极电凝止血。非火器性颅脑开放伤，除特殊致伤物导致的创伤外，一般伤道较浅，脑组织损伤局限，骨碎片也分布在脑组织较浅部位，处理相对比较容易。在整个清创过程中，应按照由外及内，由浅部达深部的顺序进行。伤道内一切操作要仔细轻柔，用生理盐水轻轻冲洗伤道，使坏死脑组织自然流出，珍惜有生机的脑组织，避免用强力吸引器吸引伤道。较深处动脉出血必须在良好照明下妥善处理，渗血面用棉片压敷，或用3%过氧化氢溶液冲洗。伤道清创彻底，止血妥善，其他部位无出血，脑组织松弛且脑搏动明显。⑤关闭颅腔：硬脑膜缝合要严密，以防止脑脊液漏。硬脑膜如有缺损，面积小者可取伤口附近骨膜、颞筋膜修补。大面积则须用阔筋膜或人工脑膜修补。如脑挫裂伤明显，脑水肿、脑肿胀严重，硬脑膜不易缝合时，必要时则行颅外减压术。头皮伤口必须分层严密缝合。头皮缺损小者，可行帽状腱膜下松解，再分层缝合；缺损较大者，用转移皮瓣等方法修复。

（二）火器性颅脑开放伤

1.手术时机

火器性颅脑开放伤清创越早、越彻底，创伤愈合越快，感染率也愈低。但在战争条件下，因受战况多变、地理环境复杂、后送条件限制、伤者产生点分散寻找困难，加上有的伤者需先处理威胁生命的合并伤等多种因素影响，火器性颅脑开放伤不可能都做到早期清创，而需分早期、延期和晚期处理。

（1）早期处理：一般认为，伤后6小时是早期清创的界限，但有实验研究提示，伤后6小时挫伤区和震荡区分界尚不清楚，过早清创不一定有利。在应用广谱抗生素条件下，伤后48～72小时内，行彻底清创术后，伤口仍可一期缝合。

（2）延期处理：指伤后3～7天手术。此时伤口有轻度炎症，在应用广谱抗生素情况下，仍可进行彻底颅脑清创术，伤口可部分缝合或不缝合。

（3）晚期处理：伤后7天以上。伤口感染已较重或已化脓，有的脑组织突出。为防止炎症扩散，不允许行彻底颅脑清创术，仅限于清除伤口浅部异物，扩大伤口和骨折孔，使分泌物引流通畅。同时全身给予广谱抗生素和脱水治疗，待感染控制，脑水肿和颅内高压改善，脑突出消失，争取伤口尽快愈合后，再行晚期手术。

2.手术方法

火器性颅脑穿透伤清创术，亦必须按照由外及内，由浅入深，逐层进行清创。

（1）术前准备：①重危伤者需积极进行复苏，伤情稳定后，根据术前GCS评分，结合CT发现，制定手术方案。②剃光头发、清洗头部，配血型和备血。③根据手术方案，选择适当麻醉，昏迷者一般用气管内插管全麻；神志清楚者，可选用局麻或局部麻醉＋强化麻醉。

（2）头皮伤口的处理：皮肤准备与非火器性颅脑开放伤相同。头皮切口应视伤口具体情况而定,洞状伤口通常以伤口为中心,做成梭形切口或两端延长成S形切口。为使缝合时没有张力,创缘不宜切除过多。也有学者主张采用弧形皮骨瓣开颅。

(3)颅骨和硬脑膜的处理:战时多主张在骨折孔旁钻孔,沿其四周咬除,扩大为直径3~4 cm骨窗,即可满足行颅脑清创术。硬脑膜如污染较轻,边缘仅需稍微修整,然后放射状剪开,使脑伤道外口充分显露,以利于伤道清创即可。

(4)脑伤道处理:是颅脑清创术的关键步骤,术前应仔细阅X线片或CT片,观察骨片和金属异物的位置与数目。用双极电凝处理硬脑膜血管和脑皮质表浅血管出血,以生理盐水冲除伤道外口的血块和表面异物。由于伤道内压力较高,有时将伤道外口血块冲出后,可令麻醉师加压呼吸囊,伤道深部的液化脑组织和血块可自行溢出。

伤道清创时应有良好照明,清创宜在手术放大镜或手术显微镜下进行。用脑压板轻轻牵开伤道浅部,由浅部逐渐深入,边用生理盐水冲洗伤道,边用吸引器(注意吸力勿过大),吸出伤道内血块和锉碎脑组织,清除毛发、布屑、容易达到的碎骨片和金属异物。不要刻意取除所有碎骨片,以免增加正常脑组织的损伤。远离伤道的较大金属碎片(如位于对侧半球),可另外开颅取出。较小的碎骨片和弹片,部位较深,又未伴发血肿,可暂不取出,在应用抗生素条件下予以观察。已清创过的伤道用生理盐水棉片保护。取出的碎骨片应与术前X线片对照,以了解有无滞留。

伤道深处活动性出血时应在直视下用吸引器吸出伤道内血液,看清血管断端,以双极电凝止血或银夹夹闭,切忌采用填塞止血。渗血可用棉片压敷,或用3%过氧化氢溶液冲洗,一般均可止血,必要时才可置入吸收性明胶海绵或止血纱布。脑伤道内止血满意,伤道塌陷和脑搏动良好,异物已取出,即说明清创已基本彻底。

(5)严密缝合硬脑膜和头皮:硬脑膜缺损部分,用邻近的颅骨外膜、颞筋膜、枕筋膜、帽状腱膜或人工脑膜等修补,严密缝合并以生物胶封闭针孔,确保不漏水。头皮分2层无张力缝合,如有缺损可行转移皮瓣修复。

(温　巍)

第二节　颅内压增高

一、概述

(一)定义

颅内压增高是神经外科常见临床病理综合征,是颅脑损伤、脑肿瘤、脑出血、脑积水和颅内炎症等所共有征象,由于上述疾病使颅腔内容物体积增加,导致颅内压持续在2.0 kPa(15.0 mmHg)以上,从而引起的相应的综合征,称为颅内压增高。

(二)分类

1.根据颅内压增高范围分类

(1)弥漫性颅内压增高:由于颅腔狭小或脑实质体积增大而引起,其特点是颅腔内各部位及各分腔之间压力均匀升高,不存在明显的压力差,因此脑组织无明显移位。临床所见的弥漫性脑膜脑炎、弥漫性脑水肿、交通性脑积水、静脉窦血栓等所引起的颅内压增高均属于这一类型。

（2）局灶性颅内压增高：因颅内有局限的扩张性病变,病变部位压力首先增高,使附近的脑组织受到挤压而发生移位,并把压力传向远处,造成颅内各腔隙间的压力差,这种压力差导致脑室、脑干及中线结构移位,更易形成脑疝。

2.根据病变进展速度分类

（1）急性颅内压增高：见于急性颅脑损伤引起的颅内血肿、高血压性脑出血等。其病情发展快,颅内压增高所引起的症状和体征严重,生命体征变化剧烈。

（2）亚急性颅内压增高：病情发展较快,颅内压增高的反应较轻,多见于颅内恶性肿瘤、转移瘤及各种颅内炎症等。

（3）慢性颅内压增高：病情发展较慢,可长期无颅内压增高的症状和体征,多见于生长缓慢的颅内良性肿瘤、慢性硬脑膜下血肿等。

急性或慢性颅内压增高均可导致脑疝发生。脑疝发生后,移位脑组织被挤进小脑幕裂孔、硬脑膜裂隙或枕骨大孔中,压迫脑干,产生一系列危急症状。脑疝发生后,加剧了脑脊液和血液循环障碍,使颅内压力进一步增高,从而形成恶性循环。

二、病因与发病机制

成人颅腔的容积为 1 400～1 500 mL,颅腔内容物主要为脑、血液和脑脊液 3 种成分。颅内病变早期,当颅内容增加时,机体可通过减少颅内血容量和脑脊液量(脑脊液分泌减少、吸收加快和挤入椎管)来代偿。体积或容量增加超过颅腔容积的 8％～10％,则会导致颅内压增高。

（1）脑体积增加：最常见的原因是脑水肿。血-脑屏障破坏、毛细血管通透性增加、水分积聚在细胞外间隙,称为血管源性脑水肿;脑细胞代谢障碍,钠离子和水分子潴留在细胞膜内,称为细胞毒性脑水肿。

（2）颅内血容量增加。

（3）颅内脑脊液量增加：常见的原因包括脑脊液分泌过多、脑脊液吸收障碍、脑脊液循环障碍。

（4）颅内占位病变：为颅腔内额外增加的内容物,包括肿瘤、血肿、脓肿等。

（5）颅腔容积减少：颅缝过早闭合,如狭颅症。

三、临床表现

（一）急性颅内压增高

在极短的时间内发生的颅内压增高称为急性颅内压增高。急性颅内压增高见于急性颅内出血、重型脑挫伤、神经系统急性炎症和中毒等,特点是极为剧烈的头痛、烦躁、频繁的喷射性呕吐、意识障碍,轻者嗜睡、神志恍惚,重者昏睡或昏迷。由于脑组织缺氧或水肿,使大脑皮质受刺激引起癫痫发作;如脑干网状结构受刺激或损害时,出现间歇性或持续性肢体强直(去大脑强直),生命体征变化较明显。眼底可见小动脉痉挛,视盘水肿多不明显,但部分急性颅内血肿患者可于短时间内出现视盘水肿、出血等。急性颅内压增高较早出现血压升高、脉搏变慢、呼吸节律变慢、呼吸幅度加深等库欣反应的表现。

（二）慢性颅内压增高

慢性颅内压增高常见于发展缓慢的颅内局限性病变,如肿瘤、肉芽肿、囊肿、脓肿、慢性颅内血肿等。慢性颅内压增高起病缓慢,早期症状不明显,随着病情进展,头痛、呕吐、视盘水肿三大主征才逐渐突出,但不一定同时出现,临床表现具体如下。

1.头痛

颅内压增高时可刺激颅内敏感结构(如脑膜、血管和脑神经),受到牵拉或挤压导致头痛。特点为持续性钝痛,伴阵发性加剧,可因咳嗽、打喷嚏等动作而加重。也可为前额部的搏动性痛,少数呈撕裂性头痛,临床上应注意与血管性头痛相鉴别。

2.呕吐

呕吐多发生于晨起头痛剧烈时,典型表现为与饮食无关的喷射性呕吐,呕吐前不一定有恶心,呕吐后头痛略减轻,原因是高颅压刺激迷走神经核团或其神经。有时呕吐是唯一主诉。当婴幼儿出现频繁呕吐时,提示第四脑室或后颅凹有占位性病变,也可见于脑积水或硬膜下血肿。

3.视盘水肿及视力障碍

视盘水肿是具有诊断价值的体征。颅内压增高早期,先出现视网膜静脉回流受阻,静脉迂曲增粗,继而出现视神经盘周围渗出、水肿、隆起,严重者可有火焰状或大片状出血。

早期视力一般正常,或有一过性视物模糊、色觉异常或一过性黑矇,晚期则出现继发性视神经萎缩,视力明显下降,视野向心性缩小,最后导致视力永久丧失。因此,颅内压增高早期及时治疗对视力保存尤为重要。婴幼儿容易引起颅腔扩大,或有囟门的调节,很少发生视盘水肿,颅内压增高常以前囟膨隆、头皮静脉怒张、易激惹及呕吐为主要症状。

颅内压增高最常表现为视盘水肿,特别是颅内肿瘤,如小脑和第四脑室肿瘤引起的颅内压增高更容易出现,但垂体肿瘤很少引起视盘水肿。距离脑室系统较远的肿瘤,如额叶肿瘤尽管瘤体很大,也可没有视盘水肿。另外,小脑幕以上的肿瘤,肿瘤侧视盘水肿可不明显,而肿瘤对侧视盘水肿却可以很突出。

4.意识障碍

慢性颅内压增高时不一定出现意识障碍,但病情进展时可以出现情感障碍,如兴奋、躁动不安、易激惹和失眠。随着病情进一步发展可出现嗜睡,甚至更深程度的意识障碍。

5.其他症状

颅内压增高可伴发头晕、耳鸣、猝倒、反应迟钝、智能减退、记忆力下降等。

6.晚期症状

颅内压增高的晚期可出现血压升高、心率缓慢、脉搏慢而有力、呼吸深而慢等生命体征改变,最后因呼吸循环衰竭而死亡。

7.脑疝

脑疝是颅内压增高的最严重阶段,急性和慢性颅内压增高都可引起脑疝,前者发生快,有时在数小时内出现,而后者发生缓慢,也可不发生。

四、辅助检查

(一)X 线检查

对慢性颅内高压综合征,X 线检查可发现蝶鞍,尤其是鞍背及前、后床突骨质破坏或吸收;颅骨弥漫性稀疏变薄;脑回压迹增多和加深;15 岁以前的儿童可见颅缝增宽和分离,年龄越小越多见。因颅内占位引起者,还可见松果体等正常钙化点移位、病理性钙化、颅骨局部增生或破坏、内耳道及其他脑神经孔的异常变化等。

(二)CT 和 MRI 检查

CT 和 MRI 检查可以发现颅内占位性病变,明确诊断,且这 2 项检查既安全简便又准确可靠。对于那些具有颅内压增高的客观体征或神经系统检查有阳性发现或临床上高度怀疑颅内压增高的患者,应早期行 CT 或 MRI 检查。

(三)脑造影检查

脑造影检查包括脑血管造影、脑室造影、数字减影血管造影等,可为颅内压增高的定位与定性诊断提供帮助。

(四)腰椎穿刺

对于颅内压增高的患者,腰椎穿刺有促使脑疝发生的危险,应禁止或慎重进行。必要情况下,应在给予脱水药后进行腰部穿刺密闭测压为妥。腰部穿刺后还应加强脱水和严密观察。

(五)颅内压监测

颅内压监测可通过植入颅内压力传感器进行连续监测,指导药物治疗或手术时机的选择。

五、诊断与鉴别诊断

(一)诊断

通过全面而详细地询问病史和神经系统检查,可发现许多颅内疾病在引起颅内压增高之前已有一些局灶性症状与体征,由此可作出初步诊断。小儿反复呕吐及头围迅速增大,成人进行性剧烈头痛、癫痫发作、进行性瘫痪及视力减退等,都应考虑有颅内占位性病变的可能。神经功能性头痛与颅内压增高所引起头痛的重要区别为是否有视盘水肿、头痛、呕吐三主征。对疑诊者应及时行以下影像学检查,以尽早诊断和治疗。

(二)鉴别诊断

1.颅腔狭小

先天或后天颅骨异常都可引起颅腔狭小,使脑组织受压,影响脑的正常生理功能,产生一系列症状和不同程度的颅内压增高。

(1)狭颅症:指婴儿的一条或几条颅缝部分或完全过早闭合,限制了头颅扩大,导致各种类型的颅骨狭小畸形,如舟状头、扁头、尖头等,也称颅缝早闭或颅缝骨化症,多认为是中胚叶发育缺陷引起的先天性发育畸形。患儿除颅内压增高外,还可有精神发育迟滞,反应迟钝、淡漠,甚至痴呆,同时有视力障碍、眼球突出、外斜视,常伴有癫痫。

(2)颅底凹陷症:是枕骨大孔区畸形最常见的类型,以枕骨大孔为中心的颅底骨组织内翻,寰椎向颅内陷入,枢椎齿突高出正常水平而进入枕骨大孔,使枕骨大孔前后径缩短和后颅凹缩小。其原因分先天性和后天性,前者多见,有研究发现与遗传因素有关;后者多继发于佝偻病、骨软化症、畸形性骨炎、成骨不全、类风湿关节炎等。早期常无颅内压增高症状,多表现为后组脑神经受损、颈神经根刺激症状,并发小脑扁桃体下疝时出现小脑症状,也可并发上段颈髓和延髓空洞形成,患者临床表现为四肢无力、锥体束征、吞咽困难、感觉障碍等。

(3)颅骨异常增生症:是一种原因不明的骨纤维增殖性疾病,临床少见,见于儿童及青年。由于破骨细胞作用,颅骨骨质被纤维结缔组织代替。颅骨异常增生、发育畸形,一般向颅外突出生长,多无明显症状;如向颅内突入生长,则可导致颅内压增高。

(4)畸形性骨炎:为一种原因不明的慢性进行性骨病,我国少见。如有颅底陷入,可导致颅内压增高症状和脑神经在颅底神经孔处受压引起的听力障碍、视力减退等症状。

(5)颅骨肿瘤:包括良性肿瘤和恶性肿瘤。仅当颅骨肿瘤向颅内生长,体积超过颅腔容积的代偿空间时,才引起颅内压增高。

(6)外伤性颅骨凹陷性骨折：颅骨凹陷性骨折并非都引起颅内压增高,当广泛性骨折压迫脑组织,或伴有脑损伤而引起脑水肿,或出血伴有颅内血肿时,可导致颅内压增高;骨折刺破静脉窦可致大出血,如静脉窦受压影响静脉血回流时,可引起颅内压增高。

2.异常脑血流量增加

(1)CO_2蓄积和高碳酸血症：各种原因引起的CO_2蓄积和高碳酸血症导致脑血管扩张,使脑血流量增加。

(2)高血压脑病：高血压患者血压突然剧烈升高,造成广泛的急性颅内小动脉痉挛,使毛细血管壁缺血通透性增高,导致急性脑水肿而致颅内压增高,出现严重头痛、恶心、呕吐、视物模糊,甚至意识障碍、抽搐等症状。高血压脑病可见于伴原发性高血压和恶性继发性高血压的疾病,如肾小球肾炎、嗜铬细胞瘤、子痫等。慢性高血压患者虽然血压持续升高,但很少发生高血压脑病。

(3)脑血管疾病：脑出血、大面积脑梗死、蛛网膜下腔出血、颅内静脉或静脉窦阻塞等脑血管疾病,可导致脑水肿或阻塞脑脊液循环通路而引起颅内压增高。

(4)严重颅脑损伤：颅脑损伤时,脑血流自动调节功能紊乱,主要表现为脑血流量降低。由于交感神经系统应激兴奋和脑血管痉挛,缺血、缺氧,局部小动脉受损呈麻痹状态,导致过度灌注,从而引起脑水肿,血-脑屏障受损害,血管通透性增高,血浆蛋白质及水分渗出增加,使脑水肿范围急剧扩展,颅内压增高加重。

3.颅内占位性病变

由于各种原因引起的颅内血肿、肿瘤、脓肿、肉芽肿及脑寄生虫病所致的颅内占位,占据了有限的颅内空间,病变周围组织发生脑水肿或病变阻塞脑脊液循环通路而引起颅内高压。

4.脑水肿

脑水肿是指脑组织内液体增加导致脑容积增大,是引起颅内压增高的常见因素。脑外伤、脑肿瘤、脑血管病、颅内各种炎症及一些全身代谢或中毒性疾病,均会发生脑水肿。

六、治疗

(一)一般处理

凡有颅内压增高的患者,均应留院观察。密切观察神志、瞳孔、血压、呼吸、脉搏及体温的变化,以掌握病情发展动态。有条件者可行颅内压监护,根据监护中所获得压力信息来指导治疗。频繁呕吐者应暂禁食,以防吸入性肺炎。不能进食的患者应予补液,补液量应维持出入液量的平衡,补液过多可促使颅内压增高恶化,注意补充电解质并调整酸碱平衡。用轻泻剂来疏通大便,不能让患者用力排便,不可行高位灌肠,以免颅内压骤然增高。对意识不清的患者及咳痰困难者要考虑行气管切开术,以保持呼吸道通畅,防止因呼吸不畅而使颅内压更加增高,并且氧气吸入有助于降低颅内压。尽早查明病因,明确诊断,尽快施行去除病因的治疗。

(二)病因治疗

颅内占位性病变应当首先考虑开颅病变切除术,以去除病灶降低颅内压力。大脑非功能区的良性肿瘤应争取根治性切除。若不能根治的胶质瘤病变可行大部切除或部分切除及减压术。若有脑积水者,可行脑脊液分流术,将脑室内液体通过特制导管分流入蛛网膜下腔、腹腔或心房。颅内压增高已引起急性脑疝者,应分秒必争进行紧急抢救或急症手术处理。

(三)降低颅内压治疗

降低颅内压治疗适用于颅内压增高但尚未查明原因或非手术治疗的患者。应用高渗利尿剂的原则为意识清醒及颅内压增高程度较轻的患者,可选用口服利尿剂;若有意识障碍或颅内压增高症状较重的患者,则宜选用静脉或肌内注射药物。

1.临床上常用口服药物

(1)氢氯噻嗪 25～50 mg,每天 3 次。

(2)乙酰唑胺 250 mg,每天 3 次。

(3)氨苯蝶啶 50 mg,每天 3 次。

(4)50%甘油盐水溶液 60 mL,每天 2～4 次。

2.临床上常用注射制剂

(1)20%甘露醇 250 mL,快速静脉滴注,每天 2～4 次。

(2)20%尿素转化糖或尿素山梨醇溶液 200 mL,静脉滴注,每天 2～4 次。

(3)呋塞米 20～40 mg,肌内注射或静脉注射,每天 1～2 次。

(4)浓缩 2 倍的血浆 100～200 mL,静脉注射。

(5)20%人血清蛋白 20～40 mL 静脉注射,上述药物对减轻脑水肿、降低颅内压有效。

(四)激素应用

适量应用激素可减轻脑水肿,有助于缓解颅内压增高。

(1)地塞米松 5～10 mg,静脉注射或肌内注射,每天 2～3 次。

(2)氢化可的松 100 mg,静脉注射,每天 1～2 次。

(3)泼尼松 5～10 mg,口服,每天 1～3 次。

(五)冬眠低温疗法或低温疗法

冬眠低温疗法或低温疗法可以降低脑的新陈代谢率,减少脑组织的氧耗量,防止脑水肿的发生与发展,对降低颅内压亦起一定作用。

(六)脑脊液体外引流

脑室扩大的患者行脑室穿刺缓慢放出脑脊液或持续体外脑室引流,以缓解颅内压增高。

(七)巴比妥治疗

大剂量异戊巴比妥钠或硫喷妥钠注射可降低脑的代谢,减少氧耗,增加脑对缺氧的耐受力,使颅内压降低,但必须在有经验的专家指导下应用。在给药期间,应进行血药物浓度监测。

(八)辅助过度换气

辅助过度换气的目的是使体内 CO_2 排出。$PaCO_2$ 每下降 0.13 kPa(1 mmHg),可使脑血流量递减 2%,从而使颅内压相应下降。

（温　巍）

第三节　蛛网膜下腔出血

一、概述

(一)定义

蛛网膜下腔出血指脑底部或脑表面的病变血管破裂,血液直接流入蛛网膜下腔引起的一种临床综合征,又称为原发性蛛网膜下腔出血,约占急性脑卒中的10%。

(二)分类

临床上将蛛网膜下腔出血分为外伤性蛛网膜下腔出血与非外伤性蛛网膜下腔出血两大类。

1.外伤性蛛网膜下腔出血

外伤损伤脑血管,引发脑血管破裂,血液通过破裂的血管进入蛛网膜下腔,引发一系列病症。

2.非外伤性蛛网膜下腔出血

动脉瘤、畸形脑动脉、高血压等造成脑血管破裂,血液通过破裂的血管进入蛛网膜下腔,引发一系列病症。

二、病因与发病机制

在引起该疾病的各种原因中,动脉瘤占大多数,其他还有动静脉畸形、脑底异常血管网病、高血压动脉硬化、血液病、肿瘤、炎性血管病、感染性疾病、抗凝治疗后、妊娠并发症、颅内静脉系统血栓、脑梗死等,并且有少数患者发病找不到明确原因。

动脉瘤好发于脑动脉分叉处。由于这些部位的动脉在血管壁成熟期发育障碍而使内弹力层和中膜的肌层不完整,在血流的冲击下渐渐向管外膨胀突出而形成囊状动脉瘤。少数的动脉瘤是由于高血压动脉硬化,脑动脉中纤维组织代替肌层,内弹力层变性断裂和胆固醇沉积于内膜,经过血流冲击逐渐扩张形成梭形的动脉瘤。

动静脉畸形是在原始血管网期发育障碍而形成的,其血管壁发育不全,厚薄不一,多位于大脑中动脉和大脑前动脉血供区的脑表面。这些动脉瘤壁或血管畸形的管壁发展到一定程度后,在血压突然升高,血流冲击下发生破裂。炎性病变、脑组织梗死和肿瘤也可直接破坏脑动脉壁,导致管壁破裂。血液凝血功能低下时,脑动脉壁也易破裂。

三、临床表现

蛛网膜下腔出血临床表现差异较大,轻者可没有明显临床症状和体征,重者可突然昏迷甚至死亡。起病突然(数秒或数分钟内发生),多数患者发病前有明显诱因(剧烈运动、过度疲劳、用力排便、情绪激动等),一般症状具体如下。

(一)头痛

动脉瘤性蛛网膜下腔出血的典型表现是突发异常剧烈全头痛,且头痛不能缓解或呈进行性加重,多伴发一过性意识障碍和恶心、呕吐。约1/3的动脉瘤性蛛网膜下腔出血患者发病前数天或数周有轻微头痛的表现,这是小量前驱(信号性)出血或动脉瘤受牵拉所致。动脉瘤性蛛网膜下腔出血的头痛可持续数天不变,2周后逐渐减轻,如头痛再次加重,常提示动脉瘤再次出血。但动静脉畸形破裂所致蛛网膜下腔出血头痛常不严重。局部头痛常可提示破裂动脉瘤的部位。

(二)脑膜刺激征

患者出现颈项强直、凯尔尼格征和布鲁津斯基征等脑膜刺激征,以颈项强直最多见,而老年、衰弱患者或小量出血者,可无明显脑膜刺激征。脑膜刺激征常于发病后数小时出现,3~4周后消失。

(三)眼部症状

20%患者眼底可见玻璃体下片状出血,发病1小时内即可出现,是急性颅内压增高和眼静脉回流受阻所致,对诊断具有提示。此外,眼球活动障碍也可提示动脉瘤所在的位置。

(四)精神症状

约 25％的患者可出现精神症状,如欣快、谵妄和幻觉等,常于起病后 2～3 周内自行消失。

(五)其他症状

部分患者可以出现脑心综合征、消化道出血、急性肺水肿和局限性神经功能缺损症状等。

四、辅助检查

(一)CT 检查

CT 检查是蛛网膜下腔出血诊断的首选检查。对于出现雷击样头痛和神经系统检查正常的患者,头痛 6 小时内颅脑 CT 检查正常对排除动脉瘤性蛛网膜下腔出血极为敏感。在发病后 6 小时内,CT 诊断蛛网膜下腔出血的敏感度为 100％,发病 6 小时后敏感度为 85.7％。CT 检查可显示脑动静脉畸形潜在的特征性血管改变,如等密度或局部稍高密度、迂曲的血管结构,病灶内可见散在分布的钙化灶。

(二)CT 血管造影检查

CT 血管造影检查具有快速成像、易普及等优势,还能显示动脉瘤形态、载瘤动脉与骨性结构的关系,以指导手术方式的选择及夹闭手术方案的制定。对于 CT 血管造影检查结果显示阴性时,特别是出血伴有意识丧失等临床状况欠佳时,需进行二维或三维脑血管造影检查以明确诊断。对于 CT 血管造影检查显示阴性的中脑周围蛛网膜下腔出血患者,应个体化评估其病情再决定是否进一步行数字减影血管造影检查。

(三)MRI 和磁共振血管成像检查

MRI 和磁共振血管成像检查在诊断脑动静脉畸形方面也有一定参考价值,在 MRI 检查的 T_1 加权像和 T_2 加权像上,脑动静脉畸形患者的畸形血管团、供血动脉和引流静脉因血管流空效应而表现为混杂信号,MRI 检查还可清晰显示畸形团和毗邻结构的关系。磁共振血管成像检查显示血管畸形优于 MRI 检查,能清楚显示异常畸形血管团、供血动脉和引流静脉,提供血管的三维结构。

(四)数字减影血管造影检查

数字减影血管造影检查是动脉瘤和脑动静脉畸形诊断的金标准。20％～25％的蛛网膜下腔出血患者首次数字减影血管造影阴性,1 周后复查数字减影血管造影有 1％～2％的上述患者可发现动脉瘤。高质量的旋转造影和三维重建数字减影血管造影对动脉瘤检出率高,同时有利于构建动脉瘤形态、显示瘤颈与邻近血管关系及指导治疗选择。对于血管内治疗术前评估、复杂动脉瘤以及 CT 血管造影不能明确病因的蛛网膜下腔出血患者(典型的中脑周围性动脉瘤性蛛网膜下腔出血除外)均需要进行全脑数字减影血管造影检查。若颅脑 CT 平扫显示弥漫性动脉瘤样出血,则需进一步完善数字减影血管造影。若首次数字减影血管造影结果阴性,则需延期复查,有 14％的患者可检出小动脉瘤;有研究者认为,在发病后 2～12 周复查血管影像学检查对弥漫性蛛网膜下腔出血患者是有价值的。但数字减影血管造影为有创检查,存在一定的风险,对于首次数字减影血管造影阴性的蛛网膜下腔出血患者是否进行二次检查应视具体情况而定。

(五)腰椎穿刺

对于疑诊蛛网膜下腔出血但 CT 检查结果阴性的患者,需进一步行腰椎穿刺检查。无色透明的正常脑脊液可以帮助排除最近 2～3 周内发病的蛛网膜下腔出血;均匀血性的脑脊液可支持蛛网膜下腔出血的诊断,但需注意排除穿刺过程中损伤出血的可能;脑脊液黄变是红细胞裂解生成的氧合血红蛋白及胆红素所致,脑脊液黄变提示陈旧性蛛网膜下腔出血。

(六)心电图检查

蛛网膜下腔出血后常常合并心肌损伤,异常心电(如 P 波高尖、QT 间期延长和 T 波增高等)常提示蛛网膜下腔出血患者合并心肌损伤。与单纯蛛网膜下腔出血患者相比,蛛网膜下腔出血伴神经源性肺水肿患者发生心电图异常改变的可能性更大,心电图异常改变在某种程度上可预测蛛网膜下腔出血患者 24 小时内神经源性肺水肿的进展。

五、诊断与鉴别诊断

(一)诊断

蛛网膜下腔出血的临床特点包括突发头痛,伴恶心、呕吐、意识障碍、癫痫、脑膜刺激征阳性及 CT 检查提示蛛网膜下腔高密度影。若症状不典型、CT 检查阴性,仍疑诊蛛网膜下腔出血,则应尽早行腰椎穿刺检查,均匀血性脑脊液亦可确诊蛛网膜下腔出血。

(二)鉴别诊断

1.脑出血

根据 CT 检查容易鉴别。

2.颅内感染

颅内感染可有头痛、呕吐、脑膜刺激征,但颅内感染多呈慢性或亚急性起病,有前驱发热或全身感染征象。脑脊液检查呈明显的炎性改变,脑 CT 检查提示蛛网膜下腔没有血性高密度影。

3.脑肿瘤

少部分脑肿瘤患者可发生瘤卒中,形成瘤内或瘤旁血肿并合并蛛网膜下腔出血;癌瘤颅内转移、脑膜癌或中枢神经系统白血病也可见血性脑脊液。根据详细病史、头颅 CT 检查及 MRI 检查可以鉴别。

4.偏头痛

偏头痛可有剧烈头痛和呕吐,多长期反复发作,体格检查无脑膜刺激征,CT 检查及脑脊液检查没有异常发现。

六、治疗

(一)监测与一般处理

蛛网膜下腔出血患者可出现呼吸、体温、血压和血糖异常,心电改变,电解质紊乱及其他影响预后的并发症,因此,对患者密切的监测和及时的治疗是必要的。

1.呼吸管理

气道梗阻在蛛网膜下腔出血患者中不常出现,一旦出现其后果严重。因此,呼吸监护是治疗方案的重要部分,应保持气道通畅,必要时予吸氧。呼吸功能障碍明显的患者,必要时可行气管插管或气管切开术辅助通气,并通过血气分析等检查监测血氧饱和度等重要指标。

2.亚低温治疗

发热与患者的预后不良有关,亚低温治疗可能改善预后。研究显示,术后亚低温治疗可能改善蛛网膜下腔出血患者的神经功能结局和降低病死率。

3.血糖监测

临床研究显示约 1/3 的蛛网膜下腔出血患者可发生高血糖,血糖升高是转归不良的独立危险因素。动脉瘤性蛛网膜下腔出血后血糖增高与临床预后不良风险增加有关,相关研究指出严格控制血糖可改善预后,建议空腹血糖应控制在 10 mmol/L 以下,但血糖过低亦可导致病死率增加。

4.心电监护

蛛网膜下腔出血患者存在神经源性心肌损伤,这可能与急性脑损伤后交感神经系统激活有关。另外,心电异常改变(如心动过缓、相对性心动过速、非特异性 ST 和 T 波异常)与蛛网膜下腔出血的 3 个月病死率密切相关。因此,在蛛网膜下腔出血患者的管理过程中,通过心电监测及时发现患者心脏电生理的变化尤为重要,必要时还可根据患者病情检测心肌酶、肌钙蛋白、脑利钠肽等指标进一步评估病情以指导治疗。

5.维持水、电解质平衡

一方面,尿排钠增多常引起动脉瘤性蛛网膜下腔出血患者的低钠血症,还可因渗透性利尿降低血容量而导致症状性脑血管痉挛,加重脑水肿,升高颅内压,增加癫痫发作和神经损害;另一方面,由于动脉瘤性蛛网膜下腔出血患者常需要高渗液体治疗来控制颅内压,且有研究表明高钠血症的动脉瘤性蛛网膜下腔出血患者预后比低钠血症的更差,所以应积极治疗低钠血症和高钠血症。

6.脑电图监测

癫痫及迟发性脑缺血是蛛网膜下腔出血患者常见的严重并发症,其中非惊厥性癫痫持续状态与高病死率、高迟发性脑缺血发生率相关,需严密监测,积极诊疗。

(二)手术治疗

1.手术时机

蛛网膜下腔出血发病 10 天内进行治疗(栓塞或夹闭)的患者,其迟发性脑缺血发生率和临床结局均优于超过 11 天开始治疗者。不管选择哪种动脉瘤治疗方式,对有条件在 5～10 天内治疗的动脉瘤性蛛网膜下腔出血患者,均不建议推迟治疗时间。另外,破裂脑动静脉畸形再出血风险、致残率和病死率较高,也应早期积极治疗。

2.动脉瘤治疗方式

(1)血管内治疗:动脉瘤血管内治疗主要包括 2 类。一类为动脉瘤栓塞术,即通过在动脉瘤内释放弹簧圈致局部血栓形成从而将动脉瘤与循环阻隔,该类治疗手段主要包括单纯弹簧圈动脉瘤栓塞术、支架辅助弹簧圈动脉瘤栓塞术、球囊辅助弹簧圈动脉瘤栓塞术等;另一类为血流导向装置置入术,即通过置入覆膜或密网孔的血流导向装置,使动脉瘤瘤体内血液淤滞,形成血栓而使动脉瘤闭塞。

(2)外科手术夹闭治疗:动脉瘤夹闭术是指通过外科手术的方式,充分暴露经影像检查明确位置的破裂动脉瘤,使用夹持装置夹闭瘤颈,从而达到阻断瘤内血流的目的。

3.脑动静脉畸形的治疗方式

(1)外科切除术:可以完全消除畸形血管,立即消除出血风险,并避免复发,其缺点在于创伤大、康复时间长且可引起神经功能缺损。

(2)立体定向放疗:主要是利用立体定向技术,对颅内靶点精确定位,将单次大剂量射线集中照射于靶组织,使之产生局灶性坏死,从而达到类似手术的效果。其治疗机制是促使血管内皮细胞增殖,血管壁进行性向心性增厚,最终造成管腔闭塞。单独采用立体定向放疗再出血风险大。此外,对辐射引起的不良反应也应加以考虑。

(3)血管内治疗:包括术前栓塞、完全性栓塞、立体定向放疗前栓塞、靶向栓塞和姑息性栓塞。

①术前栓塞:对于无法立即外科切除的破裂脑动静脉畸形,术前栓塞不仅可以快速降低出血风险,为手术争取时间,还能栓塞深部血管,减小血管团体积,从而降低手术难度和风险,减少相关并发症。②完全性栓塞:完全性栓塞创伤小,但存在复发、再出血的风险。有回顾性研究显示,对于最大直径<3 cm的脑动静脉畸形、单一动脉供血和单一动静脉瘘的完全栓塞率达70%。③立体定向放疗前栓塞:对已破裂脑动静脉畸形难以手术切除及完全栓塞时,可考虑部分栓塞+立体定向放疗的策略,但有研究显示,栓塞可能降低立体定向放疗对脑动静脉畸形的消除率。④靶向栓塞:指选择性处理破裂血管和有动脉瘤、动静脉瘘的高危血管,在无法切除或完全栓塞的情况下,降低出血及再出血的风险。⑤姑息性栓塞:采用选择性栓塞高流量供血动脉从而减轻神经功能缺损症状的方法。有小样本的研究结果支持降低血流量可以改善患者生存质量,可作为处理破裂血管后的一种补充治疗。

4.手术相关并发症的防治

(1)术中动脉瘤再破裂:动脉瘤性蛛网膜下腔出血患者术中动脉瘤再破裂可以导致病情迅速加重甚至死亡,造影过程中发现瘤周造影剂外渗是较可靠的征象。该并发症应以预防为主,充分的术前准备和熟练的手术操作可能减少动脉瘤再破裂的发生。目前针对动脉瘤再破裂,临床上常用方法包括立即栓塞或外科夹闭,同时围术期积极治疗血管痉挛和颅内压增高,必要时予脑脊液引流或手术清除血肿等。

(2)血栓栓塞:血管内操作、支架辅助栓塞以及血流导向装置置入均可导致血栓形成,因此,围术期抗血小板治疗是必要的。与氯吡格雷敏感者相比,氯吡格雷抵抗者术后发生血栓栓塞的概率明显更高;氯吡格雷抵抗者术前24小时内服用替格瑞洛或增加氯吡格雷用量可降低血栓风险。

(3)支架或栓塞材料异位:栓塞术过程中弹簧圈或其辅助支架移位是罕见的并发症,重在预防。

(三)并发症及处理

1.血管痉挛

脑血管造影检查发现,近2/3的蛛网膜下腔出血患者发生脑血管痉挛,约半数患者可以没有症状。血管痉挛常在动脉瘤破裂后3~4天内出现,7~10天达到高峰,14~21天逐渐缓解。脑大动脉痉挛的严重程度与神经功能缺损严重程度呈正相关,微小的脑血管痉挛患者不但会出现临床症状,甚至会进展为脑梗死。脑血管造影检查是诊断脑血管痉挛的“金标准”,经颅多普勒诊断血管痉挛具有高敏感度和阴性预测值,是理想的监测设备。

2.迟发性脑缺血

迟发性脑缺血通常被定义为一种局灶性神经功能缺损综合征,一直被认为是导致动脉瘤性蛛网膜下腔出血患者死亡和残疾的主要原因之一。迟发性脑缺血的主要病因是血管痉挛,此外,微循环痉挛、微血栓、皮质扩散去极化及脑自主调节障碍等因素亦被认为与迟发性脑缺血的发生有关。迟发性脑缺血可发生于近1/3的蛛网膜下腔出血患者,且好发于动脉瘤破裂后3~14天。

经颅多普勒超声对迟发性脑缺血具有较高预测价值,较脑血管造影具有更高的诊断敏感度、特异度和阴性预测值,能更好地识别血管痉挛及预测迟发性脑缺血。除经颅多普勒超声外,CT血管成像、计算机体层灌注检查能更清晰准确地显示血管结构和低灌注区域,有助于明确迟发性脑缺血的诊断。

尼莫地平常用于治疗血管痉挛以改善动脉瘤性蛛网膜下腔出血患者的预后(每4个小时口服1次,60 mg,3周),但使用尼莫地平后未在患者的血管造影中显示明确血管扩张效果。有研究指出,克拉生坦(15 mg/h)可降低术后血管痉挛相关的发生率/病死率。

既往治疗血管痉挛主要使用血液稀释、高血压、高血容量方法,但进一步的观察发现等容量、高血压方法似乎更为有效。升血压治疗一直被应用于治疗动脉瘤性蛛网膜下腔出血迟发性脑缺血。

（高建民）

第四节　脑　出　血

一、概述

(一)定义

脑出血又称自发性脑出血,指各种非外伤性因素所致脑实质内血管破裂出血,常形成血肿,直接破坏脑组织或使其受压、移位、血液循环障碍,从而引发一系列临床表现的一种病态。

高血压是本病最常见的病因,故本病多见于 50 岁以上年龄组。其他较少见的病因还有动脉硬化、动脉瘤、血管畸形、脑淀粉样血管病、出血性疾病、脑肿瘤、结缔组织疾病等,因此实际上脑出血可见于各种年龄。脑出血时出血血管可以是动脉、毛细血管或静脉,而以动脉出血最常见。患者大多数遗留不同程度的神经功能障碍。及时正确的治疗对改善患者的预后具有明显的积极作用。

(二)分类

根据出血部位不同主要分为大脑半球出血、脑干出血和小脑出血。原发性脑室出血虽不是脑实质内出血,习惯上仍被当作脑出血的一种特殊类型。大脑、脑干、小脑实质内血肿形成后均可向脑室穿破,称“继发性脑室出血”。在脑出血中,大脑半球出血约占 80％,脑干出血和小脑出血约占 20％。其中大脑半球出血又以基底节区出血最多,脑叶出血次之。

二、病因与发病机制

高血压是脑出血最常见的原因,其他原因包括脑淀粉样血管病、动静脉畸形、动脉瘤、血液病、凝血功能异常、脑动脉炎、药物滥用、原发或转移性肿瘤、抗凝或溶栓治疗等。应尽可能明确病因,以利于治疗。

高血压性小动脉硬化和破裂是最常见的发病机制。①高血压性脑出血:好发于基底核区。基底核区的出血向内侵入内囊和丘脑或破入侧脑室,向外直接破入外侧裂和脑表面。②丘脑出血:多数向下侵入下丘脑,甚至中脑,向内破入侧脑室。③脑干或小脑出血:可直接破入蛛网膜下腔或第四脑室。脑出血破入脑室,尤其进入第四脑室时,导致急性阻塞性脑积水,颅内压急剧升高。

脑出血形成的血肿腔的周围组织因静脉回流受阻和直接压迫作用而出现缺血性水肿和点状出血,血肿及水肿造成占位、压迫效应,严重者使同侧脑组织向对侧或向下移位形成脑疝,最后导致死亡。

三、临床表现

临床表现因出血部位及出血量不同而异。小量出血者,可不产生任何症状和体征;大量出血者,出血区的脑组织遭到破坏,邻近脑组织受压移位,出现严重的症状和体征。

(一)基底核区出血

基底核区出血通常突然发病,急性或亚急性出现意识障碍,造成对侧偏瘫、偏身感觉丧失和同向性偏盲,如果优势侧半球受累则可出现失语,呕吐很常见。

(二)壳核出血

眼球同向性向病灶侧注视,并可造成局限性神经系统体征,如弛缓性偏瘫、偏身痛温觉丧失、同向性偏育、全面性失语或半侧忽视。

(三)尾状核出血

尾状核出血特点是头痛、恶心、呕吐和各种行为异常(如定向力下降或朦胧),偶尔伴有明显的短时间近记忆力丧失、短暂的凝视麻痹和对侧偏瘫,但不伴语言障碍。重型出血量超过30 mL,意识障碍重,鼾声明显,呕吐频繁,可吐咖啡样胃内容物,两眼可向病灶侧凝视,可见天幕裂孔疝的体征或上部脑干压迫的体征以及中枢性高热等。

(四)丘脑出血

丘脑出血特征是上视麻痹,瞳孔缩小和对光反射丧失,有时伴有会聚麻痹。除了特征性的眼球运动异常,丘脑出血经常造成邻近结构损害,出现眼球向病灶对侧注视、失语、偏瘫和对侧半身深浅感觉减退、感觉过敏或自发性疼痛。

(五)脑桥出血

脑桥出血量少时可意识清楚,出现交叉性瘫痪、偏瘫或四肢瘫,眩晕、复视、眼球不同轴;出血量大时,患者迅速进入昏迷,双侧针尖样瞳孔,呕吐咖啡样胃内容物,中枢性高热及中枢性呼吸障碍,四肢瘫痪和去大脑强直,多在48小时内死亡。

(六)小脑出血

小脑出血起病突然,发病时患者神志清楚,眩晕明显,频繁呕吐,枕部疼痛,无肢体瘫痪,瞳孔往往缩小,一侧肢体笨拙,行动不稳,共济失调,眼球震颤,晚期病情加重,意识模糊或昏迷,瞳孔散大,中枢性呼吸障碍,最后死于枕骨大孔疝。

(七)脑室出血

小量脑室出血常有头痛、呕吐、脑膜刺激征,一般无意识障碍及局灶性神经缺损体征。大量脑室出血常起病急骤,迅速出现昏迷、频繁呕吐、针尖样瞳孔、眼球分离斜视或浮动、四肢弛缓性瘫,可有去大脑强直、呼吸深、鼾声明显、体温明显升高,多迅速死亡。

(八)脑叶出血

脑叶出血神经功能缺损通常比较局限且多变,以顶叶最常见,其次为颞叶、枕叶、额叶,也可多发脑叶出血,常表现头痛、呕吐、脑膜刺激征及出血脑叶的局灶定位症状。额叶出血可有偏瘫、布罗卡失语症,颞叶出血可有韦尼克失语症、精神症状,枕叶出血可有视野缺损,顶叶出血可有偏身感觉障碍、空间构象障碍。抽搐较其他部位出血常见,昏迷较少见,部分患者缺乏脑叶的定位症状。

(九)中脑出血

中脑出血患者突然出现复视、上睑下垂。一侧或两侧瞳孔散大、眼球不同轴、水平或垂直眼震、同侧肢体共济失调,也可表现韦伯综合征或贝内迪克特综合征。严重者很快出现意识障碍、去大脑强直。

四、辅助检查

(一)CT 检查

CT 检查是诊断脑出血安全有效的方法,可迅速、准确地显示血肿的部位、出血量、占位效应、是否破入脑室或蛛网膜下腔及周围脑组织受损等情况,是疑似脑卒中患者首选的影像学检查方法。需要时可做增强 CT 和灌注 CT 2 项检查,增强 CT 扫描发现造影剂外溢的"点征"是提示血肿扩大高风险的重要证据。

(二)头颅 MRI 检查

脑出血后随着时间的延长,完整红细胞内的含氧血红蛋白逐渐转变为去氧血红蛋白及正铁血红蛋白,红细胞破碎后,正铁血红蛋白析出呈游离状态,最终成为含铁血黄素。上述演变过程从血肿周围向中心发展,因此出血后的不同时期血肿的 MRI 检查表现也各异。对急性期脑出血的诊断,CT 检查优于 MRI 检查,但 MRI 检查能更准确地显示血肿演变过程,对某些脑出血患者的病因探讨会有所帮助,如能较好地鉴别脑卒中、发现脑动静脉畸形及动脉瘤等。

(三)脑血管造影检查

中青年非高血压性脑出血或 CT 和 MRI 检查怀疑有血管异常时,应进行脑血管造影检查。脑血管造影检查可清楚地显示异常血管及造影剂外漏的破裂血管和部位。

五、诊断与鉴别诊断

(一)诊断

脑出血的诊断标准包括急性起病,局灶神经功能缺损症状(少数为全面神经功能缺损),常伴有头痛、呕吐、血压升高及不同程度的意识障碍,头颅 CT 检查或 MRI 检查显示出血灶,并且排除血管性脑部病因。

(二)鉴别诊断

1.急性脑梗死

急性脑梗死多发生在 60 岁以上的高血压及动脉硬化患者,静息状态下或睡眠中急性起病,一至数天内出现局灶性脑损害的症状和体征,并能用某一动脉供血区功能损伤来解释。CT 或 MRI 检查发现梗死灶可明确诊断。有明显感染或炎症疾病史的年轻患者考虑动脉炎致血栓形成的可能。

2.其他脑血管疾病

脑出血与其他脑血管疾病的鉴别诊断,见表 7-1。

表 7-1　脑出血与脑血管疾病鉴别诊断

鉴别要点	脑出血	蛛网膜下腔出血	脑血栓	脑栓塞	短暂性脑缺血发作
年龄	中年以上	青壮年	中老年	青壮年	中老年
常见病因	高血压、动脉硬化	动脉瘤、动静脉畸形	动脉硬化	心脏病	动脉硬化、颈椎病、低血压
发病形式	急骤,多在用力或情绪激动时发生	急骤,多在用力或情绪激动时发生	缓慢,多在安静时发生	急骤,随时发生	急骤,随时发生

鉴别要点	脑出血	蛛网膜下腔出血	脑血栓	脑栓塞	短暂性脑缺血发作
意识状态	昏迷深,持续时间长	多无或仅有短暂昏迷	多清醒	昏迷轻,为时较短	可无或仅有短暂昏迷
脑膜刺激征	多有、但较轻	明显	无	无	无
常见神经体征	偏瘫、偏身感觉障碍、偏盲、失语	无或轻微	同脑出血较轻	同脑出血	体征常在几小时内恢复
CT检查	高密度病灶,占位效应,破入脑室	颅底或脑表面有血	低密度病灶	低密度病灶	正常或有较小低密度病灶
脑脊液	压力高,多成血性	压力高,多成血性	正常	压力高	正常

六、治疗

(一)一般处理

1.静卧休息

患者就近诊治,尽量避免不必要的搬动,取自然舒适的卧位姿势,一般应卧床休息2～4周,避免情绪激动及血压升高。

2.保证呼吸

(1)衣领敞开,体位摆放合适,胸腹部不压重物。

(2)保持呼吸道通畅:昏迷患者应将头歪向一侧,以利于口腔分泌物及呕吐物流出,并可防止舌根后坠阻塞呼吸道,随时吸出口腔内的分泌物和呕吐物,必要时行气管切开。

(3)吸氧:有意识障碍、血氧饱和度下降或有缺氧现象[$PaO_2 < 8.0$ kPa(60 mmHg)或$PaCO_2 > 6.7$ kPa(50 mmHg)]的患者应给予吸氧,氧浓度宜稍高,3～4 L/min。

(4)翻身拍背,随时吸痰。

3.保证正常代谢

(1)记录24小时出入量,保证出入量平衡,脑水肿急性期可适当保持轻度脱水状态。

(2)保证电解质与酸碱平衡。

(3)保证营养供给,急性期神志清楚无呕吐患者应予流质饮食,昏迷或有吞咽困难者在发病第2～3天即应鼻饲。

4.观察病情

脑出血多为短时出血,短期内出血量即达高峰,但也有少数患者出血持续时间长。出血后脑部有一系列病理改变,患者的病情可能迅速恶化,故发病初期尤其需要严密观察。观察项目有神志、瞳孔、血压、呼吸、脉搏、体温、尿量,有无呕吐、发绀、抽搐等。有条件时应对昏迷患者进行监护。

5.对症治疗

(1)过度烦躁不安的患者可适量用镇静药。躁动不安者应先检查有无可排除的引起不安的因素,给予心理安慰及一些必要的解释,若无效可以考虑用下列镇静剂,但须注意观察病情,尤其呼吸情况。①地西泮 10 mg,肌内注射或静脉注射;或 5 mg,口服。根据病情每天可用1～3次。②苯巴比妥钠 0.1～0.2 g,肌内注射。

（2）颅高压所致头痛应以降颅压治疗为主。血压增高若使用脱水剂及利尿剂后仍不降，可用降压药；对血肿压迫或脑膜刺激所致头痛，必要时可以考虑使用止痛剂。①罗通定 30～60 mg，每天 3 次，口服；或 60 mg，肌内注射。②索米痛片 1 片，每天 3 次，口服。③对乙酰氨基酚 1～2 片，每天 3 次，口服。④布桂嗪 0.1 g，肌内注射。

（3）控制体温，体温过高加重脑细胞损害，对脑功能恢复极为不利。相反，低温减慢代谢速度，减低耗氧量，对脑细胞有保护作用，故脑出血患者应注意控制体温。体温在 38.5 ℃以上的患者，予以物理降温或退热药物，尽快将体温降至 37.5 ℃以下。亚低温治疗时体温应控制在 34～36 ℃。

（4）便秘者可选用缓泻剂。

6.预防感染

加强口腔护理，及时吸痰，保持呼吸道通畅；留置导尿管时应做膀胱冲洗，昏迷患者可酌情用抗生素预防感染。

（二）降低颅内压

1.脱水剂

（1）甘露醇：可用 20％甘露醇注射液 125～250 mL，快速静脉滴注，每 6～8 个小时 1 次。长期使用应注意水、电解质紊乱及肾损害（甘露醇肾病），必要时应减量、停药或合用利尿剂。有些患者停药后出现颅内压反跳，可先减量后停药。少数患者对本药有适应现象，故疗程不宜太长，疗效不佳时应换药。此外，尚应注意其增加血容量诱发心力衰竭的危险。

（2）甘油果糖：是一种高渗脱水剂，起作用的时间较慢，约 30 分钟，但持续时间较长（6～12 小时）。可用 10％甘油果糖每次 250 mL 缓慢静脉滴注（150 mL/h），每 12 个小时 1 次。一般无反跳现象，肾功能不全者也可考虑使用，但脱水作用较弱，可与甘露醇交替使用。甘油盐水可发生溶血作用，不推荐使用。

2.呋塞米

呋塞米为速效强力利尿剂，成人一般用每次 20～40 mg，每天 2～3 次，静脉注射或肌内注射，作用快而短。或用 100～200 mg 加入林格液 500 mL 中在 1 小时内静脉滴注完毕，一般15分钟开始利尿，2 小时达高峰，可维持 6～8 小时。利尿作用持久，降低颅内压显著，可用于急救。

3.肾上腺皮质激素

肾上腺皮质激素通过减低毛细血管通透性、减少脑脊液生成、增强脑细胞抗缺氧能力、改善脑血流自动调节机制、增加原尿生成等作用减轻脑水肿，作用温和持久，无反跳现象。重症脑出血患者可与甘露醇、呋塞米等合用以加强降颅压效果。由于有诱发上消化道出血、加重感染等可能，所以不作为常规使用。在病情危重时可应用地塞米松 10～20 mg，静脉注射或静脉滴注，每天 1 次，连用 5～7 天，以后快速减量停药；或甲泼尼龙 250～500 mg，静脉注射或静脉滴注，每天 1 次，连用 3～5 天，以后快速减量停药。

4.七叶皂苷钠

该药能减低毛细血管通透性，减轻脑水肿。作用机制类似肾上腺皮质激素，但无后者常见的不良反应，可作为激素替代物用于降颅压治疗。该药不良反应少，与甘露醇等脱水药合用，可减少甘露醇等药物的用量，缩短疗程，大大减轻不良反应的发生率。用法：10～20 mg 加入 5％葡萄糖或生理盐水 100 mL 中静脉滴注，每天 1 次，疗程根据病情决定，一般 10 天左右。

5.人工呼吸机过度通气

应用呼吸机，增加患者的肺通气量，一般应将 $PaCO_2$ 控制在 4.0～4.7 kPa（30～35 mmHg），可缓解重度颅内压增高(脑疝)。使用时应避免因 $PaCO_2$ 过度降低[<4.0 kPa(30 mmHg)]引起脑缺血缺氧损害。过度通气目前主张仅限用于脑疝或脑疝前,因为过度通气造成的脑缺血缺氧损害对预后不利。

(三)调控血压

脑出血患者不要急于降血压,因为脑出血后的血压升高是对颅内压升高的一种反射性自我调节,应先降低颅内压后,再根据血压情况决定是否进行降血压治疗。

血压≥26.7/14.7 kPa(200/110 mmHg)时,在降颅压的同时可慎重平稳降血压治疗,使血压维持在略高于发病前水平或 24.0/14.0 kPa(180/105 mmHg)左右;收缩压在 22.7~23.7 kPa(170~200 mmHg)或舒张压在 13.3~14.7 kPa(100~110 mmHg),暂时尚可不必使用降压药,先脱水降颅压,并严密观察血压情况,必要时再用降压药。血压过高易再引起出血,血压过低会形成脑供血不足。血压降低幅度不宜过大,否则可能造成脑低灌注。不宜过速、过低降低血压,以防引起脑供血不足,加重脑损害。收缩压<23.0 kPa(165 mmHg)或舒张压<12.7 kPa(95 mmHg),不需降血压治疗。

应谨慎采用容易控制药量的降压方法,如严密监测血压下,用硝酸甘油 25 mg 加入 5%葡萄糖液 500 mL 中,以 10~100 $\mu g/min$ 的速度静脉滴注,一旦血压下降,即减缓滴速,使血压控制在较为合适的水平。尤其注意,尽量不用含服硝苯地平或肌内注射利血平等方法降压,以免降压过速加重脑损害。急性期过后,脑水肿消退时,血压高者应给予口服降压药,如依那普利 10 mg,口服,每天 3 次;或尼群地平 10 mg,口服,每天 3 次。

血压过低者应升压治疗,以保持脑灌注压。不管是药物或是脑病变所引起的血压过低,均应选用升压药(如多巴胺)以维持所需的血压水平,保证脑的供血量,防止脑损害的进一步加重。

(四)药物止血

传统脑出血治疗包括使用止血药物,认为对控制再出血和防止血肿扩大有益。目前认为,高血压性脑出血一般不需使用止血药物。赞成此观点的学者认为,脑出血是一个短暂现象,入院时出血多半已经停止,即使仍有出血,也多半是动脉出血,并非纤维蛋白溶解亢进或凝血障碍所致,一般止血药无效,过多使用止血药物尚有诱发脑梗死的可能。对于凝血障碍性疾病所致脑出血可选用下列药物。①氨基己酸 8~12 g,静脉滴注,每天 1~2 次,疗程 7 天。②氨甲苯酸 0.3~0.6 g,静脉滴注,每天 1~2 次,疗程 7 天。③氨甲环酸 0.25~0.50 g,静脉滴注,每天 1 次,疗程 7 天。④酚磺乙胺 2~4 g,静脉滴注,每天 1~2 次,疗程 7 天。

(五)护脑治疗

1.细胞代谢促进剂

(1)维生素类:常用维生素 C 每天 2~4 g,维生素 B_6 每天 0.2~0.3 g 加入液体中静脉滴注。维生素 B_1 0.1 g 和维生素 B_{12} 500 μg,肌内注射,每天 1~2 次。

(2)能量合剂:三磷酸腺苷 20~40 mg,辅酶 A 100~200 U,细胞色素 C 15~30 mg,三药联合静脉滴注,每天 1~2 次。注意三磷酸腺苷有扩血管作用,脑出血急性期应慎用。

(3)其他:可选用谷氨酸钠、醋谷胺、脑组织液及类似制剂等。

2.促醒剂

(1)胞磷胆碱 0.25~0.75 g,静脉滴注,每天 1 次,10 天为 1 个疗程。该药有轻度扩血管作用,急性期慎用。

(2)醒脑静 20 mL,静脉滴注,每天 1~2 次。该药为中药复方制剂,有促醒、退热、止痉、护脑等作用。

（3）纳洛酮 1.2～2.0 mg，静脉滴注，每天 1 次，10 天为 1 个疗程。脑出血时神经系统 β 内啡肽增多，可抑制大脑。纳洛酮通过竞争性拮抗作用使患者昏迷时间缩短。

（4）清开灵 20～40 mL，加入液体静脉滴注，每天 1 次。

（温　巍）

第五节　脑　梗　死

一、概述

脑梗死是指局部脑组织由于血液供应缺乏而发生的坏死。脑梗死占全部脑血管病的 70%，由于其高发病率、高残障率，目前已经是引起痴呆的第二大原因，是引起老年癫痫的最常见原因，也是引起抑郁的常见原因。

二、病因与发病机制

（一）脑动脉狭窄或闭塞

动脉粥样硬化可造成颈内动脉或椎动脉狭窄，动脉硬化则多累及脑内小动脉。如侧支循环不良或多根血管发生足以影响脑血流的狭窄时，局部或全脑血流量下降，当脑血流量下降到缺血阈值时，即会出现脑缺血的症状。

（二）脑动脉栓塞

动脉粥样硬化斑块的溃疡面上常附有血小板凝块、胆固醇碎片和附壁血栓，不稳定性斑块形成栓子随血流进入颈内动脉，堵塞远端动脉造成脑血栓。心源性栓子如先天性心脏病、风湿性心脏病、感染性心内膜炎、心脏手术、心房颤动等形成的栓子也可随血流进入脑内导致脑栓塞。空气、脂肪栓子进入血液也可造成脑栓塞。

（三）血流动力学、血液流变学因素

血液黏滞度增高、低血压等血流因素异常，尤其在有脑血管的严重狭窄或多条动脉的狭窄时，更易导致血栓形成。

三、临床表现

脑梗死的症状取决于脑组织受累的部位和范围。在某些情况下，可以没有任何症状，即无症状性脑梗死。约 25% 的患者病前有短暂性脑缺血发作病史，起病前多有头痛、头晕、眩晕、短暂性肢体麻木、无力等前驱症状。起病一般较缓慢，多在静息和睡眠中起病。常见症状有头痛、头昏、头晕、眩晕、恶心、呕吐、偏瘫、失语、意识障碍、尿失禁等。

脑梗死发病后多数患者意识清醒，少数可有程度不同的意识障碍，大脑半球较大面积梗死，可影响间脑和脑干的功能，起病后不久出现意识障碍，甚至脑疝、死亡。病变影响大脑皮质，在急性期可表现为出现癫痫发作，以病后 1 天内发生率最高，而以癫痫为首发的脑血管病则少见。多数患者经几小时甚至 1～3 天病情达到高峰。

四、辅助检查

(一)CT检查

动脉血栓性脑梗死超急性期(0~6小时)CT检查可正常;急性期(6~24小时)病变区脑回消失,脑室受压,密度变低且日益扩大;亚急性期(2~7天)病灶区大片低密度,脑室受压,中线结构移位,可出现强化;稳定期(8~14天)病变区边界渐清,均匀,占位效应减退,脑回强化明显;慢性期或陈旧期(15天以上)病变区软化或囊变,可出现局部脑萎缩及脑池扩大等。

(二)头颅MRI检查

动脉血栓性脑梗死主要表现为缺血区T_1加权图像出现低信号强度,在T_2加权图像上出现高信号强度,以T_2加权图像更敏感。缺血16~18小时注射增强剂可见脑回状强化,24~72小时最为明显。脑回状强化是血-脑屏障破坏的标志。发病3~4天时脑水肿及占位效应最重,可引起脑疝,1周后开始消退。也可显示大动脉内的血栓,在T_1加权图像上显示高信号强度,表现灰白色信号。

(三)数字减影脑血管造影检查

数字减影脑血管造影检查可动态地观察脑血管的变化,可发现动脉闭塞或狭窄的部位,栓子及栓塞部位,脑水肿所致血管受压,移位和侧支循环情况。对于脑梗死的诊断没有必要常规进行数字减影脑血管造影检查。在开展血管内介入治疗、动脉内溶栓、判断治疗效果等方面数字减影脑血管造影很有帮助,但仍有一定的风险。

五、诊断与鉴别诊断

(一)诊断

静息或活动状态下突然起病,很快出现局灶性神经功能缺损的症状和体征,并符合动脉供血区的分布特点,临床应考虑急性脑梗死可能。CT或MRI检查发现梗死灶可明确诊断。诊断明确后,需要通过各种辅助检查措施明确脑梗死的病因,以便更有针对性地进行二级预防。

(二)鉴别诊断

1.脑出血

脑出血多在活动或情绪激动时发病,多数患者有高血压病史,起病急,头痛、呕吐、意识障碍较多见。头部CT检查见高密度出血灶可以帮助鉴别。

2.慢性硬脑膜下血肿

慢性硬脑膜下血肿多见于老年人,通常表现为头晕、肢体无力等,与脑梗死相似,易误诊。CT或MRI检查见脑表面与颅骨间异常密度影可以帮助鉴别。

六、治疗

(一)一般治疗

1.保持安静、卧床休息、保持呼吸道通畅

脑梗死的急性期,患者应保持安静卧床休息,密切观察患者神志、呼吸、血压、脉搏、瞳孔变化。

2.饮食、营养及水、电解质平衡

昏迷患者,24~48小时内应禁食,由静脉补液,每天补液量一般以1 500~2 200 mL为宜。

昏迷第 3 天要插胃管进行鼻饲流质混合奶、米汤、菜汤等,其中营养成分含量为蛋白质每天 50～60 g,脂肪每天 40 g,糖类每天 110 g,热量 4 263.6 kJ。

(二)脑水肿颅内高压期治疗

1.一般处理

(1)卧床,避免头颈部过度扭曲。

(2)避免引起颅内压增高的其他因素,如激动、用力、发热、癫痫、呼吸道不通畅、咳嗽、便秘等。

2.脱水治疗

(1)甘露醇:最常使用的脱水剂,用药后血浆渗透压明显增高,使脑组织的水分迅速进入血液中,经肾脏排出。一般用药后 10 分钟开始利尿,2～3 小时作用达高峰,维持 4～6 小时,有反跳现象。可用 20%甘露醇 125～250 mL 快速静脉滴注,6～8 小时 1 次,一般情况应用 5～7 天为宜。

(2)呋塞米:一般用 20～40 mg 静脉注射,6～8 小时 1 次,与甘露醇交替使用可减轻两者的不良反应。

(3)甘油果糖:一种高渗脱水剂,其渗透压相当于血浆的 7 倍,起作用的时间较慢,约 30 分钟,但持续时间较长(6～12 小时)。可用 250～500 mL 静脉滴注,每天 1～2 次,脱水作用温和,一般无反跳现象。

(三)高血压的处理

1.早期脑梗死

许多脑梗死患者在发病早期,血压均有不高程度的升高,且其升高的程度与脑梗死病灶大小、部位及病前是否患有高血压病有关。脑梗死早期的高血压处理根据血压升高的程度、患者的整体情况和基础血压来定。

若收缩压在 24.7～28.0 kPa(185～210 mmHg)或舒张压在 15.3～16.0 kPa(105～120 mmHg),可但应严密观察血压变化,不必急于降血压治疗;若血压＞29.3/16.0 kPa(220/120 mmHg),则应给予缓慢降血压治疗,并严密观察血压变化。

应给予容易计量的抗高血压制剂,如拉贝洛尔 10 mg,1～2 分钟内静脉注射,并可于 10～20 分钟后反复加倍应用,直至累积量达 300 mg,以后按需要仍可每 6～8 小时 1 次继续应用,但伴有支气管哮喘、心力衰竭、严重心脏传导异常者禁用。

2.出血性脑梗死

出血性脑梗死多见于脑栓塞、大面积脑梗死和溶栓治疗后。一旦发生出血性脑梗死,应使收缩压≤24.0 kPa(180 mmHg)或舒张压≤14.0 kPa(105 mmHg)。

3.溶栓治疗前后

在溶栓治疗前后,若收缩压＞24.0 kPa(180 mmHg)或舒张压＞14.0 kPa(105 mmHg),则应及时降血压治疗,以防止发生继发性出血。最好使用微输液泵静脉注射硝普钠,其能随时、迅速、平稳地降低血压至所需水平,具体用法为 1～3 μg/(kg·min)。也可用拉贝洛尔、乌拉地尔、硝酸甘油等。

4.脑梗死恢复期

脑梗死进入恢复期后,均按高血压病的常规治疗要求,口服病前所用的降血压药或重新调整降血压药物,使血压缓慢平稳下降,一般应使血压控制在正常范围以内或可耐受的水平,以尽可能预防脑梗死复发。

(四)溶栓治疗

1.溶栓治疗时间窗

脑梗死溶栓治疗的最佳时间为发病3～6小时内。

2.溶栓治疗适应证

年龄18～75岁;发病在6小时以内;脑功能损害的体征持续存在超过1小时,且比较严重;CT检查已排除颅内出血,且无早期脑梗死低密度改变及其他明显早期脑梗死改变;患者或家属签署知情同意书。

3.溶栓治疗禁忌证

(1)既往有颅内出血,包括可疑蛛网膜下腔出血;近3个月有头颅外伤史;近3周内有胃肠或泌尿系统出血;近2周内进行过大的外科手术;近1周内有不可压迫部位的动脉穿刺。

(2)近3个月有脑梗死或心肌梗死史,但陈旧小腔隙未遗留神经功能体征者除外。

(3)严重心、肾、肝功能不全或严重糖尿病者及妊娠女性。

(4)体检发现有活动性出血或外伤(如骨折)的证据。

(5)已口服抗凝药,且国际正常化比值＞1.5;48小时内接受过肝素治疗。

(6)血小板计数＜10×10⁹/L,血糖＜2.7 mmol/L。

(7)血压:收缩压＞24.0 kPa(180 mmHg),或舒张压＞13.3 kPa(100 mmHg)。

4.溶栓治疗药物

尿激酶是由人新鲜尿或肾组织细胞培养液中提取的一种蛋白水解酶,它能直接激活体内纤溶酶原转变为纤溶酶,从而达到溶解血栓的效果。主要不良反应为出血。本药无抗原性,很少有变态反应。

重组织型纤溶酶原激活物是第二代溶栓剂,经局部给药或静脉给药后迅速结合到血栓表面激活纤溶酶原,溶解血栓,其疗效比尿激酶强5～10倍,没有抗原性,只溶解纤维蛋白,不溶解纤维蛋白原,没有出血不良反应,且半衰期短,因此治疗期多连续静脉滴注以维持其活性。

链激酶是由β溶血链球菌产生的一种激酶,具有抗原性,可使血管内形成的血栓或栓塞溶解。链激酶缺点是引起出血倾向和不良反应较强,故目前临床已不再采用。

尿激酶和链激酶均为第一代溶栓剂,属非选择性的纤溶酶原激活物,可使血栓处及全身血浆中的纤溶酶原激活,前者起到溶解血栓的作用,后者是造成人为的低纤维蛋白血症,故有全身性出血包括颅内出血的不良反应。溶栓药物治疗方法如下。

(1)尿激酶:100万～150万IU,溶于生理盐水100～200 mL中,持续静脉滴注30分钟。

(2)重组组织型纤溶酶原激活物:剂量为0.9 mg/kg(大剂量90 mg),先静脉推注10%,其余剂量连续静脉滴注,60分钟滴完。

(五)降纤治疗

1.巴曲酶

巴曲酶治疗急性脑梗死有效,可显著降低纤维蛋白原水平,症状改善快且较明显,不良反应轻,但亦应注意出血倾向。巴曲酶用法为首次剂量10 U,以后连续2～3次,隔天1次,每次5 U静脉滴注。用药前、用药中和用药后均须监测纤维蛋白原含量,当纤维蛋白原降至7.2 mmol/L应停止使用。

2.降纤酶

降纤酶可有效地降低脑梗死患者血液中纤维蛋白原水平,改善神经功能,并减少卒中的复发率,发病 6 小时内效果更佳。但应注意纤维蛋白原降至 7.2 mmol/L 以下时会增加出血倾向。

(六)抗血小板聚集药及抗凝治疗

1.抗血小板制剂

阿司匹林能抑制血小板的环氧化酶,减少血栓素 A2 的形成,具有较强而持久的抗血小板聚集作用。研究显示缺血性卒中早期使用阿司匹林对降低死亡率和残疾率有一定效果,症状性脑出血无显著增加,但与溶栓药物同时应用可增加出血的危险。阿司匹林的用法目前主张如下。

(1)多数无禁忌证的不溶栓患者应在卒中后尽早(最好 48 小时内)开始使用阿司匹林。

(2)溶栓的患者应在溶栓 24 小时后使用阿司匹林。

(3)阿司匹林推荐剂量为 150~300 mg/d,4 周后改为预防剂量。

2.抗凝治疗

肝素通过激活抗凝血酶Ⅲ,从而抑制凝血酶的活力,阻止纤维蛋白酶原变为纤维蛋白并阻止血小板的凝集和破坏。应用时注意其引起出血倾向。静脉溶栓后使用肝素,可以增加血管再通率,但是出血并发症也增加。使用抗凝治疗时,应该密切监测,使用抗凝剂量因人而异。脑梗死抗凝治疗的建议如下。

(1)一般急性脑梗死患者不推荐常规立即使用抗凝剂。

(2)使用溶栓治疗的患者,一般不推荐在 24 小时内使用抗凝剂。

(3)如果无出血倾向、严重肝/肾疾病、血压>24.0/13.3 kPa(180/100 mmHg)等禁忌证,下列情况可考虑选择性使用抗凝剂:①心源性梗死患者,容易复发卒中。②缺血性卒中伴有蛋白 C 缺乏、蛋白 S 缺乏、活性蛋白 C 抵抗等易栓症患者;症状性颅外夹层动脉瘤患者;颅内、外动脉狭窄患者。③卧床的脑梗死患者可使用低剂量肝素预防深静脉血栓形成和肺栓塞。

(孙玉明)

第六节　癫痫持续状态

一、概述

癫痫持续状态是神经科常见的急危重症,发作时患者可出现肢体强直-阵挛发作、意识障碍等表现,病情加重可进展为难治性癫痫持续状态,1/3~1/2 的癫痫持续状态患者将发展为难治性癫痫持续状态,同时易合并高热、呼吸衰竭、循环不稳定甚至猝死等危及生命的合并症,具有潜在致死性,2/5 的患者最终死亡。

二、病因与发病机制

癫痫持续状态不仅见于癫痫患者,还可见于神经系统其他疾病和其他系统疾病,少数患者未能查及任何明确的原因。

（一）不适当的抗癫痫药治疗

不适当的抗癫痫药治疗是引起癫痫持续状态最常见的原因,包括突然停药、快速减量、快速换药以及不适当的选药,脑病患者肌阵挛发作时选用卡马西平或拉莫三嗪,则可能导致癫痫持续状态出现。

（二）脑器质性疾病

脑器质性疾病包括脑血管病、颅脑外伤、中枢神经系统感染、缺血缺氧性脑病、癌性脑膜病、线粒体脑病等。

（三）全身性代谢性疾病

全身性代谢性疾病包括高/低血糖、高/低血钠、低氧血症、酗酒或酒精戒断、尿毒症,以及慢性透析所致的铝性脑病等,发热是儿童癫痫持续状态的常见原因。

（四）服用药物

某些药物常规用量可引起癫痫持续状态,如可卡因、氨茶碱、丙米嗪、贝美格等;某些药物过量引起癫痫持续状态,如洋地黄中毒、异烟肼中毒等;某些药物反应也可引起癫痫持续状态,如青霉素治疗钩端螺旋体病所致的赫氏反应。

（五）中毒性疾病

CO、铅、樟脑、有机磷中毒可引起癫痫持续状态。

（六）其他

精神因素、劳累、妊娠、月经等也可诱发癫痫持续状态的发生,其中妊娠期子痫本身可发生癫痫持续状态。

癫痫持续状态的产生主要与神经元及神经网络无法自行终止痫性放电相关,可能的机制包括致痫灶神经元的持续过度兴奋、海马与内嗅区间神经回路震荡、抑制性神经递质 γ-氨基丁酸的抑制作用丧失等。癫痫持续状态过程中,大脑消耗的氧和葡萄糖增加,但是供血、供氧降低,大量兴奋性氨基酸释放,而且大量 Ca^{2+} 进入神经元,神经元及轴索水肿,诱导细胞损伤和凋亡。癫痫持续状态对全身其他系统也会产生影响,出现代谢性酸中毒、低氧血症、肺水肿、心动过速或其他更严重的心律失常等。

三、临床表现

（一）全面性发作持续状态

1.全面性强直-阵挛发作持续状态

全面性强直-阵挛发作持续状态是临床最常见、最危险的癫痫状态,表现为强直-阵挛发作反复发生,意识障碍伴高热、代谢性酸中毒、低血糖、休克、电解质紊乱和肌红蛋白尿等,可发生脑、心、肝、肺等多脏器功能衰竭,自主神经和生命体征改变。

2.强直性发作持续状态

强直性发作持续状态表现为不同程度的意识障碍,间有强直性发作或其他类型发作,如肌阵挛、不典型失神、失张力发作等。

3.阵挛性发作持续状态

阵挛性发作持续状态时间较长时可出现意识模糊甚至昏迷。

4.肌阵挛发作持续状态

特发性肌阵挛发作很少出现癫痫状态,严重器质性脑病晚期如亚急性硬化性全脑炎、家族性进行性肌阵挛癫痫等较常见。

5.失神发作持续状态

失神发作持续状态主要表现为意识水平降低,甚至只表现反应性下降、学习成绩下降,多由治疗不当或停药诱发。

(二)部分性发作持续状态

1.单纯部分性发作持续状态

单纯部分性发作持续状态临床表现以反复的局部颜面或躯体持续抽搐为特征,或以持续的躯体局部感觉异常为特点,发作时意识清楚,某些非进行性器质性病变后期可伴有同侧肌阵挛。病情演变取决于病变性质,部分隐源性患者治愈后可能不再发。

2.边缘叶性癫痫持续状态

边缘叶性癫痫持续状态常表现为意识障碍和精神症状,又称精神运动性癫痫状态,常见于颞叶癫痫,需注意与其他原因导致的精神异常鉴别。

3.偏侧抽搐状态伴偏侧轻瘫

偏侧抽搐状态伴偏侧轻瘫多发生于幼儿,表现为一侧抽搐,伴发作后一过性或永久性同侧肢体瘫痪。

四、辅助检查

(一)血常规检查

该检查可排除感染或血液系统疾病导致症状性持续状态。

(二)血液生化检查

该检查可排除低血糖、糖尿病酮症酸中毒症酸中毒、低血钠,以及慢性肝、肾功能不全和CO中毒等所致的代谢性脑病癫痫持续状态。

(三)脑电图

常规脑电图、视频脑电图和动态脑电图监测可显示尖波、棘波、尖-慢波、棘-慢波等痫性波型,有助于癫痫发作和癫痫状态的确诊。

(四)心电图检查

心电图检查可排除大面积心肌梗死、各种类型心律失常导致广泛脑缺血、缺氧后发作和意识障碍。

(五)胸部 X 线检查

胸部 X 线检查可排除严重肺部感染导致低氧血症或呼吸衰竭。

五、诊断与鉴别诊断

(一)诊断

癫痫持续状态的诊断主要依据临床表现,只要发作持续出现或者 2 次发作之间意识不清,就可以确立诊断。

(二)鉴别诊断

全面性强直-阵挛性癫痫持续状态,需要与去脑强直、破伤风、恶性高热、发作性运动障碍、急性舞蹈病、肌张力障碍鉴别。失神性癫痫持续状态和局灶性癫痫持续状态需要与器质性脑病所致意识模糊、谵妄、痴呆鉴别。这些鉴别除了临床表现上的差异,还可以通过同步脑电监测加以区分。

部分性癫痫持续状态需与短暂性脑缺血发作鉴别,短暂性脑缺血发作可出现发作性半身麻木、无力等,不伴意识障碍,持续数分钟至数十分钟,易与单纯部分性癫痫持续状态混淆,短暂性脑缺血发作多见于中老年,常伴高血压病、脑动脉硬化症等脑卒中危险因素;癫痫持续状态须注意与癔症、偏头痛、低血糖和器质性脑病等鉴别,病史和脑电图是重要的鉴别依据。

六、治疗

(一)治疗原则

(1)选用疗效高的抗惊厥药,迅速控制惊厥发作。

(2)维持生命功能,预防和控制并发症,特别要注意避免脑水肿、酸中毒、过度高热、呼吸衰竭、低血糖等的发生。

(3)积极寻找病因,针对病因进行治疗。

(4)预防癫痫复发,在发作停止以后,立即开始正规抗癫痫药治疗。

(二)癫痫发作后治疗流程

癫痫发作 5 分钟以后才能考虑诊断癫痫持续状态,但是癫痫发作早期采取一定的监测和保护措施,无论对于单次癫痫发作还是癫痫持续状态都是有利无弊。对于癫痫发作患者采取第一阶段(发作开始时)的下列措施,而对于持续状态采取第二阶段(发作开始后 20～30 分钟仍未终止)与第三阶段(发作开始后 40～60 分钟仍未终止)措施,并视病情变化做适当调整。

1.第一阶段

(1)置入口咽通气管或压舌板,给予鼻导管吸氧。

(2)测生命体征,如血压、心率、呼吸频率、体温,并予心电监护。

(3)向家属了解患者病史及服药情况。

(4)进行神经系统体格检查。

(5)测随机血糖,取静脉血测电解质、血常规、肝/肾功能、抗癫痫药的血药浓度,取动脉血做血气分析。

(6)开放静脉通道,给予生理盐水缓慢静脉滴注。

(7)若随机血糖偏低,静脉推注 50％葡萄糖溶液 50 mL,静脉推注或肌内注射维生素 B_1 100 mg。

(8)进行脑电图检查。

(9)此时若发作仍未终止,给予地西泮 10 mg 或劳拉西泮 0.10～0.15 mg/kg 以 2 mg/min 的速度静脉推注,间隔 3 分钟可重复给药。

2.第二阶段

(1)留置尿管。

(2)开始脑电图监测。

(3)复测体温。

(4)将 100 mg 地西泮加入 500 mL 5％葡萄糖溶液中静脉滴注,或给予劳拉西泮、咪达唑仑。

3.第三阶段

(1)持续脑电图监测以及心电监护,尤其注意血压、呼吸节律和血氧饱和度。

(2)若出现难以纠正的低氧血症、呼吸节律不规则、呼吸动度明显减弱,予气管插管、呼吸机辅助呼吸,若患者仍反复出现强烈的强直或阵挛样抽搐,需要先给予骨骼肌松弛药维库溴胺0.1 mg/kg 静脉推注,气囊面罩或人工呼吸。

(3)咪达唑仑 0.1～0.3 mg/kg 静脉推注,后予 0.05～2.00 mg/(kg·h)静脉维持或丙泊酚3～5 mg/kg 静脉推注,随后予 5～10 mg/(kg·h)静脉维持,视发作控制及脑电监测调整速度,或给予戊巴比妥、氯硝西泮。

(4)给予抗癫痫药,尚未能经胃肠道给药者可与苯巴比妥或丙戊酸钠注射液,可予鼻饲者可给予研碎的普通卡马西平、丙戊酸钠片剂,或丙戊酸钠口服液、托吡酯胶囊。

(三)一般治疗

(1)确保患者呼吸道通畅,清除口腔、咽喉中的异物,置入口咽通气管或压舌板,给予持续吸氧。

(2)给予心电监护,监测心律、呼吸节律、血压和血氧饱和度,有条件者予脑电监测,检测电解质、肝功能、动脉血气、血常规与尿常规、抗癫痫药的血药浓度、血清促乳素,并且尽早向家属了解患者最近的服药情况,包括抗癫痫药的种类、剂量、有无漏服药物等。

(四)迅速控制抽搐

1.地西泮

地西泮为首选药物。成人首次剂量 10 mg,加入 5％葡萄糖溶液中配成 10 mL 溶液,按2 mL/min缓慢静脉注射,有效而复发者,20 分钟后可重复应用,然后将 100 mg 地西泮加入500 mL 5％葡萄糖溶液中缓慢静脉滴注,视发作情况控制滴注速度和剂量,24 小时总剂量不超过 200 mg;儿童剂量每次 0.25～0.50 mg/kg 静脉推注,速度 1 mg/min,婴儿每次不超过 2 mg,幼儿每次不超过 5 mg,5～10 岁儿童每次用量不超过 10 mg,然后按 1 mg/(kg·h)静脉滴注维持。必须注意有无血压下降或呼吸抑制,肝功能异常患者慎用。

2.劳拉西泮

劳拉西泮对癫痫持续状态的疗效并不亚于地西泮,而且前者半衰期更长。每次给予 2 mg静脉推注,间隔 3 分钟可重复给药。如果累计 8 mg 仍无法中断癫痫持续状态,可考虑用其他药物。不良反应与地西泮相似。

3.咪达唑仑

咪达唑仑水溶性明显高于地西泮,肌内注射也可迅速起效,因此在患者抽搐时难以开放静脉通道的情况下,咪达唑仑是一个非常好的选择。0.25 mg/kg 肌内注射或 0.1～0.3 mg/kg 静脉推注,后予 0.05～2.00 mg/(kg·h)静脉维持。不良反应与地西泮相似。

4.苯妥英钠

苯妥英钠负荷量为 15～20 mg/kg,用 0.9％生理盐水静脉滴注,注入速度 1 mg/(kg·min),首次用10 mg/kg,15 分钟后可再 5 mg/kg,必要时 15 分钟后可再用 5 mg/kg,24 小时后给维持量5 mg/(kg·d)。

5.10％水合氯醛

10％水合氯醛成人 20～30 mL,儿童 0.3 mL/kg 保留灌肠,间隔 6～8 小时。

(五)早期给予抗癫痫药

(1)尚未能经胃肠道给药者可予苯巴比妥,成人每次 0.1 mg 肌内注射,每天 3 次;儿童每次予 2 mg/kg 肌内注射;或丙戊酸钠注射液,先予 25 mg/kg 缓慢静脉推注,后按 1 mg/(kg·h)

静脉滴注维持。

（2）可予鼻饲者可根据发作类型给予研碎的普通卡马西平、丙戊酸钠片，或者丙戊酸钠口服液、托吡酯胶囊。

(六)减轻脑水肿

用 20％甘露醇、呋塞米 20～40 mg 或 10％葡萄糖、甘油利尿脱水，可以减轻脑水肿。

(七)处理难治性癫痫持续状态

1.生命体征的监测和维持

由于难治性癫痫持续状态所需要的苯二氮䓬类药物治疗剂量可能导致呼吸抑制或血压降低，因此需要把患者转入重症监护室，必要时给予气管插管及呼吸机辅助呼吸。

2.戊巴比妥

首次剂量 2～8 mg/kg，后予 0.5～5.0 mg/(kg·h)。

3.丙泊酚

静脉推注 3～5 mg/kg，随后予 5～10 mg/(kg·h)静脉维持，避免突然停止静脉用药，否则可能出现反复发作或癫痫持续状态的复发。用药期间注意血压降低、高甘油三酯血症、贫血加重。

4.维库溴胺

静脉推注 0.1 mg/kg。作为骨骼肌松弛药，维库溴胺仅能减轻肌肉的收缩，避免横纹肌溶解、肌红蛋白尿引起的急性肾衰竭，对大脑皮质的痫性放电完全没有作用，因此不建议早期使用。

5.氯硝西泮

小儿 0.02～0.06 mg/kg，一般每次 2～4 mg，不得超过 10 mg，1 mg/min 静脉推注，20 分钟后可重复。

（孙玉明）

第八章

消化系统重症

第一节　腹腔间室综合征

一、概述

(一)定义

1.腹内压

腹内压是指仰卧位完全放松腹壁肌肉情况下呼气末腹部压力。腹内压等于全身平均动脉压减去腹腔灌注压。腹内压应该以 mmHg 表示,在仰卧位、呼气末、腹部肌肉无收缩时测得,传感器零点水平置于腋中线处。

2.腹内高压

世界腹腔间室综合征协会将腹内高压(intra-abdominal hypertension,IAH)定义为持续腹内压≥12 mmHg,成人危重症患者腹内压为 5~7 mmHg。

IAH 可分为 4 级:①Ⅰ级,12~15 mmHg;②Ⅱ级,16~20 mmHg;③Ⅲ级,21~25 mmHg;④Ⅳ级,>25 mmHg。

3.腹腔间室综合征

腹腔间室综合征(abdominal compartment syndrome,ACS)被定义为持续性的腹内压>2.7 kPa(20 mmHg)(相当于Ⅲ和Ⅳ级 IAH),伴或不伴有腹腔灌注压低于 60 mmHg,出现器官功能障碍。

(二)分类

1.根据腹内压升高时间分类

根据腹内压升高的时间,可分为急性和慢性 2 种。

(1)急性 ACS:在数小时或数天内发生,通常是因腹腔内容积增加或因腹壁顺应性降低、活动受限所致。根据病变部位可进一步分为腹壁型、腹腔型和腹膜后型。腹壁型最常见的病因是腹部大面积烧伤、焦痂形成。腹腔型常见于腹部创伤,特别是腹部钝器伤所致肝、脾破裂,腹腔内大出血使腹腔容积扩大。此外,严重的肠胀气、肠梗阻、小儿巨结肠及乙状结肠扭转等也可造成腹内压增高。腹膜后型指原发于腹膜后的疾病导致的 ACS,如重症胰腺炎、骨盆骨折、腹膜后出血和感染等。由于腹膜后间隙狭窄,病变可以引起腹膜后压力急剧升高,使肾脏及血管受压,严重影响肾功能。

(2)慢性 ACS:较少见,起病缓慢,主要病因是慢性腹水和中央型病理性肥胖。由于起病缓慢,腹壁和全身各系统发生适应性改变,其病理生理影响远较急性者轻。

2.根据发病原因分类

(1)原发性 ACS:是由盆腹腔的创伤或病变导致,通常需要早期外科或放射介入治疗。

(2)继发性 ACS:指的是腹外病因引起,如脓毒症、液体复苏、烧伤所致。

(3)复发性 ACS:是指在原发性或继发性 ACS 经过手术或药物治疗后再次发生 ACS 的情况。

二、病因与发病机制

世界腹腔间室综合征协会将 IAH 和 ACS 的病因与发病机制分为五大类。

(一)腹壁顺应性降低

腹部手术,严重创伤,严重烧伤,俯卧位。

(二)脏器内容物增加

胃轻瘫,胃扩张或幽门梗阻,肠梗阻,结肠假性梗阻,肠扭转。

(三)腹腔内肠道内容物增加

急性胰腺炎,腹腔扩张,腹水/气腹,腹腔感染/脓肿、腹内或腹膜后肿瘤,腹腔镜注气压力过大,肝功能障碍/肝硬化伴腹水,腹膜透析。

(四)毛细血管渗漏及大量液体复苏

酸中毒,损伤控制性剖腹手术,低体温,高 APACHEⅡ 评分/序贯器官衰竭估计评分,大量液体复苏或液体正平衡,大量输血。

(五)其他

年龄,菌血症,凝血病,床头抬高,巨大切口疝修补,机械通气,肥胖或高体质指数,腹膜炎,肺炎,脓毒症,休克或低血压。

三、临床表现

(1)腹内压增高原发病因:重度腹部创伤、严重腹腔内感染、腹主动脉瘤破裂、腹腔内巨大血肿、重症胰腺炎、气腹、腹壁张力性缝合、腹腔内填塞纱布止血、烧伤、内脏和后腹膜水肿、大量输血/液的并发症等。

(2)急性腹壁紧张和腹胀。

(3)液体复苏后心率增快、血压下降。

(4)呼吸机吸气压峰值逐步增加、低氧血症,需要增加吸氧浓度。

(5)毛细血管楔压和 CVP 增高。

(6)少尿或无尿并对复苏后利尿无效。

四、辅助检查

(一)腹内压测定

1.直接测量

理论上直接测量腹内压是最准确的方法,但需要进入腹间隔室,使患者暴露于侵入性腹部手术相关的风险中。通过放置腹膜内压力传感器可以直接测量腹内压,然而这种导管会使患者出现不必要的并发症风险,除非有腹水排出的收益超过并发症的风险。因此,直接测量通常仅通过测量现有的腹膜透析导管或用于缓解恶性腹水的留置腹水引流管的压力来获得。

2.间接测量

腹内压的常用间接测量方法包括通过中心静脉、膀胱内、直肠和子宫内压力评估。

在间接测量方法中,由于其简易与微创性质,测量膀胱内压通常被认为是诊断的 ACS 的"金标准"。根据世界腹腔间室综合征协会的统一定义,在测量膀胱内压时患者应该完全仰卧位以消除患者位置对腹内压的混杂影响,保持腹壁肌肉充分放松,腋中线水平为 0 点,将 25 mL 无菌用水或盐水通过连接到压力计的导尿管注入膀胱,在呼气末时来测量膀胱内压来反应腹内压水平。一项前瞻性临床研究显示,注入超过 50 mL 盐水可引起腹内压的测量数值偏高。故目前临床多采用 25 mL 作为标准方案。现在市场上已出现测量膀胱内压的专用仪器,通过材料和方法的标准化,可能会降低测量时出现技术误差,然而高昂的成本限制了其临床上的应用。虽然膀胱内压力测量法是间接测量腹内压的"金标准",但是对于有膀胱切除、创伤性膀胱损伤、盆腔粘连的患者测量则会存在误差,这些患者需要用各种其他测量技术代替膀胱内测压。一些研究者建议使用标准的中央静脉导管测量下腔静脉压,结果显示下腔静脉压力测量与其他测压方法有良好的相关性。

胃内压是间接测量腹内压的另一种可选手段,使用鼻胃管或胃肠管测压法获得。然而由于由胃收缩引起压力增加的混杂影响,用该技术获得的间隔测量数据可能是不可靠的。使用胃内连续压力监测可能有助于克服这种局限性。一项研究显示在腹腔镜胆囊切除术期间,腹部充气到已知压力进行腹内压直接测量,同时进行胃内连续压力监测,两者有良好相关性。虽然这种技术克服了胃收缩的混杂效应,但其他因素如肠内营养同样可能会影响测量结果。其他新技术使用带有嵌入式微芯片的专门导管进行测量膀胱内压、直肠内压或宫内压力,但是成本高,并不比之前的测量技术更有效,而没有在临床上广泛使用。

综上所述,应采用经膀胱测压法作为腹内压监测的标准;如存在 IAH,则应在危重症期间始终连续监测腹内压。

(二)实验室检查

全面代谢检查;肝功能检查;凝血功能检查;心脏标记物测定;尿液分析及电解质检查;血气分析;血乳酸测定。

(三)影像学检查

1.胸部 X 线检查

胸部 X 线检查可明确是否存在肺水肿、肺炎。

2.腹部 CT 检查

在辅助检查中腹部 CT 检查的诊断价值较高,CT 诊断征象常有如下表现。

(1)下腔静脉压迫、狭窄。

(2)"圆腹征"阳性(腹部前后径/横径比例增高)。

(3)肾压迫或移位。

(4)肠壁增厚。

(5)肠腔内、外有液体积聚。

3.腹部超声检查

腹部超声检查可明确是否存在空腔脏器的损伤。

五、诊断与鉴别诊断

(一)诊断

1.病史

腹部膨隆、腹壁紧张;呼吸急促,低氧血症;少尿,甚至无尿;头晕,甚至晕厥;恶心、呕吐;通常存在外伤、急性胰腺炎、腹部外科手术等。

2.体格检查

腹围增加;低血压等低灌注表现;呼吸急促,呼吸频率增加,脉搏氧饱和度下降,可出现肺部啰音;机械通气患者吸气峰压及平台压升高。

除此之外,符合 ACS 临床表现及辅助检查结果的即可诊断为 ACS。

(二)鉴别诊断

本病鉴别诊断主要包括腹部闭合伤、阑尾炎、胆管炎症、充血性心力衰竭、急性肺水肿、小肠疾病、尿路梗阻。

六、治疗

ACS 治疗的目的是使腹内压快速正常,从而恢复腹部内脏的灌注并改善心肺功能障碍。治疗通常遵循以下原则:①执行流程降低腹内压;②加强支持治疗;③开腹减压手术;④术后优化治疗。

(一)非手术治疗

非手术治疗主要是针对病因治疗,如促进腹腔内容物排出、排出腹水、纠正液体平衡、改善腹壁顺应性。研究显示,腹内压在 2.7 kPa(20 mmHg)以内,应首选非手术治疗。

1.增加腹壁顺应性

镇静、镇痛,使用神经肌肉阻滞剂,避免床头抬高>30°。由于烧伤、第三间隙液体潴留引起腹壁水肿,或腹疝修补术后引起腹壁张力增加,可通过使用神经肌肉阻滞剂来减少腹内压。IAH 患者的前瞻性研究显示,在服用阿曲库铵后,腹内压值平均降低 0.5 kPa(4 mmHg),然而这种效应短暂不持久。此外,神经肌肉阻滞剂的使用并没有增加患者的腹腔灌注压,这表明神经肌肉阻滞剂在 IAH 的治疗中临床疗效有限,并且对于真正的 ACS 无效。然而,神经肌肉阻滞剂可作为暂时无法手术干预时一种降低腹内压的临时措施。

2.清空脏器内容物

鼻胃管减压,直肠减压,胃或结肠促动力药物。

3.清除腹水

腹腔穿刺,经皮穿刺置管引流。在大量晶体液输注导致腹水量急剧增加或紧张腹水引起的 IAH 的情况下,腹腔穿刺可有效避免减压性剖腹手术的发生。同样,腹腔穿刺术有助于缓解肝硬化大量腹水引起的 IAH。当肝硬化患者穿刺大量引流时,应注意预防和治疗穿刺后循环功能障碍。预防的策略包括静脉清蛋白输注,剂量为每放 1 L 腹水补充 8 g 清蛋白和/或用血管加压剂治疗,以维持适当的平均动脉压和肾灌注压。

4.纠正液体正平衡

避免液体过度复苏,利尿,使用胶体液或高渗液,血液透析或超滤。

5.脏器功能支持

优化通气,肺泡复张,监测气道跨壁压;考虑监测前负荷指标:如果使用肺动脉楔压/CVP 则应监测跨壁压。

（二）手术治疗

外科手术干预是治疗 ACS 的有效手段,开腹减压术能减轻腹内压,增加腹腔容量和顺应性。世界腹腔间室综合征协会推荐如果患者腹内压＞3.3 kPa(25 mmHg)[伴或不伴有腹腔灌注压＜6.7 kPa(50 mmHg)]并新出现器官功能障碍,内科疗效差时应选择外科手术治疗。紧急时可能需要在 ICU 床旁进行开腹减压手术,延迟开腹减压可能造成器官功能障碍加重,增加死亡率。然而,开腹手术不仅增加了腹腔感染的机会,而且大量肠管、内脏长时间暴露使内脏水肿,ACS即使行减压手术,术后死亡率仍高达 28％～39％,许多临床医师不愿实施开腹减压术。决定进行手术前应仔细评估患者的整体临床情况,包括患者原发病、基础病,患者对非手术治疗措施的反应,手术适应证、时机,术式选择,临时关腹的管理等。充分进行外科减压手术的风险与收益评估,才能最终让患者受益。

为预防在减压过程中出现血流动力学的失代偿,术前应做好充分准备,包括补充液体、吸氧、纠正凝血障碍、加强保暖及监护。由于灌注后可使大量无氧代谢产物进入血液循环,可预防性地应用少量碳酸氢钠及甘露醇。在减压过程中,使用血管收缩剂可防止血压突然下降。患者经腹腔减压术后,由于腹膜后血肿、内脏水肿、严重腹腔感染或者腹腔内纱布填塞止血,腹腔很难在无张力的情况下关闭或无法关腹。

确切关腹通常是在腹内压降到正常水平,血流动力学稳定后,如尿量增多、水肿开始消退、凝血障碍纠正、止血彻底后,一般在术后 3～4 天内关腹。

（高建民）

第二节　急性消化道出血

一、概述

（一）定义

急性消化道出血是临床常见病症,以屈氏韧带为界可分为上消化道出血和下消化道出血。急性大出血一般指在数小时内的失血量超出 1 000 mL 或超过循环量的 20％,主要临床表现为呕血和/或黑便,往往伴有血容量减少引起的急性周围循环衰竭,死亡率可达 10％以上,60 岁以上患者出血死亡率高于中青年人。

（二）分类

1.上消化道出血

上消化道出血是指屈氏韧带以上的胃肠道出血,包括食管、胃和十二指肠、胆管和胰腺部位疾病引起的急性出血。

2.下消化道出血

下消化道出血是指屈氏韧带以下的肠道出血,包括空肠、回肠、结肠、直肠和肛管部位疾病引起的急性出血。

二、病因与发病机制

急性消化道出血可因消化道本身的炎症、机械性损伤、血管病变、肿瘤等因素所引起,也可因邻近器官的病变和全身性疾病累及消化道所致。急性上消化道出血临床上最常见的病因是消化性溃疡、食管胃底静脉曲张破裂、急性糜烂出血性胃炎和胃癌,这些病因占上消化道出血的80%～90%;少见病因包括贲门黏膜撕裂综合征、上消化道血管畸形、黏膜下恒径动脉破裂出血、食管裂孔疝、胃黏膜脱垂或套叠、急性胃扩张或扭转、理化和放射损伤、壶腹周围肿瘤、胰腺肿瘤、胆管结石、胆管肿瘤等。某些全身性疾病,如感染、肝肾功能障碍、凝血机制障碍和结缔组织病等也可引起本病;某些药物也能造成消化道损伤引起出血,如阿司匹林、肾上腺皮质激素等。引起急性下消化道出血的最常见病因为大肠癌、大肠息肉、肠道炎症性疾病和血管性病变,其中小肠出血诊断及治疗均较困难,且病因难除,属难治性出血。

(一)机械损伤

异物对食道的损伤、药物片剂对曲张静脉的擦伤、剧烈呕吐引起食道贲门黏膜撕裂等。

(二)胃酸或其他化学因素作用

胃酸及摄入的酸碱腐蚀剂、酸碱性药物等可引起急性消化道出血。

(三)黏膜保护和修复功能减退

非甾体抗炎药、类固醇激素、感染、应激等可使消化道黏膜的保护和修复功能受到破坏。

(四)血管破坏

炎症、溃疡、恶性肿瘤等可破坏动静脉血管,引起出血。

(五)局部或全身凝血障碍

胃液的酸性环境不利于血小板聚集和血凝块形成,抗凝药物、全身性的出血性疾病或凝血障碍疾病则易引起消化道和身体其他部位的出血。

(六)食管胃底静脉曲张

几乎所有的肝硬化患者均不可避免地出现门静脉高压。静脉曲张一旦形成,就会由小变大,总的发生率为10%～15%,未经处理的患者2年内发生曲张静脉破裂出血者的概率为8%～35%。

三、临床表现

(一)上消化道出血

1.呕血与黑便

呕血与黑便为上消化道出血特征性表现,幽门以下病变出血常表现黑便,幽门以上病变出血常表现为呕血和黑便。若出血量大,速度快,血液在胃内停留时间短,则呕出鲜血或血块;若出血量少,速度慢,血液在胃内停留时间长,呕出物呈咖啡色。一次出血量达50～70 mL 即可出现黑便,若出血量大,速度快,肠蠕动功能强,血液在肠道内停留时间短,则排出暗红色稀便;若出血量少,速度慢,血液在肠道内停留时间长,则排出黑便。肠道内细菌作用使血红蛋白中铁与硫化物结合,形成硫化铁,致黑便呈柏油样。

2.失血性外周循环衰竭

上消化道出血量较大,失血较快者,短时间内引起血容量急剧减少,回心血量不足,心排血量降低,引起头晕、心悸、出汗、恶心、口渴、黑矇、晕厥等症状,患者往往有便意,在排便或便后起立时晕厥倒地。如出血量过大,出血不止或未及时补足有效血容量,即可导致机体组织灌注不足,重要脏器灌注缺乏,以致产生组织细胞缺氧和代谢性酸中毒,进而造成不可逆性休克,甚至死亡。

3.发热和氮质血症

上消化道出血患者一般会在 24 小时内发热,通常不超过 38.5 ℃,可持续 3～5 天。上消化道出血后,血液中尿素氮一般于数小时内开始升高,24～48 小时可达高峰,多不超过 14 mmol/L。此外,出血后外周循环衰竭,引起肾血流量减少,肾小球滤过率下降,亦是造成氮质血症的一个原因。

4.贫血

消化道大量出血后均有失血性贫血。

5.疼痛

溃疡病出血前往往有疼痛发作或加剧,出血后疼痛可减轻或消失。

(二)下消化道出血

下消化道出血主要表现为便血、失血性外周循环衰竭、失血性贫血及氮质血症。便血的颜色与出血部位的高低、出血的速度和血液在肠内停留时间的长短有关,可为暗红色血便、鲜红色血便或柏油样黑便。出血速度慢,出血量 <500 mL,则症状一般较轻;出血速度快,出血量 >1 000 mL,则可由于循环血容量迅速减少而出现口渴、头晕、出冷汗、四肢厥冷、皮肤苍白、脉搏细速、血压下降等休克表现。

四、辅助检查

(一)内镜检查

内镜检查多主张在出血后 24～48 小时内进行,称急诊内镜检查,可同时进行内镜止血治疗。在急诊内镜检查前需先纠正休克、补充血容量、改善贫血。如有大量活动性出血,可先插胃管抽吸胃内积血,并用生理盐水灌洗,以免积血影响观察。内镜诊断正确率高达 94%,并可根据出血表现区分活动性出血或近期出血。

(二)X 线钡餐检查

X 线钡餐检查可发现十二指肠降部以下肠段的病变,如溃疡、憩室、息肉、肿瘤等,主要适用于有内镜检查禁忌证或不愿进行内镜检查者。对经内镜检查出血原因未明,怀疑病变在十二指肠降段以下小肠段,该检查有特殊诊断价值,应在出血停止和病情基本稳定数天后进行。

(三)选择性血管造影检查

选择性血管造影检查适用于急诊内镜检查未能发现病变者,选择腹腔动脉、肠系膜动脉或门静脉造影,可显示出血的部位。须于活动性出血时进行该检查,且每分钟动脉出血量在 0.5 mL以上者才能显示造影剂自血管溢出,从而确定出血部位,并可酌情进行栓塞介入治疗。

(四)放射性核素 99mTc 标记红细胞检查

该检查方法简单,无损伤性,且适合于危重患者应用,但核素检查不能确定病变的性质。由于前几项检查基本上可明确上消化道出血的病因,因此临床上很少应用放射性核素检查。

五、诊断与鉴别诊断

(一)诊断

1.出血量的估计及活动性出血的判断

成人每天消化道出血 5～10 mL 时大便隐血试验出现阳性;每天出血量为 50～100 mL 时可

出现黑便;胃内积血超过250 mL可引起呕血;一次出血量不超过400 mL时,一般不引起全身症状;出血量超过400 mL,可出现全身症状,如头昏、心悸、乏力等;短期内出血量超过1 000 mL,可出现周围循环衰竭表现。如患者由平卧位改为坐位时出现血压下降、心率加快(增加幅度>10次/分),提示血容量明显不足,是紧急输血的指征。如收缩压<10.7 kPa(80 mmHg),心率>120次/分,即已进入休克状态,属严重大量出血,需积极抢救。

2.继续出血或再出血

临床上出现下列情况应考虑继续出血或再出血:反复呕血或黑便次数增多;粪质稀薄,甚至呕血转为鲜红色,黑便变成暗红色,伴有肠鸣音亢进;周围循环衰竭的表现,经补液输血而未见明显改善,或虽暂时好转而又恶化,经快速补液输血,CVP仍有波动,稍稳定又再下降;血红蛋白浓度、红细胞计数与血细胞比容继续下降,网织红细胞计数持续增高;在补液与尿量足够的情况下,血尿素氮持续或再次增高。

(二)鉴别诊断

1.呕血与咯血

呕血患者的呕出物常为鲜红色或暗红色,或混有血凝块,若血液量少或在胃内停留时间长,呕吐物可呈咖啡渣样棕褐色,多伴有黑便。咯血患者常有相应肺部疾病,咯血前有喉痒、胸闷、咳嗽等不适症状,咯出物呈鲜红色,可混杂痰液或泡沫,此后有数天血痰,一般不伴有黑便。

2.口、鼻、咽喉部出血

询问病史和局部检查有助诊断。

3.食物引起的粪便变黑和隐血试验阳性

进食炭粉、含铁剂和铋剂的药物会加深粪便的颜色,但不至于呈柏油样,且粪便隐血试验阴性。进食红色肉类、动物肝脏或血制品会导致隐血试验阳性,询问患者病史并在素餐3天后复查隐血试验可资鉴别。

4.出血部位及病因的判断

(1)上、下消化道出血的区分:呕血和鼻胃管引流出血性液体提示存在上消化道出血。但若鼻胃管引流出血性液体,哪怕引流出胆汁,也不能排除幽门以下的上消化道出血。黑便只表明血液在胃肠道内滞留至少14小时,上消化道和小肠出血都可表现为黑便。

(2)出血病因的判断:病史及体征是病因诊断的基础。①慢性周期性发作伴有上腹部节律性疼痛提示消化性溃疡;②有肝病史伴有周围血管征者应考虑门脉高压、食管-胃底静脉曲张;③机体应激后数小时即发生胃黏膜损伤,并出现较广泛的病变,引起呕血或便血,应考虑急性胃黏膜病变;④剧烈呕吐、干呕和腹内压或胃内压骤然增高,造成食管和贲门远端的黏膜和黏膜下层撕裂而引起大量出血,可诊断为食管贲门黏膜撕裂综合征;⑤慢性消耗性体征伴有的持续大便隐血试验阳性,可能为消化道恶性肿瘤;⑥各种消化系统血管瘤、动静脉畸形及胃黏膜下恒径动脉破裂出血,主要表现为突然发生的呕血和柏油样大便,病势凶猛,而且常因病灶极小而隐匿,内镜下不易发现;⑦如有黄疸及上腹部疼痛可能为胆道或胰腺疾病造成的上消化道出血。

六、治疗

(一)紧急处理

对疑诊消化道出血的患者,应尽快完成简明扼要的病史采取和重要的体格检查,尽可能判断患者是急性出血还是慢性出血。如为急性出血,要明确失血的严重程度如何,血流动力学是否稳定。

观察粪便的性状和胃管引流物的颜色有助于判定有无消化道出血和大致出血部位,但更重要的是通过监测患者的生命体征、观察皮肤和黏膜的颜色以迅速了解患者的血流动力学状态,并尽早取得血样进行实验室检查(包括全血细胞计数、常规生化功能检查和凝血功能检查,同时检查血型并进行交叉配血),正确判断出血的严重程度,同时尽快建立静脉通路、补充血容量(必要时输血),以恢复血流动力学稳定。

务必尽早对急性消化道出血患者进行初始临床评估和处理,其目的是判断失血的严重程度,尽快开始循环复苏。判断失血程度的临床标准包括出血症状、血压和心率的变化、血细胞比容等。

一般而言,80％以上的急性消化道出血患者经积极的支持治疗后出血都能自行停止,因而急性消化道出血治疗成功的关键在于保证重要脏器的血流灌注和氧供需求。对血流动力学不稳定的患者,其循环复苏步骤应从接诊即开始,包括建立至少 2 条大静脉的通路(必要进行深静脉插管)、快速补充生理盐水和林格液体(在患者心肺功能允许的条件下)、对氧合不佳的患者保证氧气供给(鼻导管吸氧或面罩给氧)。同时密切监测生命体征和尿量,尤其是卧立位血压的变化,但对有休克症状的患者应避免变换体位测量血压。既往心肺功能不全的患者可通过监测中央静脉压或肺动脉楔压,以避免过度、过快补液或补液不足。由于血压降低的原因主要是外周血容量不足,出血早期不需使用血管活性药物维持血压,但对补充血容量后治疗反应不好的休克患者,可选择性地使用升压药物。血流动力学不稳定或合并其他脏器功能不全的患者要收入重症监护病房进行严密监护。

通过初始评估和处理,在大致掌握患者的失血程度,其血流动力学也得以稳定后,应分析出血发生于上消化道还是下消化道,由此展开进一步检查,明确出血部位和病因,制订针对性治疗方案。

(二)急性上消化道出血的治疗

1.一般处理

(1)卧床休息,活动性出血期间禁食。

(2)判断患者的意识状态:意识障碍是判断急性失血严重程度的重要表现之一;观察患者脉搏、血压、毛细血管再充盈时间,判断患者的血流动力学是否稳定。对于出现意识障碍或循环衰竭的患者,应常规采取"OMI",即吸氧、监护和建立静脉通路的处理。

(3)保持呼吸道通畅:避免呕血时引起窒息或误吸,观察患者的呼吸频率、呼吸节律是否正常、是否有呼吸窘迫的表现、是否有氧合不良等,必要时实施人工通气支持。

(4)容量复苏:常用的复苏液体包括生理盐水、平衡液、人工胶体和血液制品。通常主张先输入晶体液,在没有控制消化道出血的情况下,应早期使用血液制品。

(5)限制性液体复苏:对于门脉高压食管静脉曲张破裂出血的患者,血容量的恢复要谨慎,过度输血(输液)可能导致继续或再出血。在液体复苏过程中,要避免仅用生理盐水扩容,以免加重/加速腹水及其他血管外液体内的蓄积。

(6)血管活性药物的使用:在积极补液的前提下,如果患者的血压仍然不能提升到正常水平,为了保证重要脏器的血液灌注,可以适当地选用血管活性药物,以改善重要脏器的血液灌注。

(7)完善相关检查:快速完善患者血常规、交叉配血试验等相关检查,以做好输血准备。

2.药物治疗

(1)抑酸药物:临床常用质子泵抑制剂和 H_2 受体拮抗剂抑制胃酸分泌,提高胃内的 pH。

（2）生长抑素及其类似物：生长抑素能够减少内脏血流，降低门静脉压力，抑制胃酸和胃蛋白酶分泌，抑制胃肠道及胰腺肽类激素分泌等，是肝硬化引起的急性食管胃底静脉曲张出血的首选药物之一，也被用于急性非静脉曲张出血的治疗。

（3）促凝血治疗：对血小板缺乏患者，避免使用强化抗血小板治疗；对血友病患者，首先输入凝血因子，同时应用质子泵抑制剂；对凝血功能障碍患者，可输注新鲜冰冻血浆，给予氨甲环酸补充纤维蛋白原，必要时在血栓弹力图监测引导下进行成分输血。

（4）抗菌药物：肝硬化引起的急性食管胃底静脉曲张破裂出血者活动性出血时常存在胃黏膜和食管黏膜炎性水肿，预防性使用抗菌药物有利于止血，可减少早期再出血及感染，提高生存率。

（5）血管升压素及其类似药物：包括垂体后叶素、血管升压素、特利升压素等。

3.局部止血治疗常用方法

（1）口服止血剂：消化性溃疡的出血是黏膜病变出血，采用血管收缩剂如去甲肾上腺素 8 mg加于冰盐水 100～200 mL 分次口服，可使出血的小动脉强烈收缩而止血。

（2）三腔双囊管压迫止血：是药物难以控制的大出血的急救措施，为内镜或介入手术止血创造条件。

4.急诊内镜检查和治疗

内镜检查在上消化道出血的诊断、危险分层及治疗中有重要作用。急性消化道出血的患者应尽早完成内镜检查，而且药物与内镜联合治疗是目前首选的治疗方式。常用治疗方法包括激光光凝、高频电凝、微波、热探头、止血夹止血，局部药物喷洒和局部药物注射。

5.介入治疗

急性大出血无法控制的患者应当及早考虑行介入治疗。选择性胃左动脉、胃十二指肠动脉、脾动脉或胰十二指肠动脉血管造影，针对造影剂外溢或病变部位经血管导管滴注血管升压素或去甲肾上腺素，使小动脉和毛细血管收缩，进而使出血停止。无效者可用吸收性明胶海绵栓塞。

（二）急性下消化道出血的治疗

1.一般处理

（1）少量出血时主要是针对原发病的治疗；急性大量出血时建立静脉通道，积极抗休克，补充血容量。

（2）严密监测患者生命体征，如心率、血压、呼吸、尿量及神志变化，观察黑便情况，定期复查血红蛋白浓度、红细胞计数等。

2.病因处理

（1）肿瘤：消化道息肉、原发性和转移性肿瘤都可以发生出血，大多为肿瘤表面糜烂或溃疡渗血，如果糜烂和溃疡累及小动脉，也会发生大出血，但这种情况非常少见。相对而言，左半结肠病变，尤其是直肠病变容易发生大出血。转移性肿瘤引起的下消化道出血以肺癌、乳腺癌和肾癌更为常见。消化道肿瘤性疾病可以通过血管造影和内镜检查明确诊断，良性病变出血者内镜下息肉切除术（圈套器电切除或者热切除）可以有效控制出血，切除的残端可以放置止血夹以预防再出血。内镜止血失败或者怀疑为恶性病变者需要手术治疗。小肠间质瘤通常体积较大才会出现症状，包括梗阻症状和中央坏死溃疡出血，血管造影、小肠镜或术中肠镜能够帮助诊断，治疗方法包括血管栓塞及手术切除。

（2）血管畸形：是下消化道出血的常见病因，约占 6%，在引起血流动力学改变的严重消化道出血中所占比例更高。其中以结肠血管畸形更为多见，常为多发性，多分布于右半结肠和盲肠，可能与右半结肠肠壁张力较高有关,老年人更多见。临床表现可以为大量血便、黑便、便隐血阳性和缺铁性贫血。血管畸形出血常反复发作,可以自行停止,但同一患者每次出血表现和严重程度可以不同。

血管造影和内镜检查都可以帮助明确诊断。血管畸形的血管造影表现包括静脉引流延缓、静脉提前显影,异常的小动脉丛显影等。内镜下表现为大小不等的平坦或轻微隆起的红色病变,有的呈蜘蛛痣样改变。内镜诊断的敏感性约为80%,但严重贫血患者内镜表现可以不明显,内镜吸引或镜头碰触引起的创伤有时可能会导致误诊。除非内镜下见到活动性出血或血管畸形处附有血凝块,否则内镜发现血管畸形并不能证实就是出血的肯定原因,需要除外其他病因。

垂体后叶素和生长抑素静脉持续滴注对于控制血管畸形出血有一定疗效,但停药后再出血率高达50%。血管造影发现出血部位后,超选择性动脉插管并灌注血管收缩剂和栓塞治疗,止血成功率可以达到70%~90%,但停止灌注后再出血率为22%~71%,还是需要进一步内镜或者手术治疗。

内镜治疗血管畸形出血的方法多种多样,最常用的是热探针热凝去除畸形血管,成功率接近90%,主要并发症为肠穿孔,治疗后再出血的发生率为14%~50%。对于活动性出血灶,还可以用硬化剂注射和止血夹止血,有报道其止血成功率与热探针热凝治疗接近,但缺乏大规模临床研究证实。

(3)憩室:西方国家结肠镜检查憩室的阳性率为37%~45%,一项涉及9 086名患者的大规模调查显示憩室发现率为27%。憩室的发生率随年龄增加而增加,国外60岁以上老人的发病率高达50%以上。憩室出血是国外下消化道出血的最常见原因,据报道有17%的憩室患者会发生出血,出现大出血占3%~5%。

结肠黏膜通过肌层薄弱部位向外膨出形成憩室,穿过结肠黏膜的直小动脉随之暴露于憩室颈部,这类血管由于不同原因破裂导致憩室出血。结肠憩室多见于乙状结肠,但憩室出血却以右半结肠更为多见,可能与右半结肠肠壁张力高有关。

憩室出血通常表现为无痛性便血,可以为血便或者黑便,一般无明显诱因,76%患者出血会自行停止,因而有突发突止的特点。另外,憩室的再出血率很高,保守治疗止血后再出血率1年内为9%,2年内为10%,3年内为19%,4年内为25%,二次出血后发生第三次出血的可能性>50%。

由于憩室出血突发突止,部分急性出血患者经过循环复苏后出血可能已经停止,因而核素和血管造影检查的阳性率不足50%。急性出血期行急诊结肠镜检查如果发现憩室内或周围有活动性出血,或者近期有出血特征(发现附有血块或有可见血管的溃疡),可以肯定为憩室出血。然而,只有20%的下消化道出血者结肠镜检查发现活动性出血或近期出血血痂,如果只见到憩室而没有活动性出血证据,只能在排除其他引起消化道出血病因以后才能考虑为憩室出血。

血管造影如果发现憩室出血,可以进行超选择性动脉插管并灌注血管收缩剂和栓塞治疗,有经验者止血成功率可以达到90%以上。内镜下止血方法和溃疡出血类似,包括注射、热凝和止血夹治疗,但由于憩室壁较为薄弱,穿孔的风险相对较高。对于介入和内镜止血失败的持续出血者或反复出血患者,建议进行手术治疗,术前应通过核素扫描、血管造影和结肠镜检查尽量准确定位。

(4)痔疮:内痔出血是西方国家下消化道出血的最常见病因之一。内痔出血表现为鲜血便,多在大便后出现,有时有便后滴血,出血量多少不等,合并出凝血功能障碍患者可以发生影响血流动力学稳定的大出血。出血时行肛镜检查可以迅速确诊,因而对于这类便血患者首先应进行肛镜检查。由于痔疮是常见病,在发现内痔以后还应该除外其他可能导致出血的疾病,尤其是肿瘤。痔疮急性出血期可以用药物治疗,包括垂体后叶素和生长抑素等药物,但其疗效缺乏可靠的大规模对照临床研究证实。局部填塞压迫也有一定的止血效果。内镜止血是常用的治疗方法,包括橡皮圈结扎、硬化剂注射、电凝治疗等,可以在肛镜或者结肠镜/乙状结肠镜下进行,止血效果可以达到90%以上。对于内镜治疗效果不佳持续出血或者反复大出血患者,可以考虑手术切除治疗。痔疮的再出血率高达50%,急性出血期过后需要预防再出血发生,方法包括保持大便通畅、软化大便和局部应用消炎药物,反复出血者需要内镜或者手术切除治疗。

(高建民)

第三节 急性肝衰竭

一、概述

(一)定义

急性肝衰竭(acute liver failure,ALF)是一种罕见的、急性的、具有潜在可逆性的疾病,可导致患者严重的肝功能损害和快速的临床恶化。ALF常发生于无基础肝病的情况下,以肝损伤(肝功能异常)、凝血功能障碍(国际标准化比值>1.5)和肝性脑病为特征,导致ALF的病因有多种,且几乎可以影响每一个器官系统。

(二)分类

1.超急性ALF

超急性ALF指临床出现黄疸7天内发生肝性脑病者,常见病因为对乙酰氨基酚、甲型/戊型肝炎、缺血性损伤。超急性ALF脑水肿风险高,死亡风险低。

2.急性ALF

急性ALF指临床出现黄疸8~21天内发生肝性脑病者,常见病因为乙型肝炎。急性ALF脑水肿风险中等,死亡风险中等。

3.亚急性ALF

亚急性ALF指临床出现黄疸21天以上,26周以内发生肝性脑病者,常见病因为非对乙酰氨基酚诱导的药物性肝损伤。亚急性ALF脑水肿风险低,死亡风险高。

二、病因与发病机制

可以导致ALF原因较多,在这些原因中,既可以是一种因素致病,也可以是多种原因共同作用导致ALF。在我国,引起肝衰竭的首要病因是病毒性肝炎,其次是药物及肝毒性物质。儿童肝衰竭还可见于遗传代谢性疾病,约15%ALF的原因不清楚。

ALF的发生和发展过程中,诱发病因不同,发生ALF后临床病理生理过程也有所不同。按照肝脏功能损伤的机制可分为原发性肝损伤和继发性肝损伤。原发性肝损伤引起的肝衰竭依据病因不同起始损伤机制不同,主要通过直接或间接作用造成肝细胞大量坏死而最终发展至肝脏功能衰竭,原发性肝损伤所致的ALF后期主要机制是前期损伤的基础上出现异常放大的、非特异的"瀑布样炎症介质反应"和不能被清除和代谢的毒素直接作用加速ALF。继发性肝衰竭主要是致病因素作用于机体后所产生的损害因素超出肝脏本身的处理能力,出现以下系列反应:单核-吞噬细胞系统受损,继之机体出现内毒素血症并激活细胞因子的释放机制而释放炎性细胞因子;同时体内的自由基介质、脂质代谢产物,还有其他介质在肝脏内明显增加,甚至扩散至全身而出现急性肝功能衰竭或多器官功能障碍综合征。

三、临床表现

由于肝脏功能的复杂性,当出现 ALF 时临床表现往往是以急性肝脏为主的消化系统功能衰竭的多器官功能障碍综合征。肝脏或消化道功能障碍及衰竭的临床表现相对突出,除此之外可以见到消化系统以外的其他系统的功能障碍和衰竭的临床表现。

(一)一般状态及消化系统表现

1.一般状态

发生 ALF 的患者一般状态极差,全身体质极度虚弱,全身情况呈进行性加重、高度乏力、发热。

2.消化道症状

恶心、呕吐、腹胀、顽固性呃逆、肠麻痹。急性期的患者较多合并消化道出血,浓茶色尿,黄疸进行性加重,肝脏进行性缩小,GPT 明显增高,胆-酶分离。黄疸出现后,消化道症状不仅不缓解,而且日趋增重。由于急性肝脏肿大时肝被膜受牵拉,部分病例可见到剧烈腹痛,需同外科急腹症相鉴别。ALF 的病程中可以有大量的腹水和全身水肿,低蛋白血症是其主要原因,如有短时间快速进展的腹水伴有腹痛的患者应警惕肝静脉血栓形成。

3.肝性脑病

肝性脑病可见于 ALF 的所有病例。患者可有神志淡漠、性格改变、定向力异常,表现较重的有精神紊乱和昏迷,扑翼样震颤阳性,伴有黄疸进行性加重等。

4.黄疸

黄疸在短期内迅速加深是其特征。每天上升的幅度,常超过 $51\ \mu mol/L$。正常肝脏对胆红素的廓清有很大的储备能力,即使在急性溶血很明显时,其血清胆红素一般也不超过 $85\ \mu mol/L$,但在 ALF 患者,由于肝细胞的广泛坏死,廓清正常胆红素代谢的储备能力急剧下降,故短期内黄疸急剧上升。偶见 ALF 无明显黄疸时,当出现意识障碍时常被误诊为精神疾病。

5.无菌性胆囊炎

超声检查可以见有胆囊增大,胆汁淤积,胆囊壁水肿明显。

6.急性胰腺炎

急性胰腺炎既可以是 ALF 的诱发因素,同时 ALF 也可以导致急性胰腺炎的发生。其中有 10% 的 ALF 可以见到重症胰腺炎,并发急性胰腺炎后患者的死亡率也将大大增加。

7.肝臭与肝脏进行性缩小

肝臭的产生是由于含硫氨基酸经肠道细菌分解后生成的硫醇不能经肝脏分解而形成的特有气味,对临床诊断有提示作用。此外,肝脏的大小对 ALF 预后有重要意义,进行性缩小提示预后差,即使存活下来患者可能直接进入肝硬化。

(二)其他系统并发症表现

当 ALF 发生其他脏器和系统并发症时,彼此间相互影响,一方面 ALF 加重其他系统的功能障碍和衰竭,另一方面其他系统的功能障碍和衰竭可以加速 ALF 的发展进程,致死率也明显增加。

1.神经系统并发症

肝性脑病见于 ALF 的所有病例,ALF 发生肝性脑病的时间各有不同,短的几天之内患者就可以进入肝性脑病状态。绝大多数的 ALF 患者可以见到脑水肿,因 ALF 死亡的尸检病例51%～81%有脑水肿,常伴随肝性脑病发生,其中 25%～30%患者发生小脑扁桃体疝、颞叶钩回疝。由于脑水肿与肝性脑病的临床表现有许多重叠之处,肝性脑病可掩盖脑水肿的若干临床表现,如不提高 ALF 并发水肿的认识,极易漏诊。若患者已出现瞳孔、呼吸改变,抽搐或癫痫发作,已提示脑疝形成,多为晚期表现,诊断并不困难。对于 ALF 恢复的后期,如果肝脏功能及其他脏器情况均已经好转,患者仍有难以解释的意识障碍应警惕 Wernicke 脑病的发生。

2.血液系统并发症

出血和出血倾向是 ALF 常见的突出表现之一。ALF 患者早期即有出血倾向,表现为牙龈或口腔黏膜出血、鼻出血、球结膜出血、皮肤瘀点或瘀斑。最早出现的往往是注射部位渗血。出血倾向常先于意识障碍的出现。大出血常发生于消化道,多见于疾病的中晚期,还有一些患者可以见到蛛网膜下腔及脑部等重要脏器出血。

3.呼吸系统并发症

约 30%的 ALF 患者发生急性呼吸窘迫综合征。ALF 时,舒张血管物质不能被肝脏摄取、灭能、大量进入血液循环,除引起外周血管阻力降低及低血压外,还引起肺内动静脉分流,致低氧血症,当肝脏功能衰竭时作为上游器官的网状内皮系统被封闭,会使大量门静脉来源的内毒素及炎性介质通过肝脏而不被降解和灭活,直接进入肺循环,不仅造成分流加重,还会直接或间接损伤肺泡及肺间质导致急性呼吸窘迫综合征。

4.循环系统并发症

ALF 的循环系统并发症可有心律失常、心功能不全。心律失常主要有心动过缓、室性期前收缩和房室传导阻滞。

5.泌尿系统并发症

泌尿系统并发症主要有肾功能不全、泌尿系统感染、出血等。肾功能不全的发生概率约70%。ALF 一旦发生肾功能不全,会加重体内环境紊乱,也提示预后极差。ALF 时因尿素氮合成降低,尿素氮升高不明显,仅血清肌酐才能反映肾衰竭的严重程度。

6.内分泌系统并发症

由于肝脏是糖、蛋白、脂肪等代谢的主要脏器,也是体内灭活各种激素的主要脏器,ALF 发生时会出现较严重的内分泌紊乱,胃肠道激素、胰岛素、胰高血糖素、甲状腺激素、肾素血管紧张素-醛固酮系统和抗利尿激素等均有相应改变。其中主要的是低血糖症,40%的 ALF 患者可出现空腹低血糖并陷入昏迷,有时与肝性脑病甚难鉴别,但补葡萄糖液后迅速好转,有学者称之为"假性肝性脑病"。

7.水、电解质及酸碱平衡失常

(1)低钠血症:多表现为稀释性低血钠,病情愈重,稀释性低血钠愈明显。血清钠<120 mmol/L时,提示病情已属终末期。

(2)低钾血症:常可使肝性脑病加剧,诱发心律失常。

(3)低血钙与低血镁也较常见,与摄取减少、腹泻、药物促进排除等因素有关。

(4)酸碱紊乱:早期因过度换气致呼吸性碱中毒;低钾低氯致代谢性碱中毒;组织缺血缺氧,或肾功能不全致代谢性酸中毒;最后由于内毒素、脑水肿或并发呼吸道感染等原因引起呼吸中枢抑制,出现高碳酸血症时,则引起呼吸性酸中毒。

8.并发感染

ALF患者无论是否应用皮质激素,并发感染的发生率达50%左右。常见感染部位为呼吸道感染、胆管感染、胃肠道感染、泌尿系统感染、自发性腹膜炎、败血症等。因为患者的极度虚弱,抵抗力低下易发生真菌和病毒等机会感染。

四、辅助检查

ALF辅助检查对病因的诊断、病情评估、疗效评价和预后判断有重要意义。

(一)常规检查

1.血常规检查

血常规检查可见到血小板计数减少,其机制是弥散性血管内凝血发生后造成的血小板消耗,合并细菌或病毒感染时可见到白细胞计数有增高和降低。

2.尿常规检查

尿常规检查可见到蛋白尿,肾实质损伤时可见有红细胞、白细胞,尿胆原减少或消失,尿胆红素增加。

3.大便常规检查

合并消化道出血时有便隐血阳性,急性期时大便可以呈白陶土便,为胆汁淤积所致。

(二)凝血检查

ALF发生时会出现严重的凝血功能异常,是较为敏感的反映肝脏合成功能的指标。主要凝血指标有凝血酶原时间测定、血小板计数与功能试验、各凝血因子和纤维蛋白原降解产物测定等。发病数天后就可以见到凝血酶原时间延长及凝血酶原活动度下降,国际标准化比率≥1.5或凝血酶原活动度<40%时肝衰竭诊断成立。

(三)生化检查

生化检查是通过反映肝细胞损伤酶学指标、反映胆管功能状态的酶学、反映肝脏分泌和排泄功能的指标、反映肝脏合成贮备功能的指标、反映肝脏肝巨噬细胞功能的指标、反映肝细胞再生的指标来反映肝脏衰竭的情况。

(四)有关病因学检查

ALF的病因学检查很重要,和其治疗及预后密切相关,主要有各种病毒学指标监测、药物的鉴定及血药浓度检测、血铜、毒物检测、自身免疫标志物、内毒素及补体等测定。

(五)影像学检查

影像学检查可以帮助诊断病因、了解肝脏储备功能、观察并发症及疗效评估等,常用的主要有肝脏多普勒彩色超声检查、X线检查、CT检查及MRI检查。

(六)特殊检查

一部分患者需要做以下特殊检查来判断和评估病情:肝脏活组织检查、颅内压监测、脑电图,有条件均有必要开展上述检查。所有的患者应做心电图检查,进行心脏功能的动态监测,及时发现心律失常及低钾等心电图改变;血培养阳性时提示合并细菌感染或真菌感染。

五、诊断与鉴别诊断

（一）诊断

急性起病，2周内出现Ⅱ度及以上肝性脑病（按Ⅳ度分类法划分）并有以下表现者即可诊断为ALF：①极度乏力，并有明显厌食、腹胀、恶心、呕吐等严重消化道症状；②短期内黄疸进行性加深，血清总胆红素≥10×正常值上限或每天上升≥17.1 μmol/L；③出血倾向明显，血浆凝血酶原活动度≤40%（或国际标准化比值≥1.5），且排除其他原因；④肝脏进行性缩小。

（二）鉴别诊断

该病的鉴别诊断应基于病史、症状、体征及辅助检查几个方面来鉴别。需要鉴别的疾病主要有黄疸、肝损害及精神症状的疾病，如急性黄疸型肝炎、慢性重症肝病、急性化脓性胆管炎、急性溶血性黄疸等。

六、治疗

ALF的治疗应在生命支持治疗基础上，进行对因治疗、处理及预防以消化道功能衰竭为主的多器官功能障碍、终止肝损伤、促进肝细胞再生恢复生命功能为主的治疗原则。

（一）一般治疗

1.一般处理

一旦诊断ALF应立即进行监护，在监护病房内实行专医专护、预防交叉感染、口腔护理、定时翻身；给予禁高蛋白饮食；保持大便通畅。此外，当诊断明确后应及早转诊至有监护及抢救条件的医院，并为肝脏移植做准备。

2.一般支持治疗

建议肠道内营养，包括高碳水化合物、低脂、适量蛋白饮食，提供每公斤体质量热量146.4～167.4 kJ总热量，静脉输入高糖（适量普通胰岛素）防止低血糖发生；保证水、电解质平衡、量出而入；补充足够的维生素、微量元素；肝性脑病患者需限制经肠道蛋白摄入，进食不足者，每天静脉补给足够热量、液体和维生素。

3.积极纠正低蛋白血症

及时补充清蛋白或新鲜血浆，并酌情补充凝血因子。

4.维持水、电解质、酸碱平衡

由于ALF可产生较为复杂的水、电解质和酸碱失衡，应进行血气监测，特别注意纠正低钠、低氯、低镁、低钾血症，及时发现并治疗水、电解质和酸碱失衡是治疗ALF的重要环节。

（二）内科综合治疗

1.病因治疗

（1）对乙酰氨基酚所致ALF的治疗：确诊或疑诊对乙酰氨基酚过量导致的ALF患者，在摄入后1小时内的，如果量较大应立即洗胃以减少药物吸收。摄入药物在4小时以内的患者，应立即给予口服活性炭之后给予N-乙酰半胱氨酸。血清药物浓度和转氨酶增高意味着即将或已经发生了肝损伤。对是否摄入了对乙酰氨基酚的详细情况表述不清的ALF患者也尽早应用N-乙酰半胱氨酸。必要时予以人工肝吸附治疗。

（2）毒蕈中毒所致ALF的治疗：明确或怀疑为毒蕈中毒的ALF患者，应考虑给予青霉素G和水飞蓟素进行治疗。对明确蕈中毒导致的ALF患者，应该立即做肝移植准备，肝移植常为挽救此类患者生命的唯一选择。

（3）药物诱导性肝中毒所致 ALF 的治疗：对药物中毒的病例首先设法获得药物（含处方药物、非处方药物、中草药）的详细资料，如开始服用时间、服用剂量和最后服用的时间和数量及近1年来的食物等，尽量了解清楚摄入药物的成分。对于可疑药物性肝中毒导致 ALF，立即停用所有的可疑药物并进行必要的药物治疗并寻找相应解毒剂。大多数药物中毒可以补充谷胱甘肽制剂，对乙酰氨基酚中毒应用葡醛内酯、谷胱甘肽、乙酰半胱氨酸等；乙醇中毒补充足量的 B 族维生素；异烟肼中毒采用维生素 B_6 对抗。毒素中毒应用活性炭、血滤清除毒素。

（4）病毒性肝炎：对病毒性肝炎甲型、乙型、戊型所致 ALF 的应行支持治疗，目前尚未证明病毒特异性治疗有效。对乙肝表面抗原阳性的患者（不论 HBV-DNA 滴度高低）应尽早给予核苷类似物，并在化疗完成后继续维持 6 个月，以防止再活化和突发。应注意晚期肝衰竭患者因残存肝细胞过少、再生能力严重受损，抗病毒治疗难以改善肝衰竭结局。国内上市的拉米夫定、恩替卡韦、替比夫定、阿德福韦酯等均可降低 HBV-DNA 水平，降低肝衰竭患者病死率。明确或怀疑为疱疹病毒或水痘-带状疱疹病毒感染所致 ALF，应该使用阿昔洛韦（5～10 mg/kg，每 8 小时静脉滴注）进行治疗，并应考虑进行肝移植。由于病毒感染所致急性肝脏损伤的患者发生机制和免疫紊乱有关，治疗过程中在不同阶段可以应用肾上腺皮质激素、胸腺五肽、干扰素。

（5）自身免疫性肝炎所致 ALF 的治疗：对疑诊自身免疫性肝炎所致 ALF 的患者，应进行肝活检以明确诊断，并给予激素治疗。激素治疗的同时，也应做肝移植的准备。

（6）妊娠急性脂肪肝/HELLP 综合征所致 ALF 的治疗：对妊娠急性脂肪肝/HELLP 综合征（溶血、肝酶增高、血小板计数降低），针对病因治疗的方案是创造手术条件，尽早终止妊娠，如果终止妊娠后病情仍继续进展，需考虑人工肝和肝移植治疗。

2.保肝治疗

使用甘草酸苷类、还原性谷胱甘肽等保护肝细胞膜和抗氧自由基等药物治疗。

3.并发症处理和器官支持

并发症和多器官支持是 ALF 内科综合的重点，需要仔细评估和监测，并针对性治疗。

（三）人工肝支持

人工肝支持系统分为非生物型、生物型和混合型 3 种，可以暂时替代部分肝脏功能。非生物型人工肝已在临床广泛应用并被证明确有一定疗效，根据病情选择血浆置换、血浆灌流/特异性胆红素吸附、血液滤过透析、分子吸附再循环等体外血液净化技术，进行合理整合或组合来治疗 ALF。人工肝治疗肝衰竭方案以采用联合治疗方法为宜，选择要个体化。严重凝血功能障碍者需要首先进行血浆置换改善凝血状况。脑水肿和肝性脑病者需要血浆置换联合连续性静脉-静脉血液透析滤过或血浆灌流。急性肾损伤者需要血浆置换联合连续性静脉-静脉血液透析滤过。重度黄疸或急性药物中毒者，可以考虑进行血浆置换、血浆灌流或特异性胆红素吸附。需要注意的是，晚期肝衰竭患者的人工肝支持风险较大，需要谨慎考虑。

（四）肝移植

肝移植是目前治疗 ALF 最有效的方法。ALF 患者如果不进行肝移植，病死率仍极高，所以诊断 ALF 后就需要考虑做好肝移植的准备。终末期肝病模型评分是评估肝移植的主要参考指标，终末期肝病模型评分在 15～40 分是肝移植的最佳适应证。ALF 患者经过积极的内科综合治疗及人工肝治疗后，脑病仍然进展，需要尽早进行紧急肝移植。一旦出现严重的多器官功能障碍综合征、脑水肿并发脑疝、循环功能衰竭，肝移植后的生存率较低。

（高建民）

第四节　急性梗阻性化脓性胆管炎

一、概述

(一)定义

急性梗阻性化脓性胆管炎(acute obstructive suppurative cholangitis, AOSC)也称为急性重症胆管炎,是由胆道梗阻和胆道感染引起的一种感染性疾病,也是急性胆管炎进展后的严重阶段。AOSC发展迅速,需要紧急采取措施进行处理,否则病情容易迅速恶化,危及生命,多由脓毒性休克和多器官功能衰竭引起死亡。

(二)分型

根据梗阻部位的不同,可分为肝外型 AOSC 和肝内型 AOSC。

1.肝外型 AOSC

肝外型 AOSC 随致病原因不同,临床表现有所差别。

(1)胆总管结石所致的 AOSC 主要表现为腹痛、寒战高热、黄疸、休克、神经中枢受抑制(Reynold 五联征),常伴有恶心、呕吐等消化道症状。

(2)胆道肿瘤所致的 AOSC 主要表现为无痛、进行性加重的黄疸,伴寒战高热。

(3)医源性 AOSC 常常没有明显腹痛,而以寒战高热为主。体检可见患者烦躁不安,体温高达 39～40 ℃,脉快,巩膜皮肤黄染,剑突下或右上腹有压痛,可伴腹膜刺激征,多可触及肿大胆囊,肝区有叩击痛。

2.肝内型 AOSC

梗阻位于一级肝内胆管所致的 AOSC 与肝外型相类似,位于二级胆管以上的 AOSC 常仅表现为寒战发热,可无腹痛及黄疸,或较轻,早期可出现休克,伴有精神症状。体检见患者神情淡漠或神志不清,体温呈弛张热,脉搏细速,黄疸程度较轻或无,肝脏呈不对称性肿大,患侧叩击痛明显。

二、病因与发病机制

(一)胆道梗阻和胆压升高

导致胆道梗阻的原因有多种,包括结石、寄生虫感染、纤维性狭窄、胆肠吻合术后吻合口狭窄、医源性胆管损伤狭窄、先天性肝内外胆管囊性扩张症、先天性胰胆管汇合畸形、十二指肠乳头旁憩室、原发性硬化性胆管炎、各种胆道器械检查操作等。正常肝分泌胆汁的压力为 3.10 kPa,当胆管压力超过 3.43 kPa 时,肝毛细胆管上皮细胞坏死、破裂,胆汁经肝窦或淋巴管逆流入血,即胆小管静脉反流,胆汁内结合和非结合胆红素大量进入血液循环,引起以结合胆红素升高为主的高胆红素血症。如果胆管高压和严重化脓性感染未及时控制,肝组织遭到的损害更为严重,肝细胞摄取与结合非结合胆红素的能力急剧下降,非结合胆红素也会明显增高。

(二)胆管内细菌繁殖

正常人胆管远端肝胰壶腹括约肌和近端毛细胆管两侧肝细胞间的紧密连接分别构成肠道与

胆道、胆流与血流之间的解剖屏障;生理性胆汁流动阻碍细菌存留于胆管黏膜上;生理浓度时,胆汁酸盐能抑制胆道菌群的生长;肝吞噬细胞和免疫球蛋白可形成免疫防御屏障,因此正常人胆汁中无细菌。当胆道系统发生病变时(如结石、蛔虫、狭窄、肿瘤和胆道造影等)可引起胆汁含菌数剧增,并在胆道内过度繁殖,形成持续菌胆症。细菌的种类绝大多数为肠源性细菌,其中以大肠埃希菌最多见,细菌产生大量强毒性毒素是引起本病全身严重感染症候、休克和多器官衰竭的重要原因。胆道梗阻后,胆管内压升高,胆管黏膜充血水肿,黏膜上皮糜烂脱落,形成溃疡。胆小管内胆汁淤积,肝充血肿大。病变晚期肝细胞大片坏死,胆管黏膜炎性溃烂累及相邻的门静脉分支,在肝内形成多发性脓肿及胆道出血。肝窦扩张,大量细菌和毒素经肝静脉进入体循环引起全身性化脓性感染和多脏器功能损害。梗阻发生后的细菌繁殖、内毒素血症、高胆红素血症和细胞因子[肿瘤坏死因子(tumor necrosis factor,TNF)、氧自由基]的过度激活等对机体的损害共同导致了 AOSC 的发生。

三、临床表现

(一)症状

1.病史

常有反复发作的胆绞痛、胆道感染病史或胆道手术史。

2.腹痛

突发剑突下或右上腹胀痛或绞痛,伴恶心、呕吐。

3.寒战、高热

体温升达 39 ℃以上,呈多峰弛张热型。

4.黄疸

患者多有不同程度的黄疸。

5.休克

病程晚期出现脉搏细数、血压下降、发绀,进展迅速者甚至在黄疸之前即出现;少尿。

6.精神症状

于休克出现前后出现烦躁不安、嗜睡、谵妄、神志恍惚甚至昏迷等中枢神经系统症状。

7.出血征象

感染严重者可出现凝血功能障碍和血小板计数减少,引起皮下出血、尿血等。

(二)体征

腹部检查可见右上腹及剑突下明显压痛和肌紧张,肝大、压痛、肝区叩击痛,有时可触及肿大的胆囊。皮肤、巩膜可见明显黄疸,严重时皮肤可见散在出血点。休克时出现循环系统不稳定的临床表现,神志可淡漠、谵妄、恍惚或昏迷。

四、辅助检查

(一)实验室检查

最常见为血白细胞计数显著增多,常达 $20×10^9$/L,其上升程度与感染严重程度成正比,分类见核左移;胆道梗阻可引起血清胆红素、尿胆红素、尿胆素明显升高,而胆道梗阻导致的肝细胞坏死则可见 GPT、GOT、ALP、LDH 等升高。感染使血小板计数减少和凝血酶原时间延长,提示有弥散性血管内凝血倾向。目前有学者认为降钙素原与机体的感染程度有良好相关性,能迅速而敏感地反映机体感染状况,对识别病情的严重程度有重要作用。对于降钙素原水平较高的患者应行紧急胆道减压。

(二)影像学检查

1.B超检查

B超检查对胆道疾病具有良好的显示性,是胆道疾病的首选检查方法,胆管扩张、胆总管壁增厚及胆总管内出现回声或胆泥沉着是AOSC的直接B超表现。

2.超声内镜检查术

与传统B超相比,超声内镜检查术不受肠管胀气及肠梗阻的影响,对胆管微小结石、胆固醇结石及泥沙样结石均可做出准确诊断。研究显示,超声内镜检查术是胆管结石和微石症最具特异性和敏感性的诊断工具。但超声内镜检查术是侵入性检查,必要时在检查前要给予镇静剂,所以对一些特殊患者需要特别注意。

3.胸部和腹部X线检查

胸部和腹部X线检查有助于鉴别诊断脓胸肺炎、肺脓肿、心包积脓、膈下脓肿、胸膜炎等。

4.CT检查

CT检查不仅可以看到肝胆管扩张、结石、肿瘤、肝大、萎缩等的征象,有时尚可发现肝脓肿。若怀疑急性重症胰腺炎,可作CT检查。

5.磁共振胰胆管成像

磁共振胰胆管成像作为胆道结石的主要诊断方法具有无创和检出率高的优势,对直径<8 mm的肝外胆管结石检出阳性率明显高于CT和B超,还可发现胰胆管的解剖变异。虽然近期一项回顾性分析显示,磁共振胰胆管成像对胆管结石的敏感性下降为60%,但目前仍然是胆道结石的主要诊断方法。

6.经内镜逆行性胰胆管造影术

经内镜逆行性胰胆管造影术是一种有创高效的影像学检查,对胰胆管疾病的诊断准确率高。近年来,微创技术和内镜技术不断创新发展,经内镜逆行性胰胆管造影术不仅是一种检查手段,同时也成为临床医师的首选治疗方案。

五、诊断与鉴别诊断

(一)诊断

根据典型的Charcot三联征及Reynold五联征,AOSC的诊断并不困难。但应注意到,即使不完全具备Reynold五联征,临床也不能完全排除本病的可能。

对于临床无休克者,满足以下6项中的2项即可诊断:①精神症状;②脉搏>120次/分;③白细胞计数>20×10⁹/L;④体温>39 ℃或<36 ℃;⑤胆汁呈脓性或伴有胆道压力明显增高;⑥血培养阳性或内毒素升高。

根据病理生理发展阶段,病情可分为4级:①1级,单纯AOSC,病变多局限于胆管范围内,以毒血症为主;②2级,AOSC伴休克,胆管炎加重,胆管周围化脓性肝炎发展,胆管、毛细胆管及肝窦屏障进一步受损,严重感染及感染性休克发生率明显增加;③3级,AOSC伴胆源性肝脓肿;④4级,AOSC伴多器官功能衰竭,是严重感染的后期表现。

(二)鉴别诊断

在详细了解病史、症状、体征等的准确资料后,依据患者的实际特点,应做好与急性胆囊炎、消化性溃疡穿孔或出血、急性坏疽性阑尾炎、食管静脉曲张破裂出血、重症急性胰腺炎、右侧胸膜炎、右下大叶性肺炎等鉴别。在这些疾病中,都难以具有 AOSC 的基本特征,仔细分析,不难得出正确的结论。

六、治疗

2018 年更新的《东京指南》中《关于急性胆管炎胆道引流的适应证和技术》指出,除在某些轻度急性胆管炎病例中抗生素和一般支持治疗有效外,无论严重程度如何,都推荐胆道引流。这就决定了在非手术治疗的基础上积极选择合理的外科干预方式进行适时胆道引流是十分必要的。

(一)非手术疗法

AOSC 一旦确诊,应立即给予抗感染、抗休克、纠正酸碱失衡和水电解质紊乱等对症支持治疗。

广谱抗生素的选择取决于引起胆道感染的常见细菌、疾病的严重程度、患者的基础情况,如过敏、肝功能、肾功能等。引起 AOSC 最常见的是大肠埃希菌、肠球菌、克雷伯杆菌和铜绿假单胞菌。首选 β 内酰胺酶抑制剂的复合物(头孢哌酮舒巴坦),第 3、第 4 代头孢菌素(头孢哌酮、头孢曲松)等。然后根据血培养及抗生素的敏感度测定结果对抗生素种类加以调整。静脉注射抗生素的时间一般是 7～10 天,具体时间取决于治疗效果和胆道引流情况。

对于重症 AOSC 患者可采用连续性血液净化法,去除血液中的炎症介质,抑制全身炎症反应综合征,改善微循环,纠正酸碱度,稳定内环境,避免出现多器官功能障碍综合征。

除上述的一般治疗外,充分的胆道引流是 AOSC 治疗成功的关键。

(二)手术治疗

1.内镜治疗

AOSC 急诊手术与高病死率(20％～40％)和高发病率(44％～84％)相关。所以对 AOSC 的患者应遵循“救命第一,治病第二”的原则,仅实施简单有效的胆道引流,缩短手术时间,待情况好转后再择期行根治性手术。目前内镜下引流术的安全性和实用性已成为急性胆管炎的“金标准”,无论其病理是良性还是恶性,内镜胆道引流术都可以用于各种形式的急性胆管炎。内镜下引流术包括单独的内镜下十二指肠乳头括约肌切开术、内镜下十二指肠乳头括约肌切开术合并经内镜鼻胆管引流术或胆道支架引流术。

(1)内镜下十二指肠乳头括约肌切开术:是内镜通过人体胃肠道,用内镜器械切开十二指肠大乳头,借助各种内镜器械取石。经过多年的临床努力,90％以上的胆总管结石可以得到治疗,内镜下取石技术因其良好的远期效果成为胆总管结石的首选治疗方法。经验丰富的内镜医师取石成功率可达 98％,不需放置 T 管,对腹腔内干扰少,且不受既往手术或其他原因造成的腹腔粘连和年龄、身体状况等因素限制,但对于肝总管巨大结石,内镜取石也有一定困难,由于激光胆总管碎石技术的发展,国内外也成功开展取石并总结了大量经验。因此对于老年及一些特殊疾病无法进行手术治疗的患者,无疑是一种绝佳的选择。然而内镜下十二指肠乳头括约肌切开术对急性胆管炎的疗效和安全性仍存在争议,因为内镜下十二指肠乳头括约肌切开术会导致出血等并发症。

(2)经内镜鼻胆管引流术:是一种外引流术,优点是可以冲洗堵塞的管道并进行胆汁培养。然而,由于患者对经鼻管位置的不适,可能会发生自拔和鼻管脱位,尤其是老年患者,还可能发生电解质和液体的流失,以及由于扭曲而导致的管道坍塌。

(3)胆道支架引流术：是一种内部引流，所使用的胆道支架有 2 种类型（塑料支架和金属支架），而使用塑料支架更容易插入和拔除，比金属支架经济有效，但容易被生物膜和胆泥堵塞。支架的选择取决于支架的实用性、成本和经内镜逆行胰胆管造影操作人员的偏好。胆道支架引流术的优点是患者无不适感、无电解质和液体流失，但是存在支架移位或堵塞的风险。有随机对照试验发现没有预先行内镜下十二指肠乳头括约肌切开术的经内镜鼻胆管引流术和胆道支架引流术手术方式，对 AOSC 引流预后没有显著差异。在《东京指南》中，AOSC 合并凝血障碍或正在接受抗血栓药物治疗的患者应避免经皮肝穿刺胆道引流术。建议对急性胆管炎合并凝血障碍或正在进行抗血栓药物治疗的患者进行经内镜鼻胆管引流术或胆道支架引流术治疗，待改善凝血和胆管炎后行胆道结石治疗。

2.经皮肝穿刺胆道引流术

随着损伤控制性手术理论在外科疾病治疗中的不断深入及影像介入技术的不断发展，合并有高血压、冠心病、糖尿病、慢性支气管炎、脑梗死等严重基础疾病及器官功能代偿能力差的老年患者，急诊开腹行胆道减压术会使患者遭受急性胆道及全身感染后的二次打击，增加麻醉及手术风险。

经皮肝穿刺胆道引流术由于其微创方式达到胆道减压的优点，特别适用于老年重症胆管炎患者。在无法开展内镜技术的基层医院，经皮肝穿刺胆道引流术是达到引流和解除梗阻目的较优的选择，后期给予二期手术，消除病因。

从随机对照试验的结果和荟萃分析可知，相比超声内镜引导下胆汁引流术，经皮肝穿刺胆道引流术作为替代内镜下胆道引流失败的技术，临床成功率为 90％～100％。但经皮肝穿刺胆道引流术不良事件如术后出血、胆管炎、胆汁渗漏高于超声内镜引导下胆汁引流术。由于胆道疾病的复杂性及疾病病因和进展的不同，经皮肝穿刺胆道引流术既是一些疾病首选的治疗方案，同时又是一些恶性疾病的姑息性治疗方法。由于无法去除梗阻因素，不作为 AOSC 的常规选择。超声内镜引导下胆汁引流术作为经皮肝穿刺胆道引流术的替代疗法，可在具有专业知识和设备的大型医院进行。由于开腹手术的创伤大、术后恢复较慢、住院时间长等劣势，已成为内镜手术和经皮肝穿刺胆道引流术手术失败情况下的替代治疗。

（程高峰）

第五节　重症急性胰腺炎

一、概述

重症急性胰腺炎（severe acute pancreatitis，SAP）是临床常见急腹症，属于急性胰腺炎最凶险分型。相较于轻症急性胰腺炎与中度重症急性胰腺炎而言，SAP 病情变化相对较快，其病情凶险、并发症多、死亡率高，对患者生命健康及生存质量均具有严重影响。SAP 的主要病理改变为胰腺实质蛋白溶解，以及由脂肪溶解酶引起的局灶性脂肪坏死和炎细胞浸润。上述病变加上腺体血管内血栓形成和胰腺实质中血管破裂出血，共同形成多样性病理改变。

二、病因与发病机制

SAP 病因涉及胆源性疾病、乙醇、高甘油三酯血症、高钙血症、药物、手术及创伤等。其中，胆源性疾病是 SAP 发生的主要病因，包括胆道结石、炎症等，可发生于各个年龄段，临床发病率高。SAP 病因复杂，临床需给予针对性干预。

(一)胰酶自身消化机制

胰腺胰酶自身消化学说是 SAP 的公认发病机制，主要是指胰酶在腺泡细胞内异常激活而导致的自我消化过程，是引起胰腺炎疾病的基本发病机制。研究显示，胰管梗阻、十二指肠液或胆汁反流、乙醇作用于胰腺腺泡及 Oddi 括约肌等均是引起胰蛋白酶原异位激活的重要原因，活化的胰蛋白酶可进一步激活其他蛋白酶，进而造成胰腺的自身消化现象。

(二)炎症机制

急性胰腺炎可引起局部或全身炎性反应，这与白细胞介素(interleukin,IL)、血小板活化因子、TNF-α 等炎性因子的过度生成有关，以上因子可相互关联、相互影响，通过瀑布样级联反应促使炎症扩散，导致全身炎性反应综合征、多器官功能障碍甚至死亡等不良后果的出现。

(三)氧化应激机制

急性胰腺炎可引起白细胞的过度激活，导致氧爆发，造成氧自由基的大量释放，而氧自由基及其衍生物在胰腺损害过程中可发挥重要作用。其中，过氧化氢、超氧化物等物质可损伤微血管内皮细胞，引起微血管痉挛，导致毛细血管通透性增加，是造成细胞损害的主要原因。同时，以上衍生物还可促使白细胞黏附，引起胰腺微循环紊乱。氧自由基的大量产生可导致腺泡细胞破坏，引起胰酶胞内激活，导致急性胰腺炎胰腺损伤恶性循环的产生，致使病情加重，引发 SAP。

(四)感染

胰腺坏死感染和全身脓毒症是 SAP 后期的主要问题，它构成急性胰腺炎的第 2 个死亡高峰，大量临床资料分析，胰腺继发感染都是混合型感染，正常情况下，肠道菌群在肠道屏障的阻隔下，难以易位到肠外组织中，而急性胰腺炎可造成肠壁血液灌注下降，导致肠黏膜缺血再灌注，由此增高其通透性。同时，急性胰腺炎患者多伴有不同程度的肠道运动功能障碍及细菌过度生长情况。在以上综合机制作用下，肠道菌群及内毒素极可能通过血液循环及淋巴系统进入腹腔，经胆道及胰胆管逆行感染等途径进行易位，进一步刺激巨噬细胞，导致炎性因子的过量产生，对胰腺等脏器形成二次打击，促使 SAP 形成，严重情况下可出现多器官功能衰竭。

(五)胰腺腺泡内钙超载机制

急性胰腺炎患者多存在血钙浓度下降等情况，提示其胰腺损伤与 Ca^{2+} 的分布异常等原因有关。正常情况下，细胞内 Ca^{2+} 可保持稳定状态，而急性胰腺炎的出现，可引起细胞膜结构及功能损害，引起 Ca^{2+} 通道的异常开放，细胞外 Ca^{2+} 在电化学梯度趋势下，可经此通道流入细胞，导致细胞内 Ca^{2+} 的超负荷状态。同时，细胞内 Ca^{2+} 异常可引起胰腺腺泡细胞中钙-镁 ATP 酶活性降低，导致细胞内游离 Ca^{2+} 水平的进一步增高，致使 SAP 形成。

三、临床表现

(一)腹痛

腹痛是 SAP 的主要临床表现之一，持续时间较长，如有渗出液扩散入腹腔内可致全腹痛。少数患者，尤其是年老体弱者可无腹痛或仅有轻微腹痛，对于这种无痛性 SAP 应特别警惕，因为很容易漏诊。

（二）黄疸

如果黄疸呈进行性加重，又不能以急性胆管炎等胆道疾病来解释时，应考虑有 SAP 的可能。

（三）休克

患者常有不同程度的低血压或休克，休克既可逐渐出现，也可突然发生，甚至在夜间发生胰源性猝死，或突然发生休克而死亡。部分患者可有心律不齐、心肌损害、心力衰竭等。

（四）高热

在急性胰腺炎感染期，由于胰腺组织坏死，加之并发感染或形成胰腺脓肿，患者多有寒战、高热，进而演变为败血症或真菌感染。

（五）呼吸异常

患者早期可有呼吸加快，但无明显痛苦，胸部体征不多，易被忽视。如治疗不及时，可发展为急性呼吸窘迫综合征。

（六）神志改变

SAP 患者可并发胰性脑病，表现为反应迟钝、谵妄，甚至昏迷。

（七）消化道出血

SAP 患者可并发呕血或黑便。上消化道出血多由于急性胃黏膜病变或胃黏膜下多发性脓肿所致；下消化道出血多为胰腺坏死穿透横结肠所致。

（八）腹水

合并腹水者几乎都为 SAP。腹水呈血性或脓性，腹水中的淀粉酶常升高。

（九）皮肤黏膜出血

患者的血液可呈高凝状态，皮肤黏膜有出血倾向，常有血栓形成和局部循环障碍，严重者可出现弥散性血管内凝血。

（十）脐周及腰部皮肤表现

部分患者的脐周或腰部皮肤可出现蓝紫色斑，提示腹腔内有出血、坏死及血性腹水。脐周出现蓝紫色斑者称为 Cullen 征，腰部皮肤出现蓝紫色斑者则称为 Grey-Turner 征。

四、辅助检查

（一）血、尿淀粉酶检查

一般急性胰腺炎患者的血、尿淀粉酶均呈 3 倍以上的升高，若在升高的基础上又突然明显降低，则提示预后不良。

（二）血清正铁血红蛋白、C 反应蛋白检查

当腹腔内有游离血液存在时，血清正铁血红蛋白可呈现阳性，有助于 SAP 的诊断。坏死性出血性肠炎、肠系膜血管阻塞时也可以出现血清正铁血红蛋白阳性，应注意鉴别。发病 72 小时后 C 反应蛋白＞150 mg/L，提示胰腺组织坏死。

（三）血常规、血气分析、生化指标检查

血常规白细胞计数＞$12.0×10^9$/L；血气分析 pH＜7.3，BE＜－3，伴发急性呼吸窘迫综合征时氧分压＜8.0 kPa(60 mmHg)；生化指标乳酸＞2.0 mmol/L，低钙血症(血钙＜1.87 mmol/L)，伴发急性肾衰竭时血清肌酐＞176.8 μmol/L，伴发凝血功能障碍时凝血酶原时间、活化部分凝血活酶时间均延长。

(四)腹部 X 线检查

如有十二指肠或小肠节段性扩张或右侧横结肠段充气梗阻,常提示有腹膜炎及肠麻痹的存在。前者称为警哨肠曲征,后者称为结肠切割征,多与 SAP 有关。

(五)B 超检查

B 超检查可发现胰腺明显肿大、边缘模糊、不规则、回声增强、不均匀等异常,胰腺中还可有小片状低回声区或无回声区。

(六)CT 检查

CT 检查是诊断 SAP 的重要手段,准确率可达 70%～80%。可显示胰腺和胰后的图像。SAP 可见肾周围区消失、网膜囊和网膜脂肪变性、密度增厚、胸腔积液、腹水等病变。

五、诊断与鉴别诊断

(一)诊断

急腹痛伴有不同程度的腹膜炎体征,血、尿淀粉酶升高,并能排除消化道穿孔和机械性肠梗阻等其他急腹症,可诊断为急性胰腺炎。急性胰腺炎伴有脏器功能障碍,出现胰腺坏死、脓肿或假性囊肿等局部并发症,或全身和局部并发症兼有之,可诊断为 SAP。

(二)鉴别诊断

1.消化性溃疡急性穿孔

患者有溃疡病史,突然腹痛加剧,腹肌紧张,肝浊音界消失,X 线透视见膈下有游离气体等,血尿淀粉酶水平正常或轻度升高。

2.急性肠梗阻

急性肠梗阻时出现阵发性腹痛、腹胀、呕吐,不排气,体格检查可见肠型、气过水声、肠鸣音亢进。腹部 X 线检查可见液气平面,血清淀粉酶水平正常或轻度升高。

3.急性心肌梗死

患者有冠心病史,突然发病,疼痛限于上腹部。心电图显示心肌梗死,血清心肌酶水平升高,血、尿淀粉酶水平正常。

4.急性胃肠炎

患者常有不洁饮食史,主要症状为呕吐、腹痛及腹泻等,可伴有肠鸣音亢进,血、尿淀粉酶水平正常。

六、治疗

(一)非手术治疗

1.基础治疗

患者确诊 SAP 后,叮嘱其禁饮禁食,并采取相应的措施进行胃肠减压,减少胰液分泌,以缓解胃肠不适,通过引流降低胃肠压力时要保持引流管畅通。根据患者的症状进行相应的治疗,尽早缓解患者的不适症状,预防并发症,避免病情进一步恶化,改善患者预后。

2.营养支持

SAP 对患者的胃肠功能影响较大,同时为避免影响治疗效果,需要禁饮禁食,对机体营养摄入造成较大影响,因此需要进行营养支持。但在进行长期营养支持过程中,易诱发肠黏膜萎缩,出现肠道通透性增加和菌群失调等现象。少量营养支持能够明显改善临床症状,早期肠内营养对胃肠功能恢复具有重要意义。此外,营养支持能抑制溶酶体的释放,松弛括约肌,确保胰腺液引流通畅。

3.胰酶与胰腺分泌抑制剂

胰酶与胰腺分泌抑制剂有 H_2 受体拮抗剂、制酸剂、生长抑素等。相关研究显示,生长抑素可抑制胆囊、胰腺和小肠液分泌,还能抑制溶酶体释放,在胰腺通畅引流中具有显著效果。

4.感染的预防与治疗

继发性感染是 SAP 患者的主要死亡原因,相关研究显示,SAP 感染中,胰周感染比例可达35%,且多数患者还伴有血液、肺部等胰腺以外的器官感染,胰周感染死亡率＞50%,采用抗生素是重症胰腺炎感染患者主要的治疗方式。降阶梯治疗方案能够在初始治疗过程中采用相应的抗生素进行全面的抗菌治疗,根据药敏试验和细菌培养结果进行抗菌药物的选择,降低抗菌覆盖面,针对性进行抗菌治疗。但也有相关学者表明,非胆源性 SAP 不建议采用抗生素进行治疗,胆源性 SAP 予以常规抗生素治疗即可。

5.腹腔灌洗和血液滤过

在临床中,SAP 患者易出现病情控制效果不佳的状况,腹腔灌洗和血液滤过能够有效阻止病情发展,快速达到疾病治疗效果,且能减少并发症,降低死亡率。腹腔灌洗在酒精性急性胰腺炎患者中具有良好的应用效果,且越早应用效果越好,一般在疾病确诊 48 小时内进行腹腔灌洗效果更佳。血液净化能将体内水和溶质连续清除,但起效相对缓慢,在治疗过程中溶质清除率、血流动力学稳定性非常重要,相较于间歇性血液净化,连续性血液净化有更好的治疗效果。具体选择腹腔灌洗和血液滤过,应明确患者具体状况,确保在明确临床治疗指征的基础上开展相应的治疗。

6.激素

在 SAP 药物治疗过程中联用激素,能够提升患者疾病控制效果,还能预防相关并发症,可见激素在 SAP 治疗中的必要性。在疾病早期应用激素,可预防胰腺组织坏死。相关研究表明,SAP 的发生与感染厌氧菌、革兰阴性菌等细菌,导致肠道常驻菌群失调有密切关系,应用激素能够提升治疗效果。但也有研究表明,应用抗生素不会降低胰腺组织的坏死率。现阶段临床尚无激素应用的明确指南和规范化说明,要明确其应用价值,还需要临床进一步研究。

7.肠道衰竭预防治疗

在促进 SAP 患者肠道蠕动和肠道清污过程中,会对肠道局部微循环产生一定影响,易发展为肠道衰竭。益生菌能够调节和平衡肠道菌群,谷氨酰胺是肠道黏膜保护比较常用的药物。

(二)微创治疗

1.经皮穿刺引流

SAP 疾病早期产生的积液较为稀薄,且无组织坏死脱落,在 B 超或 CT 引导下予以经皮穿刺置管引流术,可以良好进行腹水引流,避免全身炎性反应的发生。但经皮穿刺置管引流术在晚期或引流液比较黏稠时的应用效果不佳,因此临床还需根据患者的具体状况进行选择。

2.内镜治疗

SAP 以胆源性为主,早期采用内镜治疗的效果显著,可以去除诱病因素,延缓与阻止 SAP 进展。诸多 SAP 患者合并胆管下段梗阻、黄疸和继续胆管感染,对这一情况,可通过十二指肠进行内镜逆行性胰胆管造影术、鼻胆管引流术等,在临床中有明显的治疗价值。

3.腹腔镜微创

随着腹腔镜技术的不断成熟,腹腔镜微创在临床中的应用越来越广泛,能够对多种疾病进行治疗。腹腔镜微创能够清除胰周脓肿、坏死组织,还有助于精准放置引流管,相较于开腹手术,不仅术后恢复更快,还能有效减少手术创伤,降低清创引流的病死率。腹腔镜微创还可清除胰周积液和腹水,避免腹压增高,出现中毒性肠麻痹等,可见腹腔镜微创治疗 SAP 具有重要意义。

4.腹腔镜联合内镜

胆道核磁成像是临床新型的影像学技术,在临床中的发展和普及,使重症急性胆源性胰腺炎可在疾病早期被发现,减少漏诊、误诊。内镜与腹腔镜能够对重症急性胆源性胰腺炎的治疗提供技术支持,在内镜下,可进行乳头括约肌切开取石术、逆行性胰胆管造影术,还能进行胆汁引流,在内镜直视下去除坏死组织,查看胰周状况,吸净腹水,放置引流管,部分患者还可进行胆囊切除和胆总管探查、取石与引流。在入院 48 小时内对重症急性胆源性胰腺炎患者进行内镜逆行性胰胆管造影,快速降低胰胆管压力,病情阻断效果良好。

5.腹膜后途径微创

SAP 疾病早期有胰周或者腹水的患者,首选的治疗方式为经皮穿刺置管引流术,但在 SAP 后期坏死组织会明显增加,且积液黏稠度增加,经皮穿刺置管引流术不能达到良好的治疗效果。腹膜后途径微创能够清除坏死组织,电视辅助腹膜后清创和微创后坏死组织清除均有显著效果。且操作过程中空间大,可在超声引导下建立引流通道,还能利用特制抓钳清除坏死组织,相较于手术治疗方式,能降低术后并发症发生率,减少对腹腔脏器的影响,有效进行引流,预防术后新器官衰竭的发生。但因腹膜后血管分布复杂,操作难度较大,风险较高,需要医师具有精湛的技术和丰富的经验。

(三)手术治疗

微创对胆道的依赖较大,在重症胆管炎和胆道梗阻的患者中无法开展微创治疗。手术治疗的应用范围较广,可以应对多种复杂状况,但需注意手术治疗指征,明确手术治疗时机。手术治疗方式有坏死组织清除术、胰床松解术及胰床引流术,腹膜室间隔高压需要及时进行引流,平衡腹内压水平,最大程度减小手术创伤,同时良好达到的治疗效果。临床需要根据患者实际情况选择最佳的手术治疗方式,明确治疗方案,以提升治疗效果。相关学者建议 SAP 患者在发病后2 周内不要进行外科手术治疗,一般在发病后 3～4 周再开展手术治疗,可避免术后胰腺分泌障碍,缩小清创范围,对术后感染的预防效果良好。

(程高峰)

第六节　急性肠梗阻

一、概述

(一)定义

肠梗阻是指各种原因引起的肠道内容物不能正常运行、顺利通过肠道,是外科常见疾病。肠梗阻不但可引起肠管本身解剖和功能上的改变,还可导致全身性的生理紊乱,严重时可危及生命,临床表现复杂多变。

(二)分类

1.按发病原因分类

(1)机械性肠梗阻:由于肠腔变狭窄,使肠内容通过障碍,临床最为常见,主要分为3类。①肠壁病变:如先天性肠闭锁、肿瘤、肠管套叠、炎症等。②肠管受压:如粘连、肿瘤压迫、嵌顿疝、肠管扭转等。③肠腔堵塞:如粪块、异物、蛔虫团、胆石、异物等。

(2)动力性肠梗阻:是由于神经抑制或毒素刺激导致肠壁肌肉运动紊乱,致使肠内容物不能正常运行,分为麻痹性肠梗阻和痉挛性肠梗阻两类。①麻痹性肠梗阻:多发生于腹腔创伤、手术、弥漫性腹膜炎时。②痉挛性肠梗阻:多发生于急性肠炎、慢性铅中毒等情况。

(3)血运行肠梗阻:因血运供养障碍,使肠失去蠕动能力,可归入动力性肠梗阻。

(4)假性肠梗阻:病因尚不明确,发作时小肠蠕动异常,无明确具体病变部位,有肠梗阻的症状和影像表现。禁食、给予肠外营养对这类患者效果较好,一般不采用手术方法治疗。

2.按肠壁血运状况分类

(1)单纯性肠梗阻:无血运障碍。

(2)绞窄性肠梗阻:因肠系膜或血管受压或阻塞,使相应肠段急性缺血,如肠管腹外疝、腹内嵌顿疝、肠扭转、肠套叠等情况,缺血使肠壁失去营养供应,组织坏死、穿孔,细菌及毒素大量外渗,同时绞窄性肠梗阻的肠管淤积大量血液,造成休克,病死率高,需尽快手术解决。

3.按梗阻部位分类

(1)高位小肠梗阻:梗阻位于小肠上段,大量气体及体液分泌进入小肠,在小肠上半段尚难以大量吸收,导致严重的脱水及电解质紊乱。

(2)低位小肠梗阻:梗阻位于小肠下段,梗阻肠管较长,占据大量腹内空间,腹胀明显,可对呼吸及血液循环造成明显影响。

(3)结肠梗阻:由于回盲瓣的作用,肠内容物只能由小肠进入结肠而不能反流,肠腔内压力极大,称为闭襻性肠梗阻,事实上只要肠襻两端完全阻塞,即属闭襻性肠梗阻,如肠扭转。

4.按梗阻程度分类

按梗阻程度可分为完全性肠梗阻和不完全性肠梗阻。

5.按病程分类

按病程可分为急性肠梗阻和慢性肠梗阻。

二、病因与发病机制

(一)机械性因素

粘连带压迫、嵌顿疝、肿瘤压迫、肠套叠、肠扭转、先天性畸形等因素导致肠壁病变,引起的肠腔狭窄使内容物通过发生障碍。

(二)动力性因素

神经抑制或毒素刺激抑制长臂肌运动紊乱,而无器质性的肠腔狭小,麻痹性肠梗阻较为常见,多发生在腹腔手术后,腹部创伤或弥漫性腹膜炎的患者,痉挛性肠梗阻较为少见,可发生于急性肠炎胃肠道紊乱或慢性铅中毒的患者。

(三)血运性因素

肠系膜血管栓塞或血栓形成,使肠管血运障碍,肠失去蠕动能力,肠腔虽无阻塞,但肠内容物停止运行。

(四)假性肠梗阻

假性肠梗阻没有明显的病应属于慢性疾病,也是一种遗传性疾病,表现有反复发作的肠梗阻症状,但十二指肠与结肠蠕动可能正常。

三、临床表现

(一)腹痛

单纯机械性肠梗阻腹痛表现为阵发性绞痛,多在腹中部或偏梗阻部位,疼痛源自肠管强烈的蠕动,发作时多伴肠鸣音亢进、肠型、蠕动波等表现,强烈蠕动后伴疲劳性舒张,腹痛缓解。由于近端肠管蠕动频率更高,由此梗阻位置越高,疼痛发作越频繁,当梗阻变为麻痹性时,腹痛转为相对较轻的持续性胀痛,而若转为绞窄性肠梗阻,则腹痛变得持续而强烈,可伴阵发性加剧而无缓解期,亦可没有明显肠鸣音,结肠梗阻为闭祥性,肠腔内压力极高,表现为明显的胀痛。

(二)呕吐

机械性肠梗阻者,初始由于剧烈腹痛引起反射性呕吐,呕吐物多为食物、胃液,随后进入禁止期,高位梗阻时来自上消化道及小肠的液体量较多,加之吸收少,肠内容物迅速积聚,很快出现频繁呕吐,腹痛发作时呕吐尤为剧烈,呕吐物以胃液、肠液、胆汁等为主,因此常伴有明显脱水、低钠、低钾等表现。而低位肠梗阻者,梗阻位置低,梗阻近端的肠管容积大且吸收量更大,液体积聚慢,多于1~2天的禁止期后才会再次出现呕吐,呕吐物初为胃液等,后转为带臭味的粪汁样物。麻痹性肠梗阻者胃肠蠕动弱,多无呕吐或呕吐轻微。绞窄性肠梗阻者呕吐物可呈棕褐色或血性。结肠梗阻者难以反流入小肠,一般呕吐轻微或无呕吐。

(三)腹胀

对于机械性肠梗阻,高位梗阻者呕吐频繁,多无明显腹胀。低位梗阻者腹胀以腹中下部明显,瘦弱者还可见到肠型及蠕动波。麻痹性肠梗阻往往波及全部小肠,腹胀呈全腹性。闭祥性肠梗阻者,梗阻部位及其近端皆有肠管扩张,但仍以梗阻段为重,腹胀以梗阻部位为重,而低位结肠梗阻者因结肠呈 M 型,腹胀亦呈全腹型,但压痛以腹部外周为重。

(四)停止排气排便

停止排气排便是肠梗阻最特征性表现,但不是必须表现,其发生条件与呕吐相反,对机械性肠梗阻、高位肠梗阻者,梗阻部位以下尚存多量食糜及粪便且肠管尚能蠕动,出现停止排气排便较晚。而低位梗阻者,停止排气排便较早。绞窄性肠梗阻者,由于渗出量多,可形成血性或果酱样便。

四、辅助检查

(一)腹部 X 线检查

腹部 X 线检查是诊断是否存在肠梗阻最常用、最有效的检查,急性肠梗阻表现为肠道内多发液气平面,小肠梗阻表现为阶梯状液平面。若见鱼肋征,即扩大的肠管内密集排列线条状或弧线状皱襞影,则为空肠梗阻征象;结肠梗阻表现为扩大的结肠腔和宽大的液气平面,而小肠扩张程度较轻。无法直立的患者可拍侧卧位片,平卧位片可以体现肠腔大量积气,但无法体现液气平面。

(二)超声检查

肠梗阻时超声检查可见梗阻近端肠管扩张伴肠腔内积液,而远端肠管空瘪。小肠梗阻近端肠道内径常＞3 cm,结肠梗阻近端内径常＞5 cm。根据扩张肠管的分布可大致判断梗阻部位,小肠高位梗阻时上腹部和左侧腹可见扩张的空肠回声,呈"琴键征";小肠低位梗阻时扩张肠管充满全腹腔,右下腹及盆腔内扩张肠管壁较光滑;结肠梗阻时形成袋状扩张,位于腹周。严重结肠梗阻时肠管明显扩张,小肠与结肠的形态难以区分,但回盲瓣常可显示。机械性肠梗阻时近端肠管蠕动增强,扩张肠管无回声区内的强回声斑点呈往返或漩涡状流动;而麻痹性肠梗阻时肠壁蠕动减弱或消失,肠管广泛扩张积气;绞窄性肠梗阻时肠管粘连坏死呈团块状,肠壁无血流信号。

(三)CT检查

平卧位CT横切面影像可显示肠管扩张和肠腔内多发气液平面。机械性肠梗阻有扩张肠管和塌陷肠管交界的"移行带征";麻痹性肠梗阻常表现为小肠、结肠均有扩张和积气积液,而常以积气为主,无明显"移行带征";血运障碍性肠梗阻除梗死或栓塞血管供血的相应肠管扩张、肠壁水肿增厚外,梗阻肠管对应血管可见高密度血栓,或增强扫描见血管内充盈缺损。CT检查还有助于发现引起肠梗阻的病因,如肿瘤、腹腔脓肿、腹膜炎、胰腺炎等。

(四)实验室检查

常规实验室检查可发现水、电解质及酸碱平衡紊乱,低钾血症、低钠血症常见,白细胞计数升高,中性粒细胞比例升高等。

五、诊断与鉴别诊断

(一)诊断

通过腹痛、呕吐、腹胀、梗阻的临床症状及体征,诊断多不难确立,但绞窄性肠梗阻及高位肠梗阻等病情变化较快,需在发病初期与其他急腹症乃至内科疾病进行鉴别。

(二)鉴别诊断

肠梗阻诊断一经确立,即应进一步鉴别其类型、部位及病因,且其治疗手段及预后相差甚大。

1.机械性肠梗阻与动力性肠梗阻的鉴别

机械性肠梗阻除典型的临床症状外,X线检查表现为梗阻肠段上方积气积液,梗阻以下肠袢多不显影。麻痹性肠梗阻多无阵发性腹绞痛,肠蠕动减弱,肠鸣音消失和腹胀较显著,X线检查显示大、小肠普遍胀气并伴有许多大、小不等的液平。痉挛性肠梗阻系由神经反射导致暂时性肠痉挛,应用解痉剂多可缓解。

2.单纯性肠梗阻与绞窄性肠梗阻的鉴别

绞窄性肠梗阻发病急、腹痛剧烈且持续加重伴发热,早期出现腹膜刺激征和休克,呕吐物、引流物或腹腔穿刺液为血性或有血便,实验室检查可有白细胞计数升高,低氯、低钾更为突出,血淀粉酶、肌酸磷酸酶明显升高,X线检查表现为局限性肠腔扩张,形成"咖啡豆征""马蹄形"或"CY"肠袢等。

3.梗阻部位的判断

高位小肠梗阻(十二指肠或空肠)特点为呕吐但腹胀不明显;低位小肠梗阻(远端回肠)则以腹胀为主而呕吐较轻。X线检查显示充气肠袢位置高,液平少,肠腔内皱襞显著者提示高位小肠梗阻;充气肠袢液平多,遍及全腹而结肠无充气者,多为低位小肠梗阻;结肠梗阻,充气肠袢位于腹部外围,并可见结肠袋影。疑有大肠梗阻患者应行钡灌肠检查,可明确诊断及梗阻程度;若有条件行CT检查,应避免钡灌肠检查。

4.判断梗阻是否完全

不完全性肠梗阻发生于慢性肠道病基础上,症状不明显,反复发作,可有排气排便,X 线检查见肠袢充气、扩张不明显。

5.假性肠梗阻

假性肠梗阻指有机械性肠梗阻表现而无器质性梗阻存在的一种综合征。病因尚未明了,一般认为是肠肌肉神经变性所致。发作时症状与机械性肠梗阻类似,缓解期可无症状或仅有轻微腹胀。该病必须在排除机械性梗阻因素和继发病后才能考虑诊断。

6.肠梗阻病因鉴别诊断

病因判断应根据年龄、病史、体格检查、X 线检查或多排 CT 仿真内窥成像检查等综合分析。如新生儿应考虑肠先天畸形,小儿要想到肠蛔虫、肠套叠,青少年患者常见原因是肠粘连、嵌顿疝,而老年人要想到结肠肿瘤、乙状结肠扭转或粪块阻塞等。有风湿性心脏病史患者应考虑肠系膜血管栓塞;以往有腹部手术、创伤、感染、结核者,应考虑到肠粘连或结核性腹膜炎引起的肠梗阻。

六、治疗

(一)基础治疗

1.禁饮食、胃肠减压

通过该法减少肠道气体、液体积聚,降低腹内压,改善肠壁及全身血液循环,有利于肠壁水肿消退,使肠梗阻得到一定程度的缓解,减少细菌、毒素积存,减轻感染,同时对手术者来说也使得肠管回缩,有利于术中辨认,通常采用留置胃管的方式,注意要经常观察、冲洗、转管以防管腔堵塞。对低位肠梗阻者还可采用肠梗阻导管,由于导管较长,且肠内大量气液混合,仅靠虹吸效应引流效果差,可配备持续负压吸引。

2.纠正水、电解质与酸碱平衡紊乱

由于肠梗阻的存在,消化道正常的分泌、吸收循环被打断,大量液体丢失或积聚于肠道,因此补液应作为常规治疗,可先补充平衡盐溶液,待各项化验结果回报后,再结合实际情况决定具体补液方案,通常高位肠梗阻者呕吐频繁,补液对其尤为重要,而对于绞窄性肠梗阻者,还会有大量血浆及血细胞丢失,胶体渗透压下降时应适当输血或血浆。

3.营养支持治疗

肠梗阻患者无论手术与否,都有相当一段时间不能进食。对于急性肠梗阻者,一般状态尚可,若 1 周以上不能经消化道吸收营养,需给予全肠外营养。对于慢性反复发作的肠梗阻患者,其营养状况通常较差,应加强营养支持。对于需手术治疗者还可补充人血清蛋白,增强患者对手术创伤的耐受能力,还有利于术后恢复。若梗阻解除、肠道功能恢复,应尽早恢复口服进食,以防小肠黏膜萎缩。

4.抗感染治疗

肠道内充满各种细菌。肠梗阻情况下,肠道排空,吸收功能受损,且肠壁血运差,肠黏膜屏障破坏,易发生细菌移位。肠管扩张,腹腔压力升高,呼吸受抑制,肺内的分泌物排出受阻,也容易发生感染,因此需使用广谱抗生素防治感染,对于单纯不完全性肠梗阻,无明显感染风险者也可不使用抗生素。

5.其他治疗

肠管痉挛性蠕动引起的剧痛可给予解痉治疗,如山莨菪碱,肠管内积聚气体主要为弥散能力较差的氮气,因此有学者主张采用高浓度氧或高压氧治疗置换氮气以减轻肠胀气,但高浓度氧易造成肺等器官氧化损伤,应慎重。

(二)解除梗阻

1.非手术治疗

(1)灌肠:对于部分患者,由于长期便秘、大便干结,形成肠梗阻,可给予灌肠治疗,以冲刷肠道、软化粪便,刺激肠蠕动,有利于梗阻的解除。

(2)润滑肠道、刺激肠道:对于不完全性肠梗阻,可通过口服豆油、泛影葡胺等润滑肠道,刺激肠道分泌、蠕动,有利于粪石阻塞的解除,还可通过排便中是否带油花及造影剂的显示情况,判断梗阻是否缓解。

(3)手法复位:对于部分早期症状较轻的肠扭转患者可行手法复位,患者取膝胸位,以一定频率、幅度协助患者摆动髋部,可使部分肠扭转自行复位,避免急症手术。若复位失败,应尽早手术治疗。

(4)内镜及介入治疗:对于肠扭转、肠套叠等还可在肠镜直视下缓慢充气,通过气压使扭转自行复位,亦可以肠镜镜身为支架,支撑肠管,通过扭转镜身带动肠管扭转复位。对于恶性肿瘤引起的结肠梗阻,若无法手术,或者因急诊一期手术范围大而患者状态差,手术风险高,可选择先植入结肠支架,解除梗阻。

2.手术治疗

手术治疗的首要目标是解除梗阻,挽救生命。若条件允许,则行一期手术解决梗阻病因,否则需择期再行二期手术。

(1)小肠梗阻:①单纯性小肠梗阻可依据病因手术,存在肠粘连者可行肠粘连松解术,必要时可行肠排列术,防止术后粘连梗阻复发。②对存在腹壁疝形成肠管嵌顿卡压者,若无感染或肠管坏死,可一期复位,修补疝。若肠管坏死,腹腔渗出多、感染重,可先行肠切除,肠吻合,二期行疝修补;对于肿瘤造成梗阻者,则予以切除。③对梗阻部位难以切除或解除者,可行短路手术,旷置梗阻部位,肠吻合口应尽量靠近梗阻近端,以防盲袢综合征的发生。④对于状态差、难以耐受手术者,可行肠造瘘术,其手术创伤最小,但对高位梗阻者造瘘可造成大量体液及电解质丢失,应尽量避免。

(2)结肠梗阻:常形成闭袢性肠梗阻,肠腔压力大,肠壁血运受影响,加之结肠本身血运不如小肠丰富,故切除梗阻肠段后需在其近端造瘘,二期还纳;盲肠为结肠强度最低部位,闭袢性梗阻时常并发穿孔,术中需仔细探查,避免遗漏。

对于绞窄性肠梗阻,应争取在肠坏死前解除梗阻,恢复肠管血液循环,正确判断肠管生机十分重要。解除梗阻后有以下表现者,说明肠管已无生机。①肠壁已呈暗黑色或紫黑色。②肠壁已失去张力和蠕动能力,肠管麻痹、扩大,对刺激无收缩反应。③相应肠系膜终末小动脉无搏动,如有可疑,可用温生理盐水纱布热敷,或用0.5%普鲁卡因做肠系膜根部封闭,观察10~30分钟仍无好转,说明肠管已坏死,应做肠切除。对于小段肠管,若生机判断不明应切除,但若肠管广泛缺血,且患者状态允许,则可适当延长观察时间或者将肠管放回腹腔,暂时关腹,待数小时至1天后再次开腹探查,此时常有许多肠管恢复生机,而坏死肠管此时界限较为分明,易于切除。

(郑德伟)

第九章

内分泌系统重症

第一节 垂体危象

一、概述

(一)定义

垂体危象是在原有垂体前叶功能减退基础上,因腺垂体部分或多种激素分泌不足,在遭遇应激后,或因严重功能减退自发地发生的休克、昏迷和代谢紊乱等危急征象,又称"垂体前叶功能减退危象"。

(二)分类

垂体危象临床主要分为以下几种类型。

1.低血糖型

低血糖型最多见,见于进食过少、饥饿、感染、注射胰岛素或因高糖饮食及注射大量葡萄糖后,引起内源性胰岛素分泌导致低血糖而发病。

2.休克型

此型患者常因感染诱发昏迷,表现为高热、血压过低,甚至昏迷和休克。

3.药物诱导昏迷型

垂体功能低下的患者对镇静、麻醉药的敏感性增加,一般剂量即可使患者陷入长时期的昏睡乃至昏迷。

4.低温型

低温型多于冬季寒冷诱发,因为甲状腺激素的缺失对低温不能耐受或不能保持正常的体温,特征为体温过低及昏迷。

5.失钠型

失钠型多因手术或胃肠道功能紊乱引起失钠脱水,可促发如同原发性肾上腺皮质功能减退的危象,临床表现为外周循环衰竭和昏迷。

6.水中毒型

因本病存在排水障碍,一旦进水过多,水潴留,细胞外液稀释至低渗,容易引起水中毒。细胞水肿可导致一系列神经系统症状,如衰弱无力、食欲减退、呕吐、精神紊乱、昏迷、抽搐等。

7.垂体切除后昏迷型

垂体切除后昏迷型易发生于垂体切除前已有功能低下的部分患者。诱发昏迷的原因有功能低下不能耐受手术、严重刺激、局部损伤、手术前后的电解质紊乱诱发等。患者表现为术后神志不能恢复,可持续数天至数周不等。因此,对围术期的垂体手术患者,建议进行适当的激素补充和替代,以预防术中和术后垂体危象的发生。

二、病因与发病机制

垂体危象的发生常取决于引起腺垂体功能减退的基础病理损害程度及病程,损害越严重,病程越长,则越容易发生垂体危象。潜在的功能不全常在应激期间出现应激激素分泌不足而诱发垂体危象。

(一)垂体及下丘脑肿瘤

垂体及下丘脑肿瘤是最常见的原发病因,包括鞍区肿瘤、垂体腺瘤、颅咽管瘤及各种转移瘤等。涵盖有分泌功能或无分泌功能垂体肿瘤。有许多肿瘤发病隐匿,患者常缺少危象前明确颅内肿瘤史。

(二)血管因素

血管病理改变或缺陷是发生危象的潜在基础危险因素,如产后大出血引起垂体缺血性坏死的席汉综合征;外科手术或感染性休克者,常因全身器官血流灌注不足,继发垂体血管的低灌注、高凝状态、痉挛、血栓形成或闭塞,从而发生垂体前叶、垂体柄的供血不足或坏死。糖尿病、外伤性血管损伤也是间接或直接病理因素。

(三)感染与浸润性病变

细菌、病毒、真菌、结核等感染导致的脑(膜)炎、垂体炎症、脓肿形成。一些全身性疾病的脑部累及或浸润,白血病、淋巴瘤等血液病,特发性自身免疫性垂体损害等。

(四)垂体损伤和手术切除

颅脑创伤、鞍区或垂体手术、放疗后等损伤因素均可影响下丘脑和垂体功能。此外,糖皮质激素长期治疗引起的医源性腺垂体功能减退,如果突然停用激素,极易出现垂体和肾上腺功能不全。

(五)诱发因素

垂体危象的诱发因素为感染、呕吐、腹泻、脱水、寒冷、饥饿、应用镇静催眠药或麻醉剂、胰岛素或口服降糖药物、腺垂体功能减退者的药物治疗不合理或突然停药等。应激时诱发的垂体危象是建立在原有垂体基础疾病之上,这种垂体内分泌异常主要涉及循环中肾上腺皮质和甲状腺激素缺乏,对外界环境变化的适应能力及抵抗力明显下降,在应激状态下,激素需要量增加时明显不足,甚至出现急性应激功能衰竭而导致危象的发生。

三、临床表现

(一)垂体功能减退的表现

垂体功能减退的表现不同于灾难性的临床情况,如垂体卒中会导致急性垂体功能不全和循环衰竭,更常见的表现是患者缓慢出现疲劳和非特异性症状。不同激素的缺乏对应一定的特征。

1.促肾上腺皮质激素缺乏

新生儿可表现为发育不良、低血糖、癫痫发作、胆汁淤积性黄疸,大龄儿童表现为疲劳、体重减轻、低血压、恶心、呕吐、低血糖,成人可表现为乏力、消瘦、厌食,当肾上腺危象时表现为低血压和循环不稳定,实验室检查可发现低血糖、低血压、贫血、低钠血症。

2.促甲状腺素缺乏

新生儿表现为面部粗糙、肌张力过低、体温过低、腹部隆起、脐疝、哭喊嘶哑、黏液水肿、前囟门大,儿童可表现安慰疲劳、皮肤干燥、生长迟缓、便秘、体重增加、心动过缓,成人往往有疲劳、畏寒、便秘、毛发脱落、声音嘶哑、认识迟钝等,实验室检查可发现窦性心动过缓、低血压表现。

3.生长激素缺乏

新生儿表现为低血糖、小阴茎、黄疸延长,儿童表现为身材矮小、生长迟缓、体重下降和脂肪减少,成人可有肌肉减少、无力、腹型肥胖、易疲劳、注意力及记忆力减退,实验室检查可发现血脂异常。

4.促性腺激素缺乏

新生儿表现为小阴茎、隐睾症,儿童表现为没有青春期发育,成人女性可有闭经、性欲丧失、性交困难、不育,成人男性表现为性欲丧失、阳痿、早泄、情绪低落,实验室检查可有骨质疏松、肌肉力量下降、贫血表现。

5.催乳素轻微升高

催乳素比较特殊,通常情况下垂体功能减退的患者会出现催乳素轻微升高,导致女性患者出现闭经、溢乳,男性患者出现乳房发育,这是因为垂体柄的损害会中断多巴胺对催乳素细胞的抑制,从而导致催乳素水平升高,但通常＜200 ng/mL,而催乳素瘤通常表现为催乳素＞200 ng/mL的水平。

6.抗利尿激素缺乏

垂体功能减退也可表现为抗利尿激素的缺乏,如果损伤神经垂体,将导致尿崩症的出现,典型表现为多尿、多饮、高钠血症和低尿液渗透量。

(二)不同类型垂体危象的表现

垂体危象前一些患者表现为极度乏力、淡漠、嗜睡、缄默,可有收缩压下降、脉压减小,并出现厌食、恶心、呕吐等,持续时间长短不一。垂体危象时临床表现主要是针对肾上腺素和甲状腺激素缺乏而对应的症状。患者临床表现可有多种类型,各种类型均有其对应的症状,突出表现为消化系统、循环系统及神经系统方面的症状。

1.低血糖型

低血糖型患者以低血糖为主要临床症状,严重者烦躁不安、晕厥、昏迷,甚至癫痫样发作及低血压,患者由于氢化可的松不足导致糖原贮备少、胰岛素敏感性增加及甲状腺功能不足,故极易出现低血糖。

2.休克型

休克型患者常表现为高热、血压过低,这类患者常缺乏多种激素,主要为肾上腺皮质激素的缺乏。

3.水中毒型

水中毒型患者水潴留严重,细胞外液稀释至低渗状态,细胞水肿然后导致一系列神经系统症状(如衰弱、厌食、呕吐、精神错乱、抽搐昏迷等),患者本身存在排水障碍,一旦进水过多即会诱发。

四、辅助检查

(一)实验室检查

1.血常规及血生化检查

严重的低钠血症最为常见,血钠通常<120 mmol/L。而合并甲状腺功能减退的患者可出现贫血,表现为红系或三系均减低。患者空腹血糖降低,CO_2结合力降低。伴有严重感染的患者白细胞计数和中性粒细胞计数明显升高。

2.垂体前叶激素测定

通过垂体前叶激素测定可见催乳素、促甲状腺激素、促性腺激素和促肾上腺皮质激素明显减少。由于垂体激素在血中含量很低,波动很大,且其分泌呈脉冲式,常需要多次测定才能下结论。

3.靶腺激素测定

甲状腺激素、性激素和糖皮质激素等显著降低。

4.兴奋试验

垂体联合功能试验在垂体前叶功能减退的诊断中具有重要价值,但必须在急性期度过以后实施。危象治疗好转后,可进行促甲状腺激素释放激素兴奋试验、黄体生成素释放激素兴奋试验及促肾上腺皮质激素刺激试验,以了解下丘脑-垂体-甲状腺轴、下丘脑-垂体-性腺轴及垂体-肾上腺皮质轴的功能情况。如一次性静脉注射促肾上腺皮质激素 25 U,注射前、注射后 30 分钟和 60 分钟取血清测定皮质醇浓度,正常人升高到 552 nmol/L 或以上,而患者反应降低或消失。原发性靶腺功能始终无反应,而垂体功能减退者,使用垂体激素刺激时靶腺可有迟发反应。下丘脑激素兴奋试验还可鉴别损害是来自下丘脑抑或垂体,垂体疾病者不发生反应,在下丘脑损害时,垂体可发生迟发反应,而靶腺原发功能减退时,垂体呈过高反应。

(二)影像学检查

1.MRI 薄层扫描

MRI 薄层扫描通常作为首选的影像学检查,可以表现为下丘脑及垂体的占位病变、弥漫性病变、囊性变或空泡蝶鞍。

2.CT 增强扫描

对于有鞍底骨质破坏的患者及垂体卒中急性期的患者,CT 检查比 MRI 检查有价值。

3.X 线平扫及断层检查

X 线平扫及断层检查可表现为蝶鞍扩大、鞍底骨质破坏等。

五、诊断与鉴别诊断

(一)诊断

患者存在腺垂体功能减退病史或存在导致腺垂体功能减退的基础疾病,存在感染、呕吐、腹泻、脱水、寒冷、饥饿、创伤、应用安眠药或麻醉剂、终止激素替代治疗等诱因,出现高热(体温>40 ℃)或低体温(体温<30 ℃)、低血糖、循环衰竭、水中毒、谵妄、昏迷等表现,应考虑垂体危象的可能。

（二）鉴别诊断

1.低血糖

降糖药物的不合理使用是低血糖最常见原因，B超或CT检查排除胰岛素瘤和肝脏肿瘤。

2.精神疾病

癔症、精神分裂症等精神病患者通常无机体内环境的异常（低血糖、低血钠）。

3.休克

休克常有明确的细菌感染、过敏性、梗阻性或心源性因素，补液和使用血管加压药，血压容易上升。

4.低钠血症

低钠血症需排除心力衰竭、肝硬化、肾衰竭造成的稀释性低钠，以及抗利尿激素分泌失调综合征、脑性耗盐综合征等疾病。

六、治疗

（一）快速纠正低血糖

立刻给予静脉50％葡萄糖40～100 mL，继后以10％葡萄糖500～1 000 mL维持，治疗和防止低血糖。

（二）激素替代治疗

应综合考虑临床发病的轻重缓急、诱发因素、应激程度确定给药剂量，一般每6小时静脉滴注氢化可的松100 mg。情况危急者，可用50％葡萄糖60 mL加琥珀酸氢化可的松100 mg缓慢静脉注射。继后第2～3天，根据病情和机体对激素的反应，减量为100 mg。1周左右，可视病情稳定情况逐渐减量，视病情缓解可改为口服氢化可的松40 mg或泼尼松10 mg，分2次给药维持。危象期过后，应予适量靶腺激素长期替代治疗，包括肾上腺皮质激素生理维持剂量，甲状腺激素应从小剂量开始，递增至需要的维持量，可酌情使用性腺激素等。

（三）维持水、电解质紊乱和酸碱失衡

多数患者存在水、电解质紊乱，尤其有低钠血症、水中毒者，应给予及时处理。及时纠正容量不足等因素。

（四）诱因治疗

休克者应及时选择血管活性药物治疗；对感染者应清除病灶清除和积极有效的抗感染治疗；低体温者应予保暖；有精神障碍者必要时给予抗精神药物或镇静治疗；慎用或禁用可能诱导危象的镇静、镇痛麻醉类药物等。

（五）原发垂体疾病治疗

原发垂体疾病治疗包括内科药物缓解和外科手术干预治疗，如水肿者给予降颅压治疗，出血患者给予止血药物，遇严重颅压增高、视力减退、昏迷、病情进行性恶化者，应手术干预减压和原发病的外科手术治疗等。

（孙新志）

第二节 甲状腺危象

一、概述

(一)定义

甲状腺危象也称甲亢危象,是一种危及生命的内分泌急症,需要紧急治疗。其发生原因可能与循环内甲状腺激素水平急骤增高有关,多发生于严重或久患甲状腺功能亢进症未治疗或治疗不充分的患者,常见诱因有感染、手术、创伤、精神刺激等,患者最常见的死因为多器官功能衰竭。

(二)分型

1.活跃型危象

(1)发热:体温＞39 ℃,皮肤潮红,大汗淋漓。

(2)心血管表现:心动过速(140～240 次/分),心律失常,脉压增大,部分患者可发生休克或心力衰竭。

(3)胃肠道症状:食欲减退、恶心、呕吐及腹泻、部分患者伴有黄疸和肝功能损伤。

(4)神经精神症状:烦躁不安、激动、定向异常、焦虑、幻觉,严重者可出现谵妄和昏迷。

2.淡漠型危象

少部分中老年患者表现为神志淡漠、嗜睡、虚弱无力、反射降低、心率慢、脉压小,最后陷入昏迷而死亡。

二、病因与发病机制

甲状腺危象的病因包括感染、应激、不适当停用碘剂药物等。感染是引发甲状腺危象最常见的原因,主要包括上呼吸道感染、咽炎、扁桃体炎、气管炎、支气管肺炎,其次是胃肠道和尿路感染,脓毒症及其他感染如皮肤感染等均少见。精神极度紧张、工作过度劳累、高温、饥饿、药物反应、心绞痛、心力衰竭、糖尿病酮症酸中毒、低血糖、高钙血症、肺栓塞、脑梗死及其他脑血管意外、妊娠(甲状腺功能亢进症患者妊娠后未治疗的)、分娩及妊娠高血压综合征等,均可能导致甲状腺突然释放大量甲状腺激素,引起甲状腺危象。应用碘剂治疗甲状腺功能亢进症中突然停用碘剂、不规则使用或停用硫脲类抗甲状腺药,偶尔也会引发甲状腺危象,但这种情况并不多见。此外,由于放射性碘治疗甲状腺功能亢进症引起的放射性甲状腺炎、甲状腺活体组织检查,以及过多、过重或反复触摸甲状腺,也可引发甲状腺危象。

甲状腺危象发生的确切机制尚不完全清楚,可能与下列因素有关,这些因素可以解释部分患者甲状腺危象的发生原因,尚不能概括全部甲状腺危象发生机制。

(一)大量甲状腺激素释放至血液循环

大量甲状腺激素释放至血液循环不是导致甲状腺危象发生最主要的原因,但与服用大量甲状腺激素、甲状腺手术、不适当的停用碘剂及放射性碘治疗后甲状腺危象发生有关。

(二)血中游离甲状腺激素增加

感染、甲状腺以外其他部位的手术等应激,可使血中甲状腺激素结合蛋白浓度减少,与其结合的甲状腺激素解离,血中游离甲状腺激素增多。这可以解释部分甲状腺危象患者的发病。

(三)周围组织对甲状腺激素反应的改变

由于某些因素的影响,使甲状腺危象患者身体各系统的脏器及周围组织对过多甲状腺激素的适应能力减低,而引起危象。临床上见到在甲状腺危象时,有多系统的功能衰竭、血中甲状腺激素水平可不升高,以及在一些患者死后尸检所见无特殊病理改变,均支持周围组织对甲状腺激素反应的改变的这种看法。

(四)儿茶酚胺结合和反应力增加

在甲状腺危象发病机制中儿茶酚胺起关键作用。甲状腺危象患者的儿茶酚胺结合位点增加,对肾上腺素能刺激反应力增加,阻断交感神经、服用抗交感神经或 β-肾上腺素能阻断剂后,甲状腺功能亢进症和甲状腺危象的症状和体征可明显改善。

(五)甲状腺素在肝中清除降低

手术前、后,其他非甲状腺疾病的存在,进食量减少,热量不足,均引起 T_4 清除减少,血中甲状腺素含量增加。

三、临床表现

甲状腺危象的临床表现是在原有的甲状腺功能亢进症状上突然加重,其特征性表现是代谢率高度增高及过度肾上腺素能反应症状,即高热伴大汗。此特征有别于感染性疾病患者退热时出汗。此外,还有甲状腺毒症的表现,具体临床表现如下。

(一)高代谢率及高肾上腺素能反应症状

(1)高热,体温升高一般都在 40 ℃左右,常规退热措施难以收效。

(2)心悸,气短,心率显著加快,一般在 160 次/分以上,脉压显著增宽,常有心律失常(心房颤动、心动过速)发生,抗心律失常药物往往不奏效,有时可出现心力衰竭。

(3)全身多汗、面色潮红、皮肤潮热。

(二)消化系统症状

食欲减退,恶心,呕吐,腹泻,严重时可出现黄疸,多以直接胆红素增高为主。

(三)神经系统症状

极度乏力,烦躁不安,最后可因脑细胞代谢障碍而谵妄,甚至昏迷。

(三)不典型表现

不典型的甲状腺功能亢进症患者发生甲状腺危象时,以某一系统症状加重为突出表现。淡漠型甲状腺功能亢进症发生甲状腺危象的表现为表情淡漠、迟钝、嗜睡,甚至呈木僵状态,体质虚弱、无力,消瘦甚或恶病质,体温一般仅中度升高,出汗不多,心率不太快,脉压小。

多器官功能衰竭是甲状腺危象患者死亡的主要原因。根据日本的流行病学数据,确诊甲状腺危象的患者中,有 41.5% 的患者体温≥38 ℃,76.2% 的患者心率>130 次/分,有 39.4% 存在心力衰竭,84.4% 表现有中枢神经系统症状,69.5% 有胃肠道症状或肝损伤,另外,76% 的甲状腺危象患者出现累及 3 个以上器官的多器官功能衰竭。

四、辅助检查

(一)实验室检查

实验室检查结果回报之前需启动治疗,因此检查结果常具有不确定性,实验室检查结果升高程度与甲状腺危象的出现相关性很小,甲状腺危象的游离 T_4 和 T_3 升高与甲状腺功能亢进症没有显著差别,常伴有促甲状腺激素降低。由于内源性皮质醇代谢加速及储存减少,肾上腺皮质功能会受到影响,可表现为白细胞计数增多、转氨酶增高、高血糖、高钙血症,甲状腺功能亢进性周期性麻痹可见低血钾。

(二)影像学检查

X 线检查可确定肺水肿或继发肺部感染。心电图检查窦性心动过速最常见,也可见心房颤动,罕见完全性心脏阻滞。甲状腺核素扫描 Graves 病患者呈弥散性摄取,毒性结节性甲状腺炎呈局部性摄取。

五、诊断与鉴别诊断

(一)诊断

甲状腺危象是一种内分泌急症,早期发现、及时诊断和强化治疗将提高甲状腺危象患者的生存率,但由于缺乏特异性诊断标志物,甲状腺危象的诊断相对困难,目前临床上主要以临床表现为依据,如疑诊甲状腺危象,应尽早开始治疗,以降低病死率。

甲状腺危象的诊断很大程度是临床诊断,虽然甲状腺危象时血清游离 T_3 或游离 T_4 水平升高,但目前尚无明确的血清游离 T_4 或游离 T_3 截点来区分普通甲状腺毒症和甲状腺危象。甲状腺功能检查有助于诊断和治疗,且可能提示器官损害的严重程度。因此,对促甲状腺激素、游离 T_4 和游离 T_3 的全面评估是有用的。若临床怀疑甲状腺危象或甲状腺危象前期,应立即评估血清游离 T_3、游离 T_4 和促甲状腺激素水平。

Burch-Wartofsky 评分量表是一个基于临床经验的评分系统,它考虑了多器官受累的严重程度,包括体温调节障碍、中枢神经系统症状、心动过速或心房颤动、充血性心力衰竭、胃肠道/肝功能不全、中枢神经系统症状及诱发因素,Burch-Wartofsky 评分量表≥45 分提示甲状腺危象,见表 9-1。近年来,Burch-Wartofsky 评分量表已广泛应用于甲状腺危象的诊断,但该诊断标准过于敏感,假阳性率较高。

表 9-1　Burch-Wartofsky 评分量表

诊断参数		评分
体温调节障碍		
体温/℃	37.2～37.7	5
	37.8～38.2	10
	38.3～38.8	15
	38.9～39.4	20
	39.5～39.9	25
	≥40.0	30
心血管系统异常		
心动过速/(次·分⁻¹)	100～109	5
	110～119	10
	120～129	15
	130～139	20

续表

诊断参数		评分
	≥140	25
心房颤动	无	0
	有	10
充血性心力衰竭	无	0
	轻度（足面水肿）	5
	中度（双肺底湿啰音）	10
	重度（肺水肿）	20
胃肠-肝功能异常症状	无	0
	中度（腹泻，腹痛，恶心/呕吐）	10
	重度（不明原因黄疸）	15
中枢神经系统症状	无	0
	轻度（躁动）	10
	中度（谵妄，精神错乱，极度昏睡）	20
	重度（惊厥，昏迷）	30
诱因	无	0
	有	10

注：总分≥45 分提示甲状腺危象；25～44 分提示危象前期；<25 分不提示甲状腺危象。

日本甲状腺协会提出了新的甲状腺危象诊断标准，该标准是在 99 例文献病例和 7 例现有患者的基础上制定的，甲状腺毒症是诊断甲状腺危象的先决条件，其他标准包括中枢神经系统症状、发热、心动过速、充血性心力衰竭和胃肠道/肝功能不全。由于甲状腺危象为多器官失代偿，强调上述症状的组合，症状合并越多，甲状腺危象的可能性就越大，日本甲状腺协会标准认为中枢神经系统症状对甲状腺危象的诊断比其他症状更重要。在日本甲状腺协会标准中，满足条件 TS1 为确诊甲状腺危象，满足条件 TS2 为疑诊甲状腺危象。

甲状腺危象的诊断仍然是基于临床的诊断，Burch-Wartofsky 评分量表≥45 分比日本甲状腺协会标准 TS1 或 TS2 更敏感地检测临床症状。Burch-Wartofsky 评分量表为 25～44 分的患者中是否启动积极治疗的决定应该基于合理的临床判断，避免过度治疗和由此产生的药物毒性风险。

综上所述，推荐联合应用 Burch-Wartofsky 评分量表和日本甲状腺协会标准诊断甲状腺危象，以提高临床诊断准确性。

（二）鉴别诊断

1.中枢性高热

中枢性高热常见于颅内感染和脑血管病变损伤下丘脑体温调节中枢，导致机体散热、产热、保温中枢功能障碍。患者体温可高达 41～42 ℃，但皮肤干燥、少汗，皮肤温度分布不均，四肢低于躯干；心率升高不明显，没有与体温改变相应的心率改变，体温易随外界环境变化而波动，白天稍低，夜间高，有体温倒错现象。

2.脓毒症

脓毒症时可表现为高热及意识改变，与甲状腺危象有相似的临床表现，但其发热多为弛张热,热起急骤,伴有畏寒、寒战,热退时伴出汗,心率多与体温相一致。血培养有细菌生长,甲状腺功能正常或者表现为低 T_3 综合征,可与甲状腺危象相鉴别。

3.低血糖昏迷

低血糖时可有大汗、心率快及精神症状,甚至昏迷,但其多有引起低血糖的原因,如糖尿病患者正在接受胰岛素促泌剂/胰岛素治疗,或既往曾经有反复发作的低血糖 Wipple 三联征。一般不伴有体温升高,血糖<2.8 mmol/L,给予葡萄糖后病情立刻改善,可与甲状腺危象鉴别,但应注意排除甲状腺危象同时合并低血糖。

4.肝性脑病

甲状腺危象时往往伴有黄疸和肝功能损害,加上神志和意识的改变,如果既往没有甲状腺功能亢进症病史,很容易误诊为肝性脑病。但肝性脑病患者大多有慢性肝病病史及诱发脑病的因素,伴有扑翼样震颤和肝硬化腹水,血氨升高,一般不伴高热和明显心动过速,甲状腺功能多正常或表现为正常甲状腺功能病态综合征。

5.肾上腺危象

多数患者伴有高热,体温可达 40 ℃ 以上,有低血压、低血容量休克、心动过速、恶心、呕吐及神志、意识的改变。但多有引起肾上腺皮质功能不全的原发病症状和体征,可伴有低血糖和顽固性低钠血症,血钾一般正常,血皮质醇和促肾上腺皮质激素测定有助于诊断。

6.嗜铬细胞瘤危象

嗜铬细胞瘤可有头痛、心悸、多汗三联征,但出现高血压危象时可伴有神志不清及意识改变,常有多器官功能衰竭,多不伴高热,血尿儿茶酚胺及其代谢产物明显升高,肾上腺影像学检查可发现肿瘤、结节或增生。

六、治疗

(一)药物治疗

甲状腺危象的药物治疗主要包括抗甲状腺药物(antithyroid drugs,ATDs)、无机碘化物、糖皮质激素和 β 受体阻滞剂,其目的是减少甲状腺激素的合成和分泌,拮抗甲状腺激素的外周作用,逆转系统性失代偿。药物剂量和用法见表 9-2。

表 9-2　甲状腺危象的药物治疗

药物	剂量及用法	备注
抑制甲状腺激素合成		
丙硫氧嘧啶	每 6～8 小时口服 200～400 mg	抑制外周 T_4 向 T_3 转换
甲巯咪唑	每 6 小时口服 20～30 mg	
抑制甲状腺激素释放		
碘化钾饱和溶液	每 6 小时口服 5 滴	碘化钾饱和溶液 1 g/mL 含碘量为 76.4%
	每 6～8 小时经直肠 5～10 滴	
	每 8 小时舌下 8 滴	
鲁氏碘液	每 6～8 小时口服 4～8 滴	100 mL=5 g 碘和 10 g 碘化钾
	每 6～8 小时经直肠 5～10 滴	

续表

药物	剂量及用法	备注
抑制甲状腺激素的外周效应		
β受体阻滞剂		
普萘洛尔	每4小时口服60～80 mg	大剂量普萘洛尔(＞160 mg/d)抑制外周 T_4 向 T_3 转换
	每6小时口服80～120 mg	
	0.5～1.0 mg 静脉注射初始剂量	
	每15分钟静脉输注1～2 mg	
阿替洛尔	50～200 mg/d 口服	
美托洛尔	100～200 mg/d 口服	
艾司洛尔	负荷剂量250～500 μg/kg,静脉注射	
	维持剂量50～100 μg/(kg·min),静脉输注	
糖皮质激素		
氢化可的松	每8小时静脉输注100 mg	抑制外周 T_4 向 T_3 转换
地塞米松	每6小时静脉输注2 mg	

推荐甲状腺危象患者使用ATDs,如甲巯咪唑或丙硫氧嘧啶治疗,首选丙硫氧嘧啶。Graves病引起的甲状腺危象,口服甲巯咪唑的推荐剂量为60 mg/d,丙硫氧嘧啶的推荐剂量为600 mg/d。ATDs治疗甲状腺危象的剂量可根据个人情况进行调整,甲巯咪唑和丙硫氧嘧啶的最大剂量分别为100 mg/d和1 600 mg/d。当使用ATDs时,应密切监测潜在的不良反应,如瘙痒、皮疹、粒细胞缺乏和肝功能不全等。对于甲状腺功能亢进症引起的甲状腺危象患者,在ATDs治疗的同时,推荐给予无机碘化物,建议碘化钾的剂量为200 mg/d,但已知对无机碘化物过敏的患者不应给予碘化钾。对于甲状腺危象患者,建议给予糖皮质激素治疗,剂量为氢化可的松300 mg/d或地塞米松8 mg/d,在甲状腺危象缓解后,应逐渐减少并停止使用糖皮质激素。在应用糖皮质激素期间,应密切监测和预防潜在的不良反应,如高血糖、消化性溃疡和感染等。甲状腺危象患者出现心动过速时,建议应用β受体阻滞剂控制心室率。

(二)对症支持治疗

1.保护机体脏器功能,防止功能衰竭

密切监测心、脑、肾等重要脏器功能,防止发生多器官功能衰竭,一旦发生,临床抢救成功率极低。

2.补液,防治电解质紊乱

高热、呕吐及大量出汗,易发生脱水及高钠血症,需要补液及纠正电解质紊乱。甲状腺危象时机体处于严重高代谢状态,需要补充葡萄糖、维生素,不能进食者要给予鼻饲或胃肠外营养,保证每天的热量供应,提高机体的抗病能力。

3.氧疗

甲状腺危象时的高代谢状态使机体处于相对缺氧状态,低氧血症及电解质紊乱可以诱发心、脑、肾等脏器功能受损,严重者导致急性肝衰竭、急性横纹肌溶解,因此氧疗是必要的。

4.控制高热

高热时给予物理降温,如乙醇擦浴、冰袋、降低环境温度等,必要时给予解热药物,如对乙酰氨基酚,但禁用乙酰水杨酸类制剂,因为此类药物能与 T_3、T_4 竞争结合甲状腺结合蛋白,加重病情。

5.去除诱因,防治并发症

由感染引起者应在留取标本进行病原学检查的同时,根据临床用药经验选用高效抗生素,以后根据药敏试验结果调整用药;由其他疾病引起的甲状腺危象应给予相应治疗。

(三)外科手术治疗

甲状腺危象时患者一般情况较差,手术耐受性差,而且麻醉、甲状腺组织的挤压和破坏、手术本身的应激本来就是甲状腺危象发生和加重的诱因,因此手术的风险较大,临床上很少采用。但甲状腺危象药物不能控制时应选择手术,手术进行得越早、病情相对较轻的预后良好。

(郑德伟)

第三节　肾上腺危象

一、概述

(一)定义

肾上腺危象又称急性肾上腺皮质功能减退症,是由于各种原因导致急性肾上腺皮质激素分泌不足或缺乏引起一系列临床症状的综合征。肾上腺危象可累及多个系统,发病时患者常以低血容量性休克或神志障碍为主要表现,是一种罕见的致命性内分泌系统急症,病情凶险,进展急剧,诊治稍失时机,将危及患者生命。

(二)分类

1.依据肾上腺皮质功能分类

(1)发生于肾上腺皮质功能减退基础上。①慢性原发性肾上腺皮质功能不全,或一些先天性肾上腺皮质疾病如先天性肾上腺皮质发育不全等所致的肾上腺皮质功能不全,在感染、手术、创伤、过劳、大汗、呕吐、腹泻等应激状态,或在肾上腺皮质激素替代治疗过程中药物中断,均可使体内肾上腺皮质激素不能适应机体需要,从而诱发危象。②垂体前叶减退症所导致的继发性肾上腺皮质功能不全在应激状态下未能及时补充肾上腺皮质激素,部分患者可能由于在肾上腺皮质激素治疗之前使用甲状腺激素或甲状腺激素剂量过大,从而使肾上腺皮质激素转换及代谢增速,以致体内肾上腺皮质激素不足。③双侧肾上腺全切除、次全切除或一侧切除但对侧明显萎缩者,术后如未能及时予以合理的肾上腺皮质激素替代治疗,易于在感染或劳累等应激状态下诱发危象。④长期使用大剂量肾上腺皮质激素治疗的患者,在药物突然中断或撤退过速时,由于下丘脑-垂体-肾上腺皮质轴受外源性皮质激素长期反馈抑制,以致不能分泌足够的肾上腺皮质激素而导致危象。

(2)发生于肾上腺皮质功能良好基础上。①败血症:严重败血症可引起肾上腺危象,称华-弗综合征,系由于双侧肾上腺皮质出血、坏死所致。常见的致病菌为脑膜炎球菌,其次为流感杆菌、A族溶血性链球菌、金黄色葡萄球菌等。败血症所致的双侧肾上腺坏死一方面可能为过度的促肾上腺皮质激素刺激和血液供应不足的结果,另一方面可能与弥散性血管内凝血所致的肾上腺皮质出血和坏死有关。②抗凝治疗:在肝素、双香豆素及其衍生物的治疗过程中,可引起双侧肾上腺皮质出血,多见于老年人。③肾上腺静脉血栓形成:临床较少见,可发生于产后和严重烧伤患者。④其他:白血病、癌转移、肾上腺静脉造影和癫痫持续状态,均可导致双侧肾上腺出血及坏死。

2.依据病因学分类

(1)危重症相关性皮质醇功能不全:最常见于严重脓毒症(脓毒性休克)及急性呼吸窘迫综合征患者。

(2)原发性肾上腺危象:主要病因是急性肾上腺皮质损伤。

(3)继发性肾上腺危象:主要病因如下。①在慢性肾上腺功能减退(肾上腺次全切除术及肾上腺结核等)的基础上合并感染、劳累、创伤、手术、分娩及容量缺乏等应激状态。②长期应用激素治疗突然停药或减药。③垂体功能低下的患者未补充激素时应用一些药物,如苯妥英钠、巴比妥类、利福平、甲状腺激素、胰岛素等。

二、病因与发病机制

感染、创伤、手术、分娩、过劳或中断肾上腺激素治疗使原有疾病加重,诱发肾上腺危象。难产、败血症、手术、肾上腺静脉血栓、出血性疾病、手术抗凝药物使用过多均可诱发。长期(2周以上)使用大剂量皮质激素治疗,垂体-肾上腺皮质功能可受抑制,突然中断用药、减量过速或遇严重应激时可诱发危象。双侧或单侧切除而对侧肾上腺已萎缩、手术前准备不周、未及时激素替代或停用过早均可引起危象。先天性肾上腺羟化酶缺陷可致肾上腺皮质激素合成受阻。

正常人在严重应激情况下皮质醇分泌增加10倍,但慢性肾上腺皮质功能减低、肾上腺皮质破坏的患者则不仅没有相应的增加,反而是肾上腺皮质激素严重不足。糖皮质激素对肾上腺激素受体有允许作用。缺乏糖皮质激素则水、钠潴留不足,进而使血容量不足,血压降低。同时缺乏盐皮质激素的作用,而呕吐和腹泻可进一步使之恶化。健康人发热和感染会发生应激反应,并通过调节细胞炎性因子预防过度免疫带来的危害。感染触发细胞因子如IL-1、TNF-α和IL-6,生理性刺激下丘脑-垂体-肾上腺轴,导致皮质醇浓度增加。若肾上腺功能不全患者已经具备了足够的、稳定的替代治疗,提供了足够的允许作用,则在压力下就会对儿茶酚胺有足够的敏感性应激。发热时增加氢化可的松剂量,可模拟应激性。但药物性高糖皮质激素水平减少了机体内源性细胞因子的释放,也减弱了防止潜在有害影响的作用。肾上腺功能不全危象患者,缺乏糖皮质激素的允许作用,极有可能导致心血管系统的激活和敏感性受损。另外,肾上腺功能不全患者即使采用激素替代治疗,TNF-α的不适量释放也会影响糖皮质激素受体的功能,进而引起相关的糖皮质激素抵抗,诱发肾上腺危象。其他因素,如精神压力、手术等,可能均有相似的机制。

三、临床表现

(一)全身症状

突发高热,可达40 ℃以上,呼吸困难或体温上升;明显脱水、少尿、无尿及急性肾衰竭;或有淋巴结肿大。

(二)循环系统症状

皮肤黏膜发绀、湿冷、血压下降,甚至出现顽固性休克、心动过速、心率可≥160次/分、心律失常;原有肾上腺功能低下者,更易出现休克,最早于发病后4小时即可发生。

(三)消化系统症状

患者几乎都会出现厌食、恶心、呕吐、腹泻、腹绞痛,早期甚似急腹症,但腹部检查无肌紧张和反跳痛。

(四)神经系统症状

极度虚弱、烦躁、躁动不安渐转为淡漠、嗜睡,终至昏迷。必须指出,低血糖常为诱发因素之一。

(五)电解质紊乱症状

患者可出现低血钠、低血氯、高血钙、高血钾,其中高血钾最为重要。当血钾>6.5 mmol/L时,可出现严重心律失常及呼吸麻痹。

(六)泌尿系统症状

因循环衰竭、血压下降,导致肾功能减退,血中尿素氮增高,出现少尿、无尿等。

(七)诱因产生的症状

感染、创伤、手术、劳累、分娩、胃肠功能紊乱、大汗、中断激素治疗的综合征等。

(八)原发病产生的症状

(1)手术所致的肾上腺危象多于术后即发生,因失盐、失水有一个过程,常于48小时后症状明显。

(2)难产分娩的新生儿若有肾上腺出血也常在出生后数小时至1～2天内发生危象。

(3)弥散性血管内凝血所致者,常有严重的感染、休克、出血倾向、缺氧发绀及多器官栓塞等表现,凝血机制检查有异常发现。

(4)流行性脑脊髓膜炎所致者,有烦躁、头痛、呕吐、神志改变、颅内压增高、高热、皮肤黏膜紫斑、白细胞计数升高、脑脊液异常等。

(5)慢性肾上腺皮质功能减退症常有明显色素沉着、消瘦、低血压、反复昏厥发作等病史。

(6)长期应用肾上腺皮质激素者有向心性肥胖、多血质、高血压、肌肉消瘦、皮肤薄等库欣综合征表现。

四、辅助检查

(一)实验室检查特点

三低(低血糖、低血钠、低皮质醇),两高(高钾、高尿素氮)和外周血嗜酸性粒细胞增高(通常高达 0.3×10^9/L)。

(二)基础皮质醇测定

重症患者皮质醇的分泌通常增加,且昼夜节律紊乱,故测定任意时间血清总皮质醇水平即可。美国重症医学会推荐以总皮质醇水平<10 μg/dL 作为危重症相关性皮质醇功能不全的最佳诊断标准之一,其特异性高达 100%,但敏感性很低,仅为 19%。

(三)游离皮质醇测定

大部分皮质醇与皮质醇结合球蛋白结合,约 10% 皮质醇以具有生物活性的游离形式存在。游离皮质醇水平<2.0 μg/dL 作为诊断危重症相关性皮质醇功能不全的界点,尤其对于清蛋白<25 g/L 的重症患者,动态监测游离皮质醇浓度可减少不必要的糖皮质激素治疗。

(四)标准促肾上腺皮质激素快速兴奋试验

美国重症医学会推荐以随机时间皮质醇水平<10 μg/dL 和/或标准促肾上腺皮质激素快速

兴奋试验后最高皮质醇水平<9 μg/dL 作为危重症相关性皮质醇功能不全最佳诊断标准。然而 250 ug 的肾上腺皮质激素剂量远超出生理最大刺激量,容易得出假阴性结果。

(五)小剂量肾上腺皮质激素兴奋试验

小剂量肾上腺皮质激素更接近感染性休克患者的肾上腺皮质激素生理剂量(100 pg/dL),对早期危重症相关性皮质醇功能不全有较好的灵敏度。但由于试验剂量小,操作复杂,小剂量肾上腺皮质激素兴奋试验无法广泛应用,美国重症医学会尚未推荐使用小剂量肾上腺皮质激素兴奋试验。

(六)美替拉酮试验

美替拉酮能阻断羟化酶,通过与细胞色素结合抑制皮质醇的产生,是非危重患者诊断的金标准。

(七)腹部 X 线检查

对于继发与结核及真菌感染的肾上腺危象可见到局部钙化。

(八)腹部超声检查

肾上腺超声可以看到肾上腺结构改变,为临床提供诊断依据。

(九)腹部 CT 检查

腹部 CT 检查可以见到由于结核或肿瘤浸润而导致的肾上腺增大;肾上腺缩小的患者见于先天性肾上腺萎缩、特发性肾上腺萎缩或进展期的肾上腺结核。此外,腹部 CT 检查可以对肾上腺出血、血栓进行诊断。

五、诊断与鉴别诊断

(一)诊断

肾上腺危象的症状和体征无特异性,需根据临床表现和实验室检查综合诊断。

(1)肾上腺皮质功能不全体征。

(2)顽固性低血容量性休克、嗜睡或昏迷。

(3)随机血皮质醇浓度 < 14 μg/dL;促肾上腺皮质激素刺激试验血皮质醇增长值<7 μg/dL。

(二)鉴别诊断

1.其他病因的昏迷

当患者出现恶心、呕吐、脱水、低血压、休克、昏迷时,须与其他病因的昏迷相鉴别,如糖尿病酮症酸中毒昏迷、糖尿病非酮症高渗性昏迷、急性中毒及脑血管意外等,这些患者血糖多增高或正常,嗜酸性粒细胞不增加,而肾上腺危象患者的血糖低,嗜酸性粒细胞增加。

2.急腹症

急性双侧肾上腺出血和破坏是肾上腺危象的最常见的病因,这些患者时有腹部或胸肋部疼痛、肌紧张并伴有恶心、呕吐、血压低和休克。因此,必须和内、外科急腹症相鉴别,如与胃穿孔、阑尾穿孔后腹膜炎、急性胆囊炎、出血性坏死性胰腺炎、肠穿孔、肠梗阻等鉴别。若患者电解质、皮质醇与尿素氮的测定呈典型的“三低二高”表现,且嗜酸性粒细胞计数又增高,无明显的腹部局限性压痛与反跳痛,则提示可能为肾上腺危象。另外,腹部 X 线检查、B 超检查、CT 检查、MRI 检查等,均有助于鉴别。

3.休克

假如患者已处于休克状态,经过补充血容量、迅速纠正电解质和酸碱的失衡,以及其他抗休克措施后仍无好转时,应排除其他引起休克的原因,考虑有否并发肾上腺皮质危象的可能。立即进行检查,以明确诊断。

六、治疗

(一)治疗原则

肾上腺危象是因肾上腺皮质激素缺乏,由于各种病因的作用,在水、电解质平衡失调基础上,导致肾、脑等多器官衰竭的综合征,极易因多器官功能衰竭而致死。因此,其治疗原则应根据病情,采取相应的积极治疗措施,加强监护与并发症的预防。有力地诊治原发病和消除诱因,待病情基本得到稳定后,再进行有关的详尽检查,以确切明了病情、妥善地进行病因治疗。再者,本病病情危急,如不及时处理,会危及生命,临床怀疑为肾上腺危象者,应立即抢救,不要因等待实验室检查结果延误病情。

(二)原发病及诱因治疗

原发病治疗抢救的同时,应积极寻找诱发因素予以积极处理。如合并感染时应选用有效、适量的抗生素,及时引流、扩创,清除感染灶;积极处理其他诱因,停止和禁用可能诱发本病的药物。有血容量不足者,可酌情输全血、血浆或清蛋白,补充肾上腺皮质激素、补液后仍休克者应予以血管活性药物。注意降温、给氧,预防和治疗低血糖。

(三)急诊处理

诊断肾上腺危象的患者急诊处理要保持气道通畅,维持呼吸、循环功能。建立通畅的输液通路,必要时给予中心静脉插管输液。立即静脉应用肾上腺皮质激素并补充盐水。患者采取卧位,防止直立性低血压发生,避免血压波动所造成的脏器功能损害增加。

(四)肾上腺皮质激素的应用

肾上腺危象患者补充肾上腺皮质激素途径推荐给予静脉用药为主,院前用药可以考虑给予肌内注射,但对于休克患者,由于药品吸收不良,不建议肌内注射。由于肾上腺危象患者存在呕吐和腹泻等胃肠道症状,口服激素不推荐使用。

1.补充糖皮质激素

对于怀疑肾上腺危象而未明确诊断的病例,考虑给予应用地塞米松以减少对促肾上腺皮质激素刺激试验的影响。已经完成促肾上腺皮质激素刺激实验的患者,应给予氢化可的松,给药时溶媒采用生理盐水或5%葡萄糖盐水,避免使用低张盐,以免加重低钠血症。首次应用时一般即刻给予静脉注射氢化可的松 100 mg,以后每 6 小时给予 100 mg,24 小时总量 400 mg。重症患者可以加量至 600 mg,常在 12 小时后病情好转,第 2 天、第 3 天减量至 300 mg,分次静脉滴注。随病情好转继续减量,每天剂量 200 mg,继而每天给药 100 mg、50 mg。呕吐、腹泻停止后给予口服药物序贯治疗。

2.补充盐皮质激素

如用氢化可的松琥珀酸钠或氢化可的松后,收缩压不能回升至 13.3 kPa(100 mmHg)或者有低血钠症,则可同时肌内注射醋酸去氧皮质酮 1~3 mg 每 12 小时 1 次。盐皮质激素补充过程中应注意水、钠潴留问题。

(五)纠正脱水和电解质紊乱

在严重肾上腺危象时,脱水很少超过总体液的 20%。补液量依据脱水情况而定,补液过程中重点关注血压、出入量、电解质水平,并注意个体差异。初始 24 小时可以补充 2 500～

3 000 mL液体,并注意酸碱平衡纠正情况。钠离子的补充不可过于急躁,在开始给予预估计量的1/3或1/2以0.85%生理盐水或5%糖盐水为主。低钠血症在应用糖皮质激素、盐皮质激素仍无好转时考虑输高渗盐水,但应密切观察水、钠潴留及心、肾功能情况。

(六)监测性治疗

1.防治低血糖

治疗期间在应用肾上腺皮质激素的同时需供给足量的葡萄糖。临床密切监测血糖变化,防止发生低血糖。低血糖者静脉注射50%葡萄糖液40~60 mL,随后以5%葡萄糖氯化钠维持。

2.稳定血钾

每2小时监测血钾、血钠、血糖、CO_2结合力等。治疗前的轻至中等度的低血钠、高血钾等给予5%葡萄糖生理盐水、肾上腺皮质激素等治疗后多能纠正。如血钾＞6.5 mmol/L,可给予1.25%或2.5%碳酸氢钠50~100 mmol(4.2~8.4 g),多能有效地降低血钾和改善心律失常。予迅速纠正血容量和应用肾上腺皮质激素后,患者有足够尿量排出时,可发生低血钾,应密切注意和及时补充。

3.纠正酸中毒

有条件时可做血气分析以了解酸碱平衡紊乱情况后进行治疗。轻度至中度的酸中毒经上述治疗后能很快得以纠正,如血pH＜7.2或HCO_3^-＜10 mmol/L,可给予碳酸氢钠纠正。

(七)预防性治疗

对于发生肾上腺危象的高危患者存在应激状态时应预防性地补充肾上腺皮质激素,并避免使用有可能诱发肾上腺危象的药物,较大应激时可以给予氢化可的松200~300 mg/d。这类患者外出活动时应携带足量激素。指导长期使用激素的患者规律用药,不可随便减量停药。

(郑德伟)

第四节　糖尿病酮症酸中毒

一、概述

(一)定义

糖尿病酮症酸中毒是由于体内胰岛素水平绝对/相对不足或升糖激素显著增高引起糖、脂肪和蛋白质代谢严重紊乱,所致血糖、血酮体明显增高,水、电解质平衡失调和代谢性酸中毒为主要表现的临床综合征。严重者常致昏迷及死亡,这是一种危及生命的糖尿病急性并发症之一,通常见于1型糖尿病患者,但也可能发生在2型糖尿病患者中。在大多数情况下,触发因素是新发糖尿病、感染或缺乏治疗依从性。

(二)分类

根据酸中毒的程度,糖尿病酮症酸中毒分为轻度糖尿病酮症酸中毒、中度糖尿病酮症酸中毒和重度糖尿病酮症酸中毒。

1.轻度糖尿病酮症酸中毒

此时指单纯酮症,并无酸中毒。血pH7.25~7.30,HCO_3^- 15~18 mmol/L,阴离子间隙＞10 mmol/L。

2.中度糖尿病酮症酸中毒

此时除酮症外,还有轻、中度酸中毒,血 pH7.0～7.25,HCO_3^- 10～15 mmol/L,阴离子间隙>12 mmol/L。

3.重度糖尿病酮症酸中毒

重度糖尿病酮症酸中毒是指酸中毒伴意识障碍(糖尿病酮症酸中毒昏迷),或虽无意识障碍,但血 pH<7.0,HCO_3^-<10 mmol/L,阴离子间隙>12 mmol/L。

二、病因与发病机制

糖尿病酮症酸中毒的基础病因是糖尿病,1 型糖尿病有发生糖尿病酮症酸中毒的倾向,2 型糖尿病在某些诱因下也可发生,部分糖尿病患者以糖尿病酮症酸中毒为首先表现。本病常见的诱发因素有以下几种。①感染:呼吸道感染最为常见,如肺炎、肺结核等;泌尿系统感染,如急性肾盂肾炎、膀胱炎等;此外还有阑尾炎、腹膜炎、盆腔炎等。②未得到有效控制的糖尿病。③未被诊断治疗的 1 型糖尿病患者。④应激状态:急性心肌梗死、心力衰竭、脑血管意外、外伤、手术、麻醉及严重的精神刺激。⑤妊娠和分娩:妊娠尤其在妊娠后半阶段,孕妇对胰岛素的需求显著增加,有诱发酮症甚至酮症酸中毒的可能。⑥使用大量拮抗胰岛素的激素:如使用大量糖皮质激素等。⑦饮食不当及心理障碍:是 1 型糖尿病患者反复发生糖尿病酮症酸中毒的重要诱因。⑧其他因素:某些疾病如库欣综合征、肢端肥大症、胰升糖素瘤。

(一)激素异常

1.胰岛素的绝对或相对分泌不足

胰岛素是一种强而有力的储能和同化激素,生理状态下由胰岛 β 细胞分泌,葡萄糖的刺激对这一分泌功能有着灵敏的反应,β 细胞在葡萄糖的刺激下,细胞内的葡萄糖代谢产生 ATP,使细胞膜上的钾通道关闭,导致细胞去极化,具有电压依赖性的 Ca^{2+} 通道开放,细胞内 Ca^{2+} 水平升高,引起胰岛素的释放,胰岛素进入血液循环后,被转运至靶细胞,随之与位于靶细胞膜上的胰岛素受体结合而发挥生物效应。当胰岛素绝对或相对不足时,可使这一正常的生物效应停止或减弱,而向着病理的方向发展,最终发生糖尿病酮症酸中毒。

2.胰高血糖素分泌过多

在拮抗激素中,胰岛 A 细胞分泌胰高血糖素的作用最强,对糖尿病酮症酸中毒的发生起着主要作用。1 型糖尿病患者不仅胰岛素的分泌绝对不足,而且存在着胰高血糖素的分泌调节障碍。胰高血糖素与邻苯二酚胺对肝糖原的分解、糖原的异生、脂肪的动员分解有重要作用。

3.其他反调节激素分泌失控

糖尿病酮症酸中毒时肾上腺素、皮质醇和生长激素的水平升高,胰岛素治疗者还可引起更明显的升高。应激因素也可使这一类激素的分泌增加。糖尿病酮症酸中毒本身又是一种应激因素,即使给予胰岛素治疗,也持续存在反调节激素的分泌过多,延长了糖尿病酮症酸中毒中毒状态的持续时间。

(二)代谢紊乱

1.脂肪的动员分解

正常人体内的大部分脂肪以甘油三酯形式贮存于脂肪组织中。胰岛素具有促进甘油三酯合成、抑制其分解的功能,拮抗胰岛素的一组激素作用于激素敏感性脂肪酶,促进甘油三酯分解为磷酸甘油与游离脂肪酸。当胰岛素的分泌相对或绝对不足时,脂肪的分解大于合成,于是大量游离脂肪酸进入血液,经血液循环进入肌肉及肝脏等组织器官,大量的脂肪酸使肝脏对葡萄糖的代谢移向异生,游离脂肪酸成为不限量的酮体生成的前体物质。

2.酮体生成增多

在生理状态下,当胰岛素达到生理水平时,随血液循环进入肌肉的部分游离脂肪酸被氧化和利用,部分进入肝脏的游离脂肪酸与磷酸甘油化合成甘油三酯,又与前β脂蛋白结合成极低密度脂蛋白而进入血液循环。当胰岛素相对或绝对分泌不足时,由于胰高血糖素等拮抗激素分泌增多,游离脂肪酸分解加速,大部分游离脂肪酸在肝脏细胞线粒体内经β氧化成为乙酰辅酶A,最后缩合成酮体。

3.酮体和糖尿病酮症酸中毒的形成

酮体由乙酰乙酸、β羟丁酸和丙酮组成。生理状态下,游离脂肪酸在肝细胞线粒体中经β氧化形成乙酰辅酶A。乙酰辅酶A与草酰乙酸结合后经三羧酸循环氧化产生能量、二氧化碳及水。当胰岛素分泌相对或绝对不足时,草酰乙酸减少,乙酰辅酶A不易进入三羧酸循环,便滞留堆积,最后在肝脏内转化成乙酰乙酸;乙酰乙酸脱去羧基成为丙酮;大量的乙酰乙酸在β羟丁酸脱氢酶的作用下,还原为β羟丁酸。乙酰乙酸与β羟丁酸为较强的有机酸,其积聚超过一定量时便发生糖尿病酮症酸中毒。

三、临床表现

(一)糖尿病典型症状

明显烦渴、多尿伴疲倦、乏力等,但无明显多食。

(二)消化系统症状

食欲减退、恶心、呕吐、不能进食、腹痛。腹痛酷似急腹症,易误诊。

(三)呼吸系统症状

酸中毒时呼吸深而大,表现为库斯莫尔呼吸。动脉血 pH<7.1 时,由于呼吸中枢麻痹和肌无力,呼吸渐浅而缓慢。呼出气体中可能有丙酮味(烂苹果味)。

(四)脱水表现

脱水量超过体重5%时,尿量减少、皮肤黏膜干燥、眼球下陷;脱水量达到体重15%以上时,由于血容量减少,出现循环衰竭、心率快、血压下降、四肢厥冷。

(五)意识障碍

患者可表现为不同程度的意识障碍如意识模糊、嗜睡、昏睡,严重者出现昏迷。

四、辅助检查

(一)尿液检查

尿糖、尿酮阳性或强阳性;肾损害严重时,尿糖、尿酮阳性强度可与血糖、血酮值不相称。此外,重度糖尿病酮症酸中毒机体缺氧时,有较多的乙酰乙酸被还原为β羟丁酸,此时尿酮反而阴性或呈弱阳性,糖尿病酮症酸中毒病情减轻后,β羟丁酸转化为乙酰乙酸,使尿酮再呈阳性或强阳性,对这种血糖-酸中毒-血酮分离现象应予认识,以免错误判断病情。由于病情重或失水时常无尿液,尿液标本无法获取;糖尿病酮症酸中毒治疗后血酮已明显改善,而膀胱中的尿液标本酮体可能仍为强阳性,二者"分离"。因此尿液酮体虽然敏感性较高,但缺陷明显,不建议用尿酮体诊断和监测糖尿病酮症酸中毒的病情。部分患者可有蛋白尿和管型尿,随糖尿病酮症酸中毒治疗恢复可消失。

(二)血液检查

血糖升高,一般在 13.9～33.3 mmol/L,>33.3 mmol/L 时多伴有高渗性高血糖状态或有肾功能障碍。血酮体增高,酮症时血酮体常>1.5 mmol/L,糖尿病酮症酸中毒时多在 3.0 mmol/L 以上。当留取尿样困难或肝、肾功能对尿酮测定有影响时,更应采用定量法测定血 β羟丁酸含量。血酮检测技术的方法已经成熟,对于糖尿病酮症酸中毒的病情判断和治疗监测更及时方便。血 CO_2 结合力和 pH 降低,BE 负值(>−2.3 mmol/L)和阴离子间隙增大与碳酸盐的降低程度大致相等。糖尿病酮症酸中毒患者偶见碱血症,多因严重呕吐、摄入利尿药或碱性物质补充过多所致。血钠、血氯常降低,也可正常或升高;血钾在治疗前高低不定,治疗后常出现严重低钾血症。血尿素氮和肌酐呈轻至中度升高,一般为肾前性,随糖尿病酮症酸中毒治疗恢复而下降,但肾脏本身有病变时可不下降或继续升高。血清淀粉酶、GOT 和 GPT 可呈一过性增高,一般在治疗后 2～3 天恢复正常。末梢血白细胞计数和血脂升高,血清可呈乳糜状。

(三)其他检查

胸部 X 线检查有助于确定诱因或伴发疾病。心电图检查可发现无痛性心肌梗死等病变,并有助于监测血钾水平。可能合并脑卒中等影像改变。

五、诊断与鉴别诊断

(一)诊断

(1)有糖尿病病史或家族史,有发病诱因。

(2)患者常有皮肤干燥、失水,深而快的库斯莫尔呼吸,呼气有酮味。

(3)血糖升高:血糖>13.9 mmol/L,一般为 16.7～33.3 mmol/L,血糖>33.3 mmol/L 时常伴高血糖高渗状态。

(4)酮体阳性:血清酮体升高。若无法检测血清酮体,可检测尿酮体。血清酮体≥3 mmol/L 或尿酮体阳性(＋＋以上)为糖尿病酮症酸中毒诊断的重要标准之一。

(5)酸中毒:静脉血 pH<7.30(静脉 pH 低于动脉 pH)或血清 HCO_3^- <15 mmol/L 即可诊断为酸中毒。酸中毒严重程度分类:静脉 pH<7.3 或血清 HCO_3^- <15 mmol/L 为轻度;pH<7.2 或血清 HCO_3^- <10 mmol/L 为中度;pH<7.1 或血清 HCO_3^- <5 mmol/L 为重度。

(二)鉴别诊断

1.饥饿性酮症

某些患者由于其他疾病引起剧烈呕吐、禁食等状态时,也可产生大量酮体及酸中毒,但这些患者血糖不高,尿糖阴性,有助于鉴别。

2.高渗性高血糖状态

本症多见于老年 2 型糖尿病患者,患者多有神志障碍、意识模糊、反应迟钝、抽搐等,实验室检查血 Na^+ 升高至>145.0 mmol/L,血糖显著升高,常>33.3 mmol/L,血浆渗透压增加>330 mOsm/L,酮体阴性或弱阳性。

3.低血糖症昏迷

低血糖症昏迷起病较突然,发病前有用胰岛素及口服降糖药史、用药后未按时进食或过度运动等,患者可有饥饿、心悸、出汗、手抖、反应迟钝、性格改变。体格检查患者皮肤湿冷,与高渗昏迷、酮症酸中毒皮肤干燥不一样,实验室检查血糖<28.0 mmol/L,尿糖、尿酮体均阴性。

4.乳酸性酸中毒昏迷

乳酸性酸中毒昏迷多发生在服用大量苯乙双胍、休克、缺氧、感染等情况,原有慢性肝病、肾病、心力衰竭史者更易发生。本病的临床表现常被各种原发病所掩盖。由缺氧及休克状态引起者,在原发病的基础上可伴有发绀、休克等症状。无缺氧及休克状态者,除原发病以外,以代谢性酸中毒为主,常伴有原因不明的深呼吸、神志模糊、嗜睡、木僵、昏迷等。休克可见呼吸深大而快,但无酮味,皮肤潮红;实验室检查,血乳酸＞5.0 mmol/L,pH＜7.35 或阴离子间隙＞18.0 mmol/L,乳酸/丙酮酸＞3.0。

5.酒精性酸中毒

慢性酒精中毒可合并严重代谢性酸中毒,有时鉴别甚为困难。其临床表现和实验室检查可酷似酮症酸中毒,常被漏诊或误诊为糖尿病酮症酸中毒。临床上,常因剧烈呕吐、脱水、厌食使血β羟丁酸升高,而且用传统的硝基氢氰酸盐法无法检出,是造成漏诊的主要原因之一,故对每一位糖尿病并糖尿病酮症酸中毒患者来说都必须排除本症可能。

6.其他

以腹痛为主的患者应注意与急腹症鉴别,血、尿糖与血、尿酮体测定有助于诊断。

六、治疗

(一)治疗原则

糖尿病酮症酸中毒发生的主要因素是胰岛素缺乏,因此,本症在一般支持疗法基础上尽早补充胰岛素是治疗的关键,一般采用小剂量多次给予的治疗方案,这样既可有效地降低血糖,抑制酮体的生成,缓解代谢紊乱,又可避免血糖、血钾和血浆渗透压降低过快后所致各种危险的发生。应按病情采取不同的方案。

(二)非药物治疗

发病后应卧床休息,保持安静,加强监护,保持大、小便通畅,预防和及时治疗压疮,必要时予氧疗。

(三)立即补充胰岛素

关于胰岛素的用量和用法,目前推荐小剂量胰岛素静脉滴注法。为了避免因血糖和血浆渗透压下降过快继发脑水肿的危险,可采用两步疗法。

1.第一阶段治疗

取血送测血糖、电解质、CO_2结合力、尿素氮后(有条件的同时测血 pH 和血气分析),立即开放静脉通道。在 0.9％氯化钠注射液内加入普通胰岛素,开始按 0.1 U/(kg·h)(成人每小时5～7 U)滴速静脉滴注,若 1 小时计划输液量为 1 000 mL,则于 500 mL 液体内加普通胰岛素 2～3 U,以此类推。持续静脉滴注,每 1～2 小时复查血糖,根据血糖下降情况调整胰岛素用量。血糖下降幅度超过胰岛素滴注前水平的 30％,或平均每小时下降 4.2～5.6 mmol/L,可继续按原量滴注。若血糖下降幅度小于滴注前水平的 30％,则说明可能伴有抗胰岛素因素,此时可将胰岛素滴注速度加倍。若血糖下降速度过快,或患者出现低血糖反应,则可视轻重采取以下处理:若患者只是血糖下降过快(每小时下降 5.5 mmol/L),则可减慢输液速度或将 0.9％氯化钠注射液加量以稀释输液瓶内的胰岛素浓度,减少胰岛素的输入;若患者血糖水平已低于 5.5 mmol/L 或有低血糖反应,也无须给患者注射高渗糖,而只要将原瓶内含有胰岛素的液体更换为单纯0.9％氯化钠注射液,或按第二阶段治疗更换为 5％葡萄糖注射液加胰岛素即可,因为胰岛素在血内的半衰期很短,仅 3～5 分钟,因此已进入血内的胰岛素很快会被代谢而无须顾虑。

2.第二阶段治疗

血糖降至 13.9 mmol/L 以下时转为第二阶段治疗。胰岛素剂量减为 0.05～0.10 U/(kg·h),可将原输液的 0.9％氯化钠注射液改为 5％葡萄糖氯化钠注射液或 5％葡萄糖注射液,胰岛素用量则按葡萄糖与胰岛素的比例加入输液瓶内,一般每 2～4 g 葡萄糖给 1 U 的胰岛素维持静脉滴注,如 5％葡萄糖注射液 500 mL 内加入 6～12 U 的胰岛素。一直到尿酮体转阴后血糖维持在 11.1 mmol/L 以下时可以过渡到平日治疗。在停止静脉滴注胰岛素前 1 小时,皮下注射短效胰岛素 1 次,或在餐前胰岛素注射后 1～2 小时再停止静脉给药。如糖尿病酮症酸中毒的诱因尚未去除,应继续皮下注射胰岛素治疗,以免糖尿病酮症酸中毒反复。

(四)补液扩容

补液对于糖尿病酮症酸中毒非常重要,不仅能纠正失水、恢复肾灌注,还有助于降低血糖和清除酮体。通常在第一阶段补 0.9％氯化钠注射液,第二阶段补 5％葡萄糖注射液或 5％葡萄糖氯化钠注射液。补液总量一般按患者发病前体重的 10％估算,补液的速度仍按先快后慢的原则,如无心力衰竭,则于开始治疗的第 1～2 小时补液 1 000～2 000 mL,以后根据患者的血压、心率、每小时尿量、周围循环状况决定输液量及输液速度,在第 3～6 小时输入 1 000～2 000 mL;一般情况下,第一个 24 小时的输液总量为 4 000～5 000 mL,严重失水者可达 6 000～8 000 mL。若治疗前已有低血压和休克,快速输液不能有效地升高血压时,应输入胶体溶液,并采取其他抗休克措施。老年患者、充血性心力衰竭或肾功能不全患者需酌情调整补液速度和液体种类。

(五)补钾

若患者已有肾功能不全、无尿或高血钾(>6 mmol/L),可暂缓补钾。但一般情况下,在开始静脉滴注胰岛素和患者有尿后即行静脉补钾,每小时不超过 20 mmol/L(相当于氯化钾 1.5 g),24 小时氯化钾总量 6～10 g,应有血钾或心电图监护。患者恢复进食后仍需继续口服补钾 1 周。

(六)补碱

一般对轻、中度酸血症在用胰岛素后,可随着代谢紊乱的纠正而恢复,因此大多数糖尿病酮症酸中毒患者不用另外补碱。另外,若补碱不当反而可能引起血钾低、血钠高及反应性碱中毒并影响氧合血红蛋白的解离。因此,只对严重酸中毒,血 pH<7.0 或 CO_2 结合力<10 mmol/L,HCO_3^-<10 mmol/L 者才给予补碱,一般用 5％碳酸氢钠而不用乳酸钠。对于 pH>7.0 mmol/L 者一般不用补碱,当 pH 降至 6.9～7.0 时,50 mmol/L 的碳酸氢钠(约为 5％碳酸氢钠 84 mL)稀释于 200 mL 注射用水中(pH<6.9 时,100 mL 碳酸氢钠加 400 mL 注射用水),以 200 mL/h 的速度静脉滴注。此后,以 30 分钟～2 小时的间隔时间监测血 pH,直到上升至 7.0 以上才能停止补碱。

(七)消除诱因,治疗并发症

1.休克、心力衰竭和心律失常的治疗

如休克严重且经快速输液仍不能纠正,应考虑合并感染性休克或急性心肌梗死的可能,应仔细查找,给予相应处理。年老或合并冠状动脉疾病(尤其是急性心肌梗死)、输液过多等可导致心力衰竭和肺水肿,应注意预防,一旦出现,应予相应治疗。血钾过低或过高均可引起严重心律失常,应在心电监护下,尽早发现,及时治疗。

2.脑水肿的治疗

脑水肿是糖尿病酮症酸中毒的最严重并发症,病死率高,可能与脑缺氧、补碱过早过多过快、血糖下降过快、补液过多等因素有关。糖尿病酮症酸中毒经治疗后,高血糖已下降,酸中毒改善,但昏迷反而加重,应警惕脑水肿的可能。必要时,可用脱水剂、呋塞米和激素治疗。

3.肾衰竭的治疗

糖尿病酮症酸中毒时失水、休克,或原有肾脏病变,以及延误治疗等,均可导致急性肾衰竭。强调预防,一旦发生,及时处理。

(颜廷爽)

第五节　糖尿病非酮症高渗性昏迷

一、概述

糖尿病非酮症高渗性昏迷是糖尿病的严重急性合并症,又称高渗性非酮症高血糖昏迷。糖尿病非酮症高渗性昏迷这一名称与"高渗性高血糖状态"略有不同,因为有些患者在出现高血糖、高渗时可无昏迷,或伴有酮症。

二、病因与发病机制

糖尿病非酮症高渗性昏迷除了原有的糖尿病基础外,还有明显的诱发因素,如应激状态、摄水不足、失水过多、药物、摄入或输入高糖、合并内分泌疾病等。感染(尤其是呼吸道与尿路感染)、外伤、手术、急性脑卒中、急性心肌梗死、急性胰腺炎、胃肠道出血、中暑或低温等应激状态;其中急性感染占此病诱因的首位,也是影响预后的重要因素。摄水不足可见于口渴中枢敏感性下降的老年患者,不能主动进水的幼儿或卧床患者、精神失常或昏迷患者,以及胃肠道疾病患者等。失水过多见于严重的呕吐、腹泻,以及大面积烧伤患者等。许多药物均可成为诱因,如各种糖皮质激素、利尿剂(特别是噻嗪类和呋塞米)、苯妥英钠、氯丙嗪、普萘洛尔、西咪替丁、免疫抑制剂等;这些诱因可使机体对胰岛素产生拮抗作用,致血糖升高产生高渗性利尿,脱水最终导致高渗发生。高糖的摄入见于大量服用含糖饮料、静脉注射高浓度葡萄糖、完全性静脉高营养,以及含糖溶液的血液透析或腹膜透析等。有时在病程早期因误诊而输入大量葡萄糖液或因口渴而摄入大量含糖饮料可诱发本病或使病情恶化。患者同时合并某些内分泌疾病如甲状腺功能亢进症、肢端肥大症、库欣综合征等疾病时,机体分泌相应的胰岛素反调节激素增加拮抗或抑制胰岛素作用而发病。

本病发病机制复杂,未完全阐明,基本病因是胰岛素不足、靶细胞功能不全和脱水。在各种诱因的作用下,血糖显著升高,严重的高血糖和糖尿引起渗透性利尿,致使水及电解质大量自肾脏丢失。由于患者多有主动摄取能力障碍和不同程度的肾功能损害,故高血糖、脱水及高血浆渗透压逐渐加重,最终导致糖尿病非酮症高渗性昏迷状态。脱水一方面能引起皮质醇,儿茶酚胺和胰升糖素等升糖激素分泌增多,另一方面又能进一步抑制胰岛素的分泌,继而造成高血糖状态的继续加重,形成恶性循环。

三、临床表现

糖尿病非酮症高渗性昏迷多发生在中年以上,尤其是老年,半数无糖尿病病史。30%患者有心脏病病史,90％有肾脏功能下降的病史。由于劳累、饮食控制不节及感染机会增多,冬季尤其是春节前后发病率较高。

(一)前驱期

糖尿病非酮症高渗性昏迷起病多隐匿,从发病到出现典型的临床表现一般为1～2周,偶尔急性起病。患者起病初期多有口渴、多饮、多尿、乏力等糖尿病症状出现或加重,可同时伴有恶心、呕吐、食欲减退、反应迟钝、表情淡漠等临床表现。

(二)典型期

随着病情进展,逐渐出现典型的糖尿病非酮症高渗性昏迷临床表现,主要表现为严重脱水和中枢神经系统损害。

1.脱水和周围循环衰竭

患者常有严重的脱水征,体格检查可见皮肤黏膜干燥、弹性减退、眼球凹陷、唇舌干裂,随着病情进展,可出现脉细数、卧位时颈静脉充盈不全、直立性低血压等周围循环衰竭表现。

2.神经精神症状

糖尿病非酮症高渗性昏迷患者中枢神经系统损害的症状非常突出,患者意识水平主要决定于血浆渗透压升高的程度。通常患者血浆有效渗透压超过320 mOsm/(kg・H_2O)时,即可出现精神症状,如淡漠、嗜睡等,而当患者血浆有效渗透压超过350 mOsm/(kg・H_2O)时,可有定向力障碍、幻觉、上肢拍击样粗震颤、癫痫样抽搐、失语、偏盲、肢体瘫痪、昏迷及锥体束征阳性等表现。病理反射和癫痫样发作,出现神经系统症状常是促使患者前来就诊的原因,因此常误诊为一般的脑血管意外而导致误诊误治,后果严重。和酮症酸中毒不同,糖尿病非酮症高渗性昏迷没有典型的酸中毒呼吸,如患者出现中枢性过度换气现象时,则应考虑是否合并有败血症和脑血管意外。

3.伴发疾病的症状和体征

患者可有原有疾病(如高血压、心脏病、肾脏病等)、诱发疾病(如肺炎、泌尿系统感染、胰腺炎等)及并发症(脑水肿、血管栓塞、血栓形成等)的症状和体征。

四、辅助检查

(一)血常规检查

由于脱水血液浓缩,血红蛋白增高,白细胞计数多＞$10×10^9$/L。

(二)血糖

血糖明显升高,多＞33.3 mmol/L,一般在33.3～66.6 mmol/L。

(三)尿糖

尿糖呈强阳性,尿酮体阴性或弱阳性。出现横纹肌溶解者,尿呈酱油色,尿蛋白阳性。

(四)血电解质

血钠明显升高,一般＞155 mmol/L,但也有轻度升高或正常者,常并发氮质血症;血钾正常或降低,有时可升高;血氯情况多与血钠一致,还常有钙、镁及磷的丢失;血pH大多正常或稍低于7.35,有时亦可高于正常值。

(五)血浆渗透压

显著升高的血浆渗透压是糖尿病非酮症高渗性昏迷的重要特征和诊断依据。血浆总渗透压是指血浆有效渗透压与能自由通过细胞膜的尿素氮形成的渗透压之和。血浆总渗透压

$[mOsm/(kg \cdot H_2O)] = 2 \times (Na^+ + K^+) + 血糖(mmol/L) + 尿素氮(mmol/L)$,因尿素氮能自由通过细胞膜,不构成细胞外液的有效渗透压,略去尿素氮的值即为有效血浆渗透压。血浆总渗透压>350 mOsm/L,有效渗透压>320 mOsm/L 是诊断糖尿病非酮症高渗性昏迷的关键。

（六）酸碱失衡

约半数患者有轻度或中度代谢性、高阴离子间隙酸中毒。阴离子间隙增高 1 倍左右,血 HCO_3^- 多高于 15 mmol/L,pH 多高于 7.3。增高的阴离子主要是乳酸和酮酸等有机酸根,也包含少量硫酸及磷酸根。

（七）血酮和尿酮

血酮多正常或轻度升高,定量测定多不超过 2.78 mmol/L,用稀释法测定时,很少有血浆稀释至 1∶4 以上仍呈阳性反应者。尿酮多阴性或弱阳性。

五、诊断与鉴别诊断

（一）诊断

(1)突出的神经、精神症状。

(2)严重失水。

(3)血糖在 33 mmol/L 以上。

(4)血钠在 150 mmol/L 以上。

(5)血浆总渗透压在 350 mOsm/L 以上。

(6)尿糖呈强阳性,尿酮体阴性或弱阳性。

（二）鉴别诊断

1.因意识障碍导致的糖尿病非酮症高渗性昏迷

因意识障碍导致的糖尿病非酮症高渗性昏迷就诊者需与酮症酸中毒、乳酸酸中毒、低血糖昏迷、脑血管意外、尿毒症及肝性脑病等相鉴别。糖尿病非酮症高渗性昏迷与糖尿病酮症酸中毒所引起的昏迷相鉴别。两者都是由于胰岛素分泌不足而引起的糖尿病急性并发症,患者均有高血糖和脱水的表现,但典型的高渗性昏迷多见于老年人,高血糖、脱水及高血浆渗透压的情况更为严重;酮症酸中毒昏迷常见于年纪较轻的胰岛素依赖性糖尿病患者,高血糖及高血浆渗透压不及高渗性昏迷严重,常有中度或严重的酮症酸中毒。糖尿病非酮症高渗性昏迷与急性脑血管病相鉴别。前者有多饮多尿加重的前驱症状和严重脱水,而后者常无;且后者起病更急,发展更快,脑水肿出现更早,但两者有时可同时存在,值得注意。有抽搐者应与原发性癫痫鉴别,前者多为局限性小抽搐,后者常为大抽搐,发作后的间隙期可自行清醒。有高热者应与脑炎相鉴别,尤其在夏季流行季节,必要时应做脑脊液等相关检查,以助诊断。

2.其他原因所致的高渗状态

其他原因所致的高渗状态如透析疗法、脱水治疗、大剂量皮质激素治疗等相鉴别。如血糖<3.33 mmol/L,但血钠明显增高所引起的高渗血症不能诊断为糖尿病非酮症高渗性昏迷,考虑为单纯脱水"高血钠高渗状态"。

六、治疗

（一）补液

积极快速补液在糖尿病非酮症高渗性昏迷的治疗中至关重要,对患者的预后起着决定性的作用。充分补液即可使血糖每小时下降 0.8～1.1 mmol/L。糖尿病非酮症高渗性昏迷患者的失水程度多比酮症酸中毒严重,估计可达发病前体液的 1/4 或体重的 1/10 以上。但由于高血糖的吸水作用,其失水的体征常不能充分反映出失水的严重程度。

1.生理盐水

生理盐水的渗透压为 308 mmol/L,能迅速有效地补充血容量,纠正休克,改善肾功能,降低血糖,但大量使用生理盐水可使患者血钠和血氯升高,应予以注意。

2.半渗溶液

0.45%盐水和 2.5%葡萄糖液的渗透压分别为 154 mmol/L 和 139 mmol/L,能迅速有效地降低血浆渗透压并纠正细胞内脱水。在无明显低血压而血钠＞150 mmol/L,可适量使用半渗盐水。有学者认为大量的低渗溶液可使血浆渗透压过度降低,又不能有效地维持血容量,还会引起溶血、脑水肿和延迟休克纠正的危险。所以多数人主张应慎用半渗盐水。

3.全血、血浆和右旋糖酐

严重的低血压(补液压＜80 mmHg)或休克患者,可使用全血、血浆和 10%的右旋糖酐的生理盐水 500～1 000 mL 予以纠正。

4.5%葡萄糖液及 5%葡萄糖盐水

5%葡萄糖虽为等渗溶液,但其浓度为血糖的 50 倍,5%葡萄糖盐水的渗透压则约为血渗透压正常值的 2 倍。因此,治疗早期二者均不应使用。在糖尿病非酮症高渗性昏迷治疗中,当血糖下降至 13.3 mmol/L 左右时,可用 5%葡萄糖液或加入少量胰岛素,如果同时血浆渗透压过低,亦可用 5%葡萄糖盐水。

5.补液策略

在治疗的前 2 小时输液 1 L;以后的 6 小时内每 2 小时 1 L;治疗的 8～24 小时内,则可每 2 小时输液 0.5 L,直至液体补足。

(二)胰岛素治疗

糖尿病非酮症高渗性昏迷抢救过程中补液后 4～8 小时开始应用胰岛素治疗。如果没有给予有效、足量的补液,应用胰岛素治疗,则可使细胞外液减少,从而增加低血容量、休克、血栓形成的危险性。细胞脱水未得到纠正,胰岛受体功能减退,胰岛素作用亦减退。也有学者一开始即同时给予胰岛素治疗,但剂量均宜小。血糖下降平稳,不良反应也较小。静脉滴注小剂量胰岛素的方法是目前治疗糖尿病非酮症高渗性昏迷最常用的方法。根据血糖情况灵活掌握,随着补液和胰岛素治疗将血糖降至 11.1～13.3 mmol/L,可改为皮下餐前 30 分钟注射。

(三)改善电解质紊乱

糖尿病非酮症高渗性昏迷患者电解质紊乱严重,尤以钠和钾的丢失明显,钙、镁和磷也有不同程度的丢失。钠丢失可通过补生理盐水纠正。

关于补液的制剂,国外有学者主张用醋酸钾或磷酸钾,而不用氯化钾,因为后者可能加重已经存在的高氯血症。国内目前仍用氯化钾,补钾盐的选择十分重要,最初有高血钾者,补液后 2～4 小时再补钾;最初的钾正常或降低者,应治疗开始时即补钾。关于补钾量,国内一般用氯化钾 3 g 加入 1 000 mL 液体中,于 4～6 小时内输入,24 小时可给氯化钾 4～6 g。输钾过程中,可每 2～3 小时复查血钾 1 次,并使用心电图监测血钾变化。应尽量采用口服钾盐。如枸橼酸钾溶液,这样比较安全。在糖尿病非酮症高渗性昏迷纠正后还继续口服钾 1 周。

(四)纠正酸中毒

如果酸中毒不重,一般经足量补液及胰岛素治疗后,随着组织缺氧及肾功能不全的纠正,不需碱性药物,酸中毒即可纠正。当 CO_2 结合力低于 11 mmol/L 时,可输入 1.4％碳酸氢钠 3 400 mL,4～6 小时后复查,如 CO_2 结合力已恢复到 11～14 mmol/L 以上时,则应停止补碱。

(五)其他治疗

其他治疗包括去除各种诱因,导尿、下胃管、吸氧等,病情的监测。糖尿病非酮症高渗性昏迷预后不佳,死亡率较高,多数文献报道在 40％～70％,尤其是大量使用低渗溶液时及血糖下降过快时容易引起脑水肿。此外一定要注意肺水肿及心力衰竭的发生。多数患者死于原有疾病或诱发疾病,并与年龄及原有疾病等因素有关。治疗的关键是及时的诊断,得当的处理。随着对本病认识水平不断提高,糖尿病非酮症高渗性昏迷的预后将大大改善。

(孙新志)

第 十 章

泌尿系统重症

第一节 急性肾损伤

一、概述

(一)定义

急性肾损伤是由于各种原因导致肾功能在短期内(数小时或数天)迅速减退,氮质废物堆积,水、电解质、酸碱平衡失调,肌酐和血尿素氮呈进行性升高的临床综合征。通常肌酐每天上升 $44.2\sim176.8\ \mu mol/L$,血尿素氮上升 $3.6\sim10.7\ mmol/L$ 或以上,常伴少尿或无尿。但也有尿量不减少者,称为非少尿型急性肾损伤。急性肾损伤可见于各种疾病,尤其常见于内科、外科及妇产科疾病,不同病因所致急性肾损伤发病机制不同,临床表现和治疗、预后也不相同。

(二)分类

根据致病原因及患病部位可以将急性肾损伤分为肾前性急性肾损伤、肾后性急性肾损伤、肾性急性肾损伤 3 类。

1.肾前性急性肾损伤

肾前性急性肾损伤又称肾前性氮质血症,系肾脏供血不足,肾实质有效灌注减少导致的急性肾损伤,但是此时肾组织并未发生器质性损害。肾前性急性肾损伤具有如下特点。

(1)有导致肾脏缺血的明确病因(如脱水、失血、休克、严重心力衰竭、严重肝衰竭或严重肾病综合征等)。

(2)患者尿量减少,但不一定达到少尿水平,尿钠排泄减少,尿比重增高,尿渗透压增高。

(3)肌酐、血尿素氮增高,且二者增高不成比例,血尿素氮增高更明显。

(4)患者尿常规检验结果正常。

长时间的肾脏缺血可使肾前性急性肾损伤发展成急性肾小管坏死,即从功能性急性肾损伤发展成器质性急性肾损伤,需要鉴别。

2.肾后性急性肾损伤

肾后性急性肾损伤是由尿路梗阻引起的急性肾功能损伤。它具有如下特点。

(1)有尿路梗阻的因素存在,如尿路肿瘤、尿路结石或血块、肾乳头坏死、腹膜后纤维化、前列腺肥大等。

（2）临床上常突然出现无尿，部分患者早期可呈现无尿与多尿交替，然后才完全无尿，肌酐迅速上升。

（3）影像学检查常见双侧肾盂积水，伴双输尿管上段扩张。若为下尿路梗阻，还可见膀胱尿潴留。但是如果尿路梗阻发生非常迅速时（如双肾出血血块梗阻输尿管、双肾结石碎石后碎块堵塞输尿管等），因肾小囊压迅速增高，滤过压迅速减少，患者立即无尿，此时即可能见不到肾盂积水及输尿管上段扩张。

3.肾性急性肾损伤

肾性急性肾损伤又能进一步分类：①肾小管性急性肾损伤，如急性肾小管坏死；②肾间质性急性肾损伤，如急性间质性肾炎；③肾小球性急性肾损伤，如急进性肾小球肾炎及重症急性肾炎；④肾血管性急性肾损伤，包括大血管疾病如肾动脉栓塞血栓及急性双侧肾静脉主干大血栓，及小血管疾病如血栓性微血管病肾损害等。除此而外，还有急性肾皮质坏死，很少见。

二、病因与发病机制

急性肾损伤并非一种疾病，而是可以由多种病因或高危因素引起的急性肾脏损害性病变。根据致病因素在肾脏直接作用的部位不同，习惯将其分为肾前性、肾性及肾后性因素。①肾前性因素：血容量不足、心血管疾病、周围血管扩展、肾血管阻力增加。②肾性因素：肾毒性药物、造影剂、溶血、各种肾毒素或免疫反应等。③肾后性因素：泌尿系统结石梗阻、膀胱颈梗阻、前列腺增生肥大或癌症、膀胱肿瘤或膀胱内有较大血块、盆腔肿瘤蔓延/转移等。急性肾损伤常见高危因素主要包括肾脏缺血、全身性感染、肾毒性药物、外科大手术、挤压伤、肾移植及其他脏器功能障碍，如心力衰竭、肝脏衰竭、重症胰腺炎、急性呼吸窘迫综合征等。

急性肾损伤的发病机制十分复杂，涉及因素甚多，目前仍未完全阐明，主要涉及肾血流动力学改变和肾小管功能障碍两方面。

（一）肾血流动力学改变

在毒素、肾缺血等因素作用下，通过一些血管活性物质，使肾血液灌注下降、肾内血管收缩，肾内血液发生重新分布，髓质缺血，特别是外层髓质，呈低灌注状态，肾小球滤过率下降。肾小球滤过率在不同平均动脉压下能自行调整，当平均动脉压下降至 $8.0\ kPa(60\ mmHg)$，则肾小球滤过率下降 50%。肾灌注压力降低是急性肾损伤的起始因素。另外，氧自由基引起肾血流动力学的改变，与其种类、合成量以及作用的血管部位有关。

（二）肾小管功能障碍

各种因素所导致的肾小管上皮细胞损伤及其功能障碍。肾持续缺血或肾毒素引起肾小管上皮细胞损伤的机制：①细胞能量代谢障碍及其所致的细胞内 Ca^{2+} 浓度明显增加，激活了钙依赖性酶，如一氧化氮合成酶、钙依赖性细胞溶解蛋白酶、磷脂酶 A 等，导致肾小管低氧性损伤；②肾内炎性介质，如细胞因子、黏附因子、化学趋化因子等的合成和释放所引起的肾组织内的炎症反应；③具有细胞直接损害作用的氧自由基的产生等。此外，肾小管上皮在损伤后可诱发肾实质细胞的凋亡，引起其自然死亡。在这些综合因素的作用下，最终引起肾小管上皮细胞变性、坏死和脱落，发生肾小管堵塞和滤液返漏，成为急性肾损伤持续存在的主要因素。堵塞部位近端肾小管腔内压随之上升，继而肾小囊内压升高。肾小球滤过压接近或等于零时，肾小球即停止滤过。肾小管上皮细胞损伤后坏死、脱落，肾小管壁出现缺损区，肾小管管腔与肾间质直接相通,致使原尿液反流扩散至肾间质,引起肾间质水肿,压迫肾单位,加重肾缺血,使肾小球滤过率更低。

三、临床表现

(一)尿量减少

患者通常发病后数小时或数天内出现少尿或无尿。无尿通常提示完全性尿路梗阻,但也可见于严重的肾前性或肾性急性肾损伤,如肾动脉阻塞、血管炎。但非少尿型急性肾损伤患者,尿量可以正常甚至偏多。

(二)氮质血症

急性肾损伤时,摄入蛋白质的代谢产物不能经肾脏排泄而潴留在体内,可产生中毒症状,即尿毒症。血尿素氮每天上升>8.93 mmol/L者,称为高分解代谢。少尿型急性肾损伤患者通常有高分解代谢。但是,血尿素氮升高并非都是高分解代谢,胃肠道大出血、血肿等积血被吸收后,也会加重氮质血症。

(三)液体平衡紊乱

由于水和钠排出减少致水、钠潴留,常导致全身水肿、肺水肿、心力衰竭、脑水肿、血压增高和低钠血症。患者可表现为嗜睡,进行性反应迟钝,甚至癫痫发作。

(四)电解质紊乱

1.高钾血症

高钾血症是急性肾损伤最严重的并发症之一,也是少尿期的首位死因。

2.低钠血症

主要是由于水过多导致的稀释性低钠血症。此外,恶心、呕吐等胃肠道失钠以及对大剂量呋塞米治疗有反应的非少尿型患者也可出现失钠性低钠血症。

3.高磷血症

高磷血症是急性肾损伤常见的并发症。在高分解代谢或急性肾损伤伴大量细胞坏死者(如横纹肌溶解、溶血或肿瘤溶解),高磷血症可能更明显。

4.低钙血症

转移性磷酸钙盐沉积,可导致低血钙。由于肾小球滤过率降低时,导致磷潴留,而骨组织对甲状旁腺激素抵抗和活性维生素 D_3 水平降低时,低钙血症极易发生。由于患者往往存在酸中毒,游离钙水平并不降低,患者可出现无症状性低钙血症。但是,在横纹肌溶解、急性胰腺炎、酸中毒经碳酸氢钠纠正后,患者可出现低钙血症的症状,表现为肌肉抽搐、癫痫发作、口腔感觉异常,出现幻觉和昏睡等,心电图提示 Q-T 间期延长和非特异性 T 波改变。

5.高镁血症

急性肾损伤时常常出现高镁血症,可引起心律失常,心电图提示 P-R 间期延长。

6.低镁血症

低镁血症常见于顺铂、两性霉素 B 和氨基糖苷类抗生素所致的肾小管损伤。低镁血症常无症状,但有时可表现为神经肌肉痉挛、抽搐和癫痫发作,或持续性低血钾或低血钙。

(五)代谢性酸中毒

急性肾损伤时,肾脏不能排出固定酸,导致代谢性酸中毒的发生。临床表现为深大呼吸,血 pH、HCO_3^- 和 CO_2 结合力降低,由于 SO_4^{2-} 和 PO_4^{3-} 潴留,因此常伴阴离子间隙升高。

（六）循环系统

充血性心力衰竭、心律失常、心包炎和高血压等。

（七）呼吸系统

临床表现的呼吸困难、咳嗽、咳粉红色泡沫痰、胸闷等，与体液潴留、肺水肿和心力衰竭有关。急性肾损伤往往并发难治性肺部感染，偶见急性呼吸窘迫综合征。

（八）神经系统

昏睡、精神错乱、木僵、激动、精神病等精神症状，以及肌阵挛、反射亢进、不宁腿综合征、癫痫发作等。

（九）消化系统

消化系统症状常为急性肾损伤首发症状，主要表现为厌食、恶心、呕吐、腹泻、呃逆，约 25% 的患者并发消化道出血，出血多由胃黏膜糜烂或应激性溃疡引起。

（十）血液系统

患者可表现为贫血、白细胞升高、血小板功能缺陷和出血倾向。

（十一）营养和代谢异常

急性肾损伤患者常处于高分解代谢状态，蛋白质分解代谢加快，肌肉分解率增加，重者每天丢失肌肉 1 kg 或 1 kg 以上。

（十二）感染

感染是急性肾损伤患者常见和严重并发症之一，多见于严重外伤致高分解代谢型急性肾损伤，预防性应用抗生素不能减少发生率。最常见的感染部位依次为肺部、尿路、伤口和全身。

四、辅助检查

（一）血液检查

1.生化指标

急性肾损伤患者可出现轻、中度贫血，部分和体液潴留、血液稀释有关；尿素氮和肌酐可进行性上升，高分解代谢者上升速度较快，横纹肌溶解引起的肌酐上升较快；血钾浓度可升高，部分正常，少数偏低；血 pH 常低于 7.35，碳酸氢根离子浓度多＜20 mmol/L，甚至＜13.5 mmol/L；血清钠浓度可正常或偏低；血钙可降低，血磷升高。横纹肌溶解患者肌酸激酶显著增高，并出现肌红蛋白尿。

2.血清学异常

如自身抗体阳性(抗核抗体、抗 ds-DNA 抗体、抗中性粒细胞胞浆抗体、抗肾小球基底膜抗体等)，补体水平降低，常提示可能为急性感染后肾小球肾炎和狼疮性肾炎等肾实质性疾病。

3.血培养

如果患者有感染，应行血培养，排除急性肾损伤伴发脓毒症。

（二）尿液检查

1.尿常规

尿液外观多呈浑浊，尿色深。根据病情不同，尿蛋白定性可为－～＋＋＋＋。

2.尿沉渣检查

尿沉渣检查可发现肾小管上皮细胞、上皮细胞管型、颗粒管型、红细胞、白细胞和晶体存在，有助于急性肾损伤的鉴别诊断，对区分肾前性、肾性和肾后性具有重要价值。

3.尿液生化检查

尿液生化检查包括尿钠、钠滤过分数、肾衰竭指数、尿渗量/血渗量、血尿素氮/肌酐等,有助于肾前性氮质血症和急性肾小管坏死的鉴别。

(三)急性肾损伤早期的生物学标记

1.尿酶

谷胱甘肽-S-转移酶、γ-谷氨酰基转移酶、ALP 等。

2.尿低分子蛋白

胱抑素 C、α_1-微球蛋白、β_2-微球蛋白、视黄醇结合蛋白。

3.其他

中性粒细胞明胶酶相关性脂质运载蛋白、IL、丙二醛、胎球蛋白 A 等。

(四)影像学检查

1.肾脏超声检查

肾脏超声检查可鉴别有无尿路梗阻、判断肾脏大小和对称性。肾血流灌注检测,常用彩色多普勒检测小叶间动脉收缩期和舒张期的血液流速。多普勒指数是反映肾脏血管阻力的经典指标。

2.腹部 X 线检查

腹部 X 线检查显示肾、输尿管和膀胱等部位的结石以及超声难以发现的小结石。

3.CT 检查

CT 检查可评估尿道梗阻,确定梗阻部位,明确腹膜后感染组织或腹膜后恶性肿瘤。

4.肾血管造影检查

怀疑肾动脉梗阻(如栓塞、血栓形成、动脉瘤)时,应做肾血管造影检查。

(五)肾组织活检

肾组织活检指征:①可能存在缺血和肾毒性因素之外的肾性急性肾损伤;②原有肾脏疾病的患者发生急性肾损伤;③伴有系统性受累表现的患者,如伴有贫血、长期低热、淋巴结肿大等;④临床表现不典型者,肾活检可鉴别是贫血、中毒性急性肾小管坏死,还是急性间质性肾炎;⑤临床诊断缺血或中毒性急性肾小管坏死,4～6 周后肾功能不恢复;⑥肾移植后移植肾功能延迟恢复,已排除外科并发症者。

五、诊断与鉴别诊断

急性肾损伤早期症状隐匿,可被原发疾病掩盖,容易被忽视。改善全球肾脏病预后组织(kidney disease improving global outcomes,KDIGO)指南提出急性肾损伤诊断和分级标准。

(一)诊断标准

符合以下情况之一者可诊断为急性肾损伤。①在 48 小时内,肌酐上升≥26 μmol/L;②在 7 天内,血肌酐升至 1.5 倍;③尿量＜0.5 mL/(kg·h)持续 6 小时。

此标准对那些不知道既往血清肌酐水平、初次就诊的血清肌酐升高、不伴有少尿的急性肾损伤患者不能诊断。临床上如果存在内生肌酐清除率＜60 mL/min 和/或血清肌酐＞133 μmol/L,尿素氮＞20 mmol/L,仅合并轻中度贫血、双侧肾脏增大也可诊断为急性肾损伤。

有以下征象应考虑急性肾损伤的可能:①突发性少尿或无尿,除外梗阻因素;②原因不明充血性心力衰竭、急性肺水肿;③原因不明的电解质紊乱和代谢性酸中毒;④突发全身肿或水肿加重。

(二)分期标准

KDIGO 指南将急性肾损伤分为 3 期,具体标准见表 10-1。

表 10-1　急性肾损伤 KDIGO 分期标准

分期	肌酐	尿量
1	上升至基础水平的 1.5～1.9 倍,或上升绝对值 ≥26.5 μmol/L	连续 6～12 小时尿量<0.5 mL/(kg·h)
2	上升至基础水平的 2.0～2.9 倍	连续 12 小时以上尿量<0.5 mL/(kg·h)
3	上升至基础水平的 3 倍以上;或上升至≥353.6 μmol/L; 或进行肾脏替代治疗;或年龄＜18 岁,肾小球滤过 率<35 mL/(1.73m^2·min)	连续 24 小时以上尿量<0.3 mL/(kg·h),或连续 12 小时以上无尿

(三)诊断要点

根据原发病因、肾功能急性进行性减退,结合相应临床表现和实验室检查即可做出诊断。

1.原发病因

有引起急性肾损伤的原发病因和诱因。

2.肾功能急性进行性减退

肾功能在 48 小时内突然减退,血肌酐绝对值增高≥0.017 mmol/L,或 7 天内血肌酐增高达到或超过基础值的 1.5 倍,或尿量<0.5 mL/(kg·h),持续时间>6 小时。

3.辅助试验

对一些难以确诊病例,可进行下列试验。

(1)补液试验:快速补充 5％葡萄糖溶液 250～500 mL(30 分钟内滴完),观察 2 小时尿量,输液后尿量>30 mL/h 为血容量不足,尿量<17 mL/h 则为急性肾损伤。

(2)甘露醇试验:20％甘露醇 125 mL 快速静脉滴注,观察 2～3 小时尿量,如尿量<30 mL/h 则为急性肾损伤。

(3)呋塞米冲击试验:呋塞米 240 mg(4 mg/kg)静脉滴注,观察 2 小时尿量不增加,加倍剂量再用 1 次,如尿量仍<30 mL/h 为急性肾损伤。

诊断急性肾损伤要与慢性肾病基础上出现的急性肾损伤相鉴别。后者常有慢性肾病病史,或存在老年、高血压、糖尿病等易患因素,双肾体积缩小,显著贫血,肾性骨病和神经病变。

(四)鉴别诊断

1.与慢性肾功能不全鉴别

既往史不明确者,急性肾损伤患者肾脏大小如常或增大,贫血不明显等可资鉴别。慢性肾功能不全是各种进展性肾病的最终结局,伴有恶心、呕吐、尿少、水肿、恶性高血压、重度贫血、皮肤瘙痒、口有尿臊味等。

2.肾前性急性肾损伤、肾后性急性肾损伤、肾性急性肾损伤鉴别

(1)肾前性急性肾损伤:是肾脏供血不足、循环不良等因素导致的,肾实质组织学并无损伤,肾血流动力学恢复,肾功能即恢复,易被临床疏忽。临床表现为细胞外脱水、低血压、虚脱,尤其当体位改变时症状明显。尿液浓缩。尿量波动在 400～600 mL/24 h,血清肌酐轻度升高 150～250 μmol/L,血尿素氮增高较肌酐明显,血尿素氮/肌酐>100,尿 Na$^+$/K$^+$<1,对于疑诊肾前性

急性肾损伤的患者,给予5％碳酸氢钠,或生理盐水200～250 mL 快速静脉滴注,补液后尿量增多,支持急性肾损伤的诊断;反之,补液后尿量不增多,肌酐或血尿素氮轻微或无明显下降,应考虑肾前性急性肾损伤已转为肾实质性急性肾损伤,或在肾前性急性肾损伤基础上存在肾前性因素加重。肾前性急性肾损伤应避免使用大剂量的利尿剂,利尿剂可加重低容量和钠的丢失,造成生命危险。

(2)肾后性急性肾损伤:膀胱以上梗阻的患者,除非为双侧或一侧肾脏已失去功能或单一肾脏,否则很少发生急性肾损伤。肾脏 B 超是首选检查,腹部尿路平片和肾脏 CT 检查可辅助诊断,可发现输尿管或肾盂肾盏扩张,对可疑病例需行双倍剂量静脉肾盂造影并加做 24 小时延迟摄片。如超声提示双侧肾盂积水和/或双侧输尿管扩张,提示梗阻;仅提示肾盏饱满,肾盂轻度积液应做 MRI 水成像检查,明确是否存在肾后性梗阻。长期肾后梗阻可导致肾实质病变而出现肾性急性肾损伤,如果解除梗阻尿量不增加,肾功能未恢复,考虑在肾性急性肾损伤的基础上存在肾后性加重因素。

(3)肾性急性肾损伤。①肾小球肾炎合并急性肾损伤:病史中存在血尿、蛋白尿,常合并高血压,病理表现见肾小球毛细血管内皮细胞明显增殖、管腔塌陷和/或新月体形成。②急性肾小管坏死:有明显低血压或应用肾毒性药物以及服用生鱼胆等毒性物质病史,病理表现见肾小管上皮细胞坏死、脱落。③急性间质性肾炎:患者存在感染或药物等过敏病史,临床上伴有发热、皮疹、关节痛等症状,病理表现见肾间质炎性细胞浸润和水肿。④肾血管性急性肾损伤:溶血性尿毒症综合征、血栓性血小板减少性紫癜、肾病综合征膜性肾病、ANCA 相关性血管炎等。临床疑为肾血管性急性肾损伤,应实施肾动脉或肾静脉血管超声检查,MRI 三维成像检查明确。⑤慢性肾脏病或慢性肾衰竭基础上的急性肾损伤。

3.与肾后性尿闭的鉴别

肾后性尿闭无休克、创伤、溶血、脱水等病史,常突然发病,24 小时尿量多在 50 mL 左右,甚至无尿,在发生尿闭前或发病后即出现单侧或双侧肾区胀痛,触之有时可扪及肾下极,有压痛或叩击痛。尿比重一般均正常,尿内无管型。如为结石、结核则尿内可有红细胞及脓细胞。如行膀胱镜检查及输尿管插管,则多在输尿管某段受阻,有时导管可越过梗阻处进入肾盂,导出大量尿液。

六、治疗

(一)去除病因

寻找急性肾损伤的可逆病因是首要环节,积极纠正各种原因所致的有效循环血量不足,维持肾血流灌注;控制感染,改善心功能;停用可能影响肾血流灌注、具有肾毒性、导致过敏和影响肾脏血流动力学的药物;尽早清除肾后性梗阻因素,保持尿路通畅等。

(二)维持血流动力学稳定

1.积极实行液体复苏

脓毒症和脓毒症休克是急性肾损伤的主要病因。"早期目标指导性治疗"方案指出一旦临床诊断严重脓毒症合并组织灌注不足,应尽快进行积极的液体复苏,要在血流动力学不稳定状态最初 6 小时内达到以下目标:CVP0.8～1.2 kPa(8～12 cmH$_2$O),平均动脉压 8.7～12.0 kPa(65～90 mmHg),尿量＞0.5 mL/(kg·h),ScvO$_2$≥70％。KDIGO 指南建议对于脓毒症休克和围术期的急性肾损伤高危患者采用早期目标指导性治疗方案改善血流动力学和组织氧合,以预防急性肾损伤的发生或业已出现的急性肾损伤恶化。在没有失血性休克情况下,对于急性肾损伤患者或急性肾损伤风险患者,建议使用等张晶体液而非胶体液扩容。需要大量晶体液时,可以加用清蛋白复苏。

2.避免液体超负荷

早期液体复苏后,后续容量管理是非常重要的问题。越来越多的证据显示,液体超负荷与急性肾损伤预后不良有关。对于休克患者,早期应根据容量反应性指导液体复苏,容量补足后实行限制液体管理策略,避免容量超负荷,可以改善预后。

出于对肾脏灌注的担忧,KDIGO 指南推荐对于合并或已经出现急性肾损伤的血管源性休克的患者,在补液治疗的同时联合使用缩血管药物。KDIGO 指南不推荐使用利尿剂预防急性肾损伤,除容量超负荷外,不建议使用利尿剂治疗急性肾损伤。

(三)保持电解质和酸碱失衡

积极治疗高钾血症,纠正酸中毒。

(四)营养支持

急性肾损伤患者常伴有高分解代谢,部分患者需要肾脏替代治疗,营养物质消耗严重,可导致负氮平衡和营养不良。指南推荐,优先考虑肠内营养途径,摄取总热量 83.68～125.52 kJ/(kg·d)。不需要肾脏替代治疗、非高分解代谢的患者,蛋白质摄入量为 0.8～1.0 g/(kg·d),碳水化合物 3～5 g/kg,脂肪 0.8～1.0 g/kg,脂质能量供给占非蛋白能量供给的 30%～35%,指南推荐不要为了预防或推迟启动肾脏替代治疗而限制蛋白质的摄入。肾脏替代治疗患者,蛋白质摄入量为 1.0～1.5 g(kg·d)。高分解、行 CRRT 治疗的患者,蛋白质摄入最大量可达 1.7 g/(kg·d)。

除了大量蛋白质的供给,还要兼顾微量元素的补充,主要包括维生素和微量元素。急性肾损伤时易发生维生素 A 增加,维生素 E 减少和维生素 D 活性降低,除了疾病本身,肾脏替代治疗也会加重硒、铬、铜、锌的丢失。

(五)有效控制血糖

急性肾损伤时并发高血糖与发病前是否合并糖尿病无关,非糖尿病患者仍然会出现血糖升高和胰岛素抵抗,这种现象称为应激性高血糖,好发于高龄、多器官损害、脓毒症、急性呼吸循环衰竭人群。KDIGO 推荐急性肾损伤患者血糖控制在 6.1～8.3 mmol/L 范围。

(六)血液净化治疗

治疗目的是维持水、电解质平衡和内环境稳定;避免肾脏的进一步损伤;促进肾功能恢复;为其他治疗创造条件。对非高分解型、尿量不少的患者,可试行内科综合治疗。重症患者倾向于早期进行透析,其优点:①对容量负荷过重者可清除体内过多的水分。②清除尿毒症毒素。③纠正高钾血症和代谢性酸中毒以稳定机体的内环境。④有助于液体、热量、蛋白质及其他营养物质的摄入。⑤有利于肾损伤细胞的修复和再生。

1.治疗方式

CRRT、血液透析、腹膜透析。

(1)但要注意监护,注意肝素用量。血流动力学不稳定的患者使用 CRRT 较为安全。CRRT 包括连续性动脉-静脉血液滤过和连续性静脉-静脉血液滤过等,特别适用急性肾损伤伴心力衰竭、脑水肿、高分解代谢、急性呼吸窘迫综合征等多脏器衰竭患者,具有操作简便、血流动力学稳定、持续恒定模拟生理肾滤过的特点,每天可清除水分 10～14 L,较好地保证了静脉内高营养,但要加强监护,注意肝素用量。

（2）血液透析的优点是代谢废物清除率高、治疗时间短,每周透析 2～3 次,但易发生心血管功能不稳定及症状性低血压,且需要应用抗凝药,对有出血倾向的患者有增加治疗的风险。

（3）腹膜透析无须抗凝和很少发生心血管并发症,适合于血流动力学不稳定、血液透析不适应者,优点是对中分子物质清除率高,缺点是解除高钾、脱水、高分解代谢速率慢,且有发生腹膜炎等并发症的危险,在重症急性肾损伤已少采用。

2.肾脏替代治疗的绝对指征

代谢异常;氮质血症,血尿素氮≥36 mmo/L;尿毒症并发症,如尿毒症性脑病、心包炎、出血;高钾血症,K^+≥6 mmol/L 和/或心电图异常;高镁血症,Mg^{2+}≥4 mmol/L;严重代谢性酸中毒,pH≤7.15;少尿或无尿,尿量<200 mL/12 h 或无尿;容量超负荷,肺水肿、脑水肿。

（高建民）

第二节　急性肾小球肾炎

一、概述

急性肾小球肾炎是一组以急性肾炎综合征为主要临床表现的原发性肾小球疾病。好发于儿童及青少年,男性多于女性,冬春季节易发病。临床特征为急性起病,患者可见血尿、蛋白尿、水肿和高血压,并可伴有一过性肾功能不全。该病多见于链球菌感染后,而其他细菌、病毒及寄生虫感染亦可引起发病。

二、病因与发病机制

急性肾小球肾炎常发生在上呼吸道感染、皮肤感染、猩红热等链球菌感染后,易感人群为酗酒、药瘾者及先天性心脏病患者等。病毒感染包括乙型肝炎、丙型肝炎、传染性单核细胞增多症、麻疹、腮腺炎等病毒感染后都可能引起本病。系统性红斑狼疮、抗中性粒细胞胞浆抗体相关性血管炎等自身免疫性疾病可引起肾小球肾炎和持续性肾脏损害。膜增生性肾小球肾炎、IgA 肾病等原发性肾小球疾病可出现急性肾小球肾炎的临床表现。

本病发病与抗原抗体介导的免疫损伤密切相关。当机体被链球菌感染后,其菌体内某些有关抗原与相应的特异抗体于循环中形成抗原-抗体复合物,随血流抵达肾脏,沉积于肾小球而致病。但也可能是链球菌抗原中某些带有阳电荷的成分通过与肾小球基底膜上带有阴电荷的硫酸类肝素残基作用,先植于肾小球基底膜,然后通过原位复合物方式而致病。当补体被激活后,炎症细胞浸润,导致肾小球免疫病理损伤而致疾病。肾小球毛细血管的免疫性炎症使毛细血管腔变窄,甚至闭塞,并损害肾小球滤过膜,可出现血尿、蛋白尿及管型尿等,并使肾小球滤过率下降。因而对水、钠各种溶质（包括含氮代谢产物,无机盐）的排泄减少,而发生水、钠潴留,继而引起细胞外液容量增加。因此,临床上有水肿、尿少、全身循环充血状态、呼吸困难、肝大、静脉压增高等表现。本病引发的高血压目前认为是由于血容量增加所致,同时,也可能与肾素-血管紧张素-醛固酮系统活力增强有关。

三、临床表现

本病起病急,症状表现差异大,轻者无明显临床症状及体征,可仅有尿常规异常及血清补体C3异常,称为亚临床型;典型者有急性肾小球肾炎综合征表现;重症者可发生急性肾衰竭。大部分患者预后良好,常在数月内临床自愈,少数可迁延为慢性肾小球肾炎。

(一)前驱期症状

大部分患者有前驱感染病史,病前1～3周常见呼吸道感染或皮肤化脓性感染,一般在前期感染症状消退后肾炎综合征症状才出现。前驱感染的严重程度与急性肾小球肾炎的发生和病情轻重并不完全一致。

(二)尿液异常

几乎全部患者都有肾小球源性血尿,轻重不等,约30%患者可有肉眼血尿,常为本病的首发症状和患者就诊的原因。尿色深,呈洗肉水样或棕红色。可伴轻、中度蛋白尿,少数患者(<20%)可出现大量蛋白尿。尿沉渣检查有红细胞,可见颗粒管型及红细胞管型。

(三)高血压

约80%患者出现一过性高血压,以轻、中度高血压多见,少数患者可出现严重高血压,甚至高血压脑病。高血压常与其水、钠潴留有关,利尿后血压可逐渐恢复正常。

(四)水肿

80%患者均有水肿,常为起病的早期表现,80%以上患者均有水肿,轻者为早起眼睑水肿或伴有下肢轻度可凹性水肿,少数严重者可波及全身。

(五)肾功能受损

患者起病早期可出现血肌酐轻度增高,肾功能一过性受损。大部分患者经利尿可逐渐恢复正常,仅有极少数患者可进展为急性肾衰竭,预后不佳。

(六)全身表现

患者在发病时常感到疲乏、头晕、恶心、呕吐,甚至视物模糊,少数伴有腰部钝痛。

(七)充血性心力衰竭

以老年人多见,可表现为颈静脉怒张、奔马律、肺水肿,需紧急处理。

(八)高血压脑病

高血压脑病的发生率较心力衰竭低,多见于儿童患者。有剧烈头痛、呕吐、嗜睡、神志不清,严重者可伴抽搐及昏迷,常因此掩盖急性肾小球肾炎本身的表现。

四、辅助检查

(一)尿液检查

血尿是急性肾小球肾炎的重要表现,几乎每例都有,利用显微镜检查证明本病尿检中80%以上的红细胞是变形的多形性红细胞。尿沉渣中如见到红细胞管型具有诊断意义,此外也可见到透明或颗粒管型。尿蛋白定性多在＋～＋＋。24小时尿蛋白定量通常在1～2g。少数患者尿蛋白大量,甚至出现肾病综合征。若病情好转,则尿蛋白减少,通常在3～6个月内消退。如尿蛋白持续在1年以上或尿蛋白阴转一段时间又持续出现阳性,提示可能演变成慢性肾炎。

(二)血常规检查

常见轻度贫血,贫血与血容量增大、血液稀释有关,待利尿消肿后即可恢复。白细胞计数大多正常,但感染灶未愈时,白细胞计数及中性粒细胞计数常增高。

(三)肾功能检查

约半数患者可有暂时性肾小球滤过率减退,一般只表现血尿素氮升高及内生肌酐清除率降低,而血肌酐一般正常。急性肾小球肾炎恢复期肾功能逐渐恢复正常。

(四)补体测定

急性肾小球肾炎时绝大多数患者血中总补体都明显降低,在6~8周恢复正常。如血清补体持续降低,可作为病情仍在进展的指标。

(五)抗链球菌溶血素"O"

急性肾小球肾炎的50%~80%抗"O"增高,通常在感染后2~3周开始增高,3~5周滴度最高,以后逐渐降低。抗"O"滴度升高只表明近期有链球菌感染,提示急性肾小球肾炎的病因可能与链球菌感染有关,但滴度高低与肾炎的严重程度及预后无关。

五、诊断与鉴别诊断

(一)诊断

(1)有链球菌感染病史,在感染后1~3周出现血尿、蛋白尿、水肿和高血压,甚至少尿及肾功能不全等急性肾小球肾炎综合征表现。

(2)检查示血清补体C3下降。

(3)症状在发病8周内逐渐减轻到完全恢复正常者。

(4)临床诊断困难的急性肾小球肾炎综合征患者需考虑进行肾活检以明确诊断。

(二)鉴别诊断

1.发热性尿蛋白

急性感染发热患者,可出现蛋白尿、管型及镜下血尿,极易与不典型或轻度急性肾小球肾炎患者相混淆,但前者无潜伏期,无水肿和高血压,热退后尿常规迅速恢复正常。

2.急进性肾小球肾炎

急进性肾小球肾炎起病初与急性肾小球肾炎很难鉴别,本病在数天或数周内出现进行性肾功能不全、少尿、无尿,可帮助鉴别,必要时需采用肾穿刺病理检查,如表现为新月体肾小球肾炎可资鉴别诊断。

3.慢性肾小球肾炎

大多数慢性肾小球肾炎往往隐匿起病,急性发作常继发感染后,前驱期往往较短,1~2天即出现水肿、少尿、氮质血症等,严重者伴有贫血、高血压,肾功能持续损害,常常可伴有夜尿增多,尿比重常低。

4.IgA肾病

IgA肾病主要以反复发作性血尿为主要表现,抗链球菌溶血素、C3往往正常,肾活检可以明确诊断。

5.膜性肾炎

膜性肾炎常以急性肾小球肾炎样起病,但常常蛋白尿明显,血清补体持续下降大于8周,本病恢复不及急性肾小球肾炎明显,必要时于肾穿活检明确诊断。

6.急性肾盂肾炎或尿路感染

急性肾盂肾炎或尿路感染尿常规检查常有白细胞、脓细胞和红细胞,患者并有明显的尿路刺激症状和畏寒发热,补体正常,中段尿培养可确诊。

7.继发性肾炎

继发性肾炎如过敏性紫癜性肾炎、狼疮性肾炎、乙型肝炎病毒相关性肾炎等。本类肾炎原发病症状明显,不难诊断。

六、治疗

(一)一般治疗

急性期应卧床休息2~3周,待肉眼血尿消失,水肿消退及血压恢复正常,然后逐渐增加室内活动量,3~6个月内应避免较重的体力活动。如活动后尿改变加重者应再次卧床休息。急性期低钠饮食,每天摄入食盐3 g以下,保证充足热量。肾功能正常者不需限制蛋白质入量,适当补充优质蛋白质饮食,对有氮质血症者,应限制蛋白质入量,以减轻肾脏负担。水肿重尿少者,除限盐外还应限制水的入量。

(二)感染灶治疗

起病时可注射青霉素2周(过敏者可用大环内酯类抗生素),但现在其必要性有争议。若慢性扁桃体炎反复发作者,待尿蛋白<+,尿沉渣红细胞<10/HP,病情稳定,可考虑做扁桃体摘除,术前、术后2周需注射青霉素。

(三)对症治疗

1.利尿消肿

轻度水肿无须治疗,经休息、控制盐量即可缓解。水肿明显可用利尿剂,常用呋塞米,应注意与保钾利尿剂如螺内酯等联合使用,避免低钾血症的发生。

2.降血压

经休息、低盐和利尿后血压控制仍不理想时,如无高钾血症及少尿,可给予血管紧张素转换酶抑制剂如卡托普利等、β受体阻滞剂如美托洛尔等降压,还可联合使用钙通道阻滞剂。

3.急性心力衰竭

急性心力衰竭的治疗主要通过控制液体摄入,同时利尿、降压,减轻心脏前、后负荷。由于硝普钠在体内的代谢物(氰化物)蓄积会引起中毒,因此,对少尿者如需持续使用,应监测血氰化物的浓度,注意血压变化。硝普钠最大量为300 pg/min,但在临床抢救严重急性心力衰竭时,往往该药浓度可短暂达到400~500 μg/min。但心力衰竭纠正后应该及时减量,以防低血压的出现。

4.高钾血症

高钾血症的治疗主要是防治高钾引起的心肌毒性,增加钾从体内排出,促进K^+从细胞外向细胞内的跨细胞转移。但临床注意的是,治疗严重高钾血症应分秒必争,首先是静脉推注葡萄糖酸钙拮抗钾对心脏的毒性,利尿药在肾功能异常时往往无效,此时最有效的方法是血液透析。药物治疗可以为血液透析赢得时间。

(四)透析治疗

对于发生急性肾衰竭,且有透析指征的患者,应及时给予血液透析或腹膜透析治疗。本病有自限性,肾功能多可逐渐恢复,一般不需要长期透析。

(五)营养支持

研究表明,患者在进行药物等其他措施干预的基础上给予营养支持,纠正患者对于营养相关知识,通过饮食指导,限制总蛋白质摄入量,同时,提高优质蛋白质比例,减少蛋白质代谢产物,改善患者的身体状况,针对患者对于 K$^+$ 排泄功能下降,采用低钾饮食,减少高钾血症,改善患者肾功能。

(六)预防性治疗

预防性治疗主要是预治链球菌感染。例如,保持皮肤清洁,对猩红热化脓性扁桃体炎患者做好呼吸道隔离等。一旦发生链球菌感染应及早给予青霉素治疗,并在 2~3 周内密切观察尿常规变化。

(韩雯雯)

第三节　急性肾小管坏死

一、概述

(一)定义

急性肾小管坏死是急性肾缺血或中毒引起的肾小管上皮细胞广泛变性坏死,是引起急性肾功能不全的原因之一。本病主要表现为肾小球滤过率明显降低所致的进行性氮质血症,以及肾小管重吸收和排泄功能低下所致的水、电解质紊乱和酸碱平衡失调及相关的一系列症状。它是临床上最常见的肾实质性急性肾衰竭。急性肾小管坏死是临床危重症,其预后与原发病、年龄、是否早期诊断和早期透析、有无并发症等因素有关。现由于早期透析的开展,直接死于肾衰竭的较少,大多死于原发病及并发症。

(二)分型

按尿量可分为 2 型:少尿型和非少尿型。

1.少尿型

此型占大多数,少尿指尿量每天<400 mL。少尿型的病程分为 3 期,即少尿期、多尿期和恢复期。

2.非少尿型

该型是指患者进行性氮质血症期内 24 小时尿量>400 mL。

二、病因与发病机制

导致急性肾小管坏死的危险因素可以分为肾组织的缺血缺氧和肾毒素的中毒性损害两大类。其中缺血性的急性肾小管坏死包括外伤、烧伤、感染、手术、造影、产科疾病等引起的休克,造成周围器官血流灌注不足,肾小管缺血而发生变性坏死。肾毒素又包括外源性肾毒性和内源性肾毒素,其中外源性肾毒素包括药物、重金属、化学毒物及生物毒等。引起急性肾小管坏死的常见药物为造影剂、氨基糖苷类抗菌药物等。重金属类肾毒物有汞、铀、铅和铂等。工业毒物有氰化物、甲苯和氯仿等。生物毒素如蛇毒、毒蕈、蜂毒等,也容易引起急性肾小管坏死。内源性肾毒素如挤压、创伤和非创伤横纹肌溶解,引起大量肌红蛋白在肾小管内形成管型并阻塞管腔,导致急性肾小管坏死。

急性肾小管坏死的发病机制尚未完全阐明,一般认为有以下几种学说,各机制之间可能是相互联系的。

(一)肾小管损害

1.肾小管阻塞学说

毒物、毒素等可直接损害肾小管上皮细胞,坏死的上皮细胞及脱落的碎屑,管型堵塞。肾小管导致阻塞部位近端小管腔内压升高,最终使肾小管重吸收平衡停止。

2.肾小管内液反漏学说

肾小管内液反漏学说指肾小管上皮细胞损伤后坏死脱落肾小管腔与肾间质直接相通,致使肾小管腔原尿反流扩散到肾间质,引起肾间质水肿,压迫周围毛细血管,使其管腔变窄,阻塞加重,使肾小管重吸收率更加降低。这在急性肾小管坏死的初期起重要作用。

(二)肾血流动力学学说

实验证明,肾单位血流灌注量的减少由肾素、血管紧张素Ⅱ、前列腺素、儿茶酚胺、内皮素、血管升压素等多种缩血管活性物质参与,主要是收缩肾血管影响肾血流,使肾小球滤过率下降。

(三)内皮细胞肿胀学说

实验中发现,急性肾小管坏死时由于肾组织缺氧,钠泵功能下降,细胞内渗透压升高,内皮细胞肿胀,肾血管阻塞,肾脏缺血,肾小球滤过率下降。

(四)管球反馈学说

急性肾小管坏死时,肾小管对 Na^+、Cl^- 的重吸收下降,到达致密斑处肾小管内液的 Na^+、Cl^- 浓度升高,通过肾素、血管紧张素使入球小动脉收缩,肾小管滤过滤下降。

(五)表皮生长因子学说

肾脏是体内合成表皮生长因子的重要部位之一,并富含表皮生长因子的受体,与肾小管上皮细胞的修复有关。急性肾小管坏死时,肾脏受损,表皮生长因子产生减少,肾小管细胞修复能力下降。

三、临床表现

引起急性肾小管坏死的病因众多,起始表现各异,一旦形成本病,其临床表现和病程均有共同规律。

(一)少尿-无尿型

1.少尿期

(1)尿量减少:少尿指每天尿量<400 mL。

(2)进行性氮质血症:由于肾小球滤过率降低引起少尿或无尿,排出氮质及其他代谢废物减少,肌酐和血尿素氮升高。

(3)高钾血症:高钾血症是患者在第 1 周死亡的主要原因。患者表现为嗜睡、恶心、呕吐、肢体麻木、胸闷、心律失常、心脏停搏等。当血钾浓度高于 6.5 mmol/L 时应积极给予治疗。

(4)低钠血症:常合并低氯血症。除可引起胃肠道症状外,还可伴有神经系统症状如无力、淡漠、嗜睡甚至昏迷。

(5)酸中毒:出现较早。表现有深大呼吸、嗜睡以至昏迷。

(6)低钙血症及高磷血症。

(7)水过多:表现为稀释性的低钠血症、高血压、急性左心衰竭和脑水肿。此亦为患者常见的死亡原因。

2.多尿期

急性肾小管坏死患者尿量渐增至 400 mL 以上时,提示进入多尿期。尿量逐日增多,在不用利尿剂的情况下,尿量＞2 000 mL/d 甚至更多,可持续 1～3 周,进行性尿量增多是肾功能开始恢复的标志。在此期肾脏仍不能充分排出血中的代谢产物、钾和磷,故肌酐、血尿素氮和血钾可持续升高。随尿量增多很容易出现低钠血症、低钾血症和低血容量。此外,此期易发生感染、心血管并发症和上消化道出血等。

3.恢复期

此期大都有消瘦、易疲劳、肌肉软弱无力,尿量逐渐恢复正常,血清尿素氮、肌酐逐渐下降至正常范围,电解质及酸碱平衡紊乱基本纠正,肾功能明显恢复,但常遗留轻度肾小管功能障碍,一般肾小球滤过功能需经 3～6 个月恢复,部分病例肾小管浓缩功能不全可持续 1 年以上。

(二)非少尿型

此型多由手术、肾缺血等引起,肾小管回吸收能力受损远较肾小球滤过率降低为甚。此型患者症状较重,恢复较快,预后较好,只有少数病例需血液透析。

四、辅助检查

(一)实验室检查

1.血液检查

血浆肌酐每天升高 44.2～88.4 μmol/L 或更高;血尿素氮每天升高 3.6～10.7 mmol/L,高分解代谢者更高。血清钾升高＞5.5 mmol/L;血清钠正常或偏低;血清钙降低,血磷升高。对重危病例,动态血气分析十分重要。

2.尿液检查

急性肾小管坏死患者的尿液检查对诊断和鉴别诊断甚为重要,但必须结合临床综合判断其结果。①尿量改变:可辅助诊断,少尿或无尿常高度提示急性肾小管坏死;而突发无尿或间歇无尿提示肾后性梗阻存在的可能。②尿常规检查:尿沉渣检查常出现不同程度血尿,以镜下血尿较为多见。③尿比重降低且较固定,多在 1.015 以下。④尿渗透压低于 350 mOsm/L,尿与血渗透压之比低于 1.1。⑤尿钠含量增高,多在 40～60 mmol/L,因肾小管对钠重吸收减少。⑥尿尿素与血尿素之比降低,常低于 10,因尿尿素排泄减少,而血尿素升高。⑦尿肌酐与血肌酐之比降低,常低于 10。⑧肾衰竭指数常高于 2,由于尿钠排出多,尿肌酐排出少而血肌酐升高,故指数增高。⑨滤过钠排泄分数代表肾脏清除钠的能力。

3.肾小球滤过功能检查

肌酐与血尿素氮浓度及每天上升幅度,可了解肾功能损害程度以及有无高分解代谢存在。

4.血电解质检查

少尿期与多尿期均应严密随访血电解质浓度测定。少尿期应特别警惕高钾血症、低钙血症、高磷血症和高镁血症;多尿期应注意高钾血症或低钾血症、低钠血症与低氯血症以及低钾低氯性碱中毒等。

5.肝功能检查

除凝血功能外,还需了解有无肝细胞坏死和其他功能障碍;除了解肝功能受损程度外,尚需了解有无原发肝功能衰竭引起急性肾衰竭。

6.出血倾向检查

急性肾小管坏死少尿期若有出血倾向发生,应怀疑弥散性血管内凝血的发生。

(二)影像学检查

以 B 超检查最为常用,是用于鉴别急、慢性肾衰竭的首选无创性检查。近年来,人们已探索出一些新型影像学技术(如功能性核磁成像技术等),在完成形态学诊断的同时用于评价肾脏不同部位的血流灌注、氧合状态以及功能情况,可为急性肾衰竭的诊断提供新手段。

(三)肾活检

对于临床表现符合急性肾小管坏死,但少尿期超过 2 周,或急性肾衰竭的病因不明且肾功能 3～6 周仍不能恢复者,临床考虑可能存在其他导致急性肾衰竭的严重肾实质疾病,均应早期进行肾活检,以便明确病因诊断。

五、诊断与鉴别诊断

(一)诊断

急性肾小管坏死有比较典型的临床表现及较特异性的病理改变,特别是出现上皮细胞脱落,裸基底膜形成。对于没有典型急性肾小管坏死病理表现的患者,如早期仅仅出现肾小管上皮细胞颗粒或空泡变性,细胞扁平,管腔扩张,仍需结合临床病史及相应的实验室检查,进一步鉴别患者是存在急性肾小管坏死,还是仅仅是轻度的急性肾小管坏死。急性肾小管坏死的诊断依据有以下几点。

(1)有引起急性肾小管坏死的病因。

(2)突然出现少尿或无尿(部分为非少尿型)。

(3)尿检异常,尿中有红、白细胞、肾小管上皮细胞及粗大管形、尿比重减低、等渗尿、尿钠增高等。

(4)血尿素氮、肌酐逐日升高,血尿素氮升高>3.6 mmol/(L·d),血肌酐升高>44.2 μmol/(L·d)。

(5)有尿毒症症状。

(6)B 超显示肾脏体积增大或呈正常大小。

(7)能排除肾前性或肾后性氮质血症和其他肾脏疾病导致的急性肾衰竭。

(8)肾活检,凡诊断不明均需做肾活检以明确诊断。

(二)鉴别诊断

急性肾小管坏死应与肾前性少尿、肾后性尿路梗阻、重症急性肾小球肾炎或急进性肾小球肾炎、急性肾间质病变相鉴别。确定为肾实质性病变时,尚应鉴别是肾小球、肾血管还是肾间质病变所引起。不同病因及不同病理改变,在早期有截然不同的治疗方法。

1.肾前性少尿

肾前性少尿患者多有容量不足或心力衰竭病史,补充血容量后尿量增多。尿比重在 1.020 以上。对于难以鉴别的病例,可小心的试予补液,如果血容量已纠正血压恢复正常而仍尿量减少则支持急性肾小管坏死。

2.重症急性肾小球肾炎或急进性肾小球肾炎

患者早期多有水肿、高血压、大量蛋白尿伴明显镜下或肉眼血尿、各种管型等肾小球肾炎改变,红细胞沉降率增快,必要时做肾活检。

3.肾后性肾衰竭

肾后性肾衰竭患者表现为突然无尿,去除梗阻因素后病情好转,尿量迅速增多。B超或X线检查可发现有肾积水和/或有尿路结石。

六、治疗

(一)去除病因

去除病因,积极治疗原发病。

(二)预防性治疗

1.及时纠正血容量

根据尿量、尿比重和CVP,指导液体输入。

2.解除肾血管的痉挛

解除肾血管的痉挛可选用多巴胺60～80 mg加入液体中静脉滴注。也可用山莨菪碱10～20 mg或酚妥拉明20～30 mg加入5％葡萄糖液中缓慢静脉滴注。

3.利尿

利尿可解除肾小管阻塞,可用20％甘露醇100～200 mL静脉滴注,或用呋塞米20～40 mg静脉注射,4～6小时1次,可有利尿冲刷肾小管的作用。

(三)少尿期治疗

少尿期的治疗重点为调节水、电解质和酸碱平衡,控制氮质潴留,供给适当营养,防治并发症和治疗原发病。

1.卧床休息

所有急性肾小管坏死患者都应卧床休息。

2.饮食

能进食者尽量利用胃肠道补充营养,以清淡流质或半流质食物为主。酌情限制水、钠盐和钾盐。早期应限制蛋白质,每天高生物效价蛋白质摄入应控制在0.5 g/kg。饮食中要有足够能量保证,以减少体内蛋白质的分解。如不能口服者可进行胃肠外静脉营养支持。

3.维持液体平衡

少尿期患者应严格计算24小时出入量。24小时补液量为显性失液量及不显性失液量之和减去内生水量。采用"量出为入、调整平衡"的原则,以防液体过多。①每天测量体重,若体重减轻0.20～0.25 kg/d表示补液量适宜;②血钠应保持在130～140 mmol/L;③水肿、血压增高、CVP增高、颈静脉怒张等,表示水过多,应及时纠正。

4.高钾血症的处理

最有效的方法为血液透析。若有严重高钾血症或高分解代谢状态,以血液透析为宜。高钾血症是临床危急情况,在准备透析治疗前应予以急症处理。下列方法临时降血钾:①11.2％乳酸钠40～200 mL静脉滴注,也可给5％碳酸氢钠250 mL静脉滴注;②10％葡萄糖液500 mL加胰岛素12 U静脉滴注;③钠离子交换树脂15～20 g加入25 g山梨醇100 mL中口服,3～4次/天。禁食含钾的食物,纠正酸中毒,不输库存血,彻底清除体内坏死组织等,均为治疗高钾血症的重要措施。低钙血症可10％葡萄糖酸钙10～20 mL加入50％葡萄糖液中静脉推注。

5.纠正代谢性酸中毒

少尿早期,补充足够的热量、减少体内的分解。当血浆实际HCO_3^-<15 mmol/L或CO_2结

合力<13 mmol/L 时,应予 5％碳酸氢钠 100～250 mL 静脉滴注,根据心功能情况控制滴速,并动态随访监测血气分析。严重代谢性酸中毒应尽早行血液透析。

6.抗感染

常为血液、肺部、尿路、胆道等感染,可根据细菌培养和药物敏感试验合理选用对肾脏无毒性作用的抗菌药物进行治疗。

7.营养支持

一般能量供给按 126～147 kJ/(kg·d)计算,严重高分解代谢患者则给予 167 kJ/(kg·d),其中以高渗葡萄糖提供约 2/3 热量,由脂类供应 1/3;若给予 25％～50％葡萄糖溶液静脉滴注,可很快产生高血糖,因此可酌情从 10％～15％开始均匀等量给予并密切随访血糖浓度。

8.血液净化或腹膜透析

掌握血液净化的时机非常重要,合并休克等器官功能障碍的患者需要实施 CRRT。早期预防性透析可减少发生感染、出血、高钾血症等威胁生命的并发症。紧急血液透析指征:①急性肺水肿;②高钾血症,血钾>6.5 mmol/L;③严重的酸中毒,血 CO_2 结合力<13.5 mmol/L;④无尿2 天以上并有液体过多,如结膜水肿、胸腔积液、心脏奔马律或 CVP 高于正常。

(四)多尿期治疗

治疗重点仍为维持水、电解质和酸碱平衡,控制氮质血症,治疗原发病和防治各种并发症。多尿期开始时,即使尿量>2 500 mL/d,血尿素氮仍可继续上升。故已行透析治疗者,此时仍应继续透析,使血尿素氮≤17.9 mmol/L,血肌酐逐渐降至 354 μmol/L 以下并稳定在此水平。

(五)恢复期治疗

一般无须特殊处理,定期随访肾功能,避免使用对肾脏有损害的药物。

(高建民)

第四节 横纹肌溶解

一、概述

横纹肌溶解是指一系列影响横纹肌细胞膜、膜通道及其能量供应的遗传性或获得性疾病导致的横纹肌损伤、细胞膜完整性改变、细胞内容物(如肌红蛋白、肌酸激酶、小分子物质等)漏出,多伴有急性肾衰竭及代谢紊乱。

二、病因与发病机制

横纹肌溶解的病因极其广泛而复杂,可分为创伤性和非创伤性因素。创伤性因素包括挤压综合征、过度运动、强体力活动、肌肉缺血、烧伤等。非创伤性因素包括以下几个方面。①药物:如降脂药(他汀类、贝特类)、糖皮质激素、乙醇。②中毒:如急性 CO 中毒、有机磷中毒等。③感染:包括病毒、细菌及寄生虫感染,如柯萨奇病毒、疱疹病毒、军团菌、链球菌及葡萄球菌感染等。④内分泌及代谢紊乱:如低钾血症、低钙血症、高钠血症、糖尿病、酮症酸中毒、糖尿病非酮症高渗性昏迷、高醛固酮血症、甲状腺疾病等。⑤遗传和自身免疫性疾病:自身免疫性疾病,如多发性肌炎和皮肌炎;遗传性疾病,如糖酵解异常、Krebs 循环异常、线粒体呼吸链异常等。其中,药物、毒物是引起横纹肌溶解的重要原因,乙醇是常见诱因,报道有超过 150 种药物或毒物可导致横纹肌溶解。

肌细胞在受到挤压、缺血缺氧等刺激后,肌浆膜破裂,内容物包括肌红蛋白、尿酸、磷酸外漏并进入血液循环中。除肌红蛋白等肾毒性物质外,细胞内的 K^+ 外释可导致高钾血症,引起心脏抑制。肌浆膜的破坏引起细胞外液中的水、钙及钠进入细胞,导致肌肉肿胀血容量不足,甚至出现低血容量性休克。

挤压伤导致的横纹肌溶解存在再灌注损伤。很多肌肉的损伤,特别是钙内流,通常发生在肌肉挤压去除后;受伤部位白细胞聚集、活化及释放自由基及其他损伤性物质,进一步加重局部及全身反应,特别是氧供丰富的情况下。由诱导型一氧化氮合成酶介导的肌肉高灌注可加重这种损伤。

虽然横纹肌溶解损害肾小球滤过率的确切机制尚不清楚,但实验证据提示,肾内血管收缩、肾小管直接损伤和缺血性损伤,以及肾小管阻塞都起作用。肌红蛋白在肾小管中不断浓缩,血容量减少和肾血管收缩时该过程加速,当肌红蛋白与 Tamm-Horsfall 蛋白相互作用时便沉淀下来,酸性尿对这个过程有利。肾小管阻塞主要发生在远端肾小管水平,直接肾小管细胞中毒主要发生在近端肾小管。肌红蛋白在肾小管内似乎没有明显的肾毒性作用,除非尿液为酸性。

肌红蛋白是一种血红素蛋白,它含有铁,以氧化亚铁(Fe^{2+})的形式存在,后者是与分子氧结合所必需的。然而,分子氧促进 Fe^{2+} 氧化,生成氧化铁(Fe^{3+})从而产生一种羟自由基。有效的细胞内抗氧化物分子可以抵消这种氧化电位。但是,细胞释放肌红蛋白导致活性氧渗漏失控,而且自由基可引起细胞损伤。有研究发现,肌红蛋白通过激活内质网应激和氧化应激诱导肾小管上皮细胞凋亡,抗氧化药谷胱甘肽可减轻由横纹肌溶解致急性肾损伤。

三、临床表现

(一)全身表现

患者出现受累肌群的疼痛、肿胀、压痛及肌无力,全身表现有全身不适、乏力、发热、心动过速、恶心、呕吐、精神状态异常、谵妄、意识障碍等。早期并发症有高钾、高磷、高尿酸血症;低钙血症较其他类型肾衰竭更明显,后期可发生高钙血症;此外可出现代谢性酸中毒、低血容量性休克、急性肾衰竭、肝损害、弥散性血管内凝血、筋膜间室综合征等。横纹肌溶解最主要、最严重的并发症是急性肾衰竭,50%~70%的病例可以发生急性肾衰竭,一般发生于其他症状发生后的 12~24 小时。

(二)肾脏表现

急性横纹肌溶解患者通常存在有色颗粒管型、褐红色的尿上清液和显著升高的血清肌酸激酶。就急性肾损伤的危险而言,尚无规定的血清肌酸激酶阈值,即超过该阈值时的急性肾损伤危险显著增加。肌酸激酶水平>14 495 U/L 是挤压综合征中急性肾损伤的预测因素。急性肾损伤时的肌酸激酶值有可能低至 5 000 U/L,但这通常发生于同时存在脓毒症、脱水和酸中毒等情况时。另一方面,患有这些慢性肌病的患者可能出现血浆肌红蛋白浓度中度升高,但没有明显的肌红蛋白尿。如果尿测试片检测显示隐血阳性,而沉淀物中没有红细胞,则可推测是肌红蛋白尿。肌红蛋白是横纹肌溶解诱发的急性肾损伤的真正致病因素,但很少直接测定尿液或血浆中的肌红蛋白。血清肌红蛋白水平达到峰值的时间,明显早于血清肌酸激酶水平达到峰值的时间,而且血清肌红蛋白的代谢快和不可预测,它的功能部分通过肾脏发挥,但主要在肾外(很可能是通过肝或脾)发挥功能。因此,测定血清肌红蛋白对诊断横纹肌溶解的敏感度低。

与横纹肌溶解相关的急性肾损伤,经常导致血浆肌酐升高比其他类型急性肾损伤更快。同样,在有横纹肌溶解的患者中,经常可见到血尿素氮/肌酐比值低的现象。横纹肌溶解诱发的急性肾损伤经常引起少尿,偶尔引起无尿。

四、辅助检查

(一)血液检查

血中肌红蛋白常异常升高。肌酸激酶是反映肌肉细胞损伤最为敏感的指标,一般在肌肉损伤后 12 小时开始升高,1~3 天达高峰,并在大约 5 天后恢复正常,在急性期应每 6~8 小时复查 1 次血清肌酸激前水平。一般认为,肌酸激酶>1 000 U/L 或超过正常值的 5 倍常提示肌肉损伤,在肌酸激酶高于正常值的 2 倍时就应引起注意。心肌、骨骼肌及脑中均存在肌酸激酶,为进一步鉴别肌酸激酶的来源,常做肌酸激酶同工酶分析,当肌酸激酶同工酶明显升高则提示骨骼肌损伤。

急性肾损伤时,可能出现高钾血症,且与肌肉破坏程度有关。由于高钾血症存在心律失常的风险,应密切监测血钾。横纹肌溶解时可检测到凝血酶原时间延长、血小板减少和高水平的纤维蛋白原降解产物。因此,重复血液检测有利于尽早发现弥散性血管内凝血。动脉血气分析通常提示代谢性酸中毒,阴离子间隙升高,反映了肌肉坏死引起的血清中有机酸含量增加。

(二)尿液检查

尿中无有形成分,通常认为当血肌酸激酶>2 000 U/L 时,尿液外观可呈红色至褐色,尿肌红蛋白检测呈阳性。

(三)病因检查

酰基肉毒碱作为筛选脂肪酸氧化疾病相关的横纹肌溶解确切病因的指标;尿二羧基酸排泄作为确定相应的酶缺陷的代谢肌病的判断指标;分子点突变分析用以诊断与中链酰基辅酶 A 脱氢酶缺乏相关的代谢性肌病的指标;长链甘油三酯负荷实验或禁食试验,以了解酮体衰竭协助诊断脂肪酸代谢障碍肌病致横纹肌溶解。

五、诊断与鉴别诊断

(一)诊断

横纹肌溶解的诊断依据:①有引起横纹肌溶解的病史,临床表现为肌痛、肌无力;②血清肌酸激酶水平升高超过正常值上限的 10 倍;③肌红蛋白血症或肌红蛋白尿;④肌电图(肌源性损害)、肌肉活检(非特异性炎性反应)检查。符合①、②、③条即可确定诊断。

横纹肌溶解的特征性改变有血清肌酸激酶、肌红蛋白水平增高和肌红蛋白尿。在临床上怀疑横纹肌溶解时,应检查血清肌酸激酶,血、尿肌红蛋白水平及肾功能指标。其中,肌酸激酶是反映肌细胞损伤的最敏感指标,不仅用于诊断,还可以反映预后。此外,测定血清和尿中肌红蛋白水平有助于横纹肌溶解的早期诊断。血清肌红蛋白浓度与肌酸激酶水平密切相关,因此可用肌酸激酶水平代替肌红蛋白来预测急性肾衰竭的发生风险。当肌酸激酶>5 000 U/L 时,容易发生急性肾衰竭。但是,肌酸激酶不是导致急性肾衰竭的直接因素,肌酸激酶本身不具有肾毒性效应。检测肌酸激酶水平可以监测他汀类药物导致的肌损伤发生情况。

(二)鉴别诊断

本病需要与溶血引起的血红蛋白尿、创伤或肾疾病引起的血尿、急性间歇性卟啉病、高胆红素血症、食物(大量服用甜菜)及药物(服用维生素 B_{12}、利福平、苯妥英钠、通便药)所致尿液颜色变化等鉴别。

六、治疗

(一)去除病因

这是横纹肌溶解的关键治疗,只有解除引起横纹肌溶解的病因,方能控制病情的发展。如果是创伤性横纹肌溶解,则还须手术处理。源于挤压者解除挤压,源于高热者给予降温,源于药物者停用可疑药物,源于皮肌炎者积极治疗皮肌炎等。长时间、大面积、严重挤压后解除压力前,应考虑、评估、预防解压后 K^+ 等细胞内物质突然大量入血带来的危险。

(二)补液

早期积极静脉给予等渗盐水是 RM 治疗的重要措施。血容量减少是横纹肌溶解引发急性肾衰竭的主要原因。开始以等渗盐水为主,液体复苏后给予一定量的低渗葡萄糖盐水,保持足够尿量。迅速启动容量补充疗法,使用生理盐水,输液速度为每小时 400 mL(据当时的情况和病情严重程度,每小时 200～1 000 mL),检测临床病情变化,必要时检测 CVP 目标尿量约为 3 mL/kg(每小时约 200 mL),维持血容量的补充,直到肌红蛋白尿消除(证据为尿液清澈或尿检结果提示隐血阴性)。

(三)碱化尿液

应用碱性药物使尿液碱化,阻止肌红蛋白分解的产物对肾脏的毒性作用。可给予碳酸氢钠 40 mg 加入 1 000 mL 生理盐水或 5%葡萄糖注射液中静脉滴注,速度为 100 mL/h。

(四)渗透性利尿

可给予 20%甘露醇,在 15 分钟内输完,而后维持性输入,疗程依病情而定。许多专家建议使用甘露醇来预防和治疗横纹肌溶解诱发的急性肾损伤和减轻筋膜间室压力。在使用甘露醇期间,应该经常监测血浆渗克分子浓度和渗透摩尔间隙,而且如果没有实现充分利尿或渗透摩尔间隙升到 55 mOsm/kg 以上,则应停止治疗。

(五)抗氧化治疗

在横纹肌溶解致急性肾损伤的治疗和预防中,使用抗氧化药和自由基清除药(如己酮可可碱、维生素 E 和维生素 C)有可能是合理的,目前在一些小规模病例系列研究、病案报道及各种肌红蛋白尿的实验研究中发现可能有所帮助,其疗效尚需要前瞻性的临床对照试验来证实。

(六)血液净化

如果有下列情况,就要考虑肾脏替代治疗:有症状(根据心电图评估)的顽固性高钾血症,血钾水平>6.5 mmol/L,血清钾快速升高合并少尿 12 小时以上[尿量<0.5 mL/(kg·h)],无尿达 6 小时,容量超负荷或合并顽固性代谢性酸中毒(pH<7.2),严重的肾衰竭并发尿毒症性脑病,心包积液。

(七)并发症的治疗

1.高钾血症

严密监测血清钾浓度,以防止高钾血症的发生。由于广泛的肌肉细胞受损,单纯输入葡萄糖和胰岛素可能并不能控制高钾血症。在一些伴有严重低钙血症的患者,即使血钾水平处在

6.5 mmol/L左右的情况下,也有可能出现钾对心脏的直接毒性作用。这意味着对高钾血症的毒性作用,不能单纯依赖血钾水平,还应该结合心电图检测的结果。若血清钾仅轻度升高,而心电图检测提示为高钾血症,可给予小剂量的钙剂,在这种情况下,可在不减少血清钾的总量的情况下,可一过性的纠正心电图的变化。对此类患者,有必要进行频繁的血液透析治疗,有部分患者甚至需要近乎常规的血液透析。尽管如此,对于准备接受透析治疗的患者一过性的高钾血症,可临时给予钙盐输入以降低钾对心脏的毒性作用以达到抢救生命的目的。

2.低钙血症

低钙血症本身并不需要治疗,除非特别需要,因为钙盐有可能会进入缺血和受损的肌细胞中,以及坏死的肌肉发生磷酸钙沉积和钙化。与肾功能恢复相关的高钙血症,是横纹肌溶解诱发的急性肾损伤的独特表现,缘于先前沉积在肌肉中的钙的动员,高磷血症恢复正常和骨化三醇增多。

3.弥散性血管内凝血

严密监测弥散性血管内凝血指标,特别是在最初的 3～5 天,对致死性的大出血给予成分输血。

（程高峰）

第五节　急性肾衰竭

一、概述

急性肾衰竭是由各种原因引起的肾功能在短时期内(数小时至几周)急剧、进行性减退而引起的临床综合征。肾功能下降可以发生在原来无肾损害的患者,也可发生在慢性肾脏病者。临床上各种危重疾病均可引起肾脏急性缺血及中毒,使肾实质损害,肾单位调节功能丧失,表现为急性少尿或无尿,含氮的代谢废物排出急剧减少,迅速出现氮质血症,水、电解质和酸碱平衡紊乱,并由此发生一系列的循环、呼吸、神经、消化、内分泌代谢等功能变化的临床综合征,称为急性肾衰竭。近年来发现有一部分病例表现为尿量正常或较多,24 小时尿量＞800 mL,血尿素氮、肌酐呈进行性增高,称为非少尿型急性肾衰竭。急性肾衰竭根据病理生理可分为肾前性、肾性、肾后性三类。

二、病因与发病机制

(一)肾前性急性肾衰竭

多种疾病引起的血容量不足或心脏排出量减少,导致肾血流量减少,灌注不足,肾小球滤过率下降,出现少尿。这方面的原发病有胃肠道疾病、大面积创伤、严重感染性休克、重症心脏病等。

此型肾衰竭有可逆性,如能及时识别,经积极处理,肾缺血得到及时改善,肾脏功能恢复,则少尿症状随之消失。反之,可因病情恶化,演变成肾性急性肾衰竭。

(二)肾性急性肾衰竭

本病中的急性肾小管坏死占全部肾衰竭的 75％以上,其原发病因有严重感染性休克(如败血症)、大面积创伤、挤压伤、大手术、妊娠毒血症等;肾毒物质有抗生素类(如庆大霉素、头孢菌素)、金属类(如铜、汞)、生物毒类(如鱼胆、薯类)等。上述病因引起肾脏急性缺血、灌注不足、肾小球滤过率下降;同时肾小管上皮细胞因缺血、缺氧、或肾毒物质的直接作用,发生变性坏死,管腔堵塞、溃破,肾间质广泛炎症、水肿,从而导致肾功能急剧下降,临床出现少尿,氮质潴留,水、电解质、酸碱平衡紊乱等急性肾衰竭的典型表现。此外,引起本型肾衰竭的疾病还有重症急性肾炎、急进性肾炎、恶性高血压、肾血管栓塞等。

(三)肾后性急性肾衰竭

此型主要由于下尿路梗阻致肾盂积水、肾间质损害,久之肾小球滤过率亦下降。此类原发病有尿路结石、肿瘤、肾外压迫如前列腺肥大等。患者常突然无尿为本型特点,如能及时解除梗死常可迅速恢复排尿功能。反之亦可演变成肾实质性肾衰竭。

关于急性肾衰竭的发病机制有如下几方面的理论:肾血流动力学改变,肾小管堵塞、反漏,肾小管上皮细胞的黏附改变、能量代谢紊乱、Ca^{2+}内流,以及表皮生长因子对急性肾衰竭修复的重要作用等。

三、临床表现

(一)少尿早期

少尿早期表现主要为原发病表现和少尿。原发病处理不当或病情加重后数天出现少尿,尿液浓缩(高比重、高渗尿),尿钠降低,尿沉渣早期尚无明显异常。

(二)少尿期

少尿是指24小时尿量<400 mL或每小时尿量<17 mL;24小时尿量<100 mL则称为无尿。20%~30%的病例每天尿量>800 mL,即非少尿型肾衰竭,高血钾及酸中毒较轻,预后较好。少尿期一般为7~14天,短则2~3天,长者达3个月;中毒引起者时间较短,平均5~6天;肾缺血所致者多数在1周以上。少尿期超过1个月常提示有广泛的肾皮质坏死,预后不良。少尿期主要临床表现具体如下。

1.水中毒

水中毒表现为全身软组织水肿、急性肺水肿、脑水肿、充血性心力衰竭、高血压等,是死亡的主要原因之一。水、钠潴留原因为肾脏排尿减少,输入大量液体,患者饮食摄水过多,以及机体每天内生水>400 mL等综合原因所致。

2.电解质紊乱

(1)高钾血症:高钾血症是急性肾衰竭最严重的并发症,也是主要死因之一。高钾血症临床表现为心音弱、心动过缓、心律不齐、传导阻滞乃至心室颤动或心搏骤停等循环系统症状,以及烦躁恍惚、反应迟钝、感觉异常、口唇及肢体麻木等神经系统症状。K^+浓度>5.5 mmol/L。一般血K^+浓度>7 mmol/L时,心电图检查可出现异常。典型的心电图改变如T波高尖,P波消失,QRS增宽,甚至心室颤动等。但有些患者血钾已增高至8 mmol/L,心电图却无改变。因此判断高血钾应综合血钾、心电图及临床症状进行分析,不能有所偏废。

(2)高镁血症:镁与钾相似,主要从尿中排出,因而高血钾常并发高血镁,当血镁升至3 mmol/L时可产生神经症状,如嗜睡、肌肉软弱无力甚至昏迷。在心血管方面表现为心律失常、房室传导阻滞、心电图Q-T间期延长。

(3)低钠血症:血钠浓度<135 mmol/L,主要病因:呕吐、腹泻、出汗丢失钠;输入无钠、少钠

液体或内生水过多形成稀释性低钠血症;由于代谢障碍使"钠泵"效应下降,细胞内的钠不能泵出,细胞外的钠含量下降;肾小管功能障碍,钠的重吸收减少。低钠血症临床特点有厌食、体重减轻、脱水、血压下降、脉压小,严重时可发生脑水肿,导致低渗性昏迷。

(4)低氯血症:低钠血症常伴低氯血症,因为氯和钠是在相同的比例下丢失。如有频繁呕吐、大量胃液丧失时,氯化钠丢失更多。

(5)高磷血症和低钙血症:60%～80%的磷转向肠道排泄时,与钙结合成不溶解的磷酸钙,影响了钙的吸收而出现低钙血症。同时,酸中毒使血钙游离度增加,因而临床上很少出现低钙症状。若在纠正酸中毒之前不补充钙,则可发生低钙性抽搐,并加重高血钾对心肌的毒性作用。

3.代谢性酸中毒

患者常因缺氧而使无氧代谢增加,而酸性代谢产物如硫酸盐、磷酸盐等不能排出;再加上肾小管功能损害,丢失碱基和钠盐,加之高血钾,造成代谢性酸中毒。这种酸中毒常为进行性,不易彻底纠正。临床上表现为软弱、嗜睡、昏迷。另外,由于心肌及周围血管对儿茶酚胺反应性降低,引起血压下降、心律失常,甚至发生心搏骤停。

4.氮质血症

由于创伤、感染、发热和营养支持不足,使分解代谢亢进;肾功能障碍则使代谢产物如酚、胍类及磷酸根及某些中分子物质潴留,迅速出现尿毒症症状。临床表现:①消化系统有食欲减退、恶心、呕吐、呃逆、腹胀、腹泻、消化道出血;②神经系统有烦躁不安、传导障碍或嗜睡、昏迷;③血液系统有造血、凝血障碍及出血倾向等。

(三)多尿期

多尿期尿量增加有 3 种形式。①突然增加:常在少尿或无尿 4～7 天后,尿量突然增加到 1 500 mL,一般每天可达到 3 000 mL 以上。②逐步增加:多于 7～14 天开始多尿,尿量每天可增加 200～500 mL。③缓慢增加:尿量逐步增加至 500～700 mL 时又停滞不增。如过一段时间尿量仍不增加,则表示肾脏有难以恢复的损害,预后不良。

(四)恢复期

此期的患者因经过少尿期及多尿期后,体力消耗大,故出现消瘦、易疲劳、肌肉软弱无力等,有时还有周围神经炎的表现。患者常需 3～6 个月方能恢复,肾脏功能可能有不同程度的损伤,少尿期越长则损伤越严重。而氮质血症的严重程度不一定和肾脏损伤残留程度密切相关。此期尚有部分患者并发高血压、肾盂肾炎,有的可发展为慢性肾衰竭。

四、辅助检查

(一)尿液检查

1.尿量变化

急性肾衰竭患者应立即放置保留尿管。完全无尿的患者较为少见,可见于尿路梗阻、肾皮质坏死、双肾动脉栓塞和急性肾小球肾炎;少尿见于各种原因所致急性肾衰竭;无尿与突然尿量增多交替是尿路梗阻的典型表现;尿量≥800 mL/24 h 则为非少尿性急性肾衰竭。

2.尿常规检查

尿液中有蛋白质、红细胞、血红蛋白、肌红蛋白管型,如发现宽大的棕色肾衰竭管型则意义更大。尿沉渣中出现较多嗜酸性粒细胞,伴有细胞管型及蛋白常提示药物诱发的急性间质性肾炎。

3.尿比重

尿比重低而固定,常低于1.020,并且固定在1.008~1.014,但尿比重常受尿蛋白或葡萄糖等影响,因此其诊断价值不及尿渗透压。

4.尿渗透压

急性肾衰竭时常＜400 mOsm/(kg·H_2O),肾前性急性肾衰竭或肾小球肾炎时常＞500 mOsm/(kg·H_2O)。

5.尿钠浓度

肾前性氮质血症尿钠＜20 mmol/L;急性肾衰竭时尿钠＞40 mmol/L。

6.滤过钠排泄分数

滤过钠排泄分数＝(尿钠/血钠)－(尿肌酐/血肌酐)×100%。肾前性氮质血症滤过钠排泄分数＜1,急性肾衰竭时滤过钠排泄分数＞1。

7.尿中尿素氮

急性肾衰竭时常＜0.36 mmol/L。

(二)血液检查

血液尿素氮及肌酐浓度升高,血钾增高而血钠和血氯及CO_2结合力降低。①血浆尿素氮/血肌酐＜10。②尿尿素氮/血尿素氮＜10。③尿肌酐/血肌酐＜20。④尿渗透压/血渗透压＜1.1。⑤内生肌酐清除率＜5 mL/min。⑥急性肾衰竭时血尿酸轻度增加(＜713.8 mmol/L),如尿尿酸/尿肌酐＞1,则可能为急性尿酸性肾病所致急性肾衰竭。比值＜1属正常人,或为其他原因引起的急性肾衰竭。⑦急性肾衰竭时血和尿的β_2-微球蛋白升高。

(三)特殊检查

1.肾穿刺活体组织检查

凡病因不明、临床表现不典型者,可进行肾穿刺活体组织检查,以便了解肾脏病变的严重程度。

2.X线检查

静脉尿路造影一般为急性肾衰竭的禁忌,但目前认为如无脱水及过敏,可广泛用于急性肾衰竭。主要用以排除梗阻,并可观察两肾体积、轮廓及显影速度和密度。逆行肾盂造影除用于怀疑梗阻病例外,一般不用,以免导致感染及反射性尿闭。肾血管造影如数字减影血管造影检查对于因肾血管病变引起的急性肾衰竭患者有诊断价值。

3.B超及CT检查

B超及CT检查可以了解肾脏形状、大小及有无肾积水等,有助于鉴别诊断。

4.同位素检查

肾图对急性肾衰竭的肾前性少尿、梗阻性少尿有鉴别诊断意义。

5.补液试验

补液试验有助于对血容量不足与急性肾衰竭少尿期所引起的少尿做鉴别,有心肺功能不全者不宜做此试验。应用5%葡萄糖盐水250~500 mL,于30~60分钟内静脉输入,观察尿量并进行实验室检查。

五、诊断与鉴别诊断

(一)诊断

重点了解有无引起急性肾衰竭的各种原发疾病,如严重脱水、大出血和心力衰竭等所致低血压、低灌注;严重烧伤、挤压综合征、脓毒性休克、溶血反应、肾毒性药物治疗等引起肾小管坏死;尿路结石、盆腔内肿物、前列腺肿瘤等引起的尿路梗阻。根据患者的病史、临床表现、实验室检查,以及影像学检查进行综合判断。

(二)鉴别诊断

1.肾前性氮质血症

肾脏本身无器质性病变,有循环衰竭和血容量不足病史,尿诊断指标可资鉴别。偶有休克患者收集不到尿标本,可测定 CVP,肾前性氮质血症常<6.7 kPa(50 mmHg)。而。而急性肾小管坏死则正常或偏高。对难于鉴别的病例,可行补液试验,用 5%葡萄糖液或生理盐水 500 mL,在 30～40 分钟内输入,若血压升高,尿量增多,血尿素氮下降,提示为肾前性氮质血症。如果血容量已纠正,血压恢复正常,而尿量仍少,可予 20%甘露醇 200～500 mL,20 分钟内静脉滴注,或呋塞米 200～300 mg 静脉注射,如尿量增加,提示为肾前性氮质血症,如尿量不增加,则支持肾小管坏死的诊断。

2.肾后性氮质血症

尿路梗阻多有原发病史(如结石、盆腔肿瘤、前列腺肥大等),膀胱触诊和叩诊可发现膀胱因积尿而膨胀。直肠指诊和妇科检查也有助于发现梗阻原因。腹部 X 线检查对诊断阳性尿路结石有帮助,B 超和静脉肾盂造影检查可发现双肾增大,有肾盏、输尿管扩张。同位素检查肾图示梗阻图形。CT 检查、磁共振检查对诊断肾盂积水和发现结石、肿瘤均有帮助。

3.肾实质疾病

急进性肾炎、重症链球菌感染后肾炎、肾病综合征大量蛋白尿期、系统性红斑狼疮肾炎、过敏性紫癜性肾炎等均可引起急性肾衰竭。患者均有原发病的病史、症状和体征,尿蛋白多>2 g/d,多伴血尿、红细胞管裂、高血压及水肿。鉴别诊断有困难时,应行肾活检。

急性间质性肾炎多由药物过敏引起,突然发生少尿和急剧肾功能减退,伴发热、皮疹、淋巴结肿大,血嗜酸性细胞及 IgE 增高,尿沉渣中有较多嗜酸性细胞,轻度蛋白尿,血尿及红细胞管型少见。

六、治疗

(一)少尿期的治疗

1.饮食与维持水平衡

应严格限制蛋白质,可给优质蛋白 0.5 g/kg,大量补充氨基酸,补充足够热量,>8 368 kJ/d,以减轻高分解代谢状态。控制液体入量,每天液体入量应≤前一日排尿量+大便、呕吐、引流液量及创面渗液+500 mL,其中 500 mL 为不显性失水量即从皮肤、呼吸道丢失的液体减去内生水量。一般认为体温每升高 1 ℃,每小时不显性失水量增多 0.1 mg/kg。少尿期应严密监测体重、液体出入量、血钠、血钾、CVP、心率、血压、血尿素氮和肌酐。

2.早期解除肾血管痉挛

(1)小剂量多巴胺每 1～4 µg/kg,能扩张肾血管,其单用或与呋塞米合用能有效增加尿量。

(2)静脉滴注甘露醇亦能扩张血管,增加肾血流量和肾小球静脉压,并有助于维持肾小管液流量,防止细胞和蛋白质碎片堵塞肾小管。20%甘露醇60 mL于3分钟内静脉注射或20%甘露醇200 mL于15分钟内静脉滴注。

(3)应用利尿合剂:普鲁卡因0.5 g,维生素C 3 g,咖啡因0.25 g,氨茶碱0.25 g加入20%葡萄糖200 mL中静脉滴注,也可在此基础上加用罂粟碱0.03 g或甘露醇20～30 g,加强其解痉利尿作用。

(4)酚妥拉明20～40 mg加入5%葡萄糖500 mL中静脉滴注,滴速以0.1～0.3 mg/min为宜。

3.防止和治疗高钾血症

应严格限制摄入含钾过高的食物,包括橘子、香蕉、海带、紫菜、巧克力、豆类制品等。禁用含钾的药物(如青霉素钾盐、门冬氨酸钾镁等)和保钾利尿剂。避免输注陈旧库存血液,清除体内感染病灶和坏死组织。当血钾>6 mmol/L时,可应用高渗葡萄糖和胰岛素滴注维持,每3～5 g葡萄糖加1 U胰岛素;伴有酸中毒者给予碳酸氢钠溶液;钙剂可拮抗高血钾对心肌的毒性;同时可予钠型离子交换树脂口服或灌肠。血钾>7 mmol/L,应采用透析治疗,以血液透析为宜。

4.纠正酸中毒

轻度酸中毒(血HCO_3^-<15 mmol/L)不必特殊治疗。高分解代谢者酸中毒程度严重,并加重高钾血症,应及时治疗,常予5%碳酸氢钠100～250 mL静脉滴注,并动态监测血气分析,以调整碳酸氢钠用量,如有心功能不全,不能耐受碳酸氢钠者,则应进行透析治疗。

5.营养支持

营养补充尽可能部分利用胃肠道,重危患者多需要静脉营养,以提供足够热量,使尿素氮升高速度减慢,增强机体抵抗力,降低少尿期死亡率,产能减少透析次数。静脉营养液内含8种必需氨基酸、高渗葡萄糖、脂肪乳、各种微量元素及维生素。由于其高渗性须由腔静脉插管输入,为避免容量过多致心力衰竭,常需先施行连续性静脉-静脉血液滤过。

6.抗感染治疗

感染是急性肾衰竭的常见并发症,多见于血液、肺部、尿路、胆管等部位感染,应根据细菌培养和药物敏感试验,选用那些对肾无毒性或毒性低的抗生素,并按肌酐清除率调整药物剂量。

7.透析疗法

透析疗法是抢救急性肾衰竭的最有效措施,可迅速清除体内过多代谢产物,维持水、电解质和酸碱平衡,防止发生各种严重并发症,使患者度过少尿期。

(1)透析指征:①少尿或无尿2天以上;②血钾>6.5 mmol/L,内科处理无效者;③血尿素氮>28.7 mmol/L或血肌酐>530.4 μmol/L;④体液过多,有急性肺水肿、难控制的高血压、脑水肿和充血性心力衰竭征兆;⑤严重代谢性酸中毒,血HCO_3^-<12 mmol/L。

(2)血液透析适用于高分解代谢型危重患者,心功能尚稳定,腹膜脏器损伤或近期腹部手术者。

(3)腹膜透析适用于非高分解代谢型,心功能欠佳,有心律失常和血压偏低,血管通道建立有困难,有活动性出血或创伤,老年或儿童患者。

连续性动(静)脉-静脉血液滤过对心血管系统影响小,脱水效果好,可有效防止少尿期体液潴留导致肺水肿,并可保证静脉内高营养疗法进行。

（二）多尿期治疗

此期治疗重点仍为维持水、电解质和酸碱平衡，防止各种并发症。须注意防止脱水、低血钾和低血钙。患者每天尿量多在 4 L 以上，补充液体量应比出量少 500～1 000 mL，尽可能经胃肠道补充。在多尿期 4～7 天后，患者可逐渐恢复正常饮食，仍适当地限制蛋白质，直至血尿素氮和肌酐恢复正常。

（三）恢复期治疗

此期治疗重点为增加活动量，补充营养，服用中药调治以促进肾功能恢复，避免使用对肾脏有害药物，定期随访肾功能。一般经 3～6 个月可恢复到原来的健康水平。个别患者遗留成永久性肾小球或肾小管功能损害，极少数患者可发展为慢性肾衰竭。

（温　巍）

第十一章

多器官功能障碍

第一节　全身炎症反应综合征

一、概述

(一)定义

全身炎症反应综合征是机体对感染、创伤、烧伤、手术以及缺血再灌注等感染性或非感染性因素引起的严重损伤所产生的全身性的非特异性炎症反应,最终导致机体对炎症反应失控而表现的一组临床症状。在机体受到损伤的过程中,产生了大量的炎性细胞因子,同时机体又失去了对于细胞因子的正常控制,形成自身放大的连锁反应,可导致多器官功能障碍综合征。

(二)临床分期

1. Ⅰ期

第一次打击后,机体出现病理生理变化,可引发早期急性呼吸窘迫综合征和早期阶段的多器官功能障碍综合征。

2. Ⅱ期

第二次打击后,则引发明显的全身炎症反应综合征和多器官功能障碍综合征,致死率升高。

3. Ⅲ期

第三次打击后,导致组织灌注不足,高代谢反应,胃肠屏障功能障碍和重症感染等,表现为严重的全身炎症反应综合征和多器官功能障碍综合征,死亡率明显升高。

二、病因与发病机制

引起全身性炎症反应综合征的病因并不特异,可以是缺血、炎症、创伤或感染,也可是多种致病因素的联合作用。导致全身性炎症反应综合征的感染性因素包括细菌、病毒、真菌等引起的全身感染,临床多见的有细菌性脓毒症、烧伤后伤口感染、念珠菌病、蜂窝织炎、胆囊炎、社区获得性肺炎等。全身性炎症反应综合征的非感染性因素有急性肠系膜缺血、烧伤、肝硬化、脱水、药物反应、电损伤、出血性休克、血液系统恶性肿瘤、肠穿孔、药物不良反应、心肌梗死、胰腺炎、癫痫、精神活性物质滥用、手术、输血反应及上消化道出血等。

外源性损伤或感染毒性物质均可促发机体早期炎症反应。正常时促炎与抗炎反应保持平衡，危重患者因机体代偿性抗炎反应能力降低以及代谢功能紊乱，促炎反应占优势，最易引发全身性炎症反应综合征，严重者还可发展至多器官功能障碍综合征。因而，全身性炎症反应综合征是免疫、炎症系统在机体保护和组织损伤应答之间失平衡的结果。

全身性炎症反应综合征的发病机制为炎性细胞激活、炎症介质释放、免疫功能失调、病理生理效应等。各种致病因素可以直接造成组织的损伤，通过激活单核-吞噬细胞等炎性细胞，使TNF-α、IL-1β等促炎症介质的释放，参与机体的防御反应。炎症介质过度释放可加重组织细胞损伤，并诱导其他细胞产生 IL-6、IL-8、血小板激活因子、一氧化氮等炎症介质。这些炎症介质又可诱导产生下一级炎症介质，同时又反过来刺激单核-吞噬细胞等炎性细胞进一步产生 TNF-α、IL-1β。炎症介质间的相互作用，导致其数量的不断增加，形成炎症介质网络体系。过度炎症反应诱导代偿性抗炎症介质的产生，其结局是造成免疫功能的紊乱。高代谢、高循环动力状态是全身性炎症反应综合征的病理生理特征，促炎症介质和抗炎症介质的表达失衡，引起血管内皮细胞损害、毛细血管通透性增加、血小板黏附、纤维蛋白沉积、多形核中性粒细胞外逸及脱颗粒、蛋白酶和氧自由基释放等，造成局部组织及远隔器官的相继损害。

全身性炎症反应综合征的发展阶段分以下 5 期。①局部反应期：致病因素刺激炎症介质产生，对抗致病微生物等致病因子，阻断进一步损伤和修复损伤，使炎症反应局限。机体为防止损伤性炎症反应，启动抗炎症介质的释放。②全身炎症反应始动期：应激反应过度，局部微环境已不能控制炎症损伤，促炎症介质向全身释放，但全身调节尚未失控。促炎症介质促使中性粒细胞、淋巴细胞、血小板和凝血因子聚集损伤局部，刺激产生代偿性的全身抗炎症介质，调节促炎症反应。此期组织器官受到炎症反应的影响，但未造成严重损害。③严重全身反应期：炎症介质释放超过代偿性抗炎症介质的释放，或促炎症介质未过度释放，而抗炎症介质却释放不足，促炎症介质和抗炎症介质的产生失衡，而引起全身性炎症反应综合征的病理生理变化及临床表现。④过度免疫抑制期：炎症过强刺激或持续刺激导致炎症反应过度失调而引发自身性损害。此外，代偿性抗炎症介质过度释放，促炎症介质/抗炎症介质平衡失调，导致免疫抑制状态，称为代偿性抗炎反应综合征。其特点是 IL-4、IL-10、IL-11、IL-13、TGF-α 等抗炎症介质释放过多，单核-吞噬细胞活性下降，抗原呈递功能减弱。人类白细胞 DR 抗原表达降低，T 细胞反应低下，免疫功能受到广泛抑制，造成"免疫麻痹"使感染扩散。⑤免疫功能紊乱期：全身性炎症反应综合征/代偿性抗炎反应综合征平衡时表现为生理性炎症反应，机体趋于痊愈。

全身性炎症反应综合征/代偿性抗炎反应综合征失衡时表现为 2 种极端：一是大量炎症介质释放产生"瀑布效应"，而内源性抗炎症介质不足以抵消其作用结果导致全身性炎症反应综合征；另一极端是内源性抗炎症介质释放过多，结果导致代偿性抗炎反应综合征。全身性炎症反应综合征/代偿性抗炎反应综合征失衡的后果是炎症反应失控，使其由防御性作用转变为自身损害性作用，不但损伤局部组织细胞，同时累及远隔器官，最终导致多器官功能障碍综合征。炎症和抗炎反应相互存在、交叉重叠，并引起相应的临床症状，称为混合性抗炎反应综合征。理论上可将全身性炎症反应综合征的病理生理过程分为过度炎症期、代偿性抗炎反应期及混合性抗炎反应期，但在临床上却缺乏严格区分各个阶段的客观指标。

三、临床表现

(一)持续高代谢
耗氧量、通气量增加、高血糖症、蛋白质分解增多、负氮平衡以及高乳酸血症等。

(二)高动力循环状态
高心排血量、低外周血管阻力。

(三)过度的炎症反应
除全身炎症的典型症状外,还包括多种炎症介质和细胞因子的失控性释放。

(四)脏器低灌注
出现低氧血症、急性神志改变(如兴奋、烦躁不安或嗜睡)、少尿、高乳酸血症。

四、辅助检查

全身炎症反应综合征是众多疾病的一个组成部分,或是某一疾病过程的一个阶段,故没有其特异的临床表现。根据全身炎症反应综合征的概念可知,当体温、呼吸、心率、血压等生命体征发生变化,或相应的炎性指标符合诊断标准时,即可作出全身炎症反应综合征的诊断。常用的诊断指标有以下几方面。

(一)血常规
白细胞计数$>12\times10^9/L$ 或$<4\times10^9/L$,或未成熟粒细胞$>10\%$;血小板在全身炎症反应综合征中监测具有重要价值,为全身炎症反应综合征提供敏感而简易的临床监测指标。血小板进行性下降较能正确地、敏感地反映全身炎症反应综合征的强弱,血小板下降的程度与全身炎症反应综合征反应程度呈正相关。血小板下降原因是在全身炎症反应综合征时,全身微血管内皮系统处于激活状态,使血小板消耗增加,因此全身炎症反应综合征反应越重,血小板下降越显著。临床上持续的血小板计数下降,提示预后较差。

(二)C反应蛋白
C反应蛋白是一种非常敏感的炎症反应标志物,C反应蛋白>8 mg/L认为存在细菌感染,C反应蛋白升高越明显,全身炎症反应就越重,但特异性不高,不能区别细菌与其他类型的炎症,当炎症已减轻,临床症状改善后,C反应蛋白仍可维持数天。

(三)前降钙素
与不同原因引起的全身炎症反应综合征有良好的相关性,特异性也较高,在早期预测全身炎症反应综合征及其预后判断上有较大潜力,健康人的血浆前降钙素浓度为 $0.1\sim0.5$ $\mu g/L$,>0.5 $\mu g/L$ 即认为存在炎性反应,严重感染引起全身炎症反应综合征时前降钙素浓度可高达1 000 $\mu g/L$,而非感染的全身炎症反应综合征中前降钙素浓度<0.6 $\mu g/L$。

五、诊断与鉴别诊断

(一)诊断
(1)发热或低体温(体温>38 ℃或<36 ℃)。

(2)心率90次/分以上。

(3)呼吸频率超过20次/分,或$PaCO_2<4.3$ kPa(32 mmHg)。

(4)白细胞计数$>12.0\times10^9/L$ 或$<4.0\times10^9/L$,或未成熟粒细胞$>10\%$。

具备上述 2 项或 2 项以上者即可诊断为全身炎症反应综合征。

(二)鉴别诊断

1.炎性细胞浸润

炎性细胞浸润是指组织周围间质有一定量的炎性细胞(如中性粒细胞、嗜酸性粒细胞等)的聚集,一般是炎症反应的表现。

2.血管变应性炎症

血管变应性炎症是常见的血管炎症之一,病理组织学检查显示血管壁纤维素样坏死,血管周围大量嗜中性粒细胞浸润。

3.蚊虫刺咬炎症

蚊虫刺咬炎症主要由蚊虫、白蛉、跳蚤等节肢动物叮咬引起炎症性皮肤病。这些昆虫唾液中含有多种抗原成分,进入皮内可引起毒性反应和变态反应,因而发生皮炎。这类皮炎夏秋季好发,疹子常发生于身体暴露部位,皮肤表现为局部红肿,有水肿性风团、丘疹、出血点,有时可出现水疱或大疱,在疹子中央常可见有叮咬痕迹。自觉瘙痒或奇痒,有时因搔抓继发感染,皮肤出现红线,表示淋巴管发炎,有时局部淋巴结肿大。

六、治疗

(一)治疗原则

目前尚无任何一种单一治疗方案能显著减少全身炎症反应综合征的发生率和死亡率,因此应在治疗原发病、去除外界刺激的同时切断全身炎症反应综合征的连锁反应。在临床上治疗包括生命支持、呼吸支持、循环支持、清除感染灶等,同时抑制创伤后炎症激发反应,抑制炎症的放大过程,拮抗继发炎症介质。

(二)治疗方案

1.积极治疗原发病

治疗原发病,避免和消除诱发因素及时彻底清除坏死组织和早期引流脓肿仍是控制外科感染的主要方法。对明确严重全身感染者必须用强有力的抗生素,对于非感染引起的全身炎症反应综合征全身应用抗生素治疗尚不肯定。

(1)全身应用抗生素:用药原则为敏感、全量、足程和静脉给药。一般主张 2 种以上抗生素联合应用。以第 3 代头孢菌素为主,如头孢噻肟 100 mg/(kg・d),2 次/天,与大剂量青霉素40 万～60 万 U/(kg・d)或氨苄西林 200 mg/(kg・d)联合应用。也可用万古霉素 40 mg/(kg・d)与氨苄西林 200 mg/(kg・d)或第 3 代头孢菌素联合应用。

(2)肠道局部灭菌:选择性清肠疗法可有效防止肠道细菌的驱动作用。可用氨基糖苷类如庆大霉素 2 000～5 000 mg/(kg・d),2 次/天与甲硝唑 7.5～15.0 mg/kg 联合应用每 8 小时 1 次口服或鼻饲。

(3)免疫保护治疗:大剂量静脉注射免疫球蛋白可减少多器官功能障碍综合征的发生,降低全身炎症反应综合征的病死率。目前常规推荐 200～400 mg/(kg・d),连用 5 天。

2.营养支持治疗

全身炎症反应综合征患者机体呈高代谢状态,维持能量的正平衡可明显改善患者的预后。在营养食品中添加精氨酸、谷氨酰胺、微量元素、ω-23 脂肪酸和维生素等可以改变和/或调节免疫炎症反应,提高细胞免疫水平,促进伤口愈合。营养配方能对正常的肠道菌群提供支持,对保护肠道微生物屏障非常有益。肠内营养在改善内脏血流灌注方面的作用,真正的免疫营养剂及增强肠道屏障的物质,正在成为未来的治疗方向。

3.抑制炎性介质和细胞因子

(1)非类固醇类药物:可降温,也能部分抑制炎性因子,常用为布洛芬,也可用阿司匹林。可减少地诺前列酮(前列腺素 E_2)的产生,改善抗原提呈和维护淋巴细胞的 IL-2、IFN-7 产生,促进 IL-2 受体表达,下调巨噬细胞启动的急性期反应,以恢复创伤后的免疫抑制。

(2)肾上腺皮质激素:小剂量、短疗程。氢化可的松 5 mg/(kg·d)或甲泼尼龙 2～3 mg/(kg·d),分 2、3 次给予。小剂量激素治疗5～7 天,以后每 2～3 天剂量减半,直至停用。

(3)炎性介质单克隆抗体:较成熟的是 TNF-α 抗体和抗内毒素脂多糖抗体的应用,目前也有应用 IL-1、IL-2、IL-4、IL-8、血小板活化因子等单抗。但报道的疗效除 TNF-α 抗体和脂多糖较好外,其余均不一致。

(4)炎性介质拮抗体:IL-4、IL-10、转化生长因子等均可抑制 TNF-α 基因的表达,尤以 IL-10 的作用更为显著。

(5)自由基清除剂的应用:大剂量维生素 C 与维生素 E。

(6)氧疗。

4.清除炎性介质

(1)CRRT:可通过体外循环清除炎性介质如 TNF-α、IL-1、IL-6、IL-8、心肌抑制因子、花生四烯酸代谢产物、血小板活化因子等,改善脓毒症和全身炎症反应综合征的预后。目前主要有 2 种方法:持续静脉-静脉血液过滤和连续性动脉-静脉血液滤过。对于去除上述因子 2 种方法均有效,均要求运转 24～48 小时以上。

(2)血浆置换:可去除部分炎性介质与细胞因子,用新鲜血浆可补充凝血因子和部分抗体。用量为 10～50 mL/(kg·d),分 2 次,第 2 天可置换半量。

(温　巍)

第二节　脓　毒　症

一、概述

脓毒症是指因感染引起的宿主反应失调导致的危及生命的器官功能障碍。严重脓毒症又称全身性严重感染,表现为脓毒症伴有器官功能障碍、组织灌注不良或低血压。脓毒症休克是指产生脓毒症患者经足量液体复苏还持续低血压[收缩压＜12.0 kPa(90 mmHg)]或下降幅度＞5.3 kPa(40 mmHg),伴有低灌流状态(乳酸酸中毒、少尿或急性意识改变)或器官功能障碍。当应用血管活性药物后收缩压不低,但还存在低灌流和器官功能障碍,亦应视为脓毒症休克,其死亡风险较单纯脓毒症更高。

二、病因与发病机制

脓毒症可以由任何部位的感染引起,临床上常见于肺炎、腹膜炎、胆管炎、泌尿系统感染、蜂窝织炎、脑膜炎、脓肿等。严重创伤(包括烧伤、骨折、疼痛、恐惧等)可在局部造成损害,也可导致全身各脏器应激性反应,即心脑以外的器官组织缺血、缺氧以致坏死,重要内脏之一的肠黏膜应激反应使 IgA 分泌减少,抗定植能力下降。饥饿、低蛋白饮食和静脉高营养也是因素之一。其他如胆管和肠梗阻、免疫功能低下患者也易发生脓毒症。脓毒症的发生与内毒素有密切关系。内毒素具有广泛生物学作用,包括损伤宿主免疫功能,增加肠黏膜和血管通透性,损伤细胞新陈代谢和氧的利用,促使弥散性血管内凝血发生和严重血流动力学改变等。临床上任何导致血内或肠道内毒素增加的情况都有发生脓毒症的可能。

(一)炎症反应失控与免疫功能紊乱

一方面促炎介质过度释放,出现炎症反应失控;另一方面具有免疫抑制作用的介质大量释放,出现免疫功能抑制或"麻痹",表现为吞噬杀菌能力和抗原提呈功能减弱等抗感染免疫防御能力降低。炎症介质产生各种生理效应,导致休克、凝血障碍、组织水肿、心功能抑制等。

(二)循环衰竭和呼吸衰竭

炎症介质释放所导致的血管扩张、心肌抑制等引起休克,造成组织低灌注而发生氧输送障碍。此外,炎症介质介导的内环境紊乱及毛细血管通透性异常引起组织水肿而导致组织氧摄取障碍,加重组织缺氧,促使炎症反应级联放大。另外,炎症介质还可导致肺组织水肿,从而引起呼吸病理生理改变,甚至发生急性呼吸窘迫综合征,进一步造成缺氧。

(三)肠道细菌和毒素移位

肠道是机体最大的细菌及毒素储存库。肠黏膜屏障包括机械屏障、生物屏障、化学屏障和免疫屏障。脓毒症时此四种屏障由于不同原因而导致损害,例如,抗生素应用导致菌群失调破坏生物屏障,尤其是由于小肠黏膜血管的特殊解剖构造,在组织低灌注和缺氧时,小肠绒毛根部可产生微动、静脉短路,导致小肠绒毛顶端组织缺血缺氧甚至坏死,破坏细胞结构和功能的完整性,导致机械屏障和化学屏障受损,引起细菌和毒素移位。

(四)内皮细胞受损及血管通透性增加

组胺、缓激肽等炎症介质损伤血管内皮细胞,使血管通透性增加,导致毛细血管渗漏综合征,引起全身组织氧弥散距离增加,摄氧能力下降。在肺部导致非心源性肺水肿,严重时引起急性呼吸窘迫综合征,从而加重缺氧。

(五)内环境紊乱

低灌注导致组织无氧酵解,乳酸蓄积,酸碱失衡,造成内环境紊乱。低灌注和缺氧影响肝的解毒功能和蛋白合成功能。肾功能因毒素和缺氧的影响而受损,导致代谢产物蓄积,加重水、电解质和酸碱失衡,细胞因子引发进一步炎症反应。

(六)凝血功能障碍

凝血系统在脓毒症的发病过程中起着重要作用。炎症反应可引起凝血系统活化,而凝血系统活化又可促进炎症的发展,两者相互影响,共同促进脓毒症的恶化。例如,炎症对血管内皮细胞造成损伤,损伤的内皮细胞释放出多种炎症介质而加重脓毒症。内毒素或炎症介质等可激活血小板,而被激活的血小板又分泌促炎蛋白和生长因子,进一步促进脓毒症。

(七)高代谢和营养不良

过度炎症反应导致机体代谢紊乱,表现为蛋白分解增强等高代谢反应。机体可在短期内出现代谢废物蓄积和重度营养不良,加重组织器官损伤。

(八)受体与信号转导

外界刺激对免疫、炎症等细胞功能的调节与受体及细胞内多条信号转导通路的活化密切相关,引起细胞应激、生长、增殖、分化、凋亡、坏死等生物学效应。

(九)基因多态性

严重创伤或感染后全身炎症反应失控及器官损害受体内众多基因调控,表现出高度的个体差异,有的人群易于发生脓毒症,有的人群则不发生。

三、临床表现

脓毒症全身性症状包括情绪突然改变,如兴奋、烦躁、易怒、淡漠、嗜睡、幻觉、幻视等;食欲突然改变、厌食或贪食;体温突然改变,体温升高超过 39 ℃或降低到 35.5 ℃以下;呼吸浅促、窘迫、脉搏增快,与体温变化不成比例;无其他原因的少尿或多尿;过度通气、皮肤潮红;局部肌肉震颤;明显腹胀,难以控制的不明原因的腹泻。

严重脓毒症出现脓毒症症状,并伴有其导致的器官功能障碍(如心血管、肺、脑和肾的功能障碍)及组织灌注不足,常伴有低血压、乳酸酸中毒、少尿、急性意识状态改变等。

脓毒症休克出现脓毒症症状并伴其所致的低血压,虽经液体治疗仍无法逆转。主要表现为意识障碍(如焦虑不安、反应迟钝或神志不清)、脉搏细速、四肢湿冷、少尿或无尿等。

四、辅助检查

(一)中枢神经系统功能检查

意识状态、瞳孔、神经反射等。

(二)呼吸功能检查

呼吸频率、节律、潮气量、肺泡通气量、气道阻力、PaO_2、$PaCO_2$、耗氧量等指标。

(三)循环功能检查

ECG、BP、CVP、肺动脉楔压、体循环与肺循环阻力及心脏指数等指标。

(四)肾功能检查

尿量、尿比重、尿液分析、渗透溶质清除率和滤过钠排泄分数等肾功能指标。

(五)内环境检查

pH、HCO_3^-、BE 等反映酸碱平衡的指标,以及血钾、钠、氯、钙和血糖、血浆胶体、晶体渗透压等指标。

(六)微生物学检查

痰培养、血培养等。

(七)其他检查

如血红蛋白与血细胞比容、pHi 和血乳酸等指标。

五、诊断与鉴别诊断

(一)诊断方法

对于怀疑脓毒症或脓毒症休克患者,在不显著延迟启动抗菌药物治疗的前提下,推荐常规进行微生物培养(至少包括 2 组血培养)。

在抗菌药物治疗开始之前先采样培养与改善预后有关。如果能及时采样,则先采集血样进行培养;如果不能马上获得标本,尽快启动抗菌药物治疗。患者的标本来源包括血液、脑脊液、尿液、伤口、呼吸道分泌物及其他体液,一般不包括有创操作的标本来源。如果临床检查明确提示感染部位,则不需要对其他部位进行采样(除血样外)。对于留置静脉导管超过 48 小时且感染部位不明的患者,建议至少进行需氧瓶和厌氧瓶两组血培养。对于怀疑导管感染的患者,建议一组血标本经皮肤穿刺抽取,一组血标本由每个血管通路装置分别抽取。

(二)诊断标准

对于感染或疑似感染的患者,当脓毒症相关 SOFA 评分较基线上升≥2 分可诊断为脓毒症。由于 SOFA 评分操作起来比较复杂,临床上也可以使用床旁快速 SOFA(quick SOFA,qSOFA)标准识别重症患者(表 11-1),如果符合 qSOFA 标准中的至少 2 项时,应进一步评估患者是否存在器官功能障碍。脓毒症休克为在脓毒症的基础上,出现持续性低血压,在充分容量复苏后仍需血管活性药来维持平均动脉压≥8.7 kPa(65 mmHg)及血乳酸浓度>2 mmol/L。

表 11-1 qSOFA 标准

项目	标准
呼吸频率	≥22 次/分
意识	改变
收缩压	≤13.3 kPa(100 mmHg)

(三)鉴别诊断

脓毒症主要是全身炎症反应和器官灌注不足及功能不全的表现。因致病菌种的不同,表现亦有差异。

1.革兰阳性细菌脓毒症

革兰阳性细菌脓毒症可有或无寒战,发热呈稽留热或弛张热。患者面色潮红,四肢温暖、干燥,多呈谵妄和昏迷。常有皮疹、腹泻、呕吐,可出现转移性脓肿,如皮下脓肿、脾炎、肝脓肿、肾脓肿等。易发心肌炎。发生休克的时间较晚,血压下降也较缓慢。

2.革兰阴性杆菌脓毒症

革兰阴性杆菌脓毒症一般以突然寒战开始,发热可呈间歇,严重时体温不升或低于正常。患者四肢厥冷、发绀、少尿或无尿。有时白细胞计数增加不明显或反见减少。休克发生早,持续时间长。

3.真菌性脓毒症

真菌性脓毒症酷似革兰阴性杆菌脓毒症。患者突然发生寒战、高热(39.5~40.0 ℃),一般情况迅速恶化,出现神志淡漠、嗜睡、血压下降和休克。少数患者有消化道出血。周围血象常可呈白血病样反应,出现晚幼粒细胞和中幼粒细胞,白细胞计数可达 25×10^9/L。

六、治疗

(一)液体复苏

脓毒症休克患者的液体复苏应尽早开始。对脓毒症引起的低灌注或脓毒症休克患者,建议在复苏的前 3 小时内至少经静脉输注 30 mL/kg 的晶体液进行初始复苏。完成初始复苏后,评估血流动力学状态以指导下一步的液体使用。

对于需要更多液体量的患者,应根据血流动力学评估结果以指导进一步补液。在重症监护期间持续的液体正平衡是有害的,因此,在患者血流动力学指标持续改善的前提下进行补液应谨慎,应进行补液试验评估液体反应性后再合理给予液体。

对成人脓毒症/脓毒症休克患者,建议使用动态监测手段来指导液体复苏,而不仅仅是体格检查或静态参数。采用被动抬腿试验、容量负荷试验、补液后每搏输出量的变化、收缩压变化、脉压变化及机械通气后胸膜腔内压变化等动态检测指标预测液体反应性可以提高诊断精度。相关研究的回顾性分析结果显示,采用脉压变化预测脓毒症或脓毒症休克患者的液体反应性具有高敏感度及特异性。

对于需使用血管活性药物的脓毒症休克患者,初始平均动脉压目标为 8.7 kPa(65 mmHg)。对于血乳酸水平升高的患者,建议以乳酸指导复苏,将乳酸恢复至正常水平。

初始液体复苏及随后的容量替代治疗中,推荐使用晶体液。在早期复苏及随后的容量替代治疗阶段,当需要大量的晶体溶液时,可加用清蛋白。只有在患者血红蛋白降至<7.0 g/dL 且排除心肌缺血、严重低氧血症或急性出血等情况时才可输注红细胞。对无出血或无计划进行有创操作的脓毒症患者,不建议预防性输注新鲜冰冻血浆。

对于血小板计数<10×10^9/L 且无明显出血征象,或<20×10^9/L 同时存在高出血风险的患者,建议预防性输注血小板。对存在活动性出血或需进行手术或有创操作的患者,血小板计数需要达到≥50×10^9/L。

(二)抗感染治疗

抗菌药物在入院后或判断脓毒症以后尽快使用,最佳在 1 小时内,延迟不超过 3 小时。对可能有特定感染源的脓毒症患者,应尽快明确其感染源,并尽快采取适当的控制措施。

对于脓毒症或脓毒症休克患者,可经验性使用可能覆盖所有病原体的抗菌药物。对于脓毒症休克早期处理,可经验性联合使用抗菌药物。对于脓毒症而没有休克的患者或中性粒细胞减少的患者,不可常规联合使用抗菌药物。

对绝大多数严重感染来说,在病原学诊断及药敏结果明确或临床症状充分改善后,应进行降阶梯至最窄谱抗菌药物治疗以缩小覆盖范围。

在脓毒症或者脓毒症休克患者中,抗菌药物的剂量优化策略应基于目前公认的药效学/药动学原则及药物的特性。脓毒症及脓毒症休克患者抗菌药物的剂量优化需考虑以下几点:肝肾功能不全的风险、未被发现的免疫功能障碍及对耐药菌的易感体质。液体复苏导致的细胞外容量的增加使大多数抗菌药物的分布容积变大,导致多数患者体内抗菌药物水平未达到预期,因此,这些患者的初始抗菌药物治疗均应使用最高负荷剂量。此外,脓毒症和脓毒症休克患者出现的多种生理紊乱可极大地改变抗菌药物的药动学稳定性,如血流动力学的改变、肾脏清除率的改变等。因此,当脓毒症和脓毒症休克患者应用抗菌药物的多药联合治疗时,应对其进行治疗药物监测。

脓毒症及脓毒症休克患者的抗菌药物疗程为 7~10 天。临床改善缓慢、感染源难以控制、金黄色葡萄球菌相关的菌血症(尤其是耐甲氧西林金黄色葡萄球菌)、某些真菌、病毒感染及免疫缺陷患者疗程可延长。对于脓毒症休克患者,如果初始应用联合治疗后临床症状改善或感染缓解,可降阶梯,停止联合治疗。降钙素原或其他生物标记物的检测可作为临床评估的辅助手段,抗菌药物的起始及减停需结合临床具体情况判定。

(三)血管活性药物

去甲肾上腺素通过其缩血管作用而升高平均动脉压,对心率和每搏输出量的影响小,可有效改善脓毒症休克患者的低血压状态,可作为首选血管加压药;对于快速性心律失常风险低或心动过缓的患者,可将多巴胺作为替代药物。

在去甲肾上腺素基础上加用血管升压素可达到目标平均动脉压或降低去甲肾上腺素的用量。对于脓毒症休克患者,可在血管活性药物使用的基础上加用参附注射液以增加提升血压的效果、稳定血压和减少血管活性药物用量。经过充分的液体复苏及使用血管活性药物后,如果仍持续低灌注,建议使用多巴酚丁胺。所有需要血管活性药物的患者应置入动脉导管进行连续性血压测定,评估患者休克状态。

(四)糖皮质激素

对于脓毒症休克患者,在经过充分的液体复苏及血管活性药物治疗后如果血流动力学仍不稳定,建议静脉使用氢化可的松,剂量为每天 200 mg。脓毒症休克患者对液体和血管活性药物治疗的反应性是选择氢化可的松治疗的重要因素。

(五)肾脏替代治疗

对于脓毒症合并急性肾损伤的患者,如需行肾脏替代治疗,CRRT 和间歇性肾脏替代治疗均可。对于血流动力学不稳定的脓毒症患者,建议使用 CRRT。对于脓毒症合并急性肾损伤的患者,如果仅有肌酐升高或少尿而无其他透析指征时,不建议进行肾脏替代治疗。

(六)机械通气

对脓毒症诱发急性呼吸窘迫综合征的患者进行机械通气时可设定潮气量为 6 mL/kg。可设定平台压上限为 2.9 kPa(30 cmH$_2$O)。每个急性呼吸窘迫综合征患者的精确潮气量需要根据诸如平台压力、选择 PEEP、胸腹顺应性和患者呼吸力等因素调整,患有严重代谢性酸中毒、高分钟机械通气量或身材矮小的患者可能需要额外调整潮气量。

对成人脓毒症导致 PaO$_2$/FiO$_2$<20.0 kPa(150 mmHg)的急性呼吸窘迫综合征患者应使用俯卧位通气,不可使用高频振荡通气。对脓毒症导致的中到重度急性呼吸窘迫综合征[PaO$_2$/FiO$_2$≤26.7 kPa(200 mmHg)]患者,可使用较高的 PEEP。

对于脓毒症导致的急性呼吸窘迫综合征,如无组织低灌注证据,可使用限制性液体治疗策略来减少患者的机械通气时间及 ICU 住院时间;如果无支气管痉挛,不可使用 β$_2$受体激动剂,防止心律失常和心动过速的患者数增加。

对于脓毒症导致的呼吸衰竭患者,在可以耐受脱机时,可使用脱机方案。脱机方案包括自主呼吸试验、逐步减少压力支持和计算机辅助脱机。脓毒症患者计划脱机前,可进行自主呼吸试验。

(八)镇静和镇痛

对于需要机械通气的脓毒症患者,可应用最小剂量的连续性或者间断性镇静,以达到特定的镇静目标。限制镇静剂的使用方法:包含镇静评估的护理方案、使用间歇镇静而不是持续镇静、使用阿片类药物而避免镇静剂的使用、使用短效药物(如丙泊酚、右美托咪定)等。

(九)血糖管理

对于 ICU 脓毒症患者,可采用程序化血糖管理方案,可每 1～2 小时监测 1 次血糖。由于脓毒症患者糖代谢状态并不相同,具体监测间隔也应根据具体病情判定,对于血流动力学不稳定和应用儿茶酚胺的患者还需注意低血糖的发生。连续 2 次测定血糖>10 mmol/L 时启用胰岛素治疗,目标血糖为≤10 mmol/L,血糖水平及胰岛素用量稳定后每4小时监测1次。对于有动脉置管的患者应采集动脉血测定血糖。

(十)应激性溃疡

脓毒症患者常出现消化道出血的危险因素,如凝血障碍、机械通气＞48小时等,因此在有危险因素的患者中,可进行应激性溃疡的预防。

（郑德伟）

第三节　多器官功能障碍综合征

一、概述

(一)定义

多器官功能障碍综合征是指急性严重感染及非感染因素(如创伤、烧伤、大手术后、心肺复苏等)作用于机体,24小时之后导致机体2个或2个以上系统器官或脏器功能同时或序贯发生功能障碍的临床综合征。受损器官包括肺、肾、肝、胃肠、心、脑、凝血、周围循环及代谢功能等。其病因复杂、治疗困难、死亡率高,是ICU临床的常见综合征。

对多器官功能障碍综合征概念上的认识需强调几点:①原发致病因素是急性而继发受损器官,可在远隔原发伤部位;②致病与发生多器官功能障碍综合征的时间须间隔24小时以上;③机体脏器原有功能良好,功能损害属可逆性,一旦发病机制阻断,脏器功能可望恢复;④一些慢性疾病的终末期以及发病学上相关的脏器疾病,虽也涉及多个脏器,但不属于多器官功能障碍综合征的范畴。

多器官功能障碍综合征与多系统器官衰竭的区别:①前者指某些器官功能已不能有效维持内环境稳定的一种病理生理状态,而后者是静态概念,病期已危及生命,不能反映疾病发展过程;②前者强调临床过程的变化,随着病程发展,可早期发现,早期干预,既可加重.也可逆转,而后者则是前者的终末期表现。

(二)分型

根据临床特征可把多器官功能障碍综合征分为单相速发型、双相迟发型和反复型三型。

1.单相速发型

单相速发型是在感染或心、脑、肾等器官慢性疾病急性发作诱因下,先发生单一器官功能障碍,继之在短时间内序贯发生多个器官功能障碍。

2.双相迟发型

双相迟发型是在单相速发型的基础上,经过一个短暂的病情恢复和相对稳定期,在短时间内再次序贯发生多个器官功能障碍。

3.反复型

反复型是在双相迟发型的基础上,反复多次发生多器官功能障碍综合征。

根据不同年龄的病理生理特点、发病诱因、临床特征、治疗重点不同和预后差别,还提出了老年多器官功能障碍综合征和儿童多器官功能障碍综合征的概念和临床类型。

二、病因与发病机制

各种原因均可导致多器官功能障碍综合征的发生,常见疾病有严重感染、休克、心肺复苏后、严重创伤、大手术、严重烧伤、挤压综合征、重症胰腺炎、急性药物或毒物中毒等。原有慢性疾病的基础,遭受急性打击后更易发生多器官功能障碍综合征,常见的慢性基础疾病包括慢性心、肾、肝功能障碍,慢性阻塞性肺疾病等。

诱发多器官功能障碍综合征的主要高危因素有复苏不充分或延迟复苏、持续存在感染病灶、持续存在炎症病灶、基础脏器功能障碍、年龄≥55 岁、嗜酒、大量反复输血、创伤严重度评分≥25 分、营养不良、肠道缺血性损伤、外科手术、糖尿病、应用糖皮质激素、恶性肿瘤、使用抑制胃酸药物、高乳酸血症等。

多器官功能障碍综合征的发病机制迄今未完全阐明,可能与下列学说有关。各种学说相互之间有一定的重叠和联系,并从不同的侧面阐明了多器官功能障碍综合征的发病机制。

(一)组织缺血再灌注损伤

严重创伤、休克或感染等引起重要器官缺血、缺氧和细胞受损,出现细胞功能障碍。组织器官微循环灌注恢复时,催化氧分子产生大量氧自由基,损伤细胞膜,导致器官功能损害。

(二)全身炎症反应失控

全身炎症反应综合征时单核-吞噬细胞系统被激活,释放促炎介质如 TNF-α、IL-1、IL-6、血小板活化因子等进入血液循环,损伤血管内皮细胞,导致血管壁通透性增高、血栓形成和远隔器官的损伤。这些促炎介质又可促使内皮细胞和白细胞激活,产生 TNF-α、IL、血小板活化因子等细胞因子,加重器官损伤。中性粒细胞激活后可黏附于血管壁,并释放氧自由基、溶酶体酶、血栓素和白三烯等血管活性物质,进一步损伤血管壁,形成恶性循环,导致炎症反应失控性放大,从而造成组织器官的严重损伤。当促炎反应占优势时,表现为免疫亢进或全身炎症反应综合征,机体对外来打击的反应过于强烈而损伤自身细胞,导致多器官功能障碍综合征。当抗炎反应占优势时,表现为免疫麻痹或代偿性抗炎症反应综合征,机体对外来刺激的反应低下,增加对感染的易感性,从而加剧脓毒症和多器官功能障碍综合征。全身炎症反应综合征和代偿性抗炎症反应综合征均反映了机体炎症反应的失控状态,这可能是诱发多器官功能障碍综合征的根本原因。

(三)细菌和毒素移位

正常情况下肠黏膜及淋巴组织起重要屏障作用,肠腔细菌及毒素不能透过肠黏膜屏障进入血液循环。严重创伤、休克、感染等应激状态下胃肠黏膜供血不足,屏障功能受损,使大量细菌和毒素吸收入血形成肠源性毒血症,介导引发全身炎症反应,最后导致多器官功能障碍综合征。

(四)二次打击或双相预激

机体遭受的最早创伤、休克等致伤因素可被视为第一次打击,使炎性细胞被激活处于一种"激发状态"。若再次出现致伤因素(如严重感染、脓毒症、导管菌血症等),则构成第二次打击。即使打击的强度不及第一次,也能造成处于激发状态的炎性细胞更为剧烈的反应,超量释放细胞和体液介质。由炎性细胞释放的介质作用于靶细胞后还可以导致"二级""三级"甚至更多级别新的介质产生,从而形成瀑布样反应,最终导致多器官功能障碍综合征。所以首次打击造成的器官损害并不是真正意义的多器官功能障碍综合征,而它引起的机体改变却成为全身炎症反应综合征的刺激因素,为二次打击造成全身炎症反应失控和器官功能障碍起到了预激作用。

（五）基因调控

基因多态性(即基因组序列上的变异)可能是决定人体对应激打击易感性和耐受性、临床表现多样性以及药物治疗反应差异性的重要因素。

一般来说,机体遭受严重损害因素打击,激发防御反应,起到保护自身的作用。如果反应过强,释放大量细胞因子、炎症介质及其他病理性产物,损伤细胞组织,导致器官功能障碍,启动了多器官功能障碍综合征。在这一过程中,组织缺血再灌注和/或全身炎症反应是其共同的病理生理基础,二次打击所致的炎症反应失控被认为是多器官功能障碍综合征最重要的病理生理基础。

三、临床表现

多器官功能障碍综合征的临床表现因基础疾病、感染部位、器官代偿能力、治疗措施等的不同而各异。其临床特征:①从原发损伤到发生器官功能障碍有一定的时间间隔;②功能障碍的器官多是受损器官的远隔器官;③循环系统处于高排低阻的高动力状态;④持续性高代谢状态和能源利用障碍;⑤氧利用障碍,使内脏器官缺血缺氧,氧供需矛盾突出。

多器官功能障碍综合征的病程一般为14～21天,经历休克、复苏、高分解代谢状态和器官功能衰竭4个期。多器官功能障碍综合征的临床分期和临床表现,见表11-2。

表 11-2　多器官功能障碍综合征的临床分期和临床表现

临床表现	1 期	2 期	3 期	4 期
一般情况	正常或轻度烦躁	急性病态,烦躁	一般情况差	濒死感
循环系统	需补充容量	容量依赖性高动力学	休克,心排血量下降,水肿	依赖血管活性药物维持血压,水肿,SvO_2升高
呼吸系统	轻度呼吸性碱中毒	呼吸急促,呼吸性碱中毒,低氧血症	急性呼吸窘迫综合征,严重低氧血症	呼吸性酸中毒,气压伤,高碳酸血症
肾脏	少尿,利尿药有效	肌酐清除率降低,轻度氮质血症	氮质血症,有血液透析指正	少尿,透析时循环不稳定
胃肠道	胃肠道胀气	不能耐受食物	应激性溃疡,肠梗阻	腹泻,缺血性肠炎
肝脏	正常或轻度胆汁淤积	高胆红素血症,PT 延长	临床黄疸	转氨酶升高,重度黄疸
代谢	高血糖,胰岛素需求增加	高分解代谢	代谢性酸中毒,血糖升高	骨骼肌萎缩,乳酸酸中毒
中枢神经系统	意识模糊	嗜睡	昏迷	昏迷
血液系统	正常或轻度异常	血小板减少,白细胞增多或减少	凝血功能异常	不能纠正的凝血功能障碍

四、辅助检查

（一）血流动力学监测

监测血压、CVP、肺动脉楔压和心排血量。

（二）呼吸功能监测

多器官功能障碍综合征时肺常是最先受累的器官。监测呼吸功能有助于及时发现肺功能障碍。

1.严密观察呼吸频率、节律和幅度

呼吸频率＞35 次/分,伴有呼吸困难者,应考虑机械通气。

2.呼吸机械力学监测

监测潮气量、功能残气量、每分钟通气量、肺泡通气量、气道压力、肺顺应性、呼吸功、肺泡通气血流之比等。肺顺应性＜50 mL/kPa 时必须使用呼吸机。

3.动脉血气分析

$PaOP_2$、$PaCO_2$、pH、BE 等。FiO_2 为 50% 时,如 PaO_2＜8.0 kPa(60 mmHg),应行机械通气支持。

4.肺动脉楔压监测

PEEP 时监测肺动脉楔压。

5.胸部 X 线检查

胸部 X 线检查显示肺野点状阴影,提示散在肺泡内渗出。

(三)肾功能监测

1.尿液监测

尿量、尿比重、尿钠、尿渗透压、尿蛋白等。其中尿量是监测肾功能最简单和敏感的指标,应精确记录每天尿量。

2.生化检查

尿素氮、肌酐、渗透清除量等。当血尿素氮＞17.8 mmol/L,血肌酐 177.0～381.2 μmol/L,并有逐渐增高趋势时,或原有肾脏病史,血肌酐增加 2 倍以上者,考虑急性肾功能障碍,必要时进行血液透析治疗。

(四)肝功能监测

前清蛋白、视黄醇结合蛋白、胆红素的亚成分、吲哚花氰绿清除试验、苯丙氨酸以及酮体比例是肝功能的临床监测指标。

(五)凝血功能监测

凝血功能监测主要包括血小板计数、凝血时间、纤维蛋白原、凝血因子Ⅶ、凝血因子Ⅴ等,动态测定这些指标有利于早期发现和处理凝血功能障碍。

(六)中枢神经系统功能监测

中枢神经系统功能监测包括神志、神经系统定位体征。重症患者可以有嗜睡甚至昏迷。

五、诊断与鉴别诊断

(一)诊断

目前多参照多器官功能障碍综合征的诊断标准(表 11-3)。器官功能障碍是一个临床动态变化过程,应进行动态评价,以早期干预。Marshall 标准中,每个系统器官功能分别记 0～4 分,0 分代表器官功能正常,将得分≥3 分作为该器官系统衰竭的标准,4 分代表器官功能损伤严重。总分 0～24 分,总分越高,代表病情越重(表 11-4)。

(二)鉴别诊断

多器官功能障碍综合征主要与其他原因导致的 2 个及以上的器官功能障碍相鉴别。

表 11-3　多器官功能障碍综合征诊断标准

器官或系统	诊断标准
循环系统	收缩压<12.0 kPa(90 mmHg)持续 1 小时以上,或需要药物支持才能稳定
呼吸系统	急性起病,PaO$_2$/FiO$_2$<200(已用或未用 PEEP),X 线检查见双肺浸润,肺动脉楔压<2.4 kPa(18 mmHg),或无左心房压升高的证据
肾脏	血肌酐浓度>177 μmol/L,伴有少尿或多尿,或需要血液净化治疗
肝脏	血清总胆红素>34.2 μmol/L,血清转氨酶在正常值上限的 2 倍以上,或出现肝性脑病
胃肠道	上消化道出血,24 小时出血量>400 mL,或不能耐受食物,或消化道坏死/穿孔
血液系统	血小板计数<50×10^9/L 或减少 25%,或出现弥散性血管内凝血
代谢	不能为机体提供所需能量,糖耐量降低,需用胰岛素;或出现骨骼肌萎缩、肌无力等表现
中枢神经系统	GCS<7 分

表 11-4　多器官功能障碍综合征评分标准(Marshall 标准)

系统或器官评分	0	1	2	3	4
肺(PaO$_2$/FiO$_2$)	>300	226～300	151～225	76～150	≤75
肾(肌酐,μmol/L)	≤100	101～200	201～350	351～500	>500
肝(血胆红素,μmol/L)	≤20	21～60	61～120	121～240	>240
心脏(PAR,mmHg)	≤10	10.1～15.0	15.1～20.0	20.1～30.0	>30
血液(血小板,×10^9/L)	>120	81～120	51～80	21～50	≤20
神经系统(GCS 评分)	15	13～14	10～12	7～9	≤6

注:如使用镇静剂或肌松剂,除非存在内在的神经障碍证据,否则 GCS 应作正常计分。

1.肝性脑病

肝性脑病是肝功能衰竭引起的中枢神经系统综合征,常见于终末期肝硬化,虽然存在 2 个器官的功能障碍,但肝性脑病的患者前期有很长的肝病病史,发病大多有明显的诱发因素,如消化道出血、高蛋白饮食、缺氧等情况。多器官功能障碍综合征起病往往隐匿、急骤,前期往往有全身炎症反应,除了肝脏及神经系统症状外,全身炎症反应可启动广泛的组织破坏导致其他远隔器官功能障碍。

2.心源性肺水肿

患者往往有原发的心脏基础疾病,发病时出现严重的呼吸困难,可咳白色或粉红色泡沫样痰,满肺分布湿啰音和哮鸣音。多器官功能障碍综合征发生心脏衰竭时可有类似的症状,但发病前期往往有全身炎症反应的表现,若有肺部受累,症状可能更为严重,表现为进行性呼吸困难、低氧血症,进展迅速,一般器官功能支持治疗及对症治疗效果差。

六、治疗

(一)原发伤病的治疗

积极治疗引发多器官功能障碍综合征的原发伤病是防治多器官功能障碍综合征的基础性救治措施,引发多器官功能障碍综合征的原发伤病及其处理。

1.原发性创伤的处理

早期清创、止血、流、固定、缝合等。

2.各种类型休克的处理

创伤失血性休克强调早期液体复苏。心源性休克则强调心肌保护药物、正性肌力药物、血管活性药物的合理使用,同时适当限制液体。

3.心搏呼吸骤停的处理

要强调在进行早期规范心肺复苏的同时,注意引起心搏呼吸骤停原因的处理。

4.急性中毒的处理

重点是终止毒物吸收、已吸收毒物的排除和解毒药物的应用。⑤脓毒症的防治,创伤、大手术、休克、心肺复苏后等患者在进行病因治疗的同时酌情选用抗生素预防感染。

（二）阻断系统性炎症反应

系统炎症反应综合征－脓毒症－感染性休克－多器官功能障碍综合征的规律性病理发展是目前国内外学术界较一致的认识。剧烈的系统性炎症反应会加重多器官功能障碍综合征。目前控制、调节炎症介质,减轻或缓解炎症反应主要有以下措施:①有效的原发伤治疗。②糖皮质激素、血必净、乌司他丁等可以缓解炎症反应。③保护肝功能的治疗。④血液净化治疗。

（三）免疫功能调理

多器官功能障碍综合征患者多数免疫功能低下,治疗无效的脓毒症患者大部分死于长期低免疫状态。免疫功能调理治疗可选用人血丙种球蛋白、胸腺素、铜绿假单胞菌注射液等。另外,多器官功能障碍综合征治疗过程中要注意避免滥用糖皮质激素和免疫抑制剂。

（四）加强营养改善与细胞代谢

给予胃肠内和/或深静脉营养,保证适当的热量、维生素和微量元素等各种营养成分。改善细胞代谢可选用极化液、能量合剂、多种辅酶等改善细胞线粒体代谢的药物。

（五）器官功能支持与保护

1.改善循环功能

改善心脏泵血功能可选用多巴胺、多巴酚丁胺、毛花苷 C、米力农、氨力农、参附注射液。纠正心律失常主要强调去除病因,有针对性的选用抗心律失常药物或电除颤、起搏技术。根据 CVP、肺动脉楔压和尿量调整输液。

2.呼吸功能支持

病情轻者可给予氧疗或经面罩机械通气。病情严重者则需尽快建立人工气道并保持气道通畅。机械通气,根据患者具体情况选用不同的呼吸模式和参数。定期复查血气分析,及时调整呼吸模式及参数,使患者氧合维持在理想状态。

3.CRRT

目前主要强调 CRRT 技术的应用及有利于肾功能恢复措施的应用。

4.肝功能支持

补充足够的热量及能量合剂(辅酶 A/ATP),纠正低蛋白血症,使用还原性谷胱甘肽以保护肝功能,避免选择肝脏毒性药物,必要时应用人工肝技术。

5.胃肠功能障碍处理

胃肠减压,生大黄粉、奥美拉唑、醋酸奥曲肽或生长激素释放抑制激素的选用等。

6.脑功能障碍处理

早期应根据病情选用亚低温、依达拉奉、神经节苷脂、甲钴胺、醒脑静、纳洛酮等,待病情稳定后可行高压氧治疗。

7.弥散性血管内凝血的处理

选用肝素、血小板悬液、纤维蛋白原、凝血酶原复合物和新鲜全血。小剂量肝素持续给予可明显改善组织微循环,减轻血管内皮损伤,防治脏器组织缺血,避免脏器功能进一步损害。

(六)维持内环境稳定

根据监测结果及时纠正水电解质酸碱紊乱,调整血糖和渗透压。控制血糖在 8.3 mmol/L 左右、Na^+ 变化幅度每 24 小时应<10 mmol/L,尽量避免 Na^+ 急剧波动而导致脑神经细胞功能受损。

(孙新志)

第十二章

危重症患者常见并发症

第一节　谵　妄

一、概述

谵妄是重症患者病后短期(数小时或数天)发生的急性可逆性的意识障碍,意识水平往往具有波动性。特点是起病急,病情进展迅速,是一种高级神经系统功能的活动失调。

危重症患者谵妄的发生率非常高,尤其是机械通气患者,其谵妄的发生率高达 $60\% \sim 80\%$。谵妄可显著增加 ICU 成年患者的病死率,延长其 ICU 住院时间和总住院时间,损害患者的认知功能,给危重症患者近期的疾病预后和远期的康复都造成非常大的损害。因此,应预防谵妄的发生,及时识别谵妄,并采取有效措施进行干预。

二、病因与发病机制

谵妄相关危险因素包括高龄、慢性阻塞性肺疾病病史、高血压病史、高血糖及糖尿病病史、心力衰竭、抑郁病史、谵妄病史、脑血管病史、酗酒病史、脓毒症、肾功能不全、美国纽约心脏协会心功能分级≥Ⅲ级、急诊手术、苯二氮䓬类药物等镇静药物应用、阿片类药物应用、皮质醇水平升高、低氧血症、机械通气、贫血、电解质紊乱、认知损伤、体外循环、束缚及心律失常等。目前关于谵妄的发病机制尚无定论,主要有以下几种学说。

(一)神经递质学说

谵妄由脑内神经递质功能障碍造成,其中以胆碱能系统功能障碍为主,谵妄的不同症状可能是由于胆碱能通道不同部位受损所致。多巴胺系统功能亢进也可能是引发谵妄的机制之一。其他可能与谵妄发生有关的神经递质还包括去甲肾上腺素、5-羟色胺、γ-氨基丁酸、谷氨酸和褪黑素等。

(二)炎症反应学说

创伤、感染等引起的炎症反应可使一些细胞因子(IL-6、IL-8、C 反应蛋白、TNF-α、干扰素)等释放增加,从而增加下丘脑-垂体-肾上腺皮质轴活动度和促进单胺循环,表现为去甲肾上腺素和 5-羟色胺活化,使多巴胺增加,乙酰胆碱减少。炎性因子干扰神经活动,影响突触的连接功能,并诱发脑内炎性反应或直接损伤神经元。

(三)细胞代谢学说

广泛认知损害与大脑代谢水平普遍降低有关,其中以大脑葡萄糖代谢水平、耗氧水平和血流量方面最为明显。某些毒素,如尿素、乙醇、药物等可损害脑细胞的代谢功能,使细胞相互交换信息的能力下降,或细胞从非皮质结构接受信息的能力受损,因而导致谵妄。

(四)麻醉药物的影响

麻醉过程中镇痛镇静药物,如阿片类、糖皮质激素和苯二氮䓬类药物,可通过作用于神经细胞膜、神经递质、受体、离子通道、脑血流和脑代谢等多个环节,引起神经功能障碍,诱发谵妄。抗胆碱能药物是谵妄发生的独立危险因素,而且可以加重谵妄的严重程度。

三、谵妄的评估与判断

对于入住 ICU 的危重症患者,首先,应评估是否存在谵妄的危险因素,对高危患者应提高警惕,积极采取措施预防谵妄的发生。其次,应通过临床观察与使用评估工具,尽早识别谵妄的发生,并严密监测谵妄的严重程度。

(一)健康史

评估危重症患者是否具有谵妄的易患因素与诱发因素。高龄(尤其是＞70 岁)、既往罹患痴呆、高血压和/或酗酒史及入院时病情严重等是谵妄的易患因素。危重症患者谵妄的诱发因素包括麻醉、昏迷、代谢异常、缺氧、感染、循环不稳定、电解质紊乱、中枢神经系统病变(脑外伤、脑血管病、颅内感染等)或睡眠障碍等。

(二)临床表现

谵妄分为兴奋型、抑郁型和混合型 3 种。兴奋型谵妄表现为躁动不安、易激惹、语言杂乱,幻觉和妄想,过度活动,对刺激敏感。抑郁型谵妄以老年患者多见,表现为情绪低沉、嗜睡、精神运动迟钝等。混合型谵妄是危重症患者最常见的谵妄类型,同时具备以上 2 种类型的表现,或在以上 2 种状态中波动。抑郁型谵妄往往预后较差,兴奋型谵妄比较容易识别。

1.急性起病伴病程波动

谵妄常为急性起病,于数小时或数天内发展而成,可见某些前驱症状,如倦怠、恐惧、焦虑、烦躁不安、对声光的敏感性增高、失眠等。临床症状常呈昼轻夜重的波动性,这是谵妄的重要特征之一。嗜睡与躁动不安二者大幅度波动、不可预料且无规律地发生,夜间特别严重。因为有清晰的间歇期,注意力及觉醒改善,医务人员可能被误导。

2.意识障碍

意识或注意的清晰度发生紊乱。大多数患者嗜睡且唤醒程度减低,严重患者可发展为昏迷。少数患者谵妄可过分警觉及容易唤醒。在过度警觉患者中,极度唤醒并未消除注意的缺陷,因为患者的警觉是杂乱无章的,很容易被无关的刺激所分散而不能保持注意。意识的两种极端可以在同一患者身上重叠或交替出现,并可由相同的致病因素所引起。

3.认知障碍

(1)注意障碍:注意障碍是谵妄的首要症状,患者注意力分散不容易集中,任何刺激可能不加区别地获得患者注意,微不足道的刺激比重要的刺激更受注意。注意的所有成分都发生紊乱,出现逻辑推理能力降低或思维混乱,记忆力减退或记忆错误。

(2)定向障碍及记忆损害:定向障碍与记忆有关。患者首先对一天中的时间定向不好,然后是时间的其他方面(年、月、日)以及对地点的失定向。常有事件或地点的异常并列现象,将前后两件事误认为是同时发生的。除了严重谵妄外,一般尚保持对人物的定向。由于注意障碍引起记忆能力减低而近事记忆也受损。在谵妄中,二重性记忆错误这一特异性记忆相关障碍的出现,系对新近的观察与过去记忆的整合能力减退所致。在此种情况下,人物和地点被替换。通常,谵妄患者倾向于将不熟悉的误认为熟悉的,如患者倾向于将医院重新定位在靠近自己的家、熟悉的人被误认为是陌生的骗子。

(3)其他认知障碍:视空间能力及书写能力可发生障碍。高度的视觉加工缺陷包括视觉物品再认困难、环境定向障碍,以及绘画及其他结构能力的困难。书写障碍是谵妄时最敏感的语言异常。最显著的特征是书写技巧中的异常,如字母或单词难以辨认、笔画重复等。谵妄时书写容易发生障碍是因为书写在语言活动中最少使用,而且需要依靠多种成分或能力的综合。

4.感知障碍

最常见的感知障碍为单位时间内知觉减少,患者未觉察发生在他周围的事件。错觉及其他错误知觉由异常的感觉辨别能力所致。知觉可以是多重的、变化不定的,或在大小与定位方面有异常。幻觉也会发生,特别在年轻的患者视幻觉最常见,多鲜明生动,三维性及全色性,患者可见到小人国的动物或人在活动。幻觉内容多属不愉快,许多患者与之争斗或因恐惧而奔逃。某些幻觉体验来自梦境或视觉想象的闯入。精神病性幻听,评论患者行为的说话声也常见到。

5.情感障碍

情感变化无常,情绪不稳表现明显。有时患者焦虑、恐惧、易激惹,有时又抑郁、淡漠、无表情。不愉快的情绪状态最常见且不持久。心情变化与妄想、知觉异常及幻觉一致,很可能由意识模糊状态的直接影响所致。后者依赖于边缘系统及其对情绪的调整作用。

6.睡眠-觉醒周期紊乱

昼夜周期的破坏引起白天过度瞌睡及正常日夜节律的颠倒。夜间不安宁且意识模糊常见,而谵妄可以只在夜间出现。谵妄时,生理节奏性睡眠周期破坏,可导致快速眼运动或由做梦状态就进入睡眠。

如果致病因素能被矫正,大多数病例的预后良好。谵妄的平均持续期为数天至2周,老年人则较长。谵妄缓解后患者对病中的表现大部分或全部遗忘,轻度谵妄的患者常描述做了一场噩梦。若病情未予控制,则可继以昏迷,甚至死亡。

(三)判断

谵妄的判断分2步进行。首先确定患者的意识水平,通常使用评估量表,包括Ramsay镇静评分、SAS量表和RASS量表,然后使用谵妄检测工具确定是否存在谵妄。2018年发表的《中国成人ICU镇痛和镇静治疗指南》建议对于RASS≥−2分、且具有谵妄相关危险因素的ICU患者应常规进行谵妄评估。ICU内检测成年患者谵妄的最有效工具为ICU意识模糊评估法(confusion assessment method for the ICU,CAM-ICU)和重症监护谵妄筛查量表(intensive care delirium creening checklist,ICDSC)。CAM-ICU是供非精神科医师使用的临床谵妄评估工具。谵妄通过精神状态突然改变或起伏不定、注意力障碍、思维无序、意识水平改变4个临床特征进行界定。当患者精神状态突然改变或起伏不定和注意力障碍同时为阳性,再加上思维无序或意识水平改变之一为阳性时,即认为发生了谵妄。ICDSC包括意识变化水平、注意力不集中、定向力障碍、幻觉-幻想性精神病状态、精神运动型激越或阻滞、不恰当的语言和情绪、睡眠-觉醒周期失调和症状波动等8个方面,得分为0~8分,0~3分为正常,4~8分为谵妄。

四、谵妄的预防与治疗

（一）预防

由于谵妄病因的多样性，往往需要综合性的预防处理措施。

1.加强监测

对有不可更改危险因素的患者，如高龄、酗酒、高血压病史等，应提高警惕，加强监测并纠正各种诱发谵妄的因素。对于存在危险因素的患者，早期选择合适的镇痛镇静方案预防谵妄的发生。此外，应严密观察镇静药物的使用情况及药物不良反应的发生情况。

2.改善认知功能

病房内设置钟表、日历，有条件时可提供收音机或电视机，使患者与外界保持联系。鼓励患者用语言、书写等方式与医护人员及患者家属沟通。

3.早期活动

早期活动包括被动翻身、鼓励有活动能力的患者坐起活动、坐到床边或者离开床坐到轮椅上等，降低谵妄的发生率。

4.营造舒适的治疗环境

温度适宜，降低噪音；增加自然日光照射，降低夜间灯光使用；尽量集中执行治疗和护理操作，避免剥夺睡眠、建立睡眠周期；条件允许时尽早去除身体约束。

（二）治疗

1.鉴别并治疗潜在病因

一旦发生谵妄，关键的治疗在于明确病因，去除易感及诱发因素。对患者进行全面的检查来明确病因，给予对症支持治疗，预防并发症。

2.非药物治疗

舒适体位，尽早解除约束、拔除导管，早期活动，避免脱水，及时佩戴眼镜和助听器等可使谵妄发生率降低40%。早期运动和康复治疗可使ICU谵妄持续时间缩短50%。

3.药物治疗

只有在纠正诱因、治疗谵妄原因无效并采取非药物干预措施无效时，才考虑使用药物控制谵妄。药物宜自小剂量开始，根据谵妄改善情况及不良反应逐渐增加剂量；一般治疗1～2周，谵妄消失2天后可逐渐停药。用药期间需监测锥体外系不良反应、心电图QT间期及意识水平的改变，治疗后若谵妄症状仍不改善，建议重新评估谵妄的诱因并予以治疗，或随访判断是否存在痴呆。

（1）右美托咪定：右美托咪定抗谵妄的作用机制现在不是很清楚，有研究者认为，镇静药物与γ-氨基丁酸受体的相互作用在谵妄的发展中有一定的作用。右美托咪定能减少苯二氮䓬类药物和丙泊酚的用量，可能是该药降低谵妄发生率的机制。已有研究表明，使用右美托咪定镇静可显著减少谵妄的发生和持续时间，可用于预防和治疗谵妄。对于并非由酒精和苯二氮䓬类戒断引起谵妄的ICU成年患者，持续静脉输注右美托咪定可减少谵妄的持续时间。

（2）苯二氮䓬类药物：药理学研究发现镇静药物对谵妄有双重作用，既能有效缓解焦虑、幻觉等症状，也会损坏患者的智力、理解力，可能会导致镇静过度或加重谵妄。普通的谵妄患者一般少用镇静药物，以免加重意识障碍，使患者变得迟钝或思维混乱，导致躁动。但对于癫痫发作、乙醇或镇静药物依赖者戒断引起的谵妄，苯二氮䓬类药物仍然是首选药物。对于那些不能耐受大剂量抗精神病药物的患者,可用苯二氮䓬类药物辅助治疗以减少抗精神病药物的用量。用药期间监测呼吸、循环功能和镇静水平。

(3)抗精神病药物:①氟哌啶醇 2～5 mg,口服或静脉注射,每 6 小时 1 次,老年患者用量减半。近年来研究显示氟哌啶醇对于重症患者的谵妄无治疗作用。②奥氮平可改善谵妄症状,疗效与氟哌啶醇相当,5 mg,口服或舌下,老年患者用量减半。③利培酮可改善谵妄症状,但不能改善姑息治疗患者的谵妄症状评分,0.5 mg,口服,每天 2 次,最大剂量 2.5 mg/d。④喹硫平可缩短谵妄持续时间、改善谵妄的非认知症状,25～50 mg,口服,每 12 小时 1 次,每 24 小时根据疗效调整剂量。

(温　巍)

第二节　深静脉血栓

一、概述

深静脉血栓(deep venous thrombosis,DVT)是血液在深静脉内不正常凝结引起的静脉回流障碍性疾病,常发生于下肢。国内研究显示,入住 ICU 的患者 DVT 的患病率为 11.9%。来自静脉系统的血栓脱落可导致肺栓塞。DVT 与肺栓塞统称为静脉血栓栓塞症,是同种疾病在不同阶段的表现形式。DVT 的主要不良后果是肺栓塞和血栓后综合征(post-thrombotic syndrome,PTS),不仅可以影响患者的生活质量,严重者会导致死亡。

二、病因与发病机制

DVT 多发生于大手术或严重创伤后、长期卧床、肢体制动、肿瘤患者等。输血史、GCS 评分、骨盆骨折、延长手术时间和年龄被认为是创伤患者静脉血栓栓塞症的独立预测因素,这些因素需在入院时迅速评估。

ICU 患者更易发生 DVT 的原因有以下几点。①血流淤滞:ICU 患者卧床、制动,使用镇静药物和神经肌肉阻滞等,降低了肢体静脉血流速度;机械通气腹压增高,静脉回流减少,下肢静脉血液淤滞;下肢失去肌肉泵的挤压作用,血流缓慢,激活内源性凝血系统。②血管损伤:中央静脉和外周静脉插入和/或外科干预等有创操作导致血管壁损伤;应激状态下儿茶酚胺大量分泌,全身血管收缩,患者因昏迷、呛咳、卧床、导尿等发生肺部及尿路感染加重血管内皮损伤。③血液呈高凝状态:脓毒症、肾衰竭或血流动力学损伤,血管活性药物的应用等导致血液呈高凝状态。④血栓阈值的变异性难以检测:所有研究显示尽管广泛应用预防血栓形成的措施,DVT 仍在ICU 持续发生,部分原因是与固定剂量抗凝剂相比,血栓阈值的变异性难以检测。

三、DVT 的评估与判断

(一)健康史

主要评估患者年龄、病情、手术史、卧床时间长短、活动情况及有无血液系统疾病、免疫系统疾病、肿瘤等。

（二）临床表现

根据发病时间不同,DVT 分为急性期、亚急性期和慢性期。

急性期是指发病 14 天以内表现为突发的下肢肿胀,可伴浅静脉怒张,局部皮肤温度比较高。一侧肢体突然肿胀是最常见的症状,与健侧肢体比较,同一部位的周径之差可达到 1 cm。肿胀的同时可伴有疼痛,活动后加重,抬高患肢可有所好转

亚急性期是指发病 15～30 天表现为患肢疼痛、突然肿胀等,体格检查患肢呈凹陷性水肿、软组织张力增高、皮肤温度增高,在小腿后侧和/或大腿内侧、股三角区及患侧髂窝有压痛。发病 1～2 周后,患肢可出现浅静脉曲张。血栓位于小腿肌肉静脉丛时,Homans 征和 Neuhof 征呈阳性。Homans 征:患肢伸直,足被动背屈时,引起小腿后侧肌群疼痛,为阳性。Neuhof 征:压迫小腿后侧肌群,引起局部疼痛,为阳性。患者下肢出现股青肿,是下肢 DVT 中最严重的情况,此种情况是由于血栓将髂静脉、股静脉及其分支阻塞,静脉回流受阻严重,组织张力增高,导致下肢动脉受压和痉挛,肢体缺血。临床表现为下肢极度肿胀、剧痛、皮肤发亮呈青紫色、皮肤温度低伴有水疱,足背动脉搏动消失,全身反应强烈,体温升高。如不及时处理,可发生休克和静脉性坏疽。

DVT 慢性期可发展为 PTS,一般是指急性下肢 DVT 6 个月后,出现慢性下肢静脉功能不全的临床表现,包括患肢的沉重、胀痛、静脉曲张、皮肤瘙痒、色素沉着、湿疹等,严重者出现下肢的高度肿胀、脂性硬皮病、经久不愈的溃疡。在诊断为下肢 DVT 的最初 2 年内,即使经过规范的抗凝治疗,仍有 20％～55％的患者发展为 PTS,其中 5％～10％的患者发展为严重的 PTS,从而严重影响患者的生活质量。静脉血栓一旦脱落,可随血液流动进入肺动脉,堵塞肺动脉主干或分支。相关研究显示,引起肺栓塞的栓子中有 90％来自下肢深静脉系统,根据肺循环障碍的不同程度引起相应肺栓塞的临床表现。

（三）辅助检查

1.下肢静脉造影

下肢静脉造影是测定下肢深静脉血栓最精确的方法,其灵敏度和特异性几乎达到 100％,不仅可以有效判断有无血栓、血栓部位、范围、形成时间和侧支循环情况,而且常被用来评估其他方法的诊断价值,目前仍是诊断下肢 DVT 的金标准。缺点是有创、造影剂过敏、肾毒性以及造影剂本身对血管壁的损伤等。目前,临床上已逐步用超声检查来部分代替静脉造影。

2.血浆 D-二聚体测定

血浆 D-二聚体测定可用酶联免疫吸附法检测,敏感性＞99％,急性期 D-二聚体＞500 $\mu g/L$ 有重要参考价值。

3.多普勒超声血管检查

多普勒超声血管检查是一种无创检查方法,敏感性为 93％～97％,特异性达 94％～99％,可用于深静脉血栓的筛查和监测。该检查对股腘静脉血栓诊断的准确率高(＞90％),对周围型小腿静脉丛血栓和中央型髂静脉血栓诊断的准确率较低。在超声检查前,按照 DVT 诊断的临床特征评分(Wells 评分),可将患有 DVT 的临床可能性分为低、中、高度(表 12-1)。总分≤0 分,为低度;总分 1～2 分,为中度;总分≥3 分,为重度。如连续 2 次超声检查均为段性,对于低度可能的患者可以排除诊断,而对于中、高度可能的患者,建议作血管造影等影像学检查。

4.CT 静脉成像

CT 静脉成像主要用于下肢主干静脉或下腔静脉血栓的诊断,准确性高,联合应用 CTV 及

CT 肺动脉造影检查可增加 DVT 的确诊率。

表 12-1　Wells 评分

病史及临床表现	评分
肿瘤	1
瘫痪或近期下肢石膏固定	1
近期卧床>3 天或近 12 周内大手术	1
沿深静脉行走的局部压痛	1
全下肢水肿	1
与健侧相比,小腿肿胀周径长>3 cm	1
既往有下肢 DVT 形成病史	1
凹陷性水肿(症状侧下肢)	1
有浅静脉的侧支循环(非静脉曲张)	1
类似或与下肢 DVT 形成相近的诊断	−2

5.核磁静脉成像

核磁静脉成像能准确显示髂、股、腘静脉血栓,但不能很好地显示小腿静脉血栓。尤其适用于孕妇,而且无须使用造影剂,但有固定金属植入物及心脏起搏器植入者,不可实施此项检查。

(四)判断

患者近期有手术、严重外伤、骨折或肢体制动、长期卧床、肿瘤等病史,出现下肢肿胀、疼痛、小腿后方和/或大腿内侧有压痛时,提示下肢 DVT 的可能性大;但当患者无明显血栓发生的诱因,仅表现为下肢肿胀或症状不典型时,易出现漏诊、误诊。对于下肢 DVT 的诊断,无论临床表现典型与否,均需进一步的实验室检查和影像学检查,以明确诊断,避免漏诊和误诊。对于血栓发病因素明显、症状体征典型的患者,首选超声检查。当患者无明显血栓发生的诱因、症状体征不典型、Wells 评分为低度可能时,行血浆 D-二聚体测定,阴性排除血栓,阳性者需进一步行超声检查。

四、DVT 的预防与治疗

(一)预防

1.基本预防

对患者加强健康教育,让患者了解深静脉血栓的病因、危险因素和常见症状,对高危人群要重点观察及高度警惕,指导患者进行正确的活动。手术后麻醉未醒或制动者尽早开始下肢主动或被动活动,如踝泵运动、下肢按摩等;尽早下床活动;避免脱水,保证有效循环血量;有创操作动作轻柔精细,尽量微创。无论 DVT 风险程度如何,所有患者均应采取基本预防。

2.物理预防

对活动性出血或有大出血风险,以及一旦出血后果特别严重的 DVT 高危患者可进行物理预防。

(1)抬高患肢(除筋膜室综合征外),穿弹力袜,避免腘窝部垫枕,加强主动或被动等长、等张功能锻炼,以发挥肌泵作用,促进静脉回流。

（2）使用间歇充气加压治疗设备，通过序贯地从踝、小腿至大腿周期性地加压与松弛，加速下肢静脉回流，促进淤血静脉排空，同时可预防凝血因子的聚集及在血管内膜的黏附，增加纤维蛋白溶解系统活性，促进内源性纤维蛋白溶解活性，从而防止血栓形成。对药物预防有可能出血的患者，间歇充气加压治疗为首选的预防措施。

（3）持续被动活动，可促进血液回流，增加局部血液循环。

3.药物预防

对出血风险低的 DVT 高危患者，可根据患者 DVT 风险分级、病因、体重、肾功能状况选择药物，包括低分子肝素、磺达肝癸钠、普通肝素（尤其可用于肾功能不全患者）、华法林和新型口服抗凝药（如利伐沙班、阿哌沙班、达比加群等）。须针对患者情况确定药物剂量、预防开始时间和持续时间；对长期接受药物预防的患者，应动态评估预防的收益和潜在的出血风险，并征求患者和/或家属的意见。当出血或出血风险已降低、而发生 DVT 风险仍持续存在时，可进行药物预防或药物预防联合物理预防。

（二）治疗

1.抗凝治疗

DVT 的基本治疗方法是抗凝，可以有效抑制血栓形成、有利于血栓自溶和血管再通，降低肺栓塞发生率和病死率。抗凝药物分为普通肝素、低分子肝素、维生素 K 拮抗剂和新型口服抗凝剂（包括直接 Xa 因子抑制剂、直接 IIa 因子抑制剂）。

（1）普通肝素：给药方式为静脉持续给药，使用剂量因人而异，存在个体差异，使用过程中要每 4～6 小时测定 1 次 APTT，根据 APTT 调整肝素用量，将 APTT 延长至正常对照值的 1.5～2.5 倍。肝素可引起肝素诱导的血小板减少症，常于应用肝素 5 天后出现，在使用的第 3～10 天复查血小板计数，如血小板计数较应用肝素前下降＞50％，或应用肝素 5 天后血小板计数进行性下降至 $(8～10)×10^9/L$ 以下，应高度怀疑，此时可行相关抗体的实验室检测进行确诊，肝素诱导的血小板减少症诊断一旦成立，应立即停用，改为非肝素抗凝剂（如阿加曲班、利伐沙班等）治疗。

（2）低分子肝素：出现不良反应少，肝素诱导的血小板减少症发生率低于普通肝素，使用时大多数患者无须监测凝血功能。临床按体重给药，每次 100 U/kg，每 12 小时 1 次，皮下注射，肾功能不全者慎用。

（3）维生素 K 拮抗剂（如华法林）：是长期抗凝治疗的主要口服药物，效果评估需监测凝血功能的 INR。治疗剂量范围窄，个体差异大，药效易受多种食物和药物影响。治疗初始常与低分子肝素联合使用，建议剂量为 2.5～6.0 mg/d，2～3 天后开始测定 INR，当 INR 稳定在 2.0～3.0，并持续 24 小时后停低分子肝素，继续华法林治疗。华法林对胎儿有害，孕妇禁用。

（4）直接 Xa 因子抑制剂：在国内，利伐沙班已经被批准用于 DVT 的预防和治疗，该药 33％通过肾脏代谢，轻、中度肾功能不全的患者可以正常使用。单药治疗急性 DVT 与其标准治疗（低分子肝素与华法林合用）疗效相当。

（5）直接 IIa 因子抑制剂：阿加曲班，静脉用药，分子量小，能进入血栓内部，对血栓中凝血酶抑制能力强于肝素，主要适用于急性期、肝素诱导的血小板减少症及存在肝素诱导的血小板减少症风险的患者。高度怀疑 DVT 者，如无禁忌，在等待检查结果期间，可先抗凝治疗，然后根据确诊结果决定是否继续抗凝。有肾功能不全的患者建议使用普通肝素、直接 Xa 因子抑制剂。

2.溶栓治疗

（1）溶栓药物：尿激酶最常用，对急性期治疗具有起效快，效果好，变态反应少的特点，常见的不良反应是出血。溶栓剂量至今无统一标准,一般首剂 4 000 U/kg,30 分钟内静脉注射,继以 60 万～120 万 U/d,维持 3～4 天,必要时延长至 5～7 天。重组链激酶,溶栓效果较好,但变态反应多,出血发生率高。重组组织型纤溶酶原激活物,溶栓效果好,出血发生率低,可重复使用。新型溶栓药物包括瑞替普酶、替奈普酶等,溶栓效果好,单次给药有效,使用方便,不需调整剂量,且半衰期长。

(2)降纤药物:常用巴曲酶,是单一组分降纤制剂,通过降低血中纤维蛋白原水平抑制的栓形成,治疗 DVT 的安全性高。

(3)溶栓治疗的适应证:急性近端 DVT(髂、股、腘静脉);全身状况好;预期生命>1 年和低出血并发症的危险。

(4)溶栓治疗的禁忌证:①溶栓药物过敏。②近期(2～4 周内)有活动性出血,包括严重的颅内、胃肠道、泌尿道出血。③近期接受过大手术、活检、心肺复苏、不能实施压迫的穿刺。④近期有严重的外伤。⑤严重难以控制的高血压。⑥严重的肝肾功能不全。⑦细菌性心内膜炎。⑧出血性或缺血性脑卒中病史者。⑨动脉瘤、主动脉夹层、动静脉畸形患者。⑩年龄>75 岁和妊娠者慎用。

(5)溶栓方法:包括导管接触性溶栓和系统溶栓,导管接触性溶栓(catheter directed thrombolysis,CDT)是将溶栓导管置入静脉血栓内,溶栓药物直接作用于血栓;而系统溶栓是经外周静脉全身应用溶栓药物。CDT 为临床首选的溶栓方法,能显著提高血栓的溶解率,降低 PTS 的发生率,具有治疗时间短、并发症少的特点。

3.手术取栓

手术取栓是清除血栓的有效治疗方法,可迅速解除静脉梗阻。常用 Fogarty 导管经股静脉取出髂静脉血栓,用挤压驱栓或顺行取栓清除股静脉、腘静脉血栓。

4.机械血栓清除术

经皮机械性血栓切除术主要是采用旋转涡轮或流体动力的原理打碎或抽吸血栓,从而达到迅速清除或减少血栓负荷、解除静脉阻塞的作用。临床资料证实经皮机械性血栓切除术安全、有效,与 CDT 联合使用能够减少溶栓药物剂量、缩短住院时间。对于病史 7 天以内的中央型或混合型 DVT 患者,全身情况良好,无重要脏器功能障碍,也可用手术取栓。

5.合并髂静脉狭窄或闭塞的处理

髂静脉狭窄或闭塞在 DVT 的发病中起重要作用,在 CDT 或手术取栓后,对髂静脉狭窄可以采用球囊扩张、支架置入等方法予以解除,以利于减少血栓复发、提高中远期通畅率、减少 PTS 的发生。对于非髂-下腔静脉交界处的狭窄或闭塞,支架的置入建议以病变部位为中心,近端不进入下腔静脉。对于髂-下腔静脉交界处的病变,控制支架进入下腔静脉的长度(1 cm 以内)。

6.下腔静脉滤器

下腔静脉滤器可以预防和减少肺栓塞的发生,由于滤器长期置入可导致下腔静脉阻塞和较高的深静脉血栓复发率等并发症,为减少这些远期并发症,建议首选可回收或临时滤器,待发生肺栓塞的风险解除后取出滤器。

7.压力治疗

血栓清除后,患肢可使用间歇加压充气治疗或弹力袜,以预防血栓复发。

(孙新志)

第三节　导尿管相关性尿路感染

一、概述

ICU患者多为意识障碍、休克、急性呼吸窘迫综合征、心力衰竭的重症患者,由于无法自理或需严格计算液体出入量,大多数患者不可避免地需要放置导尿管,且他们抵抗病原微生物能力较弱,因此在ICU伴发的尿路感染主要为导尿管相关性尿路感染(catheter-associated urinary tract infection,CAUTI)。CAUTI主要是指患者留置导尿管后,或者拔除导尿管48小时内发生的泌尿系统感染。CAUTI会延长患者的平均住院日数,增加住院费用,加重社会和家庭的经济负担,严重者可并发肾乳头坏死、肾周脓肿、肾结石、尿路梗阻及败血症。

CAUTI主要病原菌依次为大肠埃希菌(35.8%～45.7%)、屎肠球菌(8.6%～10.9%)、粪肠球菌(8.0%～9.3%)、假丝酵母菌(6.2%～13.5%)、肺炎克雷伯菌(7.3%～8.3%)、铜绿假单胞菌(4.3%～5.7%)。大肠埃希菌是引起CAUTI的首位致病菌,革兰阳性菌以屎球菌和粪肠球菌为主。随着念珠菌属和肠球菌报告的增加,引起医院内CAUTI的病原体也发生了变化。目前念珠菌属是术后重症患者尿标本中最普遍的病原菌。国内报道真菌感染占6.2%～13.5%,抗菌药物使用引起菌群失调容易导致尿路感染。CAUTI主要为逆行性感染,细菌侵入主要通过:①导尿时无菌操作不严格,可将细菌带入膀胱内。②细菌可经导尿管与尿道黏膜间的空隙逆行进入膀胱,是CAUTI中最常见的感染方式。此外,细菌还可经导尿管与集尿袋的连接处或经集尿袋的放尿口处侵入。

二、病因与发病机制

正常人前尿道、尿道口周围及女性阴道前庭可有细菌存在,但由于机体泌尿道存在比较完善的防御感染的能力,一般不引起感染。危重病患者常由于留置导尿管或尿路器械使用、尿道损伤、尿路梗阻或合并血源性感染、免疫力降低等,导致致病微生物通过逆行性途径或血源性途径到达泌尿系统引起感染。

CAUTI与发病率和病死率增加有关,是继发性血液感染的最常见原因。发生CAUTI的独立危险因素包括年龄>60岁、女性、合并糖尿病、合并前列腺增生、合并肾结石、导管留置时间>7天、ICU患者。高龄患者多合并有较多基础疾病,且其机体免疫功能低下,进而增加了尿路感染的风险;与男性相比,女性的尿道更短、宽、直,其生理特点增加了CAUTI的概率;糖尿病患者尿液含较多葡萄糖,易于细菌生长与繁殖;对于合并尿路结石及前列腺增生的患者,其机体本身可能已出现感染,增加了患者发生尿路感染的概率。

CAUTI的发病机制:①导尿管置入损伤尿道黏膜,从而有利于细菌黏附;②留置导尿管易造成膀胱过度充盈和排尿不全,而残余尿增多更有利于细菌生长;③留置导尿管为尿路病原菌的定植提供了黏附平台,易形成细菌生物膜。

三、CAUTI 的评估与判断

(一)健康史

重点评估患者病情、年龄,导尿管种类,导尿管置入时间,导尿操作过程,尿液引流情况,抗生素应用情况及患者的心理反应与合作程度等。

(二)临床表现

CAUTI 的症状和体征包括发热、寒战、意识改变、腰痛、肋脊角叩痛、急性血尿、盆腔不适,已拔除导尿管的患者可有排尿困难、尿频、耻骨上方疼痛或压痛。对于脊髓损伤的患者,CAUTI 的临床症状可表现为持续痉挛、自主反射障碍或感觉不安。仅有脓尿而无临床症状不能诊断为 CAUTI。

(三)辅助检查

1.有症状的尿路感染

患者出现尿频、尿急、尿痛等尿路刺激症状,或者有下腹触痛、肾区叩痛,伴有或不伴有发热,尿检白细胞结果:男性≥5 个/高倍视野,女性≥10 个/高倍视野,同时符合以下条件之一:①清洁中段尿或者导尿留取尿液培养革兰阳性球菌菌落数≥10^4 CFU/mL,革兰阴性杆菌菌落数法≥10^5 CFU/mL。②耻骨联合上膀胱穿刺留取尿液培养的细菌菌落数≥10^3 CFU/mL。③新鲜尿标本经离心后应用相差显微镜检查,每 30 个视野中有半数视野见到细菌。④经手术、病理学或者影像学检查,有尿路感染证据。

2.无症状菌尿症

如果患者没有临床症状,但 1 周内有内镜检查或导尿管置入,尿液培养革兰阳性球菌菌落数≥10^4 CFU/mL,革兰阴性杆菌菌落数≥10^5 CFU/mL,应当诊断为无症状菌尿症。

(四)判断

留置导尿管、耻骨上方导尿管或间歇导尿的患者,出现尿路感染相应的症状、体征,且无其他原因可以解释,同时经导尿管留取标本或拔除导尿管后 48 小时内留取的清洁中段尿标本细菌培养菌落计数≥10^3 CFU/mL,可诊断 CAUTI。

四、CAUTI 的预防与治疗

(一)预防

1.严格掌握留置导尿管的指征

严格掌握留置导尿管的指征,可以减少或避免不必要的留置导尿管,最大程度缩短导尿管留置时间。导尿管的留置时间是感染发生最重要的危险因素。因此,只有在具备合适指征时才进行留置导尿管,并且留置时间要合理,做到及时拔除,即每天评估患者是否需要继续插管。这对于减少导尿管的应用及其相关的感染风险,应该是最为直接的方法,应优先实施。留置导尿管的指征见表 12-2。

2.选择合适的导尿管

近年来,除了普通的乳胶导管,各种用物理或者化学方法将抗菌物质(抗菌药物、银合金)结合在导尿管表面制成的特殊导尿管也已被应用到临床上。使用型号尽可能小的导尿管,并与引流袋相匹配,从而最大限度减少尿道损伤。需要长期留置导尿管的患者尽量使用对尿道刺激小的全硅胶导尿管。短期导尿的患者,可考虑应用抗菌药涂层导尿管以降低或延缓 CAUTI 的发生,但不推荐常规应用。

表 12-2　留置导尿管的指征

指征	评价
临床显著性尿潴留	临时使用或长期使用,如药物治疗无效而又不具备外科手术适应证者
尿失禁	为改善终末期患者的舒适度;如果创伤性更小的措施无效(如行为和药物介入以及失禁垫),且不具备使用外部收集设备时
需要精确检测尿量	经常或紧急的监测需要,如危重症患者
患者无法或不愿收集尿液	全身麻醉或脊髓麻醉的长时间手术期间,择期泌尿科和妇产科手术的围术期

3.注意手卫生

严格遵循无菌操作技术原则留置导尿管,动作轻柔,避免损伤尿道黏膜。

4.引流装置的管理

(1)没有充分证据可证明在预防CAUTI方面,某一引流装置优于另一类,防反流装置不能代替日常护理措施。

(2)留置导尿管期间应保持引流装置的密闭性,防止污染。

(3)留置导尿管期间应保持尿液引流通畅,避免导尿管及引流管扭曲,集尿袋应始终低于膀胱水平,避免接触地面或直接置于地上。

(4)不支持频繁更换集尿袋,具体更换频率可参照产品说明书;一旦发生无菌状态被打破,接头(连接)处断开或尿液漏出,应使用无菌方法更换导尿管的引流装置。

5.减少或避免不必要的膀胱冲洗,合理应用抗菌药物

需要注意的是,长期留置导尿管的患者不应常规使用抗菌药或生理盐水进行膀胱冲洗以减少CAUTI和导尿管阻塞的发生,只有部分外科术后和短期导尿的患者可考虑应用抗菌药冲洗以降低革兰阴性菌菌尿症的发生率。对短期或长期导尿,包括进行外科手术的患者,不推荐常规全身应用抗菌药物,以减少CAUTI与选择性耐药的发生。

6.规范的日常护理

规范的日常护理包括日常观察、评估留置导尿管的必要性、清空集尿袋、局部日常清洁和大便失禁后的局部处理,都能大大减少CAUTI的发生。此外,以下处理也可减少CAUTI的发生。

(1)尿管固定:应妥善固定尿管,防止发生滑动和牵引尿道,避免打折与弯曲,始终保持集尿袋高度低于膀胱水平,活动或搬运时应夹闭尿管,避免尿液逆流。及时清空集尿袋中的尿液,清空过程中要遵循无菌操作原则,避免集尿袋的放尿口被污染。

(2)无菌密闭引流:对留置导尿管的患者应采用抗反流密闭式引流装置,维持引流通畅,避免不必要的膀胱冲洗。一般情况不要分离导尿管与集尿袋的连接管,必须分离时应消毒尿管与连接管口再按无菌技术连接集尿系统。

(3)尿道口护理:保持患者尿道口清洁,留置导尿管期间应每天清洁或消毒尿道口2次。

(4)尿管更换:长期留置导尿管的患者,不宜频繁更换导尿管。如尿管阻塞、脱出,发生尿路感染及留置导尿管装置的无菌性和密闭性被破坏时应立即更换。

(二)治疗

多数的CAUTI患者是无临床症状的,不需要特殊的抗生素治疗,拔管后常可恢复,但CAUTI常使这些患者成为医院感染中最大的耐药菌来源。一部分患者由于持续CAUTI而发

展成前列腺炎、膀胱炎、肾盂肾炎,甚至感染进一步扩散而引发菌血症等,对于有症状的CAUTI应积极治疗,防止感染进一步扩散。患者一旦确诊CAUTI,应积极进行治疗,包括导尿管的拔除或更换,经验性抗菌药物应用和全身组织灌注、器官功能的维持。

1.监测

注意监测患者尿量、尿色、尿常规及肾功能;留取中段尿培养,必要时留取血培养等,进行病原学监测。鼓励多饮水,勤排尿。有发热等全身炎症反应表现时应卧床休息。每天评估是否有留置导尿管的指征,无须留置导尿管时应尽早拔管。有诱发因素者(如尿路梗阻)应加以治疗。

2.导尿管的拔除或更换

确诊CAUTI的患者,应尽可能拔除导尿管。若因病情需要仍需长期留置导尿管者,应予以更换。

3.病原学检查

在抗感染治疗开始前,应留取尿培养。如果导尿管已拔除,应在开始抗感染治疗前,留取清洁中段尿培养以指导治疗;如果为更换导尿管,须自新留置的导尿管留取标本行尿培养检查以指导治疗。尿培养标本的留取必须规范,将标本污染的可能性降至最低。

4.抗感染治疗

确诊CAUTI的患者,在处理导尿管、留取培养标本后须尽快开始经验性抗感染治疗。抗菌药物应结合患者病情严重程度、当地流行病学资料、药物在泌尿系统浓度和药效学/药动学参数进行选择。针对细菌感染,因最常见的是肠杆菌科,所以可经验性选择的抗菌药物包括第三、第四代头孢菌素,β-内酰胺酶抑制剂,氟喹诺酮类及碳青霉烯类药物;真菌感染可能性大时,经验性治疗药物多选择氟康唑,如氟康唑不敏感,则替换药物包括两性霉素B及两性霉素B脂质体。

(1)细菌感染:对于上尿路感染患者,因不能除外血流感染,故所选择抗菌药物不仅需要在尿中有高浓度,血液中也需要保证较高浓度。呋喃妥因和磷霉素氨丁三醇等药物可在尿液中具有很高的浓度。但其血药浓度较低,故仅用于治疗下尿路感染,而不能用于治疗上尿路感染。左氧氟沙星和β-内酰胺类抗菌药物的血药浓度和尿药浓度均高,既可用于治疗下尿路感染,又可用于治疗上尿路感染。

疑为CAUTI患者,无论是否留置导尿管,经抗菌药治疗后症状迅速缓解者疗程为7天,而治疗反应延迟者疗程为10~14天。左氧氟沙星5天疗法可用于非重症CAUTI。年龄≤65岁的CAUTI女性患者,如无上述尿路感染的症状并已拔除导尿管,可考虑3天疗法。对于留置尿管的无症状菌尿患者则不需治疗。

(2)念珠菌感染:无症状念珠菌尿患者若为中性粒细胞减少或后续需进一步行泌尿系统手术需要抗真菌治疗。中性粒细胞减少患者的治疗方案同念珠菌血症方案;后续需进一步行泌尿系统手术的患者应在手术前后数天内予以氟康唑400 mg/d或两性霉素B去氧胆酸盐每天0.3~0.6 mg/kg。

有症状念珠菌尿患者均需要接受治疗,需要参照标本培养结果和药敏试验结果选择药物。常选用氟康唑,但多数光滑念珠菌和克柔念珠菌对氟康唑敏感性低,推荐两性霉素B治疗;有肾功能不全患者需根据肾小球滤过率和肌酐清除率调整抗真菌药物剂量,氟康唑可经常规血液透析清除,需血液透析后给药或追加剂量,两性霉素B不被血液透析清除。卡泊芬净、米卡芬净和伏立康唑,尿标本分离的真菌通常对这些药物有很高的敏感性,但因这些药物尿中浓度低,不能用于治疗真菌所致尿路感染。

若CAUTI为有症状念珠菌膀胱炎,对于氟康唑敏感菌株,推荐氟康唑200 mg/d、治疗2周;

对于氟康唑耐药的光滑念珠菌,推荐两性霉素 B 去氧胆酸盐每天 0.3～0.6 mg/kg、治疗 1～7 天,或口服氟胞嘧啶 25 mg/kg、每天 3 次、治疗 7～10 天;对于克柔念珠菌,推荐两性霉素 B 去氧胆酸盐每天 0.3～0.6 mg/kg、治疗 1～7 天;如果可能,强烈建议拔除导尿管;针对氟康唑耐药菌导致的膀胱炎,如光滑念珠菌和克柔念珠菌,每天给予两性霉素 B 去氧胆酸盐 50 mg 用灭菌注射用水配成 1 L,连续膀胱冲洗 5 天。

若 CAUTI 考虑为有症状的念珠菌上行引起的肾盂肾炎,对于氟康唑敏感菌株,推荐氟康唑 200～400 mg/d 治疗 2 周;对于氟康唑耐药的光滑念珠菌,推荐两性霉素 B 去氧胆酸盐每天 0.3～0.6 mg/kg 治疗 1～7 天单用或联合氟胞嘧啶 25 mg/kg、每天 3 次;对于氟康唑耐药的光滑念珠菌,可以考虑单用氟胞嘧啶 25 mg/kg、每天 3 次、治疗 2 周;对于克柔念珠菌治疗上同有症状念珠菌膀胱炎;并强烈建议解除可能存在的尿路梗阻;若有留置肾盂造瘘管或输尿管支架的患者,如可行应考虑取出或更换。

(3)多重耐药菌感染:如怀疑有多耐药微生物,不建议将哌拉西林/他唑巴坦作为 CAUTI 的经验性治疗。碳青霉烯类可用于单药治疗,但也有学者建议采用更高剂量的方案。其他选择包括多黏菌素和磷霉素。对于由多耐药微生物引起的尿路感染的治疗,建议考虑潜在疾病的严重程度、感染的严重程度、最小抑菌浓度值和临床反应来决定单药治疗还是双药治疗晚当未出现严重症状时,可以采取单药治疗。只有在耐药频率高的情况下,最小抑菌浓度达到最佳,喹诺酮类药物和复方新诺明才能在最终治疗中安全使用。

(郑德伟)

第四节　导管相关性血流感染

一、概述

导管相关性血流感染(catheter related blood stream infection,CRBSI)是指带有血管内导管或者拔除血管内导管 48 小时内的患者出现菌血症或真菌血症,并伴有发热(体温＞38 ℃)、寒战或低血压等感染表现,除血管导管外没有其他明确的感染源;实验室微生物学检查显示外周静脉血培养细菌或真菌阳性,或者从导管段和外周血培养出相同种类、相同药敏结果的致病菌。随着血管内导管的广泛应用,CRBSI 已成为医院血液感染的最常见原因。静脉导管感染占医院感染的 13％,90％的静脉导管感染发生于中心静脉置管。

血管内导管类型多样,可从不同角度进行分类。根据置入血管类型分为周围静脉导管、中心静脉导管、动脉导管。根据留置时间分为临时或短期导管、长期导管。根据穿刺部位分为周围静脉导管、经外周中心静脉导管(peripherally inserted central venous catheter,PICC)、锁骨下静脉导管、股静脉导管、颈内静脉导管。根据导管是否存在皮下隧道分为皮下隧道式导管和非皮下隧道式导管。根据导管长度分为长导管、中长导管和短导管。

感染的病原微生物主要源自定植于导管内的细菌或经导管输入被污染的液体。主要的病原菌是皮肤细菌,革兰阳性球菌为主,以凝固酶阴性葡萄球菌、金黄色葡萄球菌、念珠菌及肠杆菌科细菌最常见。

二、病因与发病机制

导致血流感染危险因素与患者基础疾病、治疗措施、微生物和环境因素有关。基础疾病包括血液和非血液恶性肿瘤、糖尿病、维持性血液透析、慢性肝衰竭、免疫功能低下及正常皮肤屏障的破坏(如严重烧伤和压疮)。血管内导管、导尿管、手术和引流管等也会增加血流感染风险。CRBSI 的危险因素主要包括导管留置的时间、置管部位及其细菌定植情况、无菌操作技术、置管技术、患者免疫功能和健康状况等。影响 ICU 血流感染预后的独立危险因素包括混合感染或感染性休克、多重耐药菌感染和高 APACHE Ⅱ 评分。

微生物引起导管感染的方式有以下 3 种:①皮肤表面的细菌在穿刺时或之后,通过皮下至导管皮内段至导管尖端定植,随后引起局部或全身感染;②另一感染灶的微生物通过血行播散到导管,在导管上黏附定植,引起 CRBSI;③微生物污染导管接头和内腔,导致管腔内细菌繁殖,引起感染。其中,前 2 种属于导管外途径,第 3 种为导管内途径。短期(<1 周)留置的导管(如周围静脉导管、动脉导管和无套囊非隧道式导管)中通过腔外途径感染最为常见;长期(>1 周)留置的导管(如带袖套式的隧道式中心静脉导管、皮下输液港和经外周中心静脉导管)中腔内定植为主要发病机制。致病微生物附着在发病过程中也起着重要作用。

微生物入血后随血液循环至全身各器官。致病微生物通常体积小,进入体循环静脉系统后沿血流方向进入肺循环,通过肺泡壁毛细血管至左心,随体循环动脉血流分布于全身。当形成菌栓或赘生物时体积可较大,有可能导致血管栓塞。循环中的致病微生物可通过多种机制迁移到各组织器官继续生长、繁殖,形成转移性感染灶。①病原体经由破坏的毛细血管内皮屏障迁移至组织,如肺炎球菌血流感染可通过血-脑屏障引起颅内感染;②一些病原体可与毛细血管内皮细胞表面黏附分子或糖蛋白结合,经由内皮细胞或细胞间隙迁移至组织;③某些病原体可被免疫细胞吞噬后而进一步播散,如金黄色葡萄球菌主要在中性粒细胞内,有些细菌如单核细胞性李斯特菌、分枝杆菌等主要在单核巨噬细胞内,通过白细胞黏附于毛细血管内皮,形成迁移性病灶。随血流播散迁移的转移性感染灶在形态学上的特点常呈多个、散在分布,多接近器官的表面,如血流感染所致转移性肺脓肿(肺动脉)、转移性肝脓肿(肝动脉、门静脉)常呈多发性,不局限于一叶肝或肺,且常在肝或肺的边缘或表面部分。

三、CRBSI 的评估与判断

(一)健康史

主要评估患者年龄、发病过程、血管条件、血管损伤史,导管置入的目的、时间,导管种类、置入途径等。此外,还应评估患者的免疫功能状况、意识状态、心理反应与合作程度等。

(二)临床表现

CRBSI 是留置导管患者极严重的并发症之一,症状常不典型,缺少特异性。不同程度的发热及脓毒症为最常见的表现形式。少数患者可出现静脉炎、心内膜炎或迁徙性脓肿的症状与体征。

(三)辅助检查

1.拔除导管后的检查

取导管尖端 5 cm 进行病原菌培养,如果定植菌与血培养菌为同一菌株即可诊断 CRBSI。

2.保留导管时的检查

(1)阳性时间差法:使用抗生素前同一时间分别经导管与经皮肤抽血并进行病原菌培养,如果经导管及经皮肤采出的血标本病原菌培养均为阳性,且经导管采出的血标本呈现阳性时间较经皮肤采出的血标本早2小时以上,可诊断CRBSI。

(2)定量法:使用抗生素前同一时间分别经导管与经皮肤抽血并进行病原菌培养,如果经导管采出的血标本菌落计数是经皮肤采出的血标本菌落计数的3倍以上,可诊断CRBSI。如果经导管采血多次病原菌培养为同一种病原微生物,且定量计数≥10^2 CFU/mL,也提示发生CRBSI。

(四)判断

CRBSI的诊断包括留置血管内装置的患者出现菌血症,经外周静脉抽取血培养,至少1次结果阳性,同时伴有感染的临床表现(发热、寒战,或置管部位红肿、硬结或有脓液渗出),且除导管外无其他明确的血行感染源。同时,如确认具备下述条件中的任意一项,可证明导管为血源性感染的感染来源:①1次半定量导管培养阳性或定量导管培养阳性,同时外周血培养阳性且与导管尖端培养为同一微生物;②菌落计数比,导管血:外周血≥5:1;③导管血与外周血培养出现阳性时间差(如中心静脉导管血培养阳性出现时间比外周早2小时);④外周血和导管出口部位脓液培养均阳性,且为同一株病原微生物。表12-3和表12-4为拔除导管与保留导管后CRBSI的诊断方法。

表12-3 拔除导管的CRBSI判断方法

导管尖端或整根	外周静脉血1	外周静脉血2	结果判断
+	+	+	CRBSI(菌谱相同)
+	+	−	
−	+	+	
−	+	−	培养为金黄色葡萄球菌或假丝酵母菌且缺乏其他感染的证据,提示可能为CRBSI
+	−	−	导管定植菌

表12-4 保留导管的CRBSI判断方法

中心静脉导管血	外周静脉血	条件	结果判断
+	+	细菌种属相同	CRBSI
−	+	金黄色葡萄球菌或假丝酵母菌	CRBSI可能
+	+	导管静脉血较外周静脉血高3~5倍	提示为CRBSI
+	−		不能确定(定植菌或采集血标本时污染)

四、CRBSI的预防与治疗

(一)预防

1.置管前

(1)加强置管环境管理,限制床旁人员数量,参观人员需在病房外。

(2)加强医护人员的培训:对实施和护理导管的医务人员进行教育和培训,内容包括血管内导管的使用指征、血管内导管置管及其护理的规范化操作、防止血管内导管相关感染的最佳预防措施等。经过培训并通过考核的医护人员方可进行外周或中心静脉导管置入与护理工作。

(3)评估置管指征:对于ICU患者在进行血管内导管置入前要认真评估是否具备指征,尤其是中心静脉置管时更应注意,尽量减少不必要的中心静脉导管置入。

(4)合理选择导管及插管部位:选择能够满足治疗需要尽量少的腔数的导管。①外周静脉导管:成人应选择上肢作为插管的部位。当预计静脉输液治疗≥7天时应使用中等长度周围静脉导管或PICC。②中心静脉导管:选择置管部位前须权衡降低感染并发症和增加机械损伤并发症的利弊。成人非隧道式中心静脉置管时应首选锁骨下静脉。ICU患者PICC导管出现感染的风险等同于锁骨下静脉或颈内静脉。血液透析患者应避免选择锁骨下静脉,以防静脉狭窄。预期置管≥5天的患者可选用抗菌材料导管,此种导管表面附有抗菌药物或导管材料中加入了抗菌药物。

2.置管时

(1)严格执行无菌技术操作规程。置管时应当遵守最大限度的无菌屏障要求。

(2)严格按照《医务人员手卫生规范》,认真洗手并戴无菌手套后,尽量避免接触穿刺点皮肤。置管过程中手套污染或破损应当立即更换。

(3)置管使用的医疗器械、器具等医疗用品和各种敷料必须达到灭菌水平。

(4)成人中心静脉置管时,应当首选锁骨下静脉,尽量避免使用颈静脉和股静脉。

(5)消毒剂符合要求,尽可能扩大消毒术野范围,直径≥20 cm。皮肤消毒待干后,再进行置管操作。

(6)患疖肿、湿疹等皮肤病或患感冒、流感等呼吸道疾病,以及携带或感染多重耐药菌的医务人员,在未治愈前不应当进行置管操作。

3.置管后

(1)每天对保留导管的必要性进行评估,不需要时应当尽早拔除导管。

(2)24小时内应进行常规肝素盐水冲封管,时间为9:00和21:00。

(3)定期更换敷料:应尽量使用无菌透明、透气性好的敷料覆盖穿刺点,对于穿刺点出血、渗液的患者应当使用无菌纱布覆盖。更换间隔时间:无菌纱布为每2天1次,无菌透明敷料为每周1～2次,如果纱布或敷料出现潮湿、松动、可见污染时应当立即更换。

(4)医务人员接触穿刺点或更换敷料时,应当严格执行手卫生规范。

(5)严格保证输注液体的无菌。保持导管连接端口的清洁,注射药物前,应当用75%乙醇或含碘消毒剂进行消毒,待干后方可注射药物。如有血迹等污染时,应当立即更换。

(6)在满足患者治疗需要的情况下,尽量减少附加装置。

(7)在输血、血制品、脂肪乳制剂或停止输液后先使用生理盐水脉冲式冲管,再用肝素盐水进行常规冲封管。

(8)接有压力监测的患者,压力套装96小时更换1次。

(9)紧急状态下的置管,若不能保证有效的无菌原则,应当在48小时内尽快拔除导管,更换穿刺部位后重新进行置管,并做相应处理。

(10)怀疑患者发生导管相关感染时,应及时拔除导管并留取血培养。

(11)清醒的患者应告知注意保护导管,避免托、拉、拽等,不要把导管淋湿或浸入水中。

(二)治疗

1.导管的处理

对于危重症患者导管是不可替代的,因此,导管一旦插入不应盲目拔除。

(1)需要保留导管的情况:①患者仅有发热症状;②不能证实患者有持续的血液感染;③使用隧道型导管;④静脉通道依赖型导管,如果定植菌种类明确,且非金黄色葡萄球菌、铜绿假单胞菌与真菌,联合应用抗生素病情平稳或好转时。

（2）需要拔除导管的情况：①穿刺部位局部皮肤有明显的感染征象；②能够证实导管接口处病原菌定植；③病情严重，有不可解释的脓毒症表现；④患者有瓣膜心脏病或粒细胞缺乏时，如导管远端培养出金黄色葡萄球菌或白色念珠菌时。

2.抗生素的应用

（1）抗生素的选择。①细菌感染：疑似 CRBSI，应尽快使用对金黄色葡萄球菌和凝固酶阴性葡萄球菌敏感的抗生素，万古霉素是经验性治疗的首选药物。考虑到对凝固酶阴性葡萄球菌敏感性下降，不建议首选替考拉宁。当出现以下情况可考虑替换为达托霉素：脓毒症休克、急性肾衰竭、近期使用过万古霉素（过去 3 个月内，使用时间＞1 周）、万古霉素对耐甲氧西林金黄色葡萄球菌最低抑菌浓度≥1.5 μg/mL。利奈唑胺不推荐作为 CRBSI 的经验治疗，除非存在对万古霉素、替考拉宁及达托霉素的禁忌证。以下情况需要考虑覆盖革兰阴性杆菌的经验治疗（如选用第四代头孢菌素、碳青霉烯类、哌拉西林/舒巴坦、氨曲南、喹诺酮类或氨基糖苷类等）：血流动力学不稳定、粒细胞缺乏、恶性血液病、器官或骨髓移植、股静脉导管。②念珠菌感染：以下情况需要考虑存在导管相关性念珠菌血症可能，当血流动力学不稳定时符合以下 1 个或更多条件：全肠外营养、长期使用广谱抗生素、恶性血液病、器官或骨髓移植者、股静脉导管或多部位念珠菌定植、曾积极抗厌氧菌治疗。可使用真菌 D-葡聚糖试验协助诊断。

当明确导管病原菌感染类型后，可根据药敏结果调整抗生素类型。非复杂性的凝固酶阴性葡萄球菌感染者，抗生素疗程为 5～7 天；当存在血管内装置、生物医疗器械或拔除导管后仍持续出现炎症反应，疗程应延长为 10～14 天。非复杂性金黄色葡萄球菌感染者，疗程为 14 天，若为复杂性 CRBSI 应延长至 4～6 周。肠球菌感染者，疗程为 7～14 天。革兰阴性杆菌感染者，疗程至少 7 天。念珠菌感染者，疗程为第一次血培养阴性后 2 周。

（2）局部应用抗生素：对于凝固酶阴性葡萄球菌引起的非复杂性 CRBSI，或者血液净化用的永久置管，如果无明显的循环功能紊乱，可以考虑早期在抗菌药物全身应用的前提下局部采用抗生素封管技术。有研究显示，万古霉素、达托霉素都可以采用一定的浓度给予封管治疗。应用抗生素封管技术向导管内灌注高浓度的抗生素溶液，提高抗生素在定植部位的浓度，能够有效杀灭定植于导管内腔的病原微生物，但抗生素封管技术对于腔外感染无效。

（3）全身应用抗生素：保留血管内导管时应尽可能从导管输注抗生素，可以提高定植部位的抗生素浓度。

（4）抗生素封管技术：是用于保留导管的保守治疗方法，需配合全身应用抗生素，但目前临床上很少使用。当患者处在血流动力学稳定的状态及血培养为低毒性致病菌时（如凝固酶阴性葡萄球菌），可考虑使用抗生素封管技术，但需除外有局部或远处感染的并发症。以下情况不能使用抗生素封管技术，必须移除血管内导管：脓毒症休克、特定致病菌（金黄色葡萄球菌、假单胞菌属、不动杆菌属、念珠菌、非结核分枝杆菌）、远处并发症（心内膜炎、血栓性静脉炎、脓毒性肺栓塞）、抗生素治疗＞72 小时持续血流感染、导管穿刺处有脓液。CRBSI 发生时，使用抗生素封管技术封管的常见药物浓度：万古霉素 2 000 mg/L，替考拉宁 10 000 mg/L，达托霉素 5 000 mg/L，环丙沙星 2 000 mg/L，阿米卡星 2 000 mg/L。抗生素封管技术推荐疗程为 10～14 天，每天至少有 12 小时药物封管，每 24～72 小时更换一次药液。当出现上述要求移除导管的情况时，考虑抗生素封管技术治疗失败。

3.器官功能支持

CRBSI 可能导致严重的循环功能、凝血功能障碍等，需针对性进行相应的器官功能支持。

如有感染性休克者,应按感染性休克的 3 小时和 6 小时集束化积极复苏。严重循环障碍时注意氧合情况的监测,必要时尽早机械通气。若合并其他器官功能障碍者,需密切监测、积极器官保护和器官支持治疗。

（颜廷爽）

第五节　呼吸机相关性肺炎

一、概述

呼吸机相关性肺炎指气管插管或气管切开患者在接受机械通气 48 小时后发生的肺炎,呼吸机撤机、拔管 48 小时内出现的肺炎,也属呼吸机相关性肺炎。呼吸机相关性肺炎是 ICU 机械通气患者常见并发症,可严重影响重症患者的预后。根据呼吸机相关性肺炎起病时间的不同,可将其分为早发呼吸机相关性肺炎和晚发呼吸机相关性肺炎。早发呼吸机相关性肺炎发生在机械通气 4 天及以内,晚发呼吸机相关性肺炎发生在机械通气第 5 天及以后。我国呼吸机相关性肺炎的致病菌多为鲍曼不动杆菌,其次为铜绿假单胞菌和金黄色葡萄球菌,部分早发呼吸机相关性肺炎也可由多重耐药的铜绿假单胞菌或金黄色葡萄球菌等引起。

二、病因与发病机制

与患者的基础状况相关的危险因素包括男性、年龄＞60 岁、吸烟、肺部基础疾病史、APACHE Ⅱ评分＞16 分。与诊疗相关的危险因素包括气管内插管、非计划拔管和拔管失败、仰卧位、经鼻胃管进行肠内营养、应激性溃疡预防药物的滥用、深度镇静。导致呼吸机相关性肺炎发生的主要因素包括呼吸道防御机制受损、口咽部定植菌误吸入肺、胃液 pH 改变、胃肠细菌逆行和易位、细菌生物膜形成和外源性细菌感染等。

(一)呼吸道防御机制受损

人工气道的存在,会抑制吞咽活动和咳嗽机制,增加反流误吸的风险,还会使吸入的气体直接越过咽喉部的气道防御屏障。而机械通气过程,会抑制气道纤毛的摆动,使其清除细菌的能力下降。

(二)口咽部定植菌误吸入肺

口咽部易出现细菌定植。接受机械通气的重症患者,定植菌会在声门下导管气囊上积聚,而气囊并不能完全封闭气道,定植菌常通过缓慢的微误吸进入肺内,加之气道防御机制减弱,不能清除定植菌,引起感染。

(三)胃液 pH 改变

胃肠定植菌反流:正常胃液 pH 为 1.5～2.0。使用呼吸机的患者,临床常应用质子泵抑制剂、H_2 受体拮抗剂以预防应激性溃疡发生,导致胃液 pH 高于正常(pH＞4),会极大削弱胃液对胃内细菌的杀灭作用,有利于进入胃内的细菌定植。定植于胃、十二指肠内的细菌通过胃食管反流和肺对胃内容物的误吸进入肺部,引起感染。

（四）细菌生物膜的形成

气管导管表面可形成细菌生物膜,极大增强了细菌的耐药性。机械通气过程中,生物膜碎片易脱落进入肺部引起感染,也是呼吸机相关性肺炎病情反复和难以治愈的重要原因。

（五）外源性细菌感染

外源性感染的呼吸机相关性肺炎多为医源性感染,尤其与医院感染控制相关,如无菌技术操作不严格,病房空气、呼吸机管路与器械消毒不彻底,气道冷凝水收集不规范等,都是导致呼吸机相关性肺炎外源性细菌感染的重要原因。

三、呼吸机相关性肺炎的评估与判断

（一）健康史

除评估患者的年龄、性别、临床诊断、病程等一般情况外,应重点评估患者使用呼吸机的起始时间、连接呼吸机的方式、用药史、医源性操作史、患者的免疫功能状态等。

（二）临床表现

呼吸机相关性肺炎的临床表现缺少特异性,可有肺内感染常见的症状与体征,包括发热、呼吸道有痰鸣音等。

（三）辅助检查

1.胸部 X 线检查

新发生或进展性的浸润阴影是呼吸机相关性肺炎常见的胸部影像学特点。

2.微生物学检查

(1)标本的留取:呼吸机相关性肺炎的临床表现缺乏特异性,早期病原学检查对呼吸机相关性肺炎的诊断和治疗具有重要意义。疑为呼吸机相关性肺炎患者,需在经验性使用抗菌药物前应留取标本行病原学检查。获取病原学标本的方法包括经气管导管内吸引(endotracheal aspi-ration,ETA)分泌物、经气管镜保护性毛刷(protected specimen brush,PSB)和经气管镜支气管肺泡灌洗(bronchoalveo larlavage,BAL)。ETA 的优势在于操作简单、费用低廉,但出现污染菌概率较高;PSB 和 BAL 是更准确的病原学诊断方法,但技术要求较高,临床广泛开展目前尚存在难度。PSB 和 BAL 虽然是侵入性方法,但较 ETA 获取分泌物样本诊断呼吸机相关性肺炎的准确性更高。

(2)气道分泌物涂片:是一种快速检测方法,可在接诊的第一时间初步区分革兰阳性菌、革兰阴性菌和真菌,有利于呼吸机相关性肺炎的早期诊断与指导初始抗菌药物的选择。如在镜下能发现吞噬病原微生物的白细胞,且白细胞所占比例在 2% 以上,以此标准诊断呼吸机相关性肺炎具有较高的敏感性和特异性。相较于涂片阳性,分泌物涂片阴性对排除呼吸机相关性肺炎更有意义。

3.气道分泌物定量培养

气道分泌物定量培养周期一般需要 48～72 小时,不利于呼吸机相关性肺炎的早期诊断与指导初始抗菌药物的选择,但有助于感染和定植的鉴别分析。下呼吸道分泌物定量培养结果用于鉴别病原菌是否为致病菌,经气管导管内吸引分离的细菌菌落计数$>10^5$ CFU/mL、经气管镜保护性毛刷分离的细菌菌落计数$\geqslant 10^3$ CFU/mL,或经气管镜支气管肺泡灌洗分离的细菌菌落计数$\geqslant 10^4$ CFU/mL 可考虑为致病菌;若细菌浓度低于微生物学诊断标准,需结合宿主因素,细菌种属和抗菌药物使用情况综合评估。

4.其他检查

活检肺组织培养是肺炎诊断的金标准。因其是有创检查,临床取材困难,故早期不常进行。血培养是诊断菌血症的金标准,但对呼吸机相关性肺炎诊断的敏感性一般≤25%,且 ICU 患者常置入较多的导管,即使血培养阳性,细菌大部分来自肺外,对于呼吸机相关性肺炎的诊断意义不大。

(四)判断

1.临床诊断

同时满足下列至少 2 项可考虑诊断呼吸机相关性肺炎:①体温>38 ℃或<36 ℃。②外周血白细胞计数>$10×10^9$/L 或<$4×10^9$/L。③气管支气管内出现脓性分泌物。需注意排除肺水肿、急性呼吸窘迫综合征、肺结核、肺栓塞等疾病。

2.临床肺部感染评分

临床肺部感染评分可对呼吸机相关性肺炎的诊断进行量化(表 12-5)。该评分系统用于诊断肺炎并评估感染的严重程度,由 6 项内容组成:①体温。②外周血白细胞计数。③气管分泌物情况。④氧合指数(PaO_2/FiO_2)。⑤胸部 X 线检查示肺部浸润进展。⑥气管吸出物微生物培养。简化的临床肺部感染评分去除了对痰培养结果的要求,总分为 10 分,得分≥5 分提示存在呼吸机相关性肺炎,更有利于早期评估患者肺部感染程度。

表 12-5 临床肺部感染评分

评分项目	标准	分值
体温/℃(12 小时平均值)	36~38	0
	38~39	1
	>39 或<36	2
白细胞计数/(10^9·L^{-1})	4~11	0
	11~17	1
	<4 或>17	2
分泌物(24 小时吸出物性状及数量)	无痰或少许痰	0
	中~大量,非脓性	1
	中~大量,脓性	2
PaO_2/FiO_2/mmHg	>250	0
	<250	2
X 线检查浸润影	无	0
	斑片状	1
	融合片状	2
气管吸取物培养或痰培养	无致病菌生长	0
	有致病菌生长	1
	两次培养到同一种细菌或革兰染色与培养一致	2

3.组织学诊断

经皮肺穿刺活检或开放性肺活检所采集的肺组织和分泌物,可作病理学检查、特殊病原学培养,是诊断肺炎的金标准。但因其是创伤性检查且不能早期诊断,故一般仅用于初始治疗无效,需明确诊断的患者。

四、呼吸机相关性肺炎的预防与治疗

(一)预防

1.与器械相关的预防措施

(1)呼吸机清洁与消毒:指对呼吸机整个气路系统及机器表面的消毒,应遵照卫生行政管理部门规定和呼吸机的说明书规范进行,一次性部件使用后应按照规定丢弃并保证环境安全。呼吸机管道中常有冷凝液形成,细菌易在此生长繁殖,既要避免含菌冷凝液直接流入下呼吸道而引起呼吸机相关性肺炎,也要避免其反流到湿化罐,使湿化的含菌气溶胶吸至下呼吸道,冷凝液收集瓶应始终处于管道最低位置,保持直立并及时清理。湿化罐、雾化器液体应使用灭菌水,每24小时倾倒更换。

(2)呼吸回路的更换:呼吸回路污染是导致呼吸机相关性肺炎的外源性因素之一,循证医学研究结果虽不支持定时更换呼吸回路,但当管路破损或污染时需及时更换。呼吸机外部管道及配件应一人一用一消毒或灭菌,长期使用机械通气的患者,一般推荐每周更换一次呼吸机管道,但在有肉眼可见到污渍或有故障时应及时更换。

(3)湿化器的选择:机械通气患者可采用恒温湿化器或含加热导丝的加温湿化器。

(4)吸痰装置及更换频率:密闭式吸痰装置和开放式吸痰装置在机械通气患者的呼吸机相关性肺炎发病率、病死率方面均无明显差异。开放式吸痰装置应每天进行更换,使用密闭式吸痰装置时除非破损或污染,吸痰装置无须每天更换。

2.与操作相关的预防措施

(1)气管插管路径与鼻窦炎防治:建立人工气道并应用机械通气是发生呼吸机相关性肺炎最重要的危险因素,气管插管使肺炎风险增加6~21倍,特别是重复插管或插管时间较长、频繁更换呼吸机管道可进一步增加呼吸机相关性肺炎的风险。尽可能减少有创通气和缩短有创通气时间对预防呼吸机相关性肺炎至关重要。

严格掌握气管插管或切开的适应证,对需要呼吸机辅助呼吸的患者应优先考虑无创通气;慢性阻塞性肺疾病或充血性心力衰竭患者合并高碳酸血症或低氧血症时,应尽早合理应用NPPV,可减少气管插管,进而减少呼吸机相关性肺炎的发生率;经鼻高流量氧疗可用于各种病因导致的Ⅰ型呼吸衰竭及部分轻度Ⅱ型呼吸衰竭患者,减少气管插管和再插管率。应用上述呼吸支持治疗时均需注意避免延误插管时机而加重病情。

有创通气时尽可能减少镇静剂的使用,使用期间应每天评估其使用的必要性,并尽早停用,应特别注意避免使用苯二氮䓬类镇静剂。符合条件者应每天唤醒并实施自主呼吸试验,评估是否具备脱机、拔管的条件,以缩短机械通气时间,降低呼吸机相关性肺炎的风险。气管插管患者继发鼻窦炎是呼吸机相关性肺炎的高危因素,经口气管插管可降低鼻窦炎的发病率。

(2)声门下分泌物引流:上呼吸道分泌物可聚集于气管导管球囊上方,造成局部细菌繁殖,分泌物可顺气道进入肺部,导致肺部感染。声门下分泌物吸引可明显降低呼吸机相关性肺炎的发病率,缩短住ICU的时间,因此,推荐在预测有创通气时间>48小时或72小时的患者使用。气管导管气囊的充盈压应保持≥2.5kPa(25 cmH_2O)。在气囊放气或拔出气管插管前尽可能清除气囊上方及口腔内的分泌物。

（3）改变患者体位：机械通气患者通常取半坐卧位，床头抬高 $30°\sim45°$。半坐卧位在呼吸机相关性肺炎的预防方面亦有重要作用，尤其利于行肠内营养的患者，可减少胃内容物反流导致的误吸。但长时间保持相对静止的半坐卧位可引起气管黏膜纤毛运输能力下降、肺不张及肺静脉血流改变等并发症，因此，可为机械通气患者人工翻身或动力床治疗，以改变患者体位，减少相关并发症。

（4）肠内营养：机械通气患者常存在胃肠道革兰阴性肠杆菌肺部定植，可根据患者的情况调节管饲的速度与量，同时行胃潴留量监测，避免胃胀气，减少误吸。对机械通气的患者尽可能给予肠内营养，早期肠内营养可促进肠道蠕动、刺激胃肠激素分泌、改善肠道血流灌注，有助于维持肠黏膜结构和屏障功能的完整性，减少致病菌定植和细菌移位，优于肠外营养。经鼻肠营养与经鼻胃内营养相比，前者可降低呼吸机相关性肺炎的发病率，特别是对于存在误吸高风险的患者，但两者的病死率无差异。间断喂养和小残留量喂养可减少胃食管反流，降低肺炎的发生风险及其病死率，胃造口术也可降低呼吸机相关性肺炎的发生率。对于接受肠内营养的无症状患者，不推荐常规监测胃残余量。

（5）气管内导管套囊的压力管理：套囊是气管内导管的重要装置，可防止气道漏气、口咽部分泌物流入气道及胃内容物的反流误吸。套囊应保持一定的压力，以确保其功效并减轻气管损伤。定期监测气管内导管的套囊压力，控制压力在 $2.0\sim2.9$ kPa（$20\sim30$ cmH$_2$O），可有效降低呼吸机相关性肺炎的发病率。

（6）控制外源性感染：引起呼吸机相关性肺炎的病原体常可通过医护人员及环境感染患者。严格手卫生、对医护人员进行宣教、加强环境卫生及保护性隔离均可在一定程度上切断外源性感染途径，降低呼吸机相关性肺炎发病率。

（7）口腔卫生：机械通气患者建立人工气道在一定程度上破坏了口鼻腔对细菌的天然屏障，进行严格有效的口腔护理是对机械通气患者气道的重要保护。

3.药物预防

（1）雾化吸入或静脉应用抗菌药物：雾化吸入可使呼吸道局部达到较高的抗菌药物浓度，理论上可作为预防呼吸机相关性肺炎的措施。但循证医学研究结果不支持机械通气患者常规雾化吸入或静脉使用抗菌药物预防呼吸机相关性肺炎。

（2）选择性消化道去污染/选择性口咽部去污染：选择性消化道去污染通过清除患者消化道内可能引起继发感染的潜，在病原体达到预防严重呼吸道感染或血流感染的目的。选择性口咽部去污染是选择性消化道去污染的一部分，主要清除口咽部的潜在病原体。

4.集束化方案

机械通气患者集束化方案最早由美国健康促进研究所提出，主要包括以下 4 点。①抬高床头。②每天唤醒和评估能否脱机拔管。③预防应激性溃疡。④预防深静脉血栓。随着研究的深入，许多措施被加入集束化方案中，包括口腔护理、清除呼吸机管路的冷凝水、手卫生、戴手套、翻身等。在循证医学原则基础上，可根据具体情况和条件来制定适合、有效、安全并易于实施的集束化方案。

（二）治疗

呼吸机相关性肺炎一旦确诊，其治疗原则包含针对感染源的处理、抗菌药物的使用和增强患者机体免疫力三部分。在治疗的同时还需评估气道分泌物及加强气道管理，氧合及呼吸功能监测（如动静脉血气分析），病原体培养及药敏评估，及组织灌注、乳酸等循环及其他器官功能评估等。当呼吸机相关性肺炎患者呼吸功能改善、气道保护能力恢复,同时循环等器官功能基本稳定时,应尽早考虑并尝试脱机拔管。

1.针对感染源的处理

呼吸机相关性肺炎的感染源主要为气道内含有致病菌的分泌物。因此针对感染源的处理就是加强排出气道内的分泌物,可采用的方法包括胸部物理治疗(如体位引流、胸部叩拍、呼吸锻炼)、吸痰管吸痰、纤维支气管镜吸痰、加强气道温化及湿化等。

2.抗菌药物治疗

(1)初始经验性治疗策略:初始经验性抗感染治疗是指临床诊断为呼吸机相关性肺炎的24小时内,在病原菌还未明确时即开始抗感染治疗。早期恰当的经验性治疗对降低呼吸机相关性肺炎病死率有积极意义,但存在因药物未能覆盖致病菌而导致治疗不当的风险,因此初始抗菌药物的准确选择尤为重要。选择抗菌药物应重点考虑下列因素:呼吸机相关性肺炎发生时间、本地区细菌流行病学监测资料、患者基础状况和是否存在多重耐药病原菌感染的高危因素。

重症感染患者的早期经验性抗感染治疗可考虑降阶梯策略。降阶梯治疗策略可有效提高呼吸机相关性肺炎患者初始经验性治疗抗菌药物品种选择合理率,并降低肺炎复发率。但要强调的是,早期广谱覆盖48～72小时后,应及时根据患者临床表现、细菌学监测及药敏试验结果调整使用窄谱、安全的药物。

(2)目标性治疗:目标性治疗是在充分评估患者的临床特征并获取病原学培养及药敏结果的前提下,按照致病菌药敏结果给予相应的抗菌药物进行针对性治疗。如病原菌为对抗菌药物敏感菌,则依照药敏结果进行选择;如病原菌为多重耐药,甚至泛耐药或全耐药细菌,则需要制定相应的耐药菌抗感染治疗策略。呼吸机相关性肺炎常见耐药菌目标治疗的抗菌药物选择,见表12-6。

表 12-6　呼吸机相关性肺炎常见耐药菌目标治疗的抗菌药物选择

病原菌	可选择的药物
铜绿假单胞菌	头孢菌素类药物(如头孢哌酮、头孢他啶、头孢吡肟);或碳青霉烯类(如亚胺培南、美罗培南);或β-内酰胺类/β-内酰胺酶抑制剂复方制剂(如头孢哌酮舒巴坦、哌拉西林、他唑巴坦)
	可联合使用
	抗假单胞菌的喹诺酮类(如环丙沙星、左氧氟沙星);或氨基糖苷类(如阿米卡星、庆大霉素)
鲍曼不动杆菌	含舒巴坦的 β-内酰胺类复方制剂(如头孢哌酮舒巴坦、氨苄西林舒巴坦);或碳青霉烯类(如亚胺培南、美罗培南)
	可联合使用
	氨基糖苷类(如阿米卡星);或四环素类(如米诺环素、多西环素、替加环素);或喹诺酮类(如左氧氟沙星、环丙沙星);或多黏菌素 E
产 ESBLs 肠杆菌	β-内酰胺类/β-内酰胺酶抑制剂复方制剂(如头孢哌酮、舒巴坦、哌拉西林他唑巴坦);或碳青霉烯类(如亚胺培南、美罗培南);或四环素类(如替加环素)
耐甲氧西林金黄色葡萄球菌	利奈唑胺;或糖肽类(如万古霉素、替考拉宁);或四环素类(如替加环素)

注:ESBLs 为超广谱 β-内酰胺酶。

(3)呼吸机相关性肺炎抗感染治疗疗程:呼吸机相关性肺炎抗感染疗程一般为7～10天。具体到每个患者,疗程具有个体差异性,需结合患者感染的严重程度、潜在的致病菌、临床疗效等因素决定。临床上如为单一、敏感病原菌感染,患者基础状况良好,免疫功能无明显降低,则可考虑7天的短疗程治疗;如初始经验性抗感染治疗失败,或为多重耐药感染,患者免疫状况低下,则疗程可考虑延长至 2 周或更长。

(4)抗感染治疗需关注的其他几个问题：抗菌药物的治疗效果除与药物敏感性相关外，还与其在体内的药动学/药效学特点相关。

呼吸机相关性肺炎的抗感染治疗除静脉应用抗菌药物外，可以考虑经气道雾化抗菌药物用药，可有效提高肺组织的药物浓度，同时减少全身用药的相关不良反应。但并不是所有抗菌药物都适合雾化给药，目前，最常使用的雾化抗菌药物为氨基糖苷类药物(如妥布霉素、庆大霉素、阿米卡星)，可作为对全身用药效果不佳的多重耐药的辅助治疗措施。

3.呼吸支持治疗

(1)引流气道分泌物：及时有效地引流气道分泌物、维持呼吸道通畅是呼吸机相关性肺炎抗感染治疗的首要措施，尤其是合并肺脓肿、脓胸或呼吸道廓清能力差的重症患者。卧床患者应定时翻身拍背，积极体位引流，防止误吸并进行积极的呼吸功能锻炼。对于呼吸道廓清能力差、不能充分排痰的患者，可选用排痰机震动排痰、直接经鼻(口)或经人工气道给予刺激咳嗽及吸痰，必要时经支气管镜吸痰。无创机械通气患者分泌物较多时，尽早采用经支气管镜吸痰，有可能降低气管插管率。

(2)合理氧疗：对低氧血症及重症呼吸机相关性肺炎患者应及时进行氧疗，保持 SaO_2 ＞90％，下列情况需持续吸氧：呼吸频率＞24 次/分、PaO_2＜8.0 kPa(60 mmHg)、休克或存在严重代谢性酸中毒和组织缺氧等。Ⅰ型呼吸衰竭可给予较高浓度吸氧，FiO_2≥35％，使 PaO_2 提升到 8.0 kPa(60 mmHg)以上或 SpO_2 达 90％以上。Ⅱ型呼吸衰竭应常规给予低浓度(FiO_2＜35％)持续吸氧，维持 PaO_2≥8.0 kPa(60 mmHg)或 SpO_2≥90％，并避免 $PaCO_2$ 显著升高，若 $PaCO_2$ 显著升高或 PaO_2 不能改善时应考虑其他氧疗方式。氧疗有多种方法，包括传统氧疗(经鼻导管和面罩吸氧)和经鼻高流量氧疗。对于重症呼吸机相关性肺炎患者，经鼻高流量氧疗因吸入气体流量高，湿化好，并且可产生一定水平的 PEEP，已逐渐成为重要的氧疗手段，同时作为患者脱机拔管后的序贯治疗方式，具有良好的有效性和安全性。

(3)机械通气：对于呼吸频率异常(如＞30 次/分或＜12 次/分)、自主呼吸减弱或消失、呼吸节律严重异常伴有意识障碍、动用辅助呼吸肌或胸腹矛盾运动的呼吸机相关性肺炎患者，在应用经鼻高流量氧疗后仍不能纠正低氧血症时，应及时考虑机械通气。机械通气包括无创机械通气和有创机械通气，无创机械通气主要通过口鼻面罩或鼻罩辅助通气，适用于神志清楚、生命体征和血流动力学相对稳定且痰液较少或可清醒咳痰的患者，通常采用压力支持通气及双水平气道正压通气等模式，通气治疗效果可通过观察症状和体征变化、人机是否同步、血气分析等监测指标判断。适当应用无创机械通气可减少气管插管及相关并发症的发生率，缩短在 ICU 中停留的时间。当患者出现明显意识异常、痰液引流不畅、血流动力学异常、血气分析提示呼吸衰竭等临床表现时，应及时更换为有创机械通气。有创机械通气主要通过气管插管(经口或经鼻)或气管切开进行通气，适用于呼吸机相关性肺炎合并严重呼吸衰竭和/或有生命体征异常且具有以下情况者：①不适宜采用无创机械通气，且严重低氧血症和/或 CO_2 潴留危及生命时[PaO_2/FiO_2＜20.0 kPa(150 mmHg)]；②气道分泌物清除障碍、误吸危险性高(如延髓性麻痹或腹胀、呕吐)、意识障碍；③血流动力学不稳定、多器官功能衰竭；④正确使用无创机械通气仍未达到预期效果或病情恶化者。对于具有明确有创机械通气指征的患者，除非患者拒绝气管插管或气管切开，否则不宜应用无创机械通气替代有创机械通气治疗。

(4)ECMO：如果充分给予常规机械通气仍不能有效改善病情、纠正低氧血症时，应尽早考虑使用 ECMO。

4.器官功能支持治疗

(1)血流动力学监测及液体管理:重症呼吸机相关性肺炎患者早期可能因为发热、进食少、炎症反应等原因导致有效循环血量不足,也可能合并感染性休克,应适时动态评估血流动力学状态,及时进行液体复苏,必要时给予血管活性药物以维持平均动脉压>8.7 kPa(65 mmHg);在液体复苏阶段,当需要输注大量晶体液时,可酌情输注清蛋白。

(2)控制血糖:参照规范的血糖管理方案,血糖控制的目标是≤10 mmol/L。

(3)预防应激性溃疡:一般不推荐常规使用抑酸剂预防应激性溃疡,如果患者存在应激性溃疡和消化道出血的危险因素,则需要使用胃黏膜保护剂(如硫糖铝)和抑酸剂,首选质子泵抑制剂,也可选用 H_2 受体拮抗剂,但应用抑酸剂可能增加患者呼吸机相关性肺炎的发病率。

(4)CRRT:呼吸机相关性肺炎患者使用 CRRT 的时机、操作模式、设定参数及对患者预后的影响等尚缺乏统一认识。建议呼吸机相关性肺炎患者合并感染性休克、急性肾功能障碍时考虑进行 CRRT,有助于清除机体代谢产物、液体容量管理、纠正水电解质酸碱平衡紊乱、营养支持和清除部分炎症介质。

5.非抗菌药物治疗

(1)糖皮质激素:呼吸机相关性肺炎患者糖皮质激素的使用时机、种类、剂量及疗程目前尚未达成共识。糖皮质激素只适用于合并血流动力学不稳定的重症呼吸机相关性肺炎患者。

(2)营养支持:呼吸机相关性肺炎合并脓毒症或感染性休克的患者,应尽早启动肠内营养;如果肠内营养支持 7~10 天,摄入的能量与蛋白仍不足目标的 60%,无论患者是否存在营养不良的风险,均应给予肠外营养补充。对于无条件进行早期肠内营养(病程 7 天内)的患者,如果没有营养不良的风险,营养风险筛查≤3 分,或危重病患者营养风险评分≤5 分,在发病 7 天后开始进行肠外营养支持;如存在营养不良风险或严重营养不良的患者,应尽早开始肠外营养支持。

(3)免疫治疗:由于缺乏临床循证医学证据,呼吸机相关性肺炎患者的免疫治疗尚有争议。重症呼吸机相关性肺炎患者在抗感染治疗的基础上,酌情应用免疫球蛋白[0.5~1.0 g/(kg·d)],可能有助于控制炎症反应。免疫调节剂胸腺素 α1 对治疗脓毒症、改善免疫麻痹状态可能有一定作用。

(颜廷爽)

第六节　多重耐药菌感染

一、概述

多重耐药菌主要是指对临床使用的 3 类或 3 类以上抗菌药物同时呈现耐药的细菌。泛耐药是指对本身敏感的所有药物耐药。多重耐药菌防控是 ICU 感染控制工作最大的挑战之一。

目前临床常见的多重耐药菌有耐甲氧西林金黄色葡萄球菌、耐碳青霉烯铜绿假单胞菌、耐碳青霉烯鲍曼不动杆菌、耐碳青霉烯肠杆菌科细菌(包括大肠埃希菌及肺炎克雷伯菌)等。国家卫生健康委员会 2021 年公布的中国抗微生物药物管理和细菌耐药现状报告中指出:2020 年分离菌前 5 位分别为大肠埃希菌 18.96%、肺炎克雷伯菌 14.12%、金黄色葡萄球菌 8.93%、铜绿假单胞菌 7.96%、鲍曼不动杆菌7.28%。其中肺炎克雷伯菌对亚胺培南耐药率为 23.1%,对美罗培南耐药率为 24.4%。肠杆菌属细菌对亚胺培南的耐药率为 9.4%,对美罗培南耐药率为 9.6%。铜绿假单胞菌对亚胺培南的耐药率为 23%,对美罗培南耐药率为 18.9%。鲍曼不动杆菌对亚胺培南耐药为 71.5%,对美罗培南耐药率为 72.3%。菌株主要来源于呼吸道标本、尿标本和血标本。

多重耐药菌的出现是细菌变异及过度使用抗菌药物的结果,多重耐药菌感染患者往往病情复杂,治愈困难,需要用较高级抗菌药物进行治疗,且易形成定植菌,给患者造成沉重的经济负担。

二、病因与发病机制

多重耐药菌可能来自内源性菌群(存在于皮肤、呼吸道、胃肠道、泌尿生殖道的条件病原体)或外源性菌群(由环境宿主或其他人传播的病原体)。当患者抵抗力下降,或免疫功能受损,或应用抗菌药物等因素,宿主对致病菌群易感性增加从而引发局部(如呼吸道、尿道、静脉插管、气管切开、手术切口等)感染。内源性定植(感染)则以接触感染为主,尤其是以医院工作人员手为主要传播媒介,其次为各种侵入性操作。传播途径有接触传播、飞沫传播。

细菌耐药可分为固有耐药和获得性耐药。固有耐药又称天然耐药,是由细菌染色体基因决定,代代相传,较为稳定,如链球菌对氨基糖苷类抗菌药物、肠道革兰阴性杆菌对青霉素天然耐药。获得性耐药是由于细菌与抗菌药物接触后,主要由质粒介导,通过改变自身的代谢途径,使其不被抗菌药物杀灭,如金黄色葡萄球菌产生 β-内酰胺酶从而对 β-内酰胺类抗菌药物耐药。细菌的获得性耐药可因不再接触抗菌药物而消失,也可由质粒将耐药基因转移给染色体而成为天然耐药。

携带耐药性基因的质粒,也称 R 质粒,其介导的耐药以多重耐药性多见,并且耐药性可经接合转移给非耐药菌株。目前在革兰阴性致病菌中 60%~90% 的耐药基因由 R 质粒携带,这种质粒介导的多重耐药性菌株不但治疗困难,亦难控制其流行,常常引起医院感染的暴发流行。

(一)灭活酶或钝化酶的产生

耐药菌株通过合成某种灭活酶或钝化酶作用于抗菌药物,使其失去抗菌活性。

1.β-内酰胺酶

该酶可特异性水解 β-内酰胺环,使其完全失去抗菌活性,是细菌对 β-内酰胺类抗菌药物耐药最常见的机制。

2.氨基糖苷类钝化酶

该酶可通过磷酸转移酶、乙酰转移酶、腺苷转移酶的作用,使氨基糖苷结构改变而失去抗菌活性。由于氨基糖苷类抗菌药物结构相似,故有明显的交叉耐药现象。

3.氯霉素乙酰转移酶

该酶由质粒编码,使氯霉素乙酰化而失去活性。

4.甲基化酶

该酶由金黄色葡萄球菌携带的耐药质粒产生,使 50S 亚基中的 23SrRNA 上的嘌呤甲基化,产生对红霉素的耐药性。

(二)细胞壁通透性的改变

细菌接触抗菌药物后,可以通过改变通道蛋白质性质和数量来降低细菌外膜的通透性从而获得耐药性。正常情况下细菌外膜的通道蛋白质以 OmpF 和 OmpC 组成非特异性跨膜通道,允许抗菌药等药物分子进入菌株,当细菌多次接触抗菌药物后,产生 OmpF 蛋白的结构基因失活从而导致 OmpF 通道蛋白质丢失或数量减少,使 β-内酰胺类、喹诺酮类等药物进入菌体内减少。如铜绿假单胞菌对多种抗菌药物的通透性比其他革兰阴性菌差,就容易发生多重耐药。

(三)主动外排机制

主动外排机制指细菌能主动将进入菌体的药物泵至体外。主动外排机制对抗菌药物具有选择性,从而使大肠埃希菌、金黄色葡萄球菌、表皮葡萄球菌、铜绿假单胞菌等对四环素、喹诺酮类、大环内酯类、氯霉素、β-内酰胺类等药物易产生多重耐药。

(四)药物作用的靶位发生改变

耐药菌株通过改变细胞膜与抗菌药物结合部位的靶蛋白,降低与抗菌药物的亲和力,导致抗菌活性丧失。

1.链霉素

链霉素的靶部位是 30S 亚基上的 S12 蛋白,若 S12 蛋白的构型改变,链霉素便不能与其结合,从而产生耐药性。

2.红霉素

红霉素的靶部位是 50S 亚基的 L4 或 L12 蛋白,当染色体上的*ery* 基因突变,使 L4 或 L12 蛋白构型改变,就会出现对红霉素的耐药性。

3.利福平

利福平的靶部位是 RNA 聚合酶的 β 基因,当其突变时,就产生了耐药性。

4.β-内酰胺类药物

β-内酰胺类药物的靶部位是细胞膜上的青霉素结合蛋白(penicillin-binding protein,PBP),PBP 具有酶活性,参与细胞壁的合成,是 β-内酰胺类抗菌药物的作用靶位,细菌改变了 PBP 的结构,可产生耐药性。

5.喹诺酮类药物

喹诺酮类药物的靶部位是 DNA 旋转酶,当基因突变引起酶结构的改变,阻止喹诺酮类药物进入靶部位,可造成喹诺酮类所有药物的交叉耐药。

6.磺胺类药物

细菌可使磺胺类药物靶位酶发生改变,使其不易被抗菌药物所灭杀。

三、多重耐药菌的评估与判断

(一)健康史

主要评估患者的年龄、疾病诊断、发病过程、用药史,尤其是抗生素的应用情况等。

(二)临床表现

多重耐药菌引起的感染呈现复杂性与难治性的特点,主要感染类型包括 CAUTI、外科手术部位感染、医院获得性肺炎、CRBSI 及复杂的皮肤感染等,应根据患者的临床感染类型进行临床症状与体征评估。

(三)辅助检查

1.纸片扩散法

将浸有抗菌药物的纸片贴在涂有细菌的琼脂平板上,抗菌药物在板上由纸片中心向四周扩散,其浓度呈梯度递减,纸片周围一定直径范围内的细菌生长受到抑制。在细菌药物敏感性测定中采用纸片扩散法可以判断药物对细菌生长的抑制情况。

2.稀释法

稀释法也称最低抑菌浓度测定法,是以一定浓度的抗菌药物与含有被试菌株的培养基进行一系列不同浓度的稀释,经培养后观察最低抑菌浓度。

3.耐药基因检测

采用基因特异引物进行 PCR 扩增及产物测序,确定菌株是否携带某种基因。

(四)判断

当患者临床标本中分离出多重耐药菌后首先应当确认细菌为定植、污染或感染;通常需结合患者是否有感染症状体征,感染指标变化,采集标本方法以及标本部位等判定。且药敏提示对临床使用的 3 类或 3 类以上抗菌药物同时呈现耐药。

细菌培养及药敏结果是多重耐药菌感染判定的金标准。感染性疾病的标本采集力求在应用抗菌药物前采样送检。注意正确的采样方法及送检时间要求。对于多重耐药菌感染,必须将病原学检测结果同病史、临床症状、体征、治疗经过情况等结合起来综合判断分析,才能做出科学诊断。必要时须多次采样送检以进一步确认病原菌或追踪监测患者带菌状况。

出现以下几种情况时,提示可能为多重耐药菌感染。

(1)对感染性疾病的病程时间长、住院时间长、病情持续加重或好转后再次出现加重的情况应考虑是否存在多重耐药菌感染。

(2)对 CAUTI、外科手术部位感染、医院获得性肺炎、CRBSI 等应考虑是否存在多重耐药菌感染。

(3)对感染性疾病患者经验应用抗菌药物治疗但感染症状体征不见好转或好转后再次加重的情况应考虑是否存在多重耐药菌感染。

(4)对患者曾经在 ICU 住院治疗,接受过呼吸机、动静脉插管、气管插管、导尿、手术等治疗的情况,应考虑是否存在多重耐药菌的感染或定植。

四、多重耐药菌的预防与治疗

(一)预防

1.强化预防与控制措施

(1)加强医务人员手卫生:配备充足的洗手设施和速干手消毒剂,提高医务人员手卫生的依从性。医务人员在直接接触患者前后、进行无菌技术操作和侵入性操作前,以及接触患者使用的物品或处理其分泌物、排泄物后.必须洗手或使用速干手消毒剂进行手消毒。

(2)严格实施隔离措施:对确定或高度疑似多重耐药菌感染患者或定植患者,应当实施接触隔离措施,预防多重耐药菌传播。尽量选择单间隔离,也可以将同类多重耐药菌感染患者或定植患者安置在同一房间。不宜将多重耐药菌感染或者定植患者与留置各种管道、有开放伤口或者免疫功能低下的患者安置在同一房间。没有条件实施单间隔离时,应当进行床旁隔离。与患者直接接触的相关医疗器械、器具及物品等要专人专用,并及时消毒处理。不能专人专用的医疗器械、器具及物品要在每次使用后擦拭消毒。实施诊疗护理操作时,应当将高度疑似或确诊多重耐药菌感染患者或定植患者安排在最后进行。

(3)遵守无菌技术操作:规程医务人员应当严格遵守无菌技术操作规程,特别是在实施各种侵入性操作时应避免污染,有效预防多重耐药菌感染。

(4)加强清洁和消毒工作:做好 ICU 病房物体表面的清洁、消毒。对医务人员和患者频繁接触的物体表面采用适宜的消毒剂进行擦拭、消毒。出现多重耐药菌感染暴发或者疑似暴发时,应当增加清洁、消毒频次。在多重耐药菌感染患者或定植患者诊疗过程中产生的医疗废弃物应当按有关规定进行处置和管理。

2.合理使用抗菌药物

严格执行抗菌药物临床使用的基本原则,切实落实抗菌药物的分级管理,正确、合理地实施给药方案。应根据临床微生物检测结果合理选择抗菌药物,严格执行围术期抗菌药物预防性使用的相关规定,避免因抗菌药物使用不当导致细菌耐药的发生。

3.减少或缩短侵入性装置的应用

尽可能减少不必要的侵入性操作项目,减少侵入性导管的置入时间,避免使用多腔导管,以减少多重耐药菌的定植。

4.加强多重耐药菌监测

及时采集有关标本送检,以早期发现多重耐药菌感染患者和定植患者。

(二)治疗

1.治疗原则

(1)根据体外抗菌药物敏感性试验使用敏感抗生素。

(2)若无敏感抗生素应当选用最低抑菌浓度较小的药物。

(3)联合用药。

(4)根据药代动力学和药效学原理制定治疗方案。

2.常用抗菌药物分类

(1)糖肽类:为耐甲氧西林金黄色葡萄球菌感染首选,常用包括万古霉素、去甲万古霉素、替考拉宁。以万古霉素为代表,其通过与细胞壁前体肽聚糖末端的丙氨酰丙氨酸形成复合物,干扰甘氨酸五肽的链接,抑制细菌细胞壁的合成。肾功能不全是使用万古霉素常见的不良反应,万古霉素使用过程中需检测药物浓度,根据血药浓度调整给药方案。常规剂量为每天 2 g,每次 1 g,每 12 小时 1 次;或 15～20 mg/kg,每 8～12 小时给药 1 次,单次剂量≤2 g,每天剂量≤4 g;重症感染患者可予 25～30 mg/kg 负荷剂量;输送速度维持在 10～15 mg/min。

(2)恶唑烷酮类:以利奈唑胺代表,其通过抑制 mRNA 与核糖体连接,阻止 70S 起始复合物的形成,从而抑制蛋白质的合成。利奈唑胺可作为耐甲氧西林金黄色葡萄球菌感染备选药物,合并肾功能不全者首选药物。与万古霉素相比,皮肤软组织感染、院内获得性肺炎建议使用利奈唑胺,血行感染、社区获得性肺炎使用万古霉素。常见不良反应主要包括头痛、腹泻、呕吐、头晕、皮疹、继发真菌感染、肝功能异常等。常规剂量为 600 mg,每 12 小时 1 次,疗程 10～14 天。

(3)环脂肽类:以达托霉素为代表药物。耐万古霉素肠球菌无明确有效的治疗时,可考虑达托霉素,其通过扰乱细胞膜对氨基酸的转运,从而阻碍细菌细胞壁肽聚糖的生物合成。达托霉素多常用于金黄色葡萄球菌所致的感染性心内膜炎的血行感染,但其不适用于治疗肺炎。由于达托霉素主要通过肾脏消除,肾功能不全患者应用时需根据肌酐清除率调整剂量。高剂量达托霉素除增强抗菌作用外,还能预防耐药菌的产生,特别是对感染较重的患者。常规剂量为6 mg/kg,每天1次,疗程2～6周;复杂性感染者剂量可增加至8～10 mg/kg,每天1次。肾功能不全患者慎用,并减量为6 mg/kg,隔天1次。

(4)甘氨酰环素类:多重耐药不动杆菌首选药物,以替加环素为代表。替加环素是一种抑菌剂,其通过与核糖体30s亚基单位结合、阻止氨酰化RNA分子进入核糖体A位而抑制细菌蛋白质合成。临床上主要用于碳青霉烯耐药的鲍曼不动杆菌、碳青霉烯耐药的肠杆菌科细菌所致的呼吸道、皮肤软组织及腹腔等感染。替加环素可联用多黏菌素,或含舒巴坦复合制剂(或舒巴坦),或碳青霉烯类,或喹诺酮类,或氨基糖苷类。使用时可发生总胆红素、凝血酶原时间及肝酶升高的情况,有发生严重肝功能障碍和肝衰竭的个案报道,因此,对于重度肝功能损害患者使用需谨慎用药并监测治疗反应。常规剂量首剂100 mg,然后50 mg,每12小时1次,疗程5～14天;重症感染者可考虑超剂量,即首剂200 mg,然后100 mg,每12小时1次,可提高20%的有效性,但不良反应也增加。轻、中度肝功能损伤无须调整剂量,重度肝功能损害患者慎用,使用应调整剂量为首剂100 mg,然后25 mg,每12小时1次,静脉滴注维持。

(5)多黏菌素类:常用于各类多重耐药革兰阴性杆菌感染,为多重耐药铜绿假单胞菌、多重耐药不动杆菌首选。代表药物为多黏菌素B及多黏菌素E,其可与外膜上的脂多糖结合,导致外膜膨胀,可破坏细胞膜磷脂双层的物理完整性,导致细菌渗透失衡死亡。多黏菌素通过肾脏缓慢排泄,组织扩散较差,不能通过血-脑屏障,常与碳青霉烯类、替加环素、磷霉素、舒巴坦等联用。肾毒性及神经毒性是多黏菌素使用过程中较多见的不良反应,其他不良反应包括变态反应、色素沉着、皮疹、全身性瘙痒、发热和轻度胃肠道疾病等。常规剂量为多黏菌素B,负荷剂量2.0～2.5 mg/kg,维持剂量1.25～1.50 mg/kg,每12小时1次,肾功能障碍及CRRT患者均不建议调整剂量。

(6)舒巴坦类:为多重耐药不动杆菌感染备选药物。以头孢哌酮-舒巴坦为代表,其通过在细菌繁殖期抑制敏感细菌细胞壁黏肽的生物合成达到杀菌作用。常与替加环素、碳青霉烯类或氨基糖苷类联合治疗多重耐药鲍曼不动杆菌感染。常见不良反应为腹泻、皮疹、发热、肝功能异常等,但临床上也可见到过敏性休克、急性肾衰竭、伪膜性肠炎、间质性肺炎、莱尔综合征等严重不良反应。头孢哌酮-舒巴坦常规剂量为3 g,每12小时1次,或3 g每8小时1次,同时常规补充维生素K₁。

(7)碳青霉烯类:是目前抗生素中最广谱抗菌药物,为产超广谱β-内酰胺酶肠杆菌感染首选。代表药物为亚胺培南及美罗培南,可抑制胞壁黏肽合成酶,从而阻碍细胞壁黏肽合成,使细菌胞壁缺损,菌体膨胀致使细菌胞浆渗透压改变和细胞溶解而杀灭细菌。常与多黏菌素类、替加环素、磷霉素、利福平等联合应用于耐药菌感染,但不推荐用于耐甲氧西林葡萄球菌、屎肠球菌感染。碳青霉烯类用于治疗碳青霉烯耐药的肠杆菌科细菌感染应符合以下条件:① MIC ≤8 mg/L;②大剂量给药;③延长每剂静脉滴注时间。常见不良反应包括变态反应、血细胞异常、肝肾功能异常、腹泻、二重感染等。美罗培南常用剂量为0.5 g或1 g,每8小时1次,疗程5天,重症感染者可予2 g,每8小时1次,输注时间3小时。

(8)氨基糖苷类:多重耐药铜绿假单胞菌首选药物,也可作为多重耐药肠杆菌、多重耐药不动杆菌、耐万古霉素肠球菌感染备选药物。代表药物为阿米卡星、妥布霉素、依替米星等。该类药物作用于细菌核糖体的30s亚基,抑制细菌蛋白质合成。常与多黏菌素、β-内酰胺类或喹诺酮类药物联用,氨基糖苷类单药治疗仅适用于尿路感染。该类药物常见不良反应有肾毒性、耳毒性等,用药期间应密切监测肾功能及尿常规。需注意的是氨基糖苷类不适于产超广谱 β-内酰胺酶菌株的经验性治疗,可作为重症感染的联合治疗。其用于多重耐药铜绿假单胞菌肺炎时需联合用药:①抗假单胞菌 β-内酰胺类＋氨基糖苷类;②抗假单胞菌喹诺酮类＋氨基糖苷类;同时特别推荐在该基础上联用多黏菌素。依替米星常用剂量为 0.10～0.15 g,每 12 小时 1 次,0.2～0.3 g,每天 1 次;合并尿路感染和合并腹腔感染者建议疗程 5～10 天,对医院获得性或呼吸机相关性肺炎和血流感染,建议疗程 10～14 天;肾功能不全患者需根据肌酐水平调整剂量。

(颜廷爽)

第十三章

危重症患者护理

第一节　危重症患者护理风险评估

一、概述

护理风险评估是测定护理风险发生的概率及其损失程度,它是在风险识别的基础上进行定量分析和描述,通过对这些资料和数据的处理,发现可能存在的风险因素,确认风险的性质、损失程度和发生概率,确定风险等级,为选择处理方法和正确的风险管理决策提供依据。风险评估一般运用概率论和数理统计方法来完成,其中期望值和标准差是描述某个特定风险损失概率分布特征的重要指标,一般频率高、幅度小的损失标准差小,频率低、幅度大的损失标准差大。护理管理者要随时关注每个护理环节的风险尤其是发生概率高、损失程度重的,更要在监控过程中严格防范。

危重症患者由于病情重、变化快,不仅护理工作量大,且护理难度高,存在更多的护理风险。如何将临床护理风险降至最低,防患于未然,为患者提供安全、优质的护理,维护医患双方的合法权益,是危重症专科护士和护理管理者所面临的重要课题。

二、压力性损伤风险评估

危重症患者由于频繁暴露于各种压力性损伤危险因素中,极易发生压力性损伤。压力性损伤的发生不仅给患者带来痛苦,而且降低患者的生活质量,严重的压力性损伤经久不愈,可出现全身感染、全身衰竭,甚至危及患者生命。因此加强对危重患者压力性损伤的风险评估,采取积极有效预防措施,降低其发生率至关重要。

(一)压力性损伤的概念

1.压力性损伤

压力性损伤又称压力性溃疡、压疮,是由于身体局部组织长期受压、血液循环障碍、组织营养缺乏等原因,引起的组织破损和坏死。

2.难免压力性损伤的界定

(1)基本条件:强迫体位的患者,如因疼痛或病情导致患者强迫采取某种体位以缓解疼痛或减轻不适症状等;昏迷、肝功能衰竭、呼吸衰竭、骨盆骨折、偏瘫、高位截瘫、生命体征不稳定、心力衰竭等病情严重的患者;因病情需要而限制翻身的患者。

(2)高龄、大小便失禁、高度水肿、清蛋白<30 g/L、极度消瘦,其中5项中有2项或2项以上的患者可确定为难免压力性损伤。

压力性损伤高危人群:≥60岁老年人,感知障碍患者(偏瘫或截瘫患者、意识障碍患者),缺血缺氧患者(休克、慢性阻塞性肺疾病等),营养不良(低蛋白血症、消瘦)、高度水肿、高热患者。

(二)压力性损伤的分期

1.Ⅰ期压力性损伤

Ⅰ期压力性损伤:淤血红润期——"红、肿、热、痛或麻木,持续30分钟不褪"。在骨隆突处的皮肤完整,伴有压之不褪色的局限性红斑。深色皮肤可能无明显的苍白改变,但其颜色可能与周围组织不同。

2.Ⅱ期压力性损伤

Ⅱ期压力性损伤:炎性浸润期——"紫红、硬结、疼痛、水疱",真皮部分缺失,表现为一个浅的开放性溃疡,伴有粉红色的创面,无腐肉,也可能表现为一个完整的或破裂的血清性水疱。

3.Ⅲ期压力性损伤

Ⅲ期压力性损伤:浅度溃疡期——表皮破损、溃疡形成。全层皮肤组织缺失,可见皮下脂肪暴露,但骨头、肌腱、肌肉未外露,有腐肉存在,但组织缺失的深度不明确,可能包含有潜行和隧道。

4.Ⅳ期压力性损伤

Ⅳ期压力性损伤:坏死溃疡期——侵入真皮下层、肌肉层、骨面,感染扩展。全层组织缺失,伴有骨、肌腱或肌肉外露,创面的某些部位有腐肉或焦痂,常有潜行或隧道。

5.无法分期压力性损伤

无法分期压力性损伤:典型特征为全层组织缺失,溃疡底部有腐肉覆盖(黄色、黄褐色、灰色、绿色或褐色),或者创面有焦痂附着(碳色、褐色或黑色)。

6.可疑的深部组织损伤

可疑的深部组织损伤:皮下软组织受到压力或剪切力的损害,局部皮肤完整但可出现颜色改变如紫色或褐红色,或导致充血的水疱。与周围组织比较,这些受损区域的软组织可能有疼痛、硬块、有黏糊状的渗出、潮湿、发热或冰冷。

(三)压力性损伤的评估量表

当患者入院、手术或病情变化时常规进行压力性损伤危险因素评估,评估属于高危和难免压力性损伤时应悬挂压力性损伤预警提示牌,每班进行床旁交接患者皮肤,并积极采取预防措施并上报护理部备案。

临床公认并且较为常用的压力性损伤风险评估量表为Norton量表、Braden量表、Waterlow量表等。Braden量表由于经过严格的信效度检验,被公认为现存的最好的压力性损伤评估工具之一,成为国内应用最广泛的量表。初次评估后,轻度危险患者每周评估1次;中度危险患者每3天评估1次;高度、极度危险患者每天评估1次;病情变化时随时进行评估。

1.Braden压力性损伤评估量表

Braden压力性损伤评估量表为总分23分,轻度危险:15~16分;中度危险:13~14分;高度危险:10~12分;极度危险:≤9分(表13-1)。当高度和极度危险时,应填写难免压力性损伤申报表按要求进行上报。Braden压力性损伤评估量表评分内容具体描述如下。

表 13-1　Braden 压力性损伤评估量表

评分内容	1分	2分	3分	4分
感知能力	完全受限	大部分受限	轻度受限	无损害
潮湿程度	持续潮湿	常常潮湿	偶尔潮湿	罕见潮湿
活动能力	卧床	坐椅子	偶尔步行	经常步行
移动能力	完全受限	非常受限	轻微受限	不受限
营养摄取能力	非常差	可能不足	充足	丰富
摩擦力和剪切力	存在问题	潜在问题	不存在问题	

（1）感知能力。①完全受限：由于意识水平下降或用镇静药后或体表大部分痛觉能力受限所致对疼痛刺激无反应。②大部分受限：对疼痛有反应，但只能用呻吟、烦躁不安表示，不能用语言表达不舒适或痛觉能力受损＞1/2 体表面积。③轻度受限：对指令性语言有反应，但不能总是用语言表达不舒适，或有 1～2 个肢体感受疼痛或不舒适的能力受损。④无损害：对指令性语言有反应，无感觉受损。

（2）潮湿程度。①持续潮湿：每次移动或翻动患者时几乎总是看到皮肤被分泌物、尿液等浸湿。②非常潮湿：皮肤频繁受潮，床单至少每班更换 1 次。③偶尔潮湿：皮肤偶尔潮湿，要求额外更换床单大约每天 1 次。④罕见潮湿：皮肤通常是干的，床单按常规时间更换。

（3）活动能力。①卧床：被限制在床上。②坐椅子：步行活动严重受限或不能步行活动，不能耐受自身的体重或必须借助椅子或轮椅活动。③偶尔步行：白天偶尔步行但距离非常短，需借助辅助设施或独立行走，大部分时间在床上或椅子上。④经常步行：在白天清醒时室外步行每天至少 2 次，室内步行至少每 2 小时 1 次。

（4）移动能力。①完全受限：在没有人帮助的情况下，患者完全不能改变身体或四肢的位置。②非常受限：偶尔能轻微改变身体或四肢的位置，但不能经常改变或独立地改变体位。③轻微受限：尽管只是轻微改变身体或四肢位置，但可经常移动且独立进行。④不受限：可独立进行主要的体位改变，且经常随意改变。

（5）营养摄取能力。①非常差：从未吃过完整的一餐；罕见每餐所吃食物＞1/3 所供食物；每天吃两餐或蛋白质较少的食物；摄取水分较少或未将汤类列入食谱作为日常补充；禁食或一直喝流质或静脉输液＞5 天。②可能不足：罕见吃完一餐；一般仅吃所供食物的 1/2；蛋白质摄入仅包括每天 3 人份肉类或日常量；偶尔吃加餐或接受较少量的流质软食或鼻饲饮食。③充足：大多数时间所吃食物＞1/2 所供食物；每天所吃蛋白质共达 4 人份；偶尔少吃一餐，但常常会加餐；在鼻饲或全肠外营养期间能满足大部分营养需求。④丰富：每餐均能吃完或基本吃完；从不少吃一餐；每天常吃≥4 人份的肉类；不要求加餐。

（6）摩擦力和剪切力。①存在问题：需要协助才能移动患者；移动患者时皮肤与床单表面没有完全托起会发生摩擦力；患者坐床上或椅子时经常出现向下滑动；肌肉痉挛，收缩或躁动不安会产生持续存在的摩擦力。②潜在问题：很费力地移动患者会增加摩擦；在移动患者期间，皮肤可能有某种程度上的滑动去抵抗床单、椅子、约束带或其他装置所产生的阻力；在床上或椅子上大部分时间能保持良好的体位，但偶尔有向下滑动。③不存在问题：在床上或椅子里能够独立移动；移动期间有足够的肌力完全抬举身体及肢体；在床上和椅子上都能保持良好的体位。

2.Waterlow 评估量表

Waterlow 评估量表包含了性别、年龄、体型、皮肤类型、组织营养不良、失禁情况、运动能力、食欲、手术、神经功能障碍、药物治疗 10 个方面。该评估量表适用于老年人、昏迷、瘫痪、癌症晚期患者、长期卧床的患者等,特别适用于 60 岁以上的老年患者。评估标准:总分≥10 分危险;10～14 分为轻度危险;15～19 分高度危险;总分≥20 分极度危险。

表 13-2　Waterlow 评估量表

项目	具体内容及分值
性别	A.男(1 分);B.女(2 分)
年龄	A.14～49 岁(1 分);B.50～64 岁(2 分);C.65～74 岁(3 分);D.75～80 岁(4 分);E.≥81 岁(5 分)
体型	A.正常(0 分);B.＞正常(1 分);C.肥胖(2 分);D.＜正常(3 分)
皮肤类型	A.健康(0 分);B.薄如纸(1 分);C.干燥(1 分);D.水肿(1 分);E.潮湿(1 分);F.颜色差(2 分);G.裂开/红斑(3 分)
组织营养不良	A.恶病质(8 分);B.贫血-血红蛋白＜80 g/L(2 分);C.吸烟(1 分);D.外周血管病(5 分);E.单器官衰竭(5 分);F.多器官衰竭(8 分)
失禁情况	A.完全控制(0 分);B.偶有失禁(1 分);C.尿/大便失禁(2 分);D.大小便失禁(3 分)
运动能力	A.完全(0 分);B.烦躁不安(1 分);C.冷漠(2 分);D.限制(3 分);E.迟钝(4 分);F.固定(5 分)
食欲	A.正常(0 分);B.差(1 分);C.鼻饲(2 分);D.流质(2 分);E.禁食(3 分);F.厌食(3 分)
手术	A.整形外科/脊椎(5 分);B.手术时间＞2 小时(5 分);C.手术时间＞6 小时(8 分)
神经功能障碍	A.运动/感觉缺陷(4～6 分);B.糖尿病(4～6 分);C.截瘫(4～6 分);D.心脑血管疾病(4～6 分)
药物治疗	大剂量类固醇/细胞毒性药物/抗生素(4 分)

3.Norton 评估量表

Norton 评估量表由身体状况、精神状况、活动力、移动力、失禁 5 大部分构成。Norton 量表条目简单,使用方便。适用于心脏外科、神经外科、整形外科患者及老年人群。评分标准:总分 18～20 分为轻度危险,14～17 分为中度危险,10～13 分为高度危险,10 分以下为极度危险。

表 13-3　Norton 评估量表

项目	评分标准	分值
身体状况	良好:身体状况稳定,看起来很健康,营养状态很好	4
	尚好:身体状况大致稳定,看起来健康尚好	3
	虚弱:身体状况不稳定,看起来健康尚可	2
	非常差:身体状况危险,急性病容	1
精神状况	清醒的:对人、事、地点、方向感非常清楚,对周围事物敏感	4
	淡漠的:对人、事、地点、方向感只有 2～3 项清楚,反应迟钝,被动	3
	混淆:对人、事、地点、方向感只有 1～2 项清楚,经常对答不切题	2
	木僵的:常常不能回答,嗜睡的	1
活动力	可走动的:能独立走动,包括使用手杖或扶车	4
	行走需要协助的:无人协助则无法走动	3

续表

项目	评分标准	分值
	依赖轮椅:由于病情或医嘱,仅能坐轮椅并以轮椅代步	2
	卧床:因病情或医嘱限制留在床上	1
移动力	完全自主:可随心所欲地、独立地移动,控制四肢	4
	轻微受限:可移动、控制四肢,但需人稍微协助才能变换体位	3
	非常受限:无人协助下无法变换体位,移动时能稍微主动用力,肢体轻瘫、痉挛	2
	完全受限:无能力移动,不能变换体位	1
失禁	无失禁:指大小便完全自控(除了诊断性试验)或已留置尿管,无大便失禁者	4
	偶尔失禁:24 小时内出现 1~2 次尿或大便失禁(与轻泻剂或灌肠无关),留置尿套或尿管但能控制大便	3
	经常失禁:在过去 24 小时之内有 3~6 次小便失禁或腹泻	2
	完全失禁:无法控制大便。24 小时内有 7~10 次失禁发生	1

三、跌倒/坠床风险评估

(一)跌倒/坠床的概念

跌倒/坠床是指患者非故意或突然停顿导致倒于地面或倒于比初始位置更低的地方。跌倒/坠床会造成患者组织损伤、骨折甚至死亡,延长住院时间,增加住院费用,成为医疗纠纷的隐患。住院患者发生跌倒/坠床是危及患者健康的严重问题,杜绝跌倒/坠床不良事件的发生是一项重要任务。

跌倒/坠床高危人群:年龄>65 岁,曾有跌倒病史者,营养不良、虚弱头昏者,步态不稳者。跌倒/坠床伤害的严重度分级:0 级,无变化;Ⅰ级,只需观察的伤害,如擦伤、挫伤等;Ⅱ级,需要冰敷、包扎、缝合或夹板等治疗和护理的伤害,如扭伤、大或深的撕裂伤等;Ⅲ级,严重影响患者疗程及造成住院时间延长的跌倒伤害,如骨折、意识丧失、颅内出血等。

(二)跌倒/坠床的风险因素

1.年龄因素

年龄因素是内科住院患者跌倒的显著因素,>65 岁者均应常规进行跌倒/坠床评估。患者各器官因年龄增长而退化,如心肺功能不良、体力衰退、骨质疏松、认知功能减退以及感知反应能力不佳等,均易导致老年人跌倒事件的发生。

2.疾病因素

急慢性疾病的病理性改变,可能影响感觉输入、中枢神经系统功能和骨骼肌力量的协调。某些影响脑血流灌注及氧供应的心脑血管疾病,如脑梗死可导致各种功能损害:肢体肌力下降、肌肉萎缩、关节运动受限、平衡功能受损、肌痉挛、肌张力障碍、姿势步态异常等,使患者移动速度及控制能力下降而引起跌倒及坠床。心血管疾病往往通过引起心脑缺血,诱发心绞痛、头晕、黑蒙、晕厥而导致跌倒的发生,如窦性心律失常、病态窦房结综合征、房室传导阻滞、血管迷走神经性晕厥等这些常见疾病是发生跌倒坠床的高危内在因素,故心脑血管疾病的老年人跌倒/坠床发生率高,需严加看护,提高警惕。

3.环境因素

患者住院后,由于对新的环境不熟悉,加上偶有地面潮湿、积水、光线不足、穿过大过长的衣裤、非防滑鞋等,行走时稍有不慎极易导致跌倒。同时家具的防范设施不足,如马桶、浴池边无扶手,病床未加用床栏,使用床栏时未将床栏完全插入,为了方便患者随意放下床栏,座凳无靠背等均增加了老年人跌倒坠床的发生率。

4.夜间活动因素

跌倒、坠床不良事件多发生在夜间。夜间时段,护理人员相对白班减少,由于较少的护理人员需承担整个病区所有患者的治疗护理和病情观察,不容易加强巡视病房,以致不能及时发现和满足患者的客观需求。

5.药物因素及无陪护

患者无陪护,使用利尿剂后需频繁上厕所。糖尿病患者使用降糖药物及患者进食过少可发生低血糖反应,容易导致患者头晕、疲乏无力等症状而引起跌倒。直立性低血压:患者改变体位如起床、下床、行走、由蹲位起立等,动作过快或降压可导致患者头晕、体力不支而跌倒;其他:排泄、排便可引起血压降低而晕厥。

6.其他因素

患者对跌倒/坠床安全意识淡薄,尽管已悬挂防范措施提示牌,但护士健康指导较少,未强调重要性。护士和患者均不重视,患者易发生跌倒。

(三)跌倒/坠床评估量表

住院患者跌倒是医院内常发生的不良事件,跌倒危险因素量化评估是评估跌倒的重要工具。目前,国内大部分医院使用的是国外跌倒评估量表,包括 Morse 跌倒评估量表、Hendrich 跌倒评估量表、跌倒危险评定量表等。对每一位患者入院时均须由责任护士进行跌倒/坠床风险评估。全面评估包括年龄、神志、跌倒史及次数、既往病史、药物使用情况、体格检查、平衡及自理能力等情况进行评估。

对再住院的患者应适时进行再评估,根据其病情的进展及药物的使用情况,重新评估。发现高危患者,应在床尾或床头悬挂预防跌倒标识,加强巡视,严格交接班,采取适合个体的干预措施。

1.Morse 跌倒评估量表

Morse 跌倒评估量表是一个专门用于预测跌倒可能性的量表,由 6 个条目组成,包括跌倒史、超过 1 个医疗诊断、步行需要帮助、接受药物治疗、步态/移动、精神状态,总分 125 分。评分标准:0~24 分,低度危险;25~45 分,中度危险;>45 分,高度危险。

表 13-4　Morse 跌倒危险因素评估量表

评分项目	评分标准	分值
近 3 个月有无跌倒	无	0
	有	25
超过 1 个医疗诊断	无	0
	有	15
步行需要帮助	不需要帮助	0
	步行需要帮助拐杖、助步器、手杖	15
	轮椅、平车	30

续表

评分项目	评分标准	分值
接受药物治疗	无	0
	是	20
步态/移动	正常、卧床不能移动	0
	步态/移动虚弱	10
	残疾或功能障碍	20
精神状态	自主行为能力	0
	无控制能力	15

2.Hendrich 跌倒风险评估量表

Hendrich 跌倒风险评估量表共包括 8 个条目:意识模糊/定向力障碍/行为冲动 4 分、抑郁状态 2 分、排泄方式改变 1 分、头晕/眩晕 1 分、男性 1 分、服用抗癫痫药物 2 分、服用苯二氮䓬类药物 1 分、起立-行走测试 0~4 分。该量表是专门为住院患者研制的跌倒风险评估量表,整个量表评分仅需 3~5 分钟即可完成,最高分为 16 分,≥5 分认为具有跌倒风险,提示医务人员应给予干预措施,预防跌倒的发生。

四、非计划性拔管风险评估

(一)非计划性拔管的概念

非计划性拔管是指为患者治疗需要留置在患者体内的各种导管,未经医护人员同意,患者将插管自行拔出,或其他原因(包括医护人员操作不当)造成的插管脱落,又称意外拔管。非计划性拔管的发生率顺序:胃管气管插管>静脉插管尿管>引流管。

非计划拔管是临床风险管理不容忽视的重点问题之一,它直接关系到患者的安全和有效治疗,特别是气管插管的非计划性拔管事件可能造成患者的窒息、气管损伤、再插管困难、住院时间延长及治疗费用增加等;如发现不及时或处理不当,可能成为患者的致死原因。在患者法律观念和维权意识日益增强的今天,非计划性拔管还将带来医患纠纷的隐患。

(二)非计划性拔管风险因素

1.医护方面因素

(1)评估能力不足:年轻护士知识经验缺乏在操作中对保护导管避免滑脱未引起重视。护士忽视睡眠状态的患者存在意外拔管的危险,主动巡视不及时,观察不到位,交接班不到位。

(2)缺乏有效的导管固定:①胃管、经口气管插管的导管固定或胶带易被患者的汗液、口腔分泌物污染而失去黏性,引起固定不牢。②扁布带固定胃管、气管插管时常因患者头颈部活动而变得松脱。③气管插管气囊漏气、充气不足时易在外力作用下致导管脱落。④中心静脉置管、引流管未用缝线固定,以致患者活动时在较强的外力作用下脱落。

(3)护理操作不当:①护士在进行口腔护理、吸痰或翻身更换体位等操作时动作不当或用力过猛会致使导管被牵拉过度而脱出。②在转运患者或需搬动患者时动作不协调,也会使导管牵拉脱出。

(4)沟通宣教不到位:患者对全身各种管道的意义认识不足,常因不适自行拔管

（5）缺乏有效的肢体约束：因四肢未加约束或约束不当而出现患者自行拔管。约束可以造成患者压力和焦虑，使患者身心疲惫，产生气愤、易怒情绪，致使其行为失去理智，可能会增加重症患者的躁动使非计划性拔管事件发生率上升，故在使用约束之前要慎重评估患者情况。

（6）未适度镇痛镇静：未及时持续使用镇静剂或镇静不到位的患者拔管率高。

（7）缺乏拔管的评估意识：国内外研究提示撤机过程中发生非计划性拔管的患者大多可以更早地拔管。因此，在最佳脱机预案指导下适时脱机是减少机械通气时间、降低住院花费和减少非计划性拔管发生的重要措施之一。

2.时间方面

清晨、中午、晚夜间等时段容易发生非计划性拔管。夜间迷走神经兴奋，心率、呼吸频率降低，肺泡通气不足，CO_2潴留，患者易出现头痛、烦躁、幻觉等精神障碍。由于麻醉逐渐清醒、疼痛等不适引起患者躁动，夜间人力资源较白天少等因素下，夜间成为发生意外拔管的高危时段。中午、晚夜班护士少，工作繁忙巡视不到位。

3.导管方面

（1）理化特征：导管材质、粗细、软硬度、导热性及对组织的化学刺激性等，不同理化特征的导管材料对患者造成的不适感程度不同。

（2）导管的置入位置：研究显示经鼻气管插管比经口气管插管非计划性拔管发生率要低。

(三)导管风险评估

入院时、转运时、手术后。留置各种导管的患者，应进行首次评估，以后高危（Ⅲ度）导管每班评估，中危（Ⅱ度）导管每天评估，低危（Ⅰ度）导管每周评估 2 次，有异常情况随时评估，直至拔管。

导管滑脱风险度分为Ⅰ度、Ⅱ度、Ⅲ度，多条管道按危险度累加（如 2 条中危管道为 4 分）。Ⅰ度：评分<8 分，有发生导管滑脱的可能，但风险较低，需采取相应的预防措施；Ⅱ度：评分为8～12 分，容易发生导管滑脱；Ⅲ度：评分>12 分，随时可能发生导管滑脱，躁动患者应列入高度危险。

评分<8 分时，导管明确标识，妥善固定，保持通畅，加强宣教；评分≥8 分时，应在上述措施的基础上，挂警示标识，加强巡视，床头交班，强化患者及家属的宣教直至掌握。

（贾玉环）

第二节　多发性创伤

一、概述

多发性创伤是指同一致伤因素同时或相继造成两处以上解剖部位或脏器的创伤。它不同于两种或两种以上损伤因素所致的复合伤。多发性创伤可以表现为以下几点。①多发性骨折、广泛性软组织伤；②同一器官有多处创伤；③同一体腔内有几个器官创伤；④同时存在两个以上体腔的创伤，各体腔也可有几个器官受伤。

多发性创伤多因严重的工农业和交通事故、重大自然灾害、战伤等严重机械性或物理性致伤因素引起,临床特点是容易漏诊、病情轻重差异大、伤情变化快、处理顺序存在矛盾、并发症和感染发生率高、死亡率高。多发性创伤对身体的危害远比单一器官受伤复杂而严重,绝不仅仅是几个受伤器官伤情的简单相加,各器官的生理功能紊乱可互相影响,常会威胁患者生命,是外科临床常见危急重症。

二、诊断

多发性创伤的诊断离不开病史、症状、体征和理化检查,也需要扎实的基础知识、丰富的临床经验、缜密的临床思维、敏锐的判断能力。多发性创伤多数伤情急重,可存在多脏器、多系统、多部位创伤,开放性创伤和闭合性创伤常同时存在,明显外伤和不典型的隐匿性创伤同时存在,其症状和体征互相影响,加之伤员多不能自诉伤情,极易造成误诊和漏诊。

在多发性创伤的急诊救治中,需改变常规的诊疗模式,由原来"诊断→治疗"模式转变为"抢救→诊断→治疗"模式。详细的诊断和确定性治疗必须在抢救工作获得一定成效后再进行,决不能因诊断而延误抢救时机。伤后 60 分钟是决定患者生死的关键时刻,属危重抢救阶段,被称为抢救的"黄金时间",即"黄金一小时"。应及时而准确地全面估计伤情,有全局、整体观念,及时处理危及患者生命的器官损伤,要突出"快、准、及时、高效"的急救原则。

多发性创伤因致伤因素、创伤部位、创伤程度、患者反应等不同,临床表现有很大差异,轻者仅有局部肿胀疼痛、出血、功能障碍等,重者可有生命体征改变、各脏器功能紊乱的表现,甚至出现严重休克,可导致迅速死亡。要迅速而有重点地采集病史,明确遭受创伤的具体情况;明确疼痛、出血、呼吸、咳嗽、分泌物、排泄物等症状及演变情况;进行系统全面的体格检查,掌握体温、心率、呼吸、血压等基本生命体征和神经系统、循环系统、呼吸系统、消化系统、泌尿系统、运动系统等存在的阳性体征,在此基础上,可选择性地进行一些基本的必要的理化检查,以期获取阳性证据。值得一提的是,对于无法提供受伤史、无不适主诉、无法配合体格检查和理化检查者,要更加予以重视;创伤可能是一个进行性的过程,无论是症状、体征还是理化检查,一定要动态观察,从变化中发现问题,不轻易放过任何疑点。

(一)迅速判断有无威胁生命的征象

通过观察患者的神志、面色、呼吸、应答、体位、外出血、脉搏、血压、伤肢的姿势做出一般的判断,若发现有呼吸困难、昏迷、抽搐、休克、脉搏细弱、活动性大出血等,提示开放性气胸或张力性气胸、颅脑损伤、心血管损伤等,应优先进行抢救。

1.休克

休克常为大失血所致,有神志淡漠、烦躁、皮肤湿冷、心率加快、血压下降、血色素降低、尿量减少、CVP 下降等临床表现;在无严重外出血时必须考虑胸、腹内脏的损伤及骨盆骨折、四肢长骨骨折等。

2.呼吸困难

头、面、颈部的损伤、多发性肋骨骨折、连枷胸、血气胸均有可能引起呼吸困难。

3.意识障碍

意识障碍常由于颅脑外伤所致。

(1)脑震荡:意识丧失数秒至半小时,继而清醒(逆行性健忘),有头疼。

(2)脑疝:昏迷加重,呼吸、心率变慢,血压增高(两慢一高),意识障碍伴有休克者,首先应考虑颅脑外伤合并有其他部位的出血;单纯的颅脑外伤很少出现休克。

(二)病史的采集

1.受伤机制

它能有利于发现一些"隐蔽"部位的创伤。

2.有无昏迷史

有短暂昏迷史,应考虑有脑震荡;有昏迷-清醒-昏迷的要考虑脑内血肿的存在;持续昏迷的有脑挫裂伤可能。使用药物史。

(三)全身系统检查

1.系统检查

在抢救开始,病情稍有稳定后,即应迅速、轻柔、有重点地进行系统检查,以便进一步明确诊断和评估伤情。最初的重点应放在最可能受伤的部位和器官,如着力点部位、有瘀斑和擦伤的部位、疼痛最明显或最初发生疼痛的部位;并与临床表现相结合,症状最明显突出的器官或系统都是最可能受伤的部位,应做重点的检查。经重点检查未发现严重的伤情,而且病情稳定,可进而做更系统全面的检查,以寻找隐匿的、无典型表现的创伤;即使在重点检查时已发现某些脏器的创伤,仍应争取做全面系统的检查,以免漏诊。"CRASH PLAN"抢救检查要点:C,cardiac(心脏);R,respiration(呼吸);A,abdomen(腹部);S,spine(脊柱脊髓);H,head(头颅);P,pelvis(骨盆);L,limb(四肢);A,arteries(动脉);N,nerves(神经)。隐蔽及深部损伤需反复检查、动态观察,重点包括颅内出血、胸内出血、腹腔脏器损伤和迟发气胸等。

(1)一般情况:意识状况、呼吸、脉搏、血压、体位、皮肤颜色、皮肤温度等。

(2)头面部:摸头皮、头颅骨(血肿、骨擦音),耳鼻有无出血、脑脊液,眼球活动及瞳孔大小的改变,口腔内有无异物、出血、血块、脱落的牙齿等。

(3)颈部:活动受限、压痛以及动静脉情况。

(4)胸部:胸廓挤压试验、胸廓畸形、伤口、呼吸运动、反常呼吸、呼吸音等。

(5)腹部:腹式呼吸、腹部伤口、腹部隆起、压痛、反跳痛。

(6)脊柱及四肢:棘突压痛、棘旁肿胀、脊柱叩痛、骨盆分离挤压试验阳性,四肢疼痛、肿胀、畸形。

2.必要的特殊检查

各种穿刺术、B超、CT、血管造影、内镜检查等。影像学检查、血液检查等对创伤的诊断非常必要,但应在伤情允许时进行,以免发生危险。必要的理化检查,如红、白细胞计数及血红蛋白、血细胞比容、血气分析等对诊断、观察伤情变化、指导治疗有重要意义,应根据需要检查并最好做定期的系列检查,观察其动态变化。

(四)创伤量化评分系统

创伤的全身反应与创伤的严重程度密切相关。创伤及创伤死亡的评价多是用直观、经验和定性的方法进行评价,这在对比性和精确性上均有不足,因而国外许多学者试图用伤情分级、创伤指数以及评分等方法来评定伤情,并说明创伤的严重程度。有关创伤严重度定量评估的方法包括:院前,创伤指数、创伤记分、修正的创伤记分法、院前指数等;院内,简明创伤定级标准、创伤严重程度评分法、预测存活概率的 TRISS 法、以生理和解剖指标相结合的预后评估法。国内有学者创立了针对我国患者伤情特点的 RISS 法。

1.创伤指数

创伤指数根据受伤部位、创伤类型、循环状态、意识和呼吸 5 个方面分级积分,计算总和。

9 分以下为轻伤,10～16 分为中度伤情,17～20 分为严重伤,21 分以上为危重伤,29 分以上 80％在 1 周内死亡。

2.简明创伤定级标准

简明创伤定级标准由美国医学会、机动车医学会以及美国工程师学会于 1971 年首次发表,用于机动车闭合损伤的创伤严重度评分法,它根据解剖部位、组织器官类型和损伤严重程度等,用数字编码表达,将每一处最后用 6 级评定严重度(1 轻、2 中、3 较重、4 严重、5 危重、6 最危重)。简明创伤定级标准 90 将人体分为 9 区:头、面、颈、胸、腹、盆、脊柱、四肢、体表。

3.创伤严重程度评分法

创伤严重程度评分法以解剖损伤为基础,将人体分头颈、面部、胸部、腹部、四肢及体表 6 区,取 3 个最严重损伤区域最高 AIS 值的平方和为 ISS 计算值计算。ISS≥16 分为重伤,ISS≥25 分为严重伤。ISS 是目前应用最广泛的评定法。

(五)诊断标准

多发性创伤的诊断标准见表 13-5。

表 13-5　多发性创伤的诊断标准

受伤部位	损伤脏器
颅脑损伤	颅内血肿、脑挫裂伤及颅底骨折
颈部损伤	颈椎损伤(不论有无神经损伤)
颜面损伤	开放性骨折,伴大出血
胸部损伤	气胸、血胸、气管和支气管破裂、连枷胸、横膈膜疝、心脏大血管损伤和纵隔气肿(不论有无肋骨骨折)
腹部损伤	腹腔内脏器损伤
骨盆骨折	伴有后腹膜血肿而致休克
上肢	肩胛骨或长骨骨折
下肢	长骨骨折
软组织损伤	伴有广泛的挫伤、出血

注:表中有 2 项或 2 项以上合并存在时,即为多发性创伤;但仅有上肢和下肢骨折合并者,多为多发性骨折,不诊断为多发性创伤。

三、治疗

(一)治疗策略

多发性创伤患者死亡有 3 个高峰期:①伤后数秒至数分钟内,多因颅脑、高位脊髓、心脏或大血管损伤而立即死亡。②伤后数分钟至数小时内,多因窒息、呼吸循环功能不全、未能控制的大出血而早期死亡。③伤后数天至数周内,因器官功能衰竭或感染等而晚期死亡。因此,完善的院前急救和急救网络的快速反应是提高多发性创伤患者生存率的首要条件。

多发创伤、骨折、脏器破裂、血管损伤引起的难以控制的大出血,患者多在伤后 1～2 小时内死亡,因此,应抓紧伤后 1 小时的"黄金时间"进行救治,做到迅速、准确、及时而有效。而伤后 1 小时的"黄金时间"内,前 10 分钟是决定性的时间,被称为"白金 10 分钟",这段时间内如果患者的出血被控制,并能预防窒息、缺氧的发生,则可避免患者早期死亡。"白金 10 分钟"期间的抢救应以避免发生心搏骤停为目标,为后续的抢救赢得时间。

早期失血性休克的治疗是以抢救生命为主,采取先救治后诊断或边救治边检查诊断的方式进行抗休克治疗,也可将失血性休克的早期救治概括为 ABCD 阶段:A,airway,保持呼吸道通畅;B,breath,充分供氧;C,circulation,液体复苏,保证脏器灌注;D,dysfunction,紧急控制出血,尽早手术止血或应用介入、微创等手段止血,积极进行脏器功能支持,防治多器官功能障碍。

通过积极的液体疗法恢复有效血容量是复苏的关键环节,但对于严重胸、腹部创伤患者,内出血尚未得到控制之前,并不主张"充分"输液和快速提升血压至正常水平,以免加重出血和血液过度稀释(血红蛋白<70 g/L 或血细胞比容<0.20)。将收缩压暂时维持在满足重要脏器灌注的水平,手术止血后再按需要扩充血容量,可以降低死亡率,延长生存时间,这就是所谓的"限制性复苏"。其目的是寻求一个复苏平衡点,既可以通过液体复苏适当地恢复组织器官的血流灌注,又不至于过多地扰乱机体的代偿机制和内环境。动物实验及临床研究结果表明,限制性液体复苏对于非控制性出血休克效果优于积极复苏。但限制性复苏具体控制多高血压,维持多少时间,尚需进一步确证。有学者认为若没有合并颅脑损伤,收缩压可控制在 12.0 kPa(90 mmHg),若合并颅脑损伤,为保证脑组织有足够血液灌注,收缩压应维持在 13.3 kPa(100 mmHg)以上。

为了保证脏器灌注,防止器官功能障碍,应尽快采取控制出血的措施,尽量缩短限制性液体复苏的持续时间,有效的处理后尽快进行积极的液体复苏。

(二)现场抢救

多发性创伤患者的有效救治须从受伤现场开始,但不可把现场急救的目标定得过高。在救治条件好的城市或郊区,现场急救的任务应限定为发现危重患者并将其移离险恶环境,进行最初步的紧急处理,如清除阻塞气道的口咽部异物、加压包扎制止外出血、肢体骨折的简单固定、建立静脉通道以便运转途中输液等。以上操作应在 10 分钟内完成。迅速将患者运送到有条件的医疗机构,最好是创伤急救中心。

临床研究证实,在现场进行过多的急救治疗不但可能无益,而且可能是有害的,任何时间上的拖延都会加大风险,影响患者的预后。而在救治条件较差的边远地区,或同一时间有大批患者不可能立即全部转运时,则须就地进行较长时间的救护。

(三)急诊抢救

患者送抵医院(急诊室或创伤中心)后,即由接诊医师迅速进行概要的检查。在伴有休克或呼吸功能障碍的危重患者,收集病史及体格检查应与复苏同步进行,目的是尽快查明危及生命的严重损伤。诊断要求快、准,尽量少搬动患者,并应在最短时间内明确脑、胸、腹是否有致命性的损伤。

近年来,多发性创伤的诊断技术虽有进步,但在急诊情况下,仔细、准确和反复的检查仍是判明伤情的重要手段。危重患者的衣服必须全部去除以保证充分暴露,但要注意保暖。首先是查明有无对患者生命迫在眉睫的威胁、需要立即处理的伤情,如果有气道阻塞、张力性气胸、开放性气胸等,必须及时解决,否则患者将很快死亡;其次,休克复苏、控制明显的外出血和解除可能导致脑疝发生的颅内高压也是需要完成的紧急任务。

待生命体征初步稳定后,应对患者按系统进行全面检查。必要的辅助检查也应在此时进行,如 X 线检查、头颅和躯干 CT 检查、腹部 B 超检查等,但仍以少搬动患者为原则。创伤患者出血的控制和输血可根据患者凝血功能状态进行调整,及时纠正凝血功能紊乱和止血。

严重多发性创伤抢救的程序可归纳为"VIPC"。

V=ventilation,要求保持呼吸道通畅并充分通气供氧。在处理多发性创伤患者,特别是头、颈、胸部伤患者时，首先应保持呼吸道通畅。对颅脑外伤者，及时清除口腔血块、呕吐物，痰及分泌物，必要时做气管内插管，进行机械通气。对颌面外伤、颈椎外伤、喉部外伤，应早期行经皮穿刺气管切开套管置入术或气管切开术。

I＝infusion，指输液、输血扩充血容量及细胞外液。多发性创伤者休克主要的病理变化是有效血容量不足，微循环障碍。因此，在抢救严重多发性创伤患者时，恢复血容量的重要性不亚于纠正缺氧。有学者提出了延迟（限制性）液体复苏的概念，即对创伤失血性休克，特别是活动性出血患者，不主张给予快速大量的液体复苏，而主张手术彻底止血前，给予少量平衡盐液，维持机体基本需要，手术止血之后再根据血流动力学和氧代谢监测进行复苏。

P＝pulsation，指对心泵功能的监测。多发性创伤患者的休克除低血容量休克和创伤性休克外，亦要考虑到心源性休克，特别伴有胸部外伤的多发性创伤，可因心肌挫伤、心脏压塞、心肌梗死或冠状动脉气栓而致心泵衰竭。有时低血容量性休克、创伤性休克和心源性休克可同时存在。在严重多发性创伤抢救中要监测心电图及必要的血流动力学的变化，如 CVP、平均动脉压和心排血量等。

C＝control bleeding，是指在多发性创伤抢救中紧急控制明显或隐蔽性出血。多发性创伤应边抢救抗休克边完善相关检查，明确各处损伤的严重程度，尽早行损伤控制手术，颅脑、胸、腹部创伤是处理的重点，解决危及生命的出血和其他损伤，如颅内高压等，之后进入 ICU 严密监护和防治多器官功能障碍综合征，病情稳定后再行确定性手术，改善损伤脏器功能以及康复治疗。

（四）手术时机与方式的选择

严重多发性创伤的处理重点和先后顺序十分重要。应区别轻重缓急，优先处理危及生命的损伤。颅脑、胸、腹部损伤是处理的重点。广泛脑挫裂伤、颅内血肿应迅速开颅减压。同时伴胸腔或腹腔大出血者，开颅应与开胸或开腹同时进行。胸部、腹部同时受伤，可根据严重程度确定先后顺序。胸部重伤者先开胸；腹部伤重者做胸腔闭式引流后先开腹；胸部、腹部伤均很严重时，应同时分别开胸和开腹，尽量避免做胸腹联合切口。不累及大血管的肢体骨折，有条件者可以在颅脑、胸、腹创伤处理后及时手术固定，但若伤情危重，则应待患者病情进一步稳定后再处理。

对于严重创伤患者，应实施损伤控制性手术治疗原则。在特别严重的多发性创伤，常表现为顽固性低体温（体温＜35 ℃）、顽固性代谢性酸中毒（pH＜7.30，血乳酸＞5 mmol/L）和凝血障碍（凝血酶原时间或部分凝血活酶时间超过正常的 50％），称为"死亡三角"。此类患者多不能耐受常规的确定性手术治疗，必须给予特殊的处理，把手术目标局限在控制创伤损害上，根据损伤控制外科的原则施行"损伤控制性手术"，目的是挽救生命；主要任务是通过最简单快捷的方法止血（填塞或缝合）和控制污染源（破裂肠管外置、缝合，不做吻合），迅速结束手术，送 ICU 进一步复苏，病情稳定后再行确定性手术。

（五）后期救治

在多发性创伤救治全过程中，早期治疗集中在抢救生命、复苏，中期则旨在确定性手术、防治多器官功能衰竭和感染，后期主要进行矫正、治疗各种后遗症、畸形和康复。此三个阶段是紧密相连的，救治的每一步骤都要想到下一步可能会出现的问题并予以预防，如休克期复苏要防止灌注不足导致肾衰竭等多器官功能障碍，因而要快速输液提升血压，防止低血压时间过长；大量输液抗休克又要防止输液过量引起肺水肿、急性呼吸窘迫综合征、脑水肿和腹腔间室综合征等。

进行抢救手术前、手术中都要注意无菌操作，预防感染，防治弥散性血管内凝血等。术后定期测定血/尿电解质变化、血常规、肝功能、肾功能、凝血和纤维蛋白溶解功能，必要时做血培养和可疑感染部位的涂片和培养,根据检查结果,调整输液种类和输液量,必要时改变抗生素的种类和剂量。长期卧床者还须防治深静脉血栓、急性肺栓塞。在不能经口进食或口服营养不足时,应静脉补充氨基酸、脂肪乳剂、各种维生素和微量元素。禁食较长时间者,早期应用全胃肠外营养。

严重多发性创伤救治的时效性与整体性是提高创伤救治水平的根本保证,创伤专业化、ICU的加强监护和快速、整体化治疗模式可明显提高多发性创伤救治的成功率,提高多发性创伤的救治水平。

多发性创伤的诊治要点是先抢救生命,边诊断,边治疗,必须有动态、整体观念,高度重视应激导致的炎症反应和免疫抑制,加强营养支持,预防感染等二次打击,防治器官功能衰竭。

四、护理措施

(一)及时准确地对患者伤情进行评估

对患者进行及时准确的伤情评估可以使医护人员得到更多的抢救时间,有助于对患者的伤情进行全面分析,合理有效的安排对各个部位创伤的处理,进一步对患者重要脏器的功能、受伤部位和可能发生的并发症等进行有效判定,从而可以优先对最大创伤进行处理。

(二)保障患者呼吸道的畅通

保持呼吸道通畅是护理过程中最重要、最基础的处理措施。多发性创伤患者在通常情况下会伴有胸部或脑部外伤或由于痰液等使患者的呼吸道发生堵塞,进而使患者发生呼吸困难。因此,当患者入院后需要迅速对患者呼吸道的情况进行评估,并将患者口鼻内的污染物等及时清除;同时托起患者的下颌并将头偏向一侧,拉出舌头从而使患者的窒息状况得到一定的缓解;之后给予患者低流量吸氧,同时准备好吸痰器,必要时可以帮助患者在紧急情况下排出痰液,进而保证患者呼吸道的畅通。而对于呼吸衰竭的患者则需要对其施行气管插管或气管切开术,通过建立人工通道,保持患者呼吸道的畅通。

(三)建立有效的静脉通道

有效循环血量得到及早恢复是急救护理中非常关键的一步。当患者入院后,应迅速对其建立至少2条静脉通道,及时补液,防止患者发生失血性休克。在选择建立静脉通道时应首选较大的静脉,以利于医护人员及时准确的使用各种急救药物,同时也可以提高输液的速度。在急救时,要求在10分钟内输入1 000~1 500 mL 的液体,从而保证患者血压的稳定,为抢救打下坚实的基础。在穿刺时还需要注意,尽量避免将静脉通道开在受伤肢体的远端。而对于穿刺困难的患者,则需要尽快做深静脉穿刺。在建立静脉通道的同时还需要对患者的血样进行抽取。而对于休克的患者则需要立即送往手术室以查明出血部位从而对其进行有效止血。这样可以为安全送到专科赢得宝贵的时间。医护人员在抗休克治疗的过程中需要密切观察患者的生命体征、神志变化、皮肤、肢体温度等生理变化,并准确记录患者的尿比重、出入量等。

(四)及时有效的包扎伤口

迅速对出血伤口进行有效处理是早期急救中重要的护理措施。最有效的紧急止血方法是指压法,通过对出血的伤口或肢体近端血管进行有效按压,同时用加厚敷料对其进行加压包扎,并将受伤部位抬高,采用简易的夹板进行固定,可以有效控制伤口的活动性出血。除有大血管损伤或无法止血外通常情况下不用止血带进行止血,当用止血带止血时需要衬以布料,并对止血带的使用时间进行明确记录,将其放置到明显的部位,从而防止由于长时间使用止血带而导致组织缺血的发生。

(五)对症处理

根据每位患者的不同情况对其进行相应的处理。在抢救过程中,通常需要留置尿管,便于对尿液的颜色、性质和量等进行观察,同的是了解患者的有效循环血量和是否有泌尿系统的损伤。对疑似患有腹腔脏器损伤的患者则还需要留置胃管,进行胃肠减压,从而可以更好地观察胃液的性质等。而对于有气胸的患者,则需要医护人员共同协助对其施行胸腔闭式引流术,从而减轻胸腔的压力,改善患者的呼吸功能;同时还需要密切观察引流液的量和颜色。而对于紧张焦虑的患者还需要对其进行安全护理。对需要急诊手术的患者则需要做好充分的护理准备,并通知相关科室做好术前准备等,从而尽早将患者送入手术室。

(六)严密观察患者的生命体征并做好详细记录

通过对患者重要脏器的检查,可以有效判断出病情的变化。对伴有严重创伤的患者则需要使用多功能监护仪,根据每位患者的不同状况,对患者的呼吸、心率、血压等进行密切的监测。对伴有颅脑损伤的患者,则需要对神志、瞳孔、颅内压等进行重点监测,从而防止脑疝的发生。此外还需要密切监测患者的尿量,防止肾功能出现损害。同时还需要对患者的入院时间、伤情状况、抢救经过、用药情况、每小时尿量等进行详细的记录。

(七)心理护理

多发性创伤通常情况下属于意外伤害,患者的家属往往没有心理准备,在受伤后的顾虑较多,容易产生紧张焦虑的情绪。因此,护理人员在做好相关护理的同时,还需要更多地关心患者及家属。我们医护人员应该不断提高自身素质,丰富医学知识,从而使自己得到患者的充分信任,还要对患者有着一颗仁爱的心,使患者通过触觉就可以感受到医护人员是可敬、可信的。通过耐心的开导与对患者的解释,从而消除掉患者的紧张焦虑和不信任的情绪来配合医护人员的治疗,通过人性化的护理,使患者可以有更多的安全感与信任感。

(八)安全转送

当患者的生命体征稳定后,需要进行进一步的治疗。在转运之前,首先需要通知相关科室,使其做好准备,当患者到来时可以有效缩短相应的处置时间;其次,在转运时需要有熟知病情的医护人员进行陪同,在途中还需要保持患者呼吸道的畅通。同时密切关注患者的病情变化,发现异常时需要对其进行及时有效的处理,确保将患者安全转送。

(贾玉环)

第三节 热 射 病

一、概述

热射病是中暑最严重的类型,是由于环境温度过高、湿度过大造成体温中枢调节功能发生障碍,继而出现以高热、无汗、意识障碍为主要表现的临床综合征。严重者可造成广泛地组织损伤,出现神经系统异常、横纹肌溶解及弥散性血管内凝血,肝、肾衰竭等多器官功能障碍。热射病分为非劳力型热射病和劳力型热射病,非劳力型热射病主要是由于长时间处于高温环境所致,婴幼儿和老年人更常见。劳力型热射病是热射病的一个特殊范畴,主要见于年轻人,高发人群是运动员、体力劳动者及军事训练中的官兵,由高温、湿热环境下长时间剧烈运动所致。两种情况都可能致命,劳力型热射病是导致运动员死亡的第三大高危因素。

热射病发病与高温、高湿、无风 3 个环境因素密切相关。中暑的气象阈值,日平均气温>30 ℃或相对湿度>73%。当气温和湿度条件同时存在时,中暑发生率明显增加;日最高气温≥37 ℃时,中暑人数急剧增加。热射病的易感因素有个体因素、环境因素、组织因素。①个体因素:发热、感冒、胃肠炎、腹泻、呕吐、脱水、睡眠不足、缺乏热习服训练、肥胖、低血钾。②环境因素:训练场地热负荷过重,强烈的太阳直射。③组织因素:与体能不相适应的训练计划,不适当的训练和休息周期,补水不足。易感因素的叠加,增加了热射病的严重程度,并与预后相关。

目前热射病的发病机制主要认为是在高热和剧烈运动下,造成组织细胞结构和功能损害,并促发机体炎症因子释放及炎症反应的级联放大,从而引起神经系统障碍、肝衰竭、呼吸系统衰竭、横纹肌溶解、急性肾衰竭和弥散性血管内凝血等。

热射病患者的体核温度波动于 40~47 ℃。高热直接损害组织细胞是热射病发生多器官功能不全的主要发生机制。体温过高会增加心排血量与每分钟通气量,使外周血管扩张、器官供血不足,从而出现脱水、循环衰竭、低氧血症、肠内细菌易位等病理生理改变。顽固性低氧血症、供血不足往往是造成全身炎症反应综合征、急性呼吸窘迫综合征迅速进展至多器官功能障碍综合征和死亡的关键。高体温可直接伤害脑细胞,同时导致血-脑屏障通透性增高,外周循环的炎症因子、代谢产物、病原体等通过血-脑屏障进入大脑,加重脑水肿,促使患者出现神经系统的改变,有的甚至遗留永久性神经损害。

热射病患者合并多器官功能障碍综合征,是由于热应激对细胞的毒性、凝血、全身炎症反应综合征联合作用所致。热射病的类毒素血症假说认为,在运动及热应激下,表皮血管扩张,内脏血管收缩,再加之高热、氧化应激、缺血再灌注以及炎细胞募集作用,增加了肠道的通透性,使得脂多糖进入了门脉循环,而这一过程又超过了肝脏及免疫系统的清除能力,脂多糖进入体循环,产生了内毒素血症,导致急性炎症性反应。体循环中增多的脂多糖可直接刺激中性粒细胞、单核细胞产生多种细胞因子,如 TNF-α、IL-6、IL-1、IL-10 等,其中 TNF-α、IL-1 属于促炎细胞因子,IL-6、IL-10 属于抗炎细胞因子。细胞因子相互作用,形成一个巨大的细胞因子网络体系,当超出机体的代偿反应时,引起全身组织和细胞广泛损伤,从而形成全身炎症反应综合征。

内皮细胞受损和弥散性微血管血栓形成是热射病的特点,血管内皮功能障碍和弥散性血管内凝血可能是热射病的主要病理生理过程。热射病患者早期在高热、炎症因子、细胞因子及核酸酶、蛋白水解物等代谢毒物的作用下,血管内皮细胞即发生损伤,主要表现:①功能上不能保持正常状态下对血管的紧张度和通透性,白细胞的活动,促凝和抗凝平衡的调节作用,导致血管通透性增加,血管舒缩张力改变,细胞黏附性增强,炎症反应增加,白细胞黏附及移行进入组织增强、机体呈高凝状态。②结构上内皮细胞出现程序化细胞凋亡及坏死,不能维持血管内皮的完整性。内皮细胞的受损,进一步加重炎症反应,引起凝血功能的异常,凝血功能异常与炎症反应相互作用,导致微循环障碍,组织缺血、缺氧,器官功能障碍,从而形成弥散性血管内凝血。

二、诊断

(一)病史

在高温高湿的环境中,从事重体力劳动或剧烈运动的青壮年,或未使用空调或电风扇的老人或慢性病患者,出现神志障碍伴体温过高,要怀疑热射病的可能。

（二）临床表现

热射病典型的临床表现为高热、无汗、昏迷,发病原因不同,临床表现也有所不同。

1.非劳力型热射病

非劳力型热射病见于年老、体弱和有慢性疾病的患者,一般为逐渐起病。前驱症状不易发现,1～2天后症状加重,出现神志模糊、谵妄、昏迷等,或有大小便失禁,体温高,可达40～42 ℃,可有心力衰竭、肾衰竭等表现。

2.劳力型热射病

劳力型热射病见于健康年轻人,在高温、高湿环境下进行高强度训练,或从事重体力劳动一段时间后忽然感到全身不适,发热、头痛、头晕、反应迟钝,或忽然晕倒、神志不清,伴恶心、呕吐、呼吸急促等,继而体温迅速升高达40 ℃以上,出现谵妄、嗜睡和昏迷。皮肤干热,面色潮红或苍白,开始大汗、冷汗,继而无汗,心动过速、休克等。劳力型热射病,在热射病基础上伴有严重的横纹肌溶解,故急性肾衰竭、急性肝损害、弥散性血管内凝血出现早,在发病后十几小时甚至几小时即可出现,病情恶化快,病死率极高。劳力型热射病器官功能受损的表现。

（1）中枢神经系统受损:早期即可出现严重神经系统功能障碍,特征为躁动、谵妄和昏迷。还可出现其他神经学异常表现,包括行为怪异、角弓反张、幻觉、去大脑强直、小脑功能障碍等。

（2）凝血功能障碍:临床表现为皮肤瘀斑、穿刺点出血及瘀斑、结膜出血、黑便、血便、咯血、血尿、心肌出血、颅内出血等。合并弥散性血管内凝血提示预后不良。

（3）肝功能损害:重度肝损害是劳力型热射病的一个固有特征。GOT、GPT、LDH在发病后迅速升高,第3～4天达峰值,之后逐渐下降,而胆红素的升高相对滞后,通常在热射病发病后24～72小时开始升高。

（4）肾功能损害:多与横纹肌溶解有关。表现为少尿、无尿,尿色深,为浓茶色或酱油色尿。25%～30%的劳力型热射病患者和5%的经典型热射病患者出现急性少尿型肾衰竭。

（5）呼吸功能不全:早期主要表现为呼吸急促、口唇发绀等,可发展为急性呼吸窘迫综合征。

（6）急性胃肠功能损害:腹痛、腹泻、水样便、消化道出血较常见。

（7）心血管功能不全:低血容量性休克,表现为低血压、心动过速、心律失常等。

（8）横纹肌溶解:表现为肌肉酸痛、僵硬、肌无力、茶色尿、酱油色尿,后期可出现肌肿胀、骨筋膜室综合征。

（三）辅助检查

1.血常规检查

血白细胞升高,血小板下降,血细胞比容升高。

2.尿常规检查

尿比重升高,出现镜下血尿和蛋白尿。

3.生化检查

血清胆红素、GPT和GOT升高。血清尿素氮、肌酐升高。血清肌酸激酶、肌红蛋白以及心肌标志物、淀粉酶、神经元特异性烯醇化酶升高。

4.凝血功能检查

凝血酶原时间、活化部分凝血活酶时间和凝血酶时间延长,纤维蛋白原降低。

（四）诊断标准

暴露于高温、高湿环境,进行高强度运动,并出现以下临床表现者:①严重中枢神经系统功能障碍表现（如昏迷、抽搐、精神错乱）；②核心温度高于40℃；③皮肤温度升高和/或持续出汗；④肝转氨酶明显升高；⑤血小板明显下降，并很快出现弥散性血管内凝血；⑥肌无力、肌痛、茶色尿；⑦肌酸磷酸激酶高于5倍正常值。

三、治疗

早期治疗是决定预后的关键。有效治疗的关键点一是迅速降低核心温度，二是血液净化，三是防治弥散性血管内凝血。具体救治措施为"十早一禁"：早降温、早扩容、早血液净化、早镇静、早气管插管、早补凝抗凝、早抗感染、早肠内营养、早脱水、早免疫调理、在凝血功能紊乱期禁止手术。救治时应首先维持生命体征稳定，减少不必要的转运搬动、有创检查或操作，完成实验室检查，评估病情，多学科协诊，尽快送入ICU。

（一）目标温度管理

1.持续体温监测

《热射病急诊诊断与治疗专家共识（2021版）》建议使用直肠温度来监测核心温度。如患者不能配合，需进行有效束缚，避免体温计断裂，遗留体内；如使用可弯曲的测温设备。推荐插入肛门深度15 cm。热射病患者在病情稳定前应持续监测核心温度，或者至少每10分钟测量一次；建议核心温度管理的目标是维持直肠温度在37.0～38.5℃。

2.有效控制体温

早降温：选择适合急诊空间有限、人员流动大、方便转运等特点的降温措施，可单用或联用，如冰敷降温、控温毯、体内降温（生理盐水胃管灌洗或直肠灌洗等）、血液净化等。

（二）气道管理与呼吸支持

早期气管插管及机械通气；设置合适水平的PEEP。开放气道的患者需加强管道护理，避免脱管、堵管等。未插管的患者可选择鼻导管吸氧或面罩吸氧，但需密切关注其病情变化，做好随时开放气道准备。

（三）循环监测与液体管理

早扩容、早补液：尽可能建立中心静脉通路，通过连续监测血压、心率、呼吸频率、血氧饱和度、CVP、动脉血气、乳酸、每小时尿量及尿液颜色等指标评估循环状态和组织灌注情况，并给予充分的液体复苏，纠正水电解质紊乱及酸碱失衡。如果患者在充分的液体复苏后仍存在组织低灌注表现，应尽早使用血管活性药物，尽可能使平均动脉压＞8.7 kPa（65 mmHg），药物可首选去甲肾上腺素（中心静脉用药）。若仍不达标可联合使用肾上腺素、多巴胺。

（四）器官保护治疗

1.脑保护

早脱水：给予患者20%甘露醇脱水、激素治疗以缓解水肿程度，并使用依达拉奉、醒脑静和纳洛酮等药物对患者大脑进行保护。如果患者存在抽搐现象，迅速给予有效镇痛镇静，可选苯二氮䓬类药物或苯妥英钠至癫痫发作停止。当GCS评分在8分以下时，要第一时间给予患者气管插管，保持机械通气，在治疗早期可以适当给予PEEP进行治疗。

2.肝损伤

现阶段对该病引发的肝功能障碍患者治疗主要以使用传统保肝药物为主。对高胆红素血症必要时可行血浆置换或吸附治疗。

3.肾损伤

应进行液体复苏,在第一个3~6小时内补充患者总缺水量的一半,其余的在接下来的6~9小时内得到补充。同时要密切监测电解质水平。这可以反过来指导液体复苏的策略。也可采取CPPT,能更有效地降低体温,抑制炎性级联反应,降低血清有毒代谢物浓度,更快地纠正水电解质紊乱,减轻酸碱失衡。

4.胰腺损伤

针对伴有器官功能衰竭的重症急性胰腺炎要采取积极的救治措施,包括针对循环衰竭的早期液体复苏、针对呼吸或肾脏衰竭的支持,以及针对腹腔内高压的处理。液体复苏在保障初期快速扩容的同时也应避免过度的液体复苏,否则可能加重组织水肿并影响脏器功能。肠内营养的时机视病情的严重程度和胃肠道功能的恢复情况来定,只要患者胃肠动力能够耐受,建议尽早实行肠内营养(入院后24~72小时)。根据病情慎重选择止痛药物,可在严密观察病情下注射盐酸布桂嗪、盐酸哌替啶等。

5.胃肠功能损伤

早期有效降温和积极液体复苏是减轻或防止胃肠损伤的最重要措施。如患者无休克、消化道出血及麻痹性肠梗阻等禁忌证,可早期给予肠内营养。选用鼻饲肠内营养治疗。肠内营养输注遵守由少到多、由慢到快、由稀到浓、循序渐进的原则,温度宜保持在37~40 ℃。

6.横纹肌溶解综合征

有效地降低核心温度及控制肌肉抽搐是防止肌肉持续损伤的关键,同时给予液体治疗及碱化尿液:初始液体可选择生理盐水或0.45%盐水(5%葡萄糖液与生理盐水1∶1混合)。初始输液速度常需500 mL/h以上,以保持尿量(非肾损伤患者)在200~300 mL/h;输注5%$NaHCO_3$注射液以维持尿液pH在6.5以上,但动脉血气pH不应>7.5。

7.凝血功能障碍

早补凝:每4小时查一次凝血功能,凝血物质按需补充。早抗凝:可采取替代治疗和抗凝治疗。替代治疗包括补充凝血因子、补充血小板及补充重组凝血因子。抗凝药物宜选择胃肠外抗凝药物,以静脉用药为宜。供选择的药物包括普通肝素和低分子肝素,肝素总量60~100 U/(kg·24 h),可多次皮下注射或微量泵泵入。当凝血功能基本纠正,血小板可自行维持在正常水平,凝血指标基本正常时即可停用抗凝药物。

8.心脏功能障碍

有心功能障碍补液速度不宜过快,用量适宜,以免加重心脏负担,诱发心力衰竭。超声动态可检测心功能及容量反应性。亚低温治疗可显著改善心肺复苏早期的心功能指标及微循环效果,能够降低心脏舒张功能,增强心脏收缩能力,以此可改善器官组织血流状态,有利于预后。若出现心脏呼吸骤停,应立即实施心肺复苏术。

四、护理措施

(一)病情观察

观察体温、脉搏、血压、呼吸、血氧饱和度变化。观察意识障碍的程度、瞳孔大小及对光反射。观察有无口渴、头晕、头痛、眼花、耳鸣、胸闷、心悸、恶心、呕吐、出血、四肢无力等表现。观察有无四肢肌肉、咀嚼肌疼痛等表现。观察有无休克表现:意识烦躁、表情淡漠、反应迟钝,尿量<0.5 mL/(kg·h),血压下降,皮肤黏膜苍白或发绀、出冷汗、四肢厥冷等。观察有无心力衰竭、

肺水肿表现：呼吸困难、咳粉红色泡沫痰、烦躁、发绀、大汗、听诊两肺湿啰音和哮鸣音等。观察有无脑水肿表现：头痛、呕吐、脉搏与呼吸减慢、血压升高、抽搐、意识障碍等。评估GCS评分、四肢肌力。监测24小时出入量及每小时尿量。了解血生化指标（血尿素氮、肌酐升高，高钾、低钠），凝血指标，血气分析值等。

（二）休息与体位

患者存在不稳定骨折、体外膜式氧合、腹腔敞开、颅内压监测/引流、股动脉置管、呼吸机参数氧浓度>60%，PEEP>1.0 kPa（10 cmH$_2$O）、使用抗心律失常药物、2小时内提高升压药剂量时，绝对卧床休息，床头抬高30°~45°。

（三）饮食护理

遵医嘱48小时内给予肠内营养，拔除胃管后遵医嘱逐步从流质过渡到普食。评估肠内营养管固定情况及置入/外露刻度。观察有无突然呛咳、呼吸急促、咳出类似营养液的痰液等误吸表现。观察有无腹胀、腹泻等症状。

（四）呼吸道护理

评估患者气道是否通畅，面色、口唇、甲床有无青紫等缺氧表现。听诊肺部有无痰鸣音。鼻塞吸氧，氧流量3~5 L/min。面罩吸氧，氧流量5~8 L/min。每天更换灭菌注射用水湿化液，及时添加，保持在1/3~1/2。每天使用温水或灭菌注射用水清洁鼻腔1次。单腔鼻塞每天更换；双腔鼻塞每天使用75%乙醇消毒，每周更换2次；氧气湿化瓶每周更换1次。保持呼吸道通畅，指导患者深呼吸、有效咳嗽、排痰。协助患者翻身，进行移动式拍背。吸痰护理。床边观察呼吸频率、心率、自主潮气量、血氧饱和度、浅快呼吸指数（呼吸频率/潮气量）3分钟，任何一项指标异常时立即汇报医师，重新机械通气。自主呼吸试验指标正常时继续观察30~120分钟。进行气道评估：气道通畅程度、有效咳嗽咳痰能力、吸痰间隔时间。协助医师拔除气管插管。拔管后给予口腔护理。

（五）CRRT护理

观察仪器运转情况及参数（输入压、跨膜压、滤器压）。观察有无出血表现：穿刺点出血或血肿、皮肤瘀点瘀斑、牙龈出血、呕血、黑便、血尿等。观察有无失衡综合征表现：头痛、恶心、呕吐、血压增高、意识障碍等。观察血气分析、血电解质及凝血指标。每小时监测体温、心率、血压、血氧饱和度等生命体征变化。监测24小时出入量及每小时尿量。穿刺侧肢体保持中立外展位并制动。使用一次性无菌巾单保护管道连接口。使用绷带将管道固定在腿部或头部，保持各接头紧密连接。置管后24小时内、以后每7天更换贴膜一次，穿刺点有渗血渗液、红肿、贴膜卷边立即更换贴膜。当体温<36.2℃时，调节加温器温度（41~43℃），置换液暖箱加温至37℃。当血压<12.0 kPa（90 mmHg）或下降幅度>5.3 kPa（40 mmHg）时，减慢引血速度。⑩治疗结束时，使用625 U/mL肝素稀释液4 mL封管（按肝素每支12 500 U，抽取肝素液0.4 mL加入生理盐水3.6 mL，动静脉端各注入2 mL）。再次使用时动静脉端各抽取2 mL弃去，72小时未使用重新封管一次。

（六）输液护理

观察穿刺部位有无红、肿、热、痛、出血、渗液；导管有无回血、打折、破损、移位；贴膜有无卷边、松脱、污染等。观察输液是否通畅，及时排除溶液不滴等故障。观察有无寒战、发热、胸闷、呼吸困难等输液不良反应。输液前，静脉套管针使用无菌生理盐水3~5 mL冲管；PICC、中心静脉导管先抽回血，再使用无菌生理盐水10~20 mL冲管。每天使用的静脉套管针，使用无菌生理盐水 3～5 mL 封管。每天使用的 PICC、中心静脉导管,使用无菌生理盐水 10～20 mL 封管;间断使用的 PICC、中心静脉导管使用浓度为 10 U/mL 肝素稀释液 10 mL 封管(按肝素 12 500 U/支,抽取肝素液 0.16 mL 加入生理盐水 100 mL 中)。双腔中心静脉导管、PICC 使用双腔注射器固定装置两腔同时封管。PICC、中心静脉导管使用 10 mL 以上注射器注射给药或冲管、封管。连接三通给药时,三通通道末端使用肝素帽进行密闭保护。静脉套管针留置时间不超过 72～96 小时。输液器及附加装置每 24 小时更换;输血器每 4 小时更换;肝素帽每 7 天更换;有异常时及时更换。输入血管活性药物、高浓度电解质、肠外营养液等特殊药物时,使用医用泵控制速率,连续输液时每班(8～10 小时)更换输液泵内输液器位置 1 次。

(七)并发症护理

1.发热

观察有无畏寒、寒战、面色苍白等体温上升的表现。体温骤退时观察有无大量出汗、四肢厥冷等虚脱或休克表现。监测体温每 4 小时 1 次,降温时每 30 分钟测量一次肛温,根据温度的变化调整降温措施。监测脉搏、呼吸、血压等生命体征变化。调节病房温度 20～25 ℃。遵医嘱物理降温,用冷水擦拭全身,冰袋、冰帽、控温毯降温。遵医嘱药物降温,重度中暑、体外降温无效者遵医嘱 4 ℃ 冰盐水鼻饲或灌肠;或用 4 ℃ 冰盐水 1 000～2 000 mL 静脉滴注,输注过程中观察有无肺水肿表现;体温持续在 38.5 ℃ 以上者,遵医嘱口服水杨酸类解热药物。遵医嘱使用低温(10 ℃)透析液进行血液透析。1 小时内使直肠温度降至 38 ℃ 左右,达到目标体温后可终止降温。每天至少 2 次协助患者温水漱口或口腔护理,口唇干裂者以温水湿润或涂保护油。出汗时及时擦干患者皮肤,更换潮湿的病员服或床单,防止受凉。体温骤退出现休克表现。

2.恶心、呕吐

观察呕吐发生的频率、与进食的关系、特点(喷射性)。观察呕吐物的性状(含腐烂食物、呈胆汁样)、量、颜色(咖啡样、鲜红色)、气味(伴酸臭味)。观察有无腹胀、手足抽搐等低血钙、低血钾症状。监测呼吸、血压、体温等生命体征变化。取坐位或侧卧位,膝部弯曲,头偏向一侧。保持呼吸道通畅,及时清除口咽、气道内分泌物。呕吐停止后协助患者漱口或口腔护理,更换污染衣物及床单元。发生窒息/误吸。

3.休克

观察意识变化,有无烦躁、表情淡漠、反应迟钝。观察有无皮肤黏膜苍白或发绀、出冷汗、四肢厥冷。观察尿量变化。监测脉搏、血压、呼吸、体温、CVP 变化。取休克卧位(抬高头胸部10°～20°,抬高下肢 20°～30°),减少搬动。建立 2 条或 2 条以上静脉通路,遵医嘱快速补液、输血等。保持呼吸道通畅,及时清除口咽、气管内分泌物。遵医嘱氧疗。增加盖被,注意保暖。

4.意识障碍

观察意识障碍的程度、瞳孔大小及对光反射。评估 GCS 评分、四肢肌力。监测呼吸、脉搏、血压、血氧饱和度等生命体征的变化。床头抬高 30°,头偏向一侧,取下活动义齿。保持呼吸道通畅,及时清除口咽、气管内分泌物。协助患者每 2 小时翻身 1 次,侧卧位角度≤30°,后背及两膝之间放置软枕,肢体摆放功能位,骨突处不受压。每天口腔护理 2 次,会阴护理 2 次;眼睑不能闭合者覆盖生理盐水纱布或遵医嘱涂金霉素眼膏。每天床上擦浴 2～3 次,保持皮肤清洁无异味。每天按摩瘫痪肢体 2～3 次,每次 15～30 分钟。

5.呼吸困难

观察呼吸(频率、节律、深浅度)、血氧饱和度等生命体征变化。观察意识、面容与表情(口唇发绀、表情痛苦)、诱因(活动、劳累)。协助不能平卧者取半卧位或坐位身体前倾,使用枕头或床边桌等支撑物。保持呼吸道通畅,及时清除口咽、气管内分泌物及异物。协助患者穿着宽松衣裤,避免盖被过厚。遵医嘱氧疗,必要时协助医师行机械通气。

6.抽搐

观察抽搐发作的部位(部分性发作、全面性发作)、持续及间隔时间。观察有无意识丧失、口唇发绀、牙关紧闭、肢体强直、大小便失禁。观察有无舌后坠、舌咬伤。观察意识,监测瞳孔大小及对光反射。监测呼吸、心率、血压、血氧饱和度等生命体征变化。取平卧或侧卧位,头偏向一侧,解开衣领、裤带,取出活动义齿。保持呼吸道通畅;用压舌板从臼齿处放入上下齿之间,及时清除口咽、气道内分泌物。遵医嘱氧疗。抽搐时勿用力按压患者肢体,移除可能损伤患者的物品,使用床栏保护。及时更换潮湿、污染的被服及病员服,保持床单元及病员服清洁整齐。遵医嘱使用镇静、抗癫痫药物。

(贾玉环)

第四节 急 性 中 毒

一、概述

急性中毒指人体在短时间内一次或数次接触大量或高浓度的毒物,迅速产生一系列病理生理变化,急速出现症状甚至危及生命。某些毒物中毒可产生相同的临床表现,称为中毒综合征,当临床上难以获得充足的病史以确定中毒的毒物时,中毒综合征的出现对临床诊断和治疗很有帮助。最常见的中毒综合征包括抗胆碱能综合征、拟交感综合征、阿片制剂、镇静剂、酒精综合征和胆碱能综合征。毒物种类包括工业性毒物、农业性毒物、日常生活性毒物、植物性毒物和动物性毒物。前三者常通过化学手段获得,称为化学毒物。

二、诊断

(一)病史

中毒史是诊断的首要环节。生产性中毒者重点询问工种、操作过程,接触的毒物种类和数量、接触途径、同伴发病情况。非生产性中毒者,了解患者的精神状态,本人或家人经常服用的药物,收集患者可能盛放毒物的容器、纸袋和剩余毒物。仔细询问发病过程、症状、治疗药物与剂量及治疗反应等。

1.怀疑食物中毒者

详细询问进食的地点、种类、来源和同餐人员的发病情况。

2.怀疑自杀者

询问中毒者近期精神状况、有无家庭和社会矛盾、情绪和举止异常等情况。

3.怀疑服药过量者

询问中毒者的服药史、服药种类、服药量等。

4.怀疑气体中毒者

询问中毒现场空气是否流通,是否有毒气产生或泄漏等。

5.怀疑职业性中毒者

询问中毒者的职业史,包括工种、工龄、接触毒物的种类和时间、防护条件等。

(二)临床表现

1.皮肤黏膜症状

(1)皮肤及口腔黏膜灼伤:见于强酸、强碱等腐蚀性毒物灼伤。硝酸灼伤时皮肤黏膜痂皮呈黄色,盐酸灼伤时皮肤黏膜痂皮呈棕色,硫酸灼伤时皮肤黏膜痂皮呈黑色。

(2)发绀:引起氧合血红蛋白不足的毒物中毒可出现发绀,如麻醉药、有机溶剂、刺激性气体等。亚硝酸盐、苯胺、硝基苯可使机体产生高铁血红蛋白,也可出现发绀。

(3)黄疸:见于四氯化碳、毒蕈、鱼胆等中毒,可损害肝而致黄疸。

(4)出汗:见于有机磷农药、降糖药、胰岛素等中毒。

(5)水疱:见于普鲁卡因、松节油、水合氯醛等中毒。

(6)樱桃红色:见于CO、氰化物等中毒。

2.眼部症状

(1)瞳孔扩大:见于阿托品、氰化物等中毒。

(2)瞳孔缩小:见于有机磷农药、吗啡、巴比妥类等中毒。

(3)视神经炎:见于甲醇中毒。

3.神经系统症状

(1)昏迷:是急性中毒的常见症状。见于麻醉药、镇静催眠药、窒息性气体等中毒。

(2)惊厥:见于有机磷农药、樟脑、异烟肼等中毒。

(3)肌纤维颤动:见于有机磷农药、氨基甲酸酯杀虫药等中毒。

(4)谵妄:见于阿托品、乙醇、抗组胺药等中毒。

(5)瘫痪:见于CO、蛇毒等中毒。

(6)精神失常:见于CO、有机溶剂、阿托品、乙醇等中毒。

4.呼吸系统症状

(1)呼出气味:酒精中毒呼出气有酒味;氰化物中毒有苦杏仁味;有机磷农药中毒时有蒜味;苯酚、甲酚皂溶液中毒有苯酚味等。

(2)呼吸加快:水杨酸类、甲醇等中毒可兴奋呼吸中枢,使呼吸加快。

(3)呼吸减慢:镇静催眠或吗啡类药物中毒抑制呼吸中枢致呼吸肌麻痹,使呼吸减慢甚至骤停。

(4)肺水肿:见于刺激性气体(如氨气、氯气)、有机磷农药、磷化锌、百草枯等中毒。

5.循环系统症状

(1)心律失常:洋地黄、夹竹桃、蟾蜍毒素中毒兴奋迷走神经,拟肾上腺素药、三环类抗抑郁药中毒兴奋交感神经,氨茶碱中毒所致心律失常的机制多样。

(2)休克:强酸和强碱引起严重灼伤致血浆渗出,三氧化二砷中毒引起剧烈呕吐和腹泻,麻醉药过量、严重巴比妥类药物中毒抑制血管中枢导致外周血管扩张。以上因素都可通过不同途径引起循环血容量绝对或相对减少,发生休克。

(3)心搏骤停:见于洋地黄、奎尼丁、锑剂或依米丁、CO、硫化氢、氧化物、苯胺、亚硝酸盐、可溶性钡盐、棉酚或降钾药物中毒。

(4)心肌损害:见于锑、砷等中毒。

6.消化系统症状

(1)呕吐、腹泻:所有毒物均可引起呕吐、腹泻,重者可致胃肠穿孔及出血坏死性肠炎。高锰酸钾中毒呕吐物呈红色或紫色,有机磷中毒呕吐物有大蒜味。

(2)口腔炎:腐蚀性毒物如汞蒸气、有机汞化合物可引起口腔黏膜糜烂、齿龈肿胀和出血等。

(3)肝脏受损:毒蕈、四氯化碳中毒可损坏肝脏引起黄疸、转氨酶升高、腹水等。

7.泌尿系统症状

泌尿系统症状主要是急性肾衰竭。中毒后肾小管受损,出现少尿、无尿,见于3种情况。

(1)肾小管坏死:见于汞、四氯化碳、氨基糖苷类抗生素、毒蕈、蛇毒、鱼胆等中毒。

(2)肾缺血:引起休克的毒物可致肾缺血,见于有机磷农药、毒鼠强等中毒。

(3)肾小管堵塞:砷化氢中毒可引起血管内溶血,游离血红蛋白由尿排出时可堵塞肾小管,磺胺结晶也可堵塞肾小管。

8.血液系统症状

(1)出血:见于阿司匹林、水杨酸类药物、氯霉素、抗癌药等中毒。

(2)白细胞减少和再生障碍性贫血:见于氯霉素、抗癌药、阿司匹林、苯等中毒。

(3)溶血性贫血:见于砷化氢、苯胺、硝基苯等中毒,严重者可发生溶血性黄疸、血红蛋白尿和急性肾衰竭。

9.发热

发热见于抗胆碱药、二硝基酚、棉酚等中毒。

(三)辅助检查

毒物的实验室过筛对确定诊断和判定毒物类型有帮助,急性口服中毒者,检验呕吐物和胃抽吸物或尿液,其阳性率大于血液,对中毒的靶器官可进行相应的功能和器械检查。

1.毒物分析

从可疑物质、食物和水检查毒物,也可从中毒患者呕吐物、洗胃液、血、尿检查毒物或其分解产物。

2.特异性化验检查

如有机磷中毒血液胆碱酯酶活性减低,CO中毒血中可测出碳氧血红蛋白,亚硝酸盐中毒血中可检出高铁血红蛋白。

3.非特异性化验检查

根据病情进行检查,如血常规、血气分析、血清电解质、血糖、肌酐、血尿素氮、肝功能、心电图、X线检查、CT检查等,从而了解各脏器的功能及并发症。

(四)诊断

若突然出现昏迷、惊厥、呼吸困难、发绀、呕吐等危重症状和体征,又有明确的毒物接触史,平素健康者,诊断急性中毒不难,解毒药试验治疗有效和相应毒物的实验室鉴定可帮助确诊,尤其是对毒物接触史不明确者更有意义,还要进行相应的鉴别诊断。神志、生命体征、皮肤色泽、血氧饱和度、心率、瞳孔、尿量、尿性状等一般情况和毒物的种类、剂量、中毒时间、院前处置等均可协助判断中毒类型及严重程度。同时还应注意患者是否有患者有以下并发症:深度昏迷、癫痫发作、高热或体温过低、高血压或休克、严重心律失常、肺水肿、吸入性肺炎、呼吸功能衰竭、肝衰竭、少尿成肾衰竭。

三、治疗

(一)立即终止接触毒物

毒物由呼吸道侵入时,应立即将患者撤离中毒现场,转移至空气新鲜的地方,保持呼吸道通畅;由皮肤黏膜侵入时,应立即脱去污染衣物,用清水冲洗接触部位的皮肤黏膜 15～30 分钟;毒物溅入眼内时,应立即用清水冲洗,时间≥5 分钟,然后滴入抗生素眼药水预防感染。

(二)清除尚未吸收的毒物

1.催吐

患者神志清且能合作时,此法简便易行。让患者饮温水 300～500 mL,然后用手指或压舌板刺激咽后壁或舌根部诱发呕吐,如此反复进行,直至吐出液澄清无味为止;也可用药物,如吐根糖浆、阿扑吗啡等催吐。

2.洗胃

服毒后 6 小时内均应洗胃。洗胃时应根据中毒物质的不同选择不同的洗胃液。洗胃液的温度为 25～38 ℃。下列情况即使超过 6 小时,仍应考虑洗胃:①毒物量大;②胃排空慢(如有机磷农药中毒);③毒物颗粒小,易嵌入黏膜皱襞内(如砷中毒);④酚类或有肠衣的药片。

3.导泻

洗胃后口服或由胃管内注入泻药,清除肠道内毒物。常用泻药有 50％硫酸镁溶液 40～50 mL 或 25％硫酸钠溶液 30～60 mL,一般不用油类泻药,以免促进脂溶性毒物吸收。由于镁离子吸收过多,对中枢神经系统有抑制作用,故肾功能不全或昏迷者不用硫酸镁导泻。

4.灌肠

灌肠适用于口服中毒＞6 小时、导泻无效及抑制肠蠕动的药物(如巴比妥类、颠茄类、阿片类)中毒者。首次用 1％的肥皂水,以后用生理盐水,进行反复多次灌肠,直至排出液清洁无粪质为止。

(三)促进已吸收毒物的排出

1.利尿

很多毒物由肾脏排泄,加速利尿可促进毒物排出。一般使用 5％葡萄糖盐水静脉输液,在输液的基础上给予利尿药,如呋塞米、甘露醇等。通过改变尿 pH 也可促使毒物由尿排出,如用碳酸氢钠碱化尿液可以增加弱酸性化合物(如苯巴比妥、水杨酸类)的排出。

2.吸氧

CO 中毒时,吸氧可促进碳氧血红蛋白解离,加速 CO 排出。

3.透析疗法

透析疗法包括腹膜透析、血液透析、血液灌流等方法,对镇静催眠药、抗生素、生物碱等中毒有效。一般在中毒后 12 小时内进行效果较好。

4.血浆置换

将人体内含有毒素或毒物的血液或血浆分离出来弃掉,补充正常的血液或血浆。此法适用于血液透析或血液灌流无效者。

(四)解毒药的应用

1.特效解毒药

(1)重金属中毒的解毒药:依地酸二钠钙主要用于治疗铅中毒,二巯丙醇治疗砷、汞、金、锑等中毒,有严重肝病者慎用。

(2)高铁血红蛋白血症的解毒药:亚甲蓝可使高铁血红蛋白还原为正常血红蛋白,用于治疗亚硝酸盐、苯胺、硝基苯等中毒。

(3)氰化物中毒的解毒药:常用亚硝酸钠或硫代硫酸钠解毒。

(4)有机磷农药中毒的解毒药:常用阿托品、解磷定、氯磷啶等解毒。

2.一般解毒药

(1)保护剂:吞服腐蚀性毒物后,为了保护胃肠黏膜,可服用牛奶、蛋清、米汤、豆浆等。

(2)溶剂:饮入脂溶性毒物,如汽油、煤油等有机溶剂时,可先口服液状石蜡150~200 mL,使其溶解而不被吸收,然后进行洗胃。

(3)吸附剂:活性炭是强有力的吸附剂,为广谱解毒剂,一般用20~30 g加水200 mL,由胃管注入。

(4)氧化药:高锰酸钾溶液为强氧化剂,用于巴比妥类、阿片类、吗啡等中毒。

(5)中和药:吞服强酸时可采用弱碱,如镁乳、氢氧化铝凝胶等;吞服强碱时采用弱酸,如食醋、果汁等。

(6)沉淀药:主要作用是与毒物结合,形成沉淀物,使毒性减弱,延缓吸收。乳酸钙与氟化物或草酸盐作用,生成氟化钙或草酸钙沉淀。

(五)对症支持疗法

急性中毒不论有无特效解毒药物,应及时给予一般内科对症支持治疗,如给氧、输液、维持电解质酸碱平衡、抗感染、抗休克等。

四、护理措施

(一)接诊及护理

护士要按事先分工有序地开始接诊和施救。首先判断意识、触摸大动脉搏动,对生命功能作出初步评估。如果判断为心脏、呼吸停止,呼叫医师并立即开始心肺复苏。除上述情况之外,测量血压、呼吸、体温,进一步评价。如发现有生命征不稳定,则首先开放和保护气道,建立静脉通道,维持血压,纠正心律失常,在生命征稳定后方能执行其他治疗措施。

接诊昏迷或意识状态改变的患者,一定要将中毒作为可能原因之一,向护送其入院的亲属、同事、医师等询问情况。常见的情况,如找不到原因的昏迷人、从火场救出的伤者、不明原因的代谢性酸中毒者,年轻人发生不明原因可能危及生命的心律失常、小儿发生无法解释的疲倦及意识不清,不明原因的急性多发性器官受损症状、群体出现类似的症状、体征等都应考虑到中毒的可能性。怀疑中毒存在时,注意询问毒物接触史、既往史、用药史、生活习惯、生活和工作环境、性格变化等。多数情况能确定中毒原因、背景、时间和初始症状。

护士应时刻保持敏锐的观察力和应变能力,如果预感到有突发特大公共卫生事件发生时,应迅速报告行政部和护理部,迅速启动紧急预案,启动以急诊科为中心的护理救治网络。对大规模患者快速分类,将患者分为重、中、轻、死亡4类并标识。在分类的同时,迅速简洁地分流患者。重症患者原则上在急诊科就地抢救;中度患者在进行一些必要的处理后转运至病房继续治疗;轻度患者在救治人员不足的情况下可暂缓处理或直接在门诊及病房观察。批量患者救治的应急状态工作要流程化,如准备床单位、准备抢救设施、输液等批量工作分别由3名(组)护士执行,可节约时间。建简易病历,固定在床尾,随做随记,便于医师、护士查阅,同时保证患者个人资料的完整性。

(二)清除毒物

皮肤、黏膜和眼内污染毒物时或者呕吐物沾染患者皮肤时,护士要迅速去除患者衣物,用大量流水或生理盐水冲洗。

指导和帮助患者催吐。机械催吐法,先让患者1次饮入大杯清水(约500 mL),再用手指或汤匙等餐具刺激咽后壁,引起呕吐,排出毒物,反复进行直到吐出物为清水为止,此过程护士予以协助,防止患者呛咳、虚脱或病情变化。催吐禁用于昏迷、惊厥、主动脉瘤、食管静脉曲张、近期发生过心肌梗死的患者及孕妇、服汽油煤油及腐蚀性毒物者。

胃肠排空后的患者才可给服活性炭吸附毒性物质,若4～6小时后大便中没有出现活性炭,可再给予半量。但观察到患者有肠胀气、肠梗阻为禁忌。服用泻剂时注意观察患者大便次数、量、性状。

(三)密切观察病情

持续监测心电、血压、呼吸等生命体征,注意瞳孔、意识的变化,通过疼痛刺激、呼唤姓名、对话等方法判断意识状态。发现任何异常变化及时报告医师处理。护士应该熟悉常见毒物中毒的特殊综合征。

有机磷农药中毒的特征性表现是呼吸大蒜味、流涎、多汗、肌颤、瞳孔缩小、肺水肿;急性酒精中毒表现为颜面潮红或苍白,呼气带酒味,情绪激动,兴奋多语,自控力丧失,有时粗鲁无礼。

重度中毒表现为躁动不安、昏睡或昏迷、呼吸浅慢;甲醇中毒出现视力模糊,呼吸深大;洋地黄、奎宁类、毒蕈等中毒时心动过缓;巴比妥类药物、地西泮类药物、严重 CO 中毒时肌力减弱;巴比妥类药物、阿片类药物、氰化物中毒时呼吸骤停或屏气。

各种刺激性毒物,如有机磷农药、强酸、强碱经口服者或毒蕈、食物中毒时剧烈腹痛、腹泻伴恶心、呕吐;有机磷农药、吗啡类药物、毒蕈、巴比妥类药物中毒瞳孔缩小;阿托品、酒精、莨菪碱类药物、麻黄碱类药物中毒时瞳孔散大;亚硝酸盐类、氰化物、苯胺、麻醉药等皮肤黏膜发绀,而 CO 中毒呈樱桃红色;亚硝酸盐中毒时氧疗下仍显著发绀;蛇毒、阿司匹林、肝素等中毒时出血等。

(四)保持呼吸道通畅,有效给氧

对昏迷或意识障碍者立即使其平卧,头后仰、偏向一侧,及时清除口、鼻腔分泌物和呕吐物,防止误吸导致窒息,保持呼吸道畅通。观察患者面色、口唇、指(趾)甲有无发绀,监测血氧饱和度来判断缺氧情况和了解是否改善。在气道通畅的基础上,根据病情采取鼻导管、面罩等不同方法吸氧,重症患者行气管插管、气管切开术后机械通气给氧,做好相应的护理。

(五)留取标本

在治疗和处置开始前留取血、尿、呕吐物、衣物等标本,注明标本收集时间,由医师、护士双签名封存,以备毒物鉴定时用和作为法律依据。

(六)建立静脉通道

迅速建立2～3条静脉通道,选肘正中等粗大静脉,大号留置针输液,固定良好,防止因患者烦躁脱落。根据患者血压、心率、CVP、尿量等综合情况调整输液速度,根据治疗需要的急缓,合理安排用药顺序。

(七)留置导尿管

留置导尿管,观察尿量、颜色、性质,准确记录出入量。尿量是反应组织灌注和有效循环血流量的指标,是临床治疗的重要依据。

(八)安全防护

意识不清、兴奋、躁动者做好安全防护,经常巡视、防止意外发生。使用床栏,必要时约束肢体,以防坠床。按时翻身,防止压疮。

(九)心理护理

急性中毒中,自杀性中毒占首位,这类患者多有巨大的心理问题,诱因可能是负性生活事件、精神抑郁、对未来失去信心等,了解自杀原因和患者心理,是心理护理的关键。自杀性中毒者常有情绪性自我贬低,存在悔恨、羞耻情绪,心理脆弱,缺乏自我调节和控制能力,不愿交流也不愿亲友探视,有时不配合抢救,甚至再次自杀。护士要加强与患者及其家庭的沟通,鼓励患者找到倾诉对象,通过沟通减轻自杀者心理冲突所致的负性情绪,引导其正确地对待失败和各种心理压力,树立宽容、积极的人生观。要尊重自杀者的人格、感情、志向,不伤害其自尊,消除其自杀未遂的羞耻感,能理智地面对现实、接受治疗。对有强烈自杀倾向的患者,必须设专人陪护,密切观察,与其家人沟通配合,防范再发生类似事件,渡过危机期。

(贾玉环)

第五节 重 症 烧 伤

一、概述

烧伤是由于热力(火焰、灼热气体、热液、固体)、电流化学物质(强酸、强碱等)、激光、放射线等作用于人体所造成的损伤,是一种常见又极为复杂的外伤性疾病。

烧伤的常见病因是热力如高温气体、液体及金属、石块等,此外强酸、强碱、磷、镁、芥子气、电流、电弧、电磁、过量射线等造成的特殊原因烧伤也时有发生。

烧伤的病理生理变化局部主要表现为皮肤毛细血管扩张、充血,血浆渗至细胞间隙形成水肿,如渗出较多则可积聚在表皮和真皮间形成水疱,同时部分上皮细胞可发生变质、坏死。重度烧 伤可直接引起蛋白质凝固,组织脱水甚至碳化,皮肤形成焦痂及深层组织的坏死。全身表现主要为有效循环血量减少,血液浓缩,血黏度增加,电解质改变,代谢改变,免疫功能降低。烧伤的病程分为渗出期、急性感染期、创面修复期、康复期。

二、烧伤产重程度判断

(一)病史

有热力、腐蚀性化学药品、电及辐射接触病史。

(二)临床表现

烧伤患者首先要关注神志、血压、心率及尿量,结合血流动力学指标评价患者的容量状况,警惕早期休克的发生和发展。

(三)辅助检查

1.实验室检查

(1)一般白细胞及中性粒细胞会明显升高。

（2）患者由于创面渗出，往往存在低蛋白血症、休克及感染的打击会导致肝功能及肾功能的损伤，出现转氨酶、肌酐及尿素氮的升高。

（3）凝血时间、凝血酶原时间、活化部分凝血活酶时间延长，纤维蛋白原降低。

（4）由于患者存在休克，血气分析往往提示代谢性酸中毒合并呼吸性碱中毒；如果患者存在严重的组织灌注不足，可出现血乳酸升高及中心静脉血氧饱和度降低。

（5）早期出现急性肾损伤的患者需要警惕高钾血症的发生；后期随着患者尿量的增加，也需要积极纠正低钾血症、低镁血症。

（6）处于感染期的患者，需要密切监测创面培养、深静脉导管及血培养的结果。

2.影像学检查

定期复查 X 线检查及胸部 CT 检查明确肺部感染的进展状况。

（四）临床诊断

烧伤可以按深度、损伤机制、严重程度以及合并伤进行分类，根据损伤的深度分类最常用。

1.烧伤面积的估算

烧伤面积有 4 种估算方法，中国九分法、中国新九分法、十分法、手掌法。所谓九分法即按体表面积 9％的倍数来估计体表解剖分区的面积。手掌法是按伤员自身手掌并指面积作为体表面积的 1％来估计。目前多采用中国新九分法和手掌法相结合估计烧伤面积。值得注意的是儿童因头部较大而下肢较小，因此在估算其头颈部和下肢面积时，应在成人估计的基础上加以校正，具体方法见表 13-6。

表 13-6　中国新九分法估计成人及儿童体表面积

部位	成人各部位面积（％）	小儿各部位面积（％）
头颌	9×1＝9（头部 3，面部 3，颈部 3）	9＋（12－年龄）
双上肢	9×2＝18（双手 5，双前臂 6，双上臂 7）	9×2＝18
躯干	9×3＝27（腹侧 13，背侧 13，会阴 1）	9×3＝27
双下肢	9×5＋1＝46（双臀 5，双大腿 21，双小腿 13，双足 7）	46－（12－年龄）

注：成年女性双臀和双足各占 6％。

2.烧伤深度判断

一般采用三度四分法，即将烧伤深度分为Ⅰ度、浅Ⅱ度、深Ⅱ度和Ⅲ度，一般将Ⅰ度及浅Ⅱ度称为浅度烧伤，深Ⅱ度和Ⅲ度称为深度烧伤。

（1）Ⅰ度烧伤：表皮层除基底细胞以外受损，表现为皮肤发红，可有轻度肿胀，疼痛明显，但不起水泡。伤后 2～3 天红、肿、痛消失，不留瘢痕。

（2）浅Ⅱ度烧伤：包括表皮和真皮乳头层损伤，其特点是表皮与真皮之间有血浆样液体积聚，形成水泡。由于神经末梢裸露，疼痛明显。伤后 14 天由皮肤附件上皮增殖愈合。

（3）深Ⅱ度烧伤：损伤已达真皮深层，移去分离的表皮后可见基底微湿，较苍白，基底坚韧，感觉较迟钝，有淡红色小点，于伤后 12～24 小时最明显，形成红白相间的基底。伤后 3～4 周由残余的皮肤附件上皮，在肉芽组织创面增殖愈合，留有瘢痕。

（4）Ⅲ度烧伤：皮下组织受累，也可深达肌肉、骨骼，有焦痂形成。皮肤呈皮革状，为蜡白、焦黄或炭黑色。创底干燥，无水泡。表浅静脉支有静脉栓塞，呈树枝状，局部疼痛消失。对烧伤深度的估计，目前也有"四度五分法"，与三度四分法的区别在于将后者的Ⅲ度烧伤中损伤达深筋膜以下的烧伤,称为Ⅳ度烧伤。

3.烧伤严重程度

(1)轻度烧伤:Ⅱ度烧伤面积10%以下。

(2)中度烧伤:Ⅱ度烧伤面积11%～30%,或有Ⅲ度烧伤但面积不足10%。

(3)重度烧伤:烧伤总面积31%～50%,或Ⅲ度烧伤面积11%～20%,或Ⅱ度、Ⅲ度烧伤面积虽不到上述比例,但患者已发生休克等并发症或存在较重的吸入性损伤、复合伤等。

(4)特重烧伤:烧伤总面积50%以上,或Ⅲ度烧伤20%以上。

4.吸入性损伤

热力不仅会引起患者皮肤黏膜损伤,而且燃烧时烟雾中还含有大量的化学物质,如CO、氰化物等。吸入性损伤的诊断依据:①密闭室内发生的烧伤;②面颈部和前胸部烧伤,特别是口、鼻周围深度烧伤;③鼻毛烧焦,口唇肿胀,口腔、口咽部红肿有水泡或黏膜发白者;④刺激性咳嗽,痰中有炭屑;⑤声音嘶哑、吞咽困难或疼痛;⑥呼吸困难和/或哮鸣;⑦纤维支气管镜检查发现气道黏膜充血、水肿,黏膜苍白、坏死、剥脱等,是诊断吸入性损伤最直接和准确的方法。

5.烧伤休克

烧伤休克主要表现:①心率增快、脉搏细弱,听诊心音低弱;②血压改变,早期脉压减小,血压下降;③呼吸浅快;④尿量减少;⑤口渴难忍;⑥烦躁不安;⑦周围静脉充盈不良,肢端凉。

三、治疗

(一)监测

1.心率和尿量

维持成人尿量＞0.5 mL/(kg·h),体重＜30 kg的儿童尿量在1.0 mL/(kg·h)以上。若心率＞120 次/分或有创动脉压力波形狭窄提示容量不足。

2.血乳酸

尽管血乳酸升高提示患者预后不良,但血乳酸达标不能作为指导烧伤患者终止液体复苏的指标。

3.其他实验室监测指标

血常规中白细胞、中性粒细胞、血红蛋白、血细胞压积,生化检查中清蛋白、肝功能及肾功能、电解质,血气分析中酸碱平衡等都需要密切监测。此外,感染相关指标,如降钙素原、C反应蛋白及创面和血培养等也需要密切监测。

(二)休克的防治

补液是防治烧伤休克最重要的措施。一般根据患者的烧伤面积和体重按照如下公式计算补液量。

伤后第一个24小时补液量:成人每1%Ⅱ度及Ⅲ度烧伤面积按0.5 mL/kg和1 mL/kg补充胶体液和电解质液,广泛深度烧伤者与小儿烧伤者其比例可改为1：1;另加生理需要量2 000 mL。伤后前8小时内输注一半,后16小时输注另一半。

(三)创面的处理

创面处理的目的是使烧伤创面尽快融合。

1.水疗法

患者伤后即用氯己定或温水清洗全身,以清除坏死皮肤并且保留新生的上皮组织。

2.局部抗感染药物的使用

创面局部使用磺胺嘧啶银能够防止细菌生长和真菌定植。

3.切痂和自体皮肤移植

有皮肤全层烧伤的患者,尽早切痂和自体皮肤移植有助于创面的恢复并改善患者的预后。

(四)吸入性损伤的治疗

烧伤患者合并存在气道吸入性损伤是预后不良的主要因素,治疗措施如下。①液体复苏。②积极开放气道。③评价气道烧伤严重程度:入院24小时内的纤维支气管镜检查并不有助于评价吸入性烧伤的严重程度。④机械通气设置。⑤肺部感染的预防:床头抬高30°,每2小时翻身,每6小时口腔护理,胃肠道去污染。不建议使用抗菌药物预防肺部感染。⑥ECMO治疗:对于常规治疗不能改善氧合的患者,可实施ECMO治疗。

(五)并发症的预防

并发症的预防主要包括如下方面。①低温。②腹腔高压综合征和骨筋膜室综合征:大量液体复苏往往会导致腹腔高压综合征。全身烧伤面积>30%的患者应常规检测膀胱内压。维持合适的血容量、体位、积极地镇痛镇静、胃肠减压治疗和烧伤部位切痂术是减轻腹腔压力、改善腹壁顺应性的重要治疗方法。③深静脉血栓形成。④应激性溃疡。⑤肾上腺皮质功能不全。

(六)控制感染

烧伤患者由于长期慢性炎症反应的存在,诊断感染往往不能依靠体温、白细胞、心率和呼吸频率的增快。患者对补液量需求增加、伤后血小板计数降低>3天、意识状况变化、胃肠道功能障碍、呼吸和肾脏功能的恶化往往提示感染的加重。导管相关性血流感染是烧伤患者常见的感染来源。

(七)代谢和营养的调理

1.营养治疗

烧伤患者由于基础代谢增加,所以肠内营养治疗应尽早实施。营养支持可经胃管或空肠管。

2.控制血糖

血糖控制在7.2～8.3 mmol/L能够改善烧伤患者预后。

3.合成激素的使用

美雄诺龙有助于患者蛋白质合成、维持正氮平衡、促进骨骼肌生长、减少创面愈合时间。

4.维生素C的使用

临床研究证实大剂量维生素C能够减少烧伤患者复苏的液体量、烧伤组织的水含量和机械通气时间。

四、护理措施

(一)心理护理

大面积烧伤患者常常会无法面对自己的病情,需要较长时间的认知和适应,尤其是颜面部与身体暴露部位的烧伤,患者思想压力大,时常灰心绝望,针对患者不同时期心理的特点,给予及时的解释与安慰,使患者树立战胜疾病的信心。医务人员应在积极抢救患者的同时,及时做好患者的心理护理。要经常开导患者,与他谈心,分散其注意力,缓解患者对疼痛的敏感,以纠正患者的不良情绪。患者进入康复期后,医务人员要和家属一同做好细致的解释劝导工作,使患者接受现实,敢于面对。同时可以讲述一些恢复好的典型病例,让患者看到希望,树立信心,积极配合治疗。烧伤患者早期心理通常处于强烈的应激状态,烧伤后精神紧张等心理应激反应会造成一系列生理改变,护士要注意进行有效的监测、评估和控制。

(二)烧伤创面的护理

1.包扎创面的护理

(1)创面经清创处理后,先敷几层药液纱布,其上再覆盖2～3 cm吸水性强的纱垫,包扎范围大于创面边缘,而后用绷带由远至近均匀加压包扎,不宜过紧,注意尽量暴露指(趾)末端,以观察血液循环,注意有无发凉、麻木、青紫、肿胀等情况。

(2)四肢、关节等部位包扎固定时应保持功能位,防止挛缩。注意指(趾)间应用油质敷料隔开,防止形成指(趾)粘连畸形。

(3)勤翻身并经常改变受压部位,以防创面长期受压延迟愈合。经常查看敷料松紧程度,有无渗出,如有渗出应及时更换,因为敷料浸湿易引起感染。烧伤早期创面渗液较多,包扎敷料应相对厚些,待渗出少时,敷料再相对薄些。

(4)勤察看包扎部位有无红肿、发热、异味,肢端有无麻木、发如、发凉等,如发现异常,应立即打开敷料,寻找原因。

(5)包扎后,肢体应抬高减轻局部肿胀,或以免水肿。

2.暴露创面的护理

(1)病室应温暖、干燥、清洁舒适,室温28～32 ℃,湿度18％～28％,注意保暖。

(2)定时翻身,一般每2小时1次,尽量减少创面受压时间。若出现痂下感染,立即去痂引流。每天查看痂壳,保持其干燥、完整。接触创面处的床单、纱布、纱垫均应无菌,进行护理活动接触创面时应戴无菌手套。

(3)局部可使用电热吹风或烤灯,温度为35～40 ℃。

(4)经常变换体位使创面充分暴露。为使腋窝会阴处创面暴露,患者体位应尽量呈"大"字形。做好会阴护理,严防大小便污染创面。

(5)创面在关节部位,应避免过度活动,防止结痂破裂出血而易引起感染。注意无菌操作,保持创面周围正常皮肤清洁。

3.创面外用药使用后的护理

(1)注意患者疼痛情况及创面有无皮疹出现,如有,应观察是否为药物过敏所致,立即停止该药,对症处理。

(2)监测白细胞计数和肝、肾功能情况。

(3)使用磺胺米隆时,为尽早发现代谢性酸中毒,应监测动脉血气分析。

4.术后创面的护理

(1)敷料应保持清洁干燥。观察敷料外有无渗血或渗血范围有无扩大,及时报告医师,立即拆开敷料检查创面,给予止血措施。

(2)肢体植皮区的护理:四肢植皮后,不能在手术肢体扎止血带,以免皮下血肿而使植皮失败。肢体应抬高,注意观察末梢血液灌注情况;头、面、颈、胸部植皮包扎后,应注意保持呼吸道通畅;下腹部植皮后,应注意观察并询问患者排尿情况,防止患者因疼痛不敢排尿而引起尿潴留,必要时留置导尿管;术后3天,打开敷料,注意无菌操作,检查植皮情况,同时更换敷料,若发现问题及时处理;翻身时应使患者手术区域固定,以免因患者移动导致皮片移位,造成植皮失败;臀部、会阴部、双股部植皮手术后,应留置导尿管并保持通畅,以免尿湿敷料,引发感染,导致植皮失败。

（三）特殊部位烧伤的护理

1.吸入性损伤

（1）予以吸氧,注意雾化湿化。通过雾化可以进行气道内药物治疗,以解痉、缓解水肿、防治感染、促进痰液排出等。湿化可以防止气管、支气管黏膜干燥受损,并有利于增强纤毛活动力,防止痰液干涸结痂,对预防肺不张和减轻肺部感染意义重大。

（2）头、面、颈部水肿的患者,应抬高床头,减轻水肿,同时可酌情去枕,保持呼吸道通畅。为避免枕后及耳郭等烧伤部位长期受压,可枕于有孔环形海绵或环形充气小橡胶圈。

（3）严密观察呼吸情况,备好气管插管或气管切开包等用物于床旁。若有呼吸道梗阻情况,及时行气管插管或气管切开。气管切开术适应证:声门以上严重水肿且伴有面、颈部环形焦痂的患者;严重支气管黏液漏的患者;合并有急性呼吸窘迫综合征需机械通气的患者;合并严重脑外伤或脑水肿的患者;气管插管留置24小时以上的患者。气管切开术后,便于药物滴入,且方便纤维支气管镜检查(这是诊断吸入性损伤及判断其严重程度的主要手段)及机械通气,同时也增加了气道及肺的感染机会,所以要注意正规操作,并加强术后护理,以避免感染。

（4）鼓励患者深呼吸并自主咳痰。掌握正确的吸痰技术,按需吸痰,及时清除口、鼻腔和气道分泌物。动作轻柔,以防呼吸道损伤。

（5）有颈、胸腹环形焦痂者,可使胸廓及膈肌运动范围受限,而影响呼吸或加重呼吸困难。因此,应及时行焦痂切开减压术,对改善呼吸功能、预防脑部缺氧有重要意义。

2.会阴部烧伤护理

（1）保持会阴部创面的清洁干燥。因创面不便于包扎,容易被大小便污染,所以要彻底暴露创面或加用烤灯等,促进创面干燥结痂。每次便后会阴部应用0.9％氯化钠溶液或1％苯扎溴铵冲洗干净,然后用纱布拭干。一般临床上,会阴部烧伤患者都会留置导尿管,应做好尿管护理。

（2）保持患者双腿外展位,有利于保持创面干燥,避免感染。有外生殖器烧伤时,女性患者注意分开阴唇,且保持清洁,防止粘连及愈合后阴道闭锁。男性患者烧伤早期阴茎及阴囊水肿明显,可用50％硫酸镁每天湿敷,并用纱布将阴茎与阴囊隔开,防止粘连畸形。伴有臀部烧伤时,注意预防臀沟两侧的皮肤粘连愈合。

（3）若为小儿会阴部烧伤,其自制力差,多动,较难很好地给予配合,而使创面极易摩擦受损,可将患儿固定在人字架上。若同时伴有臀部烧伤,应间隔4小时翻身1次。

（4）住院期间,除婴幼患儿以外,几乎所有患者都对此部位非常敏感。在其治疗期间,因医师查房、护士护理、亲友探视等活动,使得患者的隐私部位经常被谈论、暴露,加之患者对性及生育功能的担心,如果工作过程中言行不当,极易引起不必要的麻烦,甚至容易因隐私问题引起医疗纠纷。所以,在整个护理过程中,语言及形体语言一定要适当有度,护士必须尽可能含蓄地与患者交流,特别是对异性患者,不要因职业原因而采取很直接的术语,避免引起尴尬或误会,引发患者抵触情绪。以"感觉怎么样"等双方都明白的语言询问交流,含蓄且带有关切之意。会阴部烧伤后会因肿胀等原因使其外观异于正常,患者会对周围一切都很敏感,护士应多以微笑示意,以避免因面部表情等形体语言使患者心理紧张敏感。

（四）健康教育

烧伤患者的康复治疗和功能锻炼至关重要,可促进机体恢复,减少或避免并发症,有效防止瘢痕挛缩、关节功能丧失。早期锻炼一般于烧伤后48小时病情稳定时便可开始。对于植皮术后的患者应暂停运动,1周后恢复运动。有肌腱和关节裸露的部位应制动,以免造成进行性损伤。

要明确锻炼进度和要求,主动和被动运动相结合的同时以主动运动为主。烧伤患者开始进行功能锻炼时会伴有不同程度的疼痛,所以运动量要适当,循序渐进,肢体关节的活动范围要由小到大、缓慢进行,被动运动时手法要柔和,避免强制性运动,可以请专业康复治疗师进行。要使患者清楚地认识到功能锻炼的作用和重要性,以取得他们主动配合,使功能训练得以顺利进行。利用有效的沟通和指导教育,帮助患者获取必需的知识,做好出院后的自我护理,避免并发症。

(李　悦)

第六节　弥散性血管内凝血

一、概述

弥散性血管内凝血是在许多疾病基础上,致病因素损伤微血管体系,导致凝血活化,全身微血管血栓形成、凝血因子大量消耗并继发纤维蛋白溶解亢进,引起以出血及微循环衰竭为特征的临床综合征。特点是广泛微血栓形成,伴继发纤维蛋白溶解亢进。弥散性血管内凝血常见危险因素为脓毒症、创伤、恶性肿瘤、产科急症、血管疾病(如巨大血管瘤、大型主动脉瘤等)。

弥散性血管内凝血常见病因:①严重感染性疾病;②病理产科;③恶性肿瘤;④外科大手术及严重创伤;⑤内科与儿科疾病;⑥医源性因素,如药物、手术、肿瘤放化疗、输血溶血、严重输液反应、大量非等渗性液体输入所致溶血等。

生理状态下,血液凝固和纤维蛋白溶解处于平衡状态,弥散性血管内凝血发生的关键环节是凝血酶生成失调和过量,引起进行性的继发性纤维蛋白溶解亢进。弥散性血管内凝血发生机制十分复杂,研究表明,由炎症等导致的单核细胞、血管内皮组织因子过度表达及释放,某些病态细胞(如恶性肿瘤细胞)及受损组织因子的异常表达及释放,是弥散性血管内凝血最重要的始动机制。凝血酶与纤溶酶的形成是弥散性血管内凝血发生过程中导致血管内微血栓、凝血因子减少及纤维蛋白溶解亢进的两个关键机制。炎症和凝血系统相互作用,炎症因子加重凝血异常,凝血异常又加剧炎症反应,形成恶性循环。感染时蛋白C系统严重受损,蛋白C水平降低且激活受抑,使活化的蛋白C水平降低,导致凝血系统活性降低,加剧了弥散性血管内凝血发病过程。

组织损伤感染、肿瘤溶解、严重或广泛创伤、大型手术等因素导致组织因子或组织因子类物质释放入血,启动外源性凝血途径;或血管内皮损伤感染、炎症及变态反应、缺氧等引起血管内皮损伤,导致FⅫ激活及组织因子的释放,启动内源性凝血途径;或各种炎症反应、药物、缺氧等可致血小板损伤,诱发血小板聚集及释放反应,通过多种途径激活凝血。弥散性血管内凝血时,凝血过度激活导致微血管内血栓形成,可引起组织坏死和终末器官损伤;血管内纤维蛋白沉积也可引起微血管病性红细胞破碎,在血涂片上出现破碎红细胞。在急性未经代偿的弥散性血管内凝血中,凝血因子消耗的速率超过了肝脏合成的速率,表现为凝血酶原时间延长、活化部分凝血活酶时间延长;血小板过度消耗超出了骨髓巨核细胞生成和释放血小板的代偿能力,表现为血小板计数降低,可导致出血。上述致病因素亦可同时通过直接或间接方式激活纤维蛋白溶解系统,导致纤维蛋白降解产物增多,纤维蛋白降解产物具有强力抗凝的作用,可加重弥散性血管内凝血的出血症状,致凝血-纤维蛋白溶解平衡进一步失调。

二、诊断

(一)病史
存在潜在的诱发疾病,60%的患者发生出血,可为急性或者慢性过程。

(二)临床表现
弥散性血管内凝血不是一个独立的疾病,而是众多疾病复杂病理过程中的中间环节,其主要基础疾病或诱因为严重感染、恶性肿瘤、病理产科、手术及外伤等。除原发疾病临床表现外,尚有弥散性血管内凝血各期的临床特点,故临床表现复杂且差异很大。

弥散性血管内凝血早期高凝状态期可能无临床症状或轻微症状,也可表现血栓栓塞、休克;消耗性低凝期以广泛多部位出血为主要临床表现;继发性纤维蛋白溶解亢进期出血更加广泛且严重,难以控制的内脏出血;脏器衰竭期可表现肝肾衰竭,呼吸循环衰竭是导致患者死亡的常见原因。

1.出血

自发性、多部位(皮肤、黏膜、伤口及穿刺部位)出血,严重者可危及生命。

2.休克或微循环衰竭

患者表现为血压下降,肢体湿冷、少尿或无尿、呼吸困难、口唇和四肢发绀、意识不清。休克不能用原发病解释,顽固不易纠正,早期即出现肾、肺、脑等器官功能不全。休克可以加重弥散性血管内凝血的进展,互为因果导致恶性循环。

弥散性血管内凝血休克机制:①激肽与激活的补体成分。因子Ⅻa能使激肽释放增加,还直接激活补体系统,使微动脉及毛细血管前括约肌舒张,致外周阻力显著下降,导致低血压。②血小板活化因子。感染弥散性血管内凝血中各种因素导致血小板,活化,释放大量血小板活化因子,参与休克的发生。③凝血纤维蛋白溶解产物。弥散性血管内凝血中产生的大量纤维蛋白肽A及纤维蛋白肽B可引起微静脉小静脉收缩。纤维蛋白降解产物可引起血管舒张,毛细血管通透性升高,导致弥散性血管内凝血的发生及恶化。

3.微血管栓塞

微血管栓塞分布较广,发生率40%~70%,是导致多器官功能障碍综合征的主要原因。微血栓发生最多的器官是肾、肺、皮肤,其次是胃肠道、肝、脑、心等,并可引起相应器官的有关症状和体征。如肺栓塞可出现突发性胸痛、呼吸困难和发绀;脑栓塞可引起头痛、抽搐及昏迷;肾血管栓塞可出现腰痛、血尿、少尿等。

弥散性血管内凝血微血栓形成的主要原因:①血小板活化、聚集形成血小板血栓;②酰键式纤维蛋白聚体形成,纤维蛋白血栓堵塞血管;③内毒素、缺氧、酸中毒致内皮细胞脱落,形成小块堵塞血管;④可溶性纤维蛋白单体复合物在血小板第4因子及粒细胞释放的某些蛋白作用下沉淀下来,加重微循环障碍。

4.微血管病性溶血

微血管病性溶血较少发生,表现为进行性贫血、贫血程度与出血量不成比例,偶见皮肤、巩膜黄染。约见于20%患者,一般表现较轻微,早期不易察觉,严重时出现急性溶血可表现黄疸、腰痛、酱油色尿和进行性贫血。但若以实验室检查来看,弥散性血管内凝血时血管内溶血三大表现(血浆结合珠蛋白减少、血浆游离血红蛋白升高、红细胞碎片与异常红细胞增多)的发生率可达80%~95%。

感染性弥散性血管内凝血时血管内溶血与下列因素有关:缺氧与酸中毒使红细胞变形能力降低;纤维蛋白沉积,变形性降低的红细胞在通过纤维蛋白网眼时受到挤压、受损而破碎;败血症弥散性血管内凝血时,内毒素与纤维蛋白溶解碎片 D 可以激活补体系统破坏红细胞。

(三)辅助检查

1.实验室检查

弥散性血管内凝血的实验室检查包括两方面。一是反映凝血因子消耗的证据,包括凝血酶原时间、部分激活的凝血活酶时间、纤维蛋白原浓度及血小板计数;二是反映纤维蛋白溶解系统活化的证据,包括纤维蛋白原/纤维蛋白降解产物、D-二聚体、血浆鱼精蛋白副凝固试验。此外,国外近年来开展分子标志物用于弥散性血管内凝血早期诊断,发现部分标志物,如凝血酶-抗凝血酶复合物可有诊断意义,有望用于临床。

血小板减少($<100\times10^9/L$),或血小板计数急剧下降;凝血酶原时间或部分激活的凝血活酶时间延长;纤维蛋白降解产物及 D-二聚体升高;纤维蛋白原、抗凝血酶Ⅲ、蛋白 C、蛋白 S 降低;凝血因子Ⅴ、Ⅶ、Ⅷ降低。

2.病理学检查

动静脉微血栓形成。

(四)诊断

在弥散性血管内凝血诊断中,基础疾病和临床表现是 2 个很重要的部分,不可或缺,同时还需要结合实验室指标来综合评估,任何单一的常规实验诊断指标用于诊断弥散性血管内凝血的价值十分有限。中华医学会血液学分会血栓与止血学组于 2014 年起通过多中心、大样本的回顾性与前瞻性研究,建立了中国弥散性血管内凝血诊断积分系统(表 13-7),该系统突出了基础疾病和临床表现的重要性,强化动态监测原则,简单易行,易于推广,使得有关弥散性血管内凝血诊断标准更加符合我国国情。历经 3 年推广应用 2017 年正式写入《弥散性血管内凝血诊断中国专家共识》。此外,弥散性血管内凝血是一个动态的病理过程,检测结果只反映这一过程的某一瞬间,利用该积分系统动态评分将更有利于弥散性血管内凝血的诊断。

表 13-7　中国弥散性血管内凝血诊断积分系统

项目	评分标准	分值
病史	存在导致弥散性血管内凝血的原发病	2
临床表现	不能用原发病解释的严重或多发出血倾向	1
	不能用原发病解释的微循环障碍或休克	1
	广泛性皮肤、黏膜栓塞,灶性缺血性坏死、脱落及溃疡形成,不明原因的肺、肾、脑等脏器功能衰竭	1
实验室指标		
血小板计数(非恶性血液病)	$\geqslant100\times10^9/L$	0
	$(80\sim<100)\times10^9/L$	1
	$<80\times10^9/L$	2
	24 小时内下降$\geqslant50\%$	1
血小板计数(恶性血液病)	$<50\times10^9/L$	1
	24 小时内下降$\geqslant50\%$	1

续表

项目	评分标准	分值
D-二聚体	<5 mg/L	0
	5～<9 mg/L	2
	≥9 mg/L	3
PT 或 APTT 延长	PT 延长<3 秒且 APTT 延长<10 秒	0
	PT 延长≥3 秒或 APTT 延长≥10 秒	1
	PT 延长≥6 秒	2
纤维蛋白原	≥1.0 g/L	0
	<1.0 g/L	1

注:非恶性血液病,每天计分 1 次,≥7 分时可诊断为弥散性血管内凝血;恶性血液病,临床表现第一项不参与评分,每天计分 1 次,≥6 分时可诊断为弥散性血管内凝血。PT,凝血酶原时间;APTT,部分激活的凝血活酶时间。

三、治疗

弥散性血管内凝血死亡率为 $50\%\sim80\%$,因此需要积极治疗。原发病的治疗是终止弥散性血管内凝血病理过程的最关键和根本的措施。一旦确诊,积极治疗原发病,维持血液灌注,纠正低血容量,监测主要器官功能。在某些情况下,凡是病因能迅速去除或控制的弥散性血管内凝血患者,凝血功能紊乱往往能自行纠正。但多数情况下,仅仅针对原发病治疗是不够的,需要针对凝血功能紊乱的治疗。

(一)治疗基础疾病及消除诱因

根据基础疾病不同分别采取控制感染、治疗肿瘤、积极处理病理产物及外伤等措施,是终止弥散性血管内凝血病理过程的最为关键和根本的治疗措施。

(二)抗凝治疗

抗凝治疗是终止弥散性血管内凝血病理过程、减轻器官功能损伤、重建凝血-抗凝平衡的重要措施,但抗凝剂能否降低弥散性血管内凝血患者病死率、其使用时机及类别仍存在较多分歧。一般认为,弥散性血管内凝血的抗凝治疗应在处理基础疾病的前提下,与凝血因子补充同步进行。临床上常用的抗凝药物为肝素,主要包括普通肝素和低分子量肝素。

1.适应证

(1)弥散性血管内凝血早期(高凝期)。

(2)血小板及凝血因子呈进行性下降,微血管栓塞表现(如器官功能衰竭)明显者。

(3)消耗性低凝期但病因短期内不能去除者,在补充凝血因子情况下使用。

(4)除外原发病因素,顽固性休克不能纠正者。

2.禁忌证

(1)手术后或损伤创面未经良好止血者。

(2)近期有严重的活动性出血。

(3)蛇毒所致弥散性血管内凝血。

(4)严重凝血因子缺乏及明显纤维蛋白溶解亢进者。

(5)肝功能衰竭者,凝血因子及凝血抑制物生存减少。

3.使用方法

(1)普通肝素:推荐剂量 5～10 U/(kg·h),一般不超过 12 500 U/d,每 6 小时用量≤2 500 U,静脉或皮下注射,根据病情决定疗程,一般连用 3～5 天。普通肝素使用时需要血液学监测,最常用者为部分激活的凝血活酶时间,肝素治疗使其延长为正常值的 1.5～2.0 倍时即为合适剂量。普通肝素过量可用鱼精蛋白中和,鱼精蛋白 1 mg 可中和肝素 100 U。

(2)低分子量肝素:剂量为 3 000～5 000 U/d,皮下注射,根据病情决定疗程,一般连用 3～5 天。低分子肝素常规剂量下无须严格血液学监测。

(三)替代治疗

替代治疗以控制出血风险和临床活动性出血为目的。适用于有明显血小板或凝血因子减少证据且已进行病因及抗凝治疗、弥散性血管内凝血未能得到良好控制、有明显出血表现者。

1.新鲜冷冻血浆等血液制品

每次 10～15 mL/kg,也可使用冷沉淀。纤维蛋白原水平较低时,可输入纤维蛋白原:首次剂量 2.0～4.0 g,静脉滴注。24 小时内给予 8.0～12.0 g,可使血浆纤维蛋白原升至 1.0 g/L。

2.血小板悬液

未出血的患者血小板计数<20×10⁹/L,或者存在活动性出血且血小板计数<50×10⁹/L 的弥散性血管内凝血患者,需紧急输注血小板悬液。

3.FⅧ及凝血酶原复合物

偶在严重肝病合并弥散性血管内凝血时考虑应用。

(四)抗纤维蛋白溶解治疗

对于由弥散性血管内凝血导致的出血,通常不推荐使用抗纤维蛋白溶解治疗。仅下述情况可适用抗纤维蛋白溶解治疗:①弥散性血管内凝血的基础病因及诱发因素已经去除或控制。②有明显纤维蛋白溶解亢进的临床及实验室证据。③弥散性血管内凝血晚期,继发性纤维蛋白溶解亢进已成为迟发性出血的主要或唯一原因者。

弥散性血管内凝血的诊断和治疗是临床工作者面临的一个重大挑战。弥散性血管内凝血的诊断使用基于实验室检测和临床表现的积分系统更为科学。目前临床可应用的弥散性血管内凝血治疗手段非常有限,但可以肯定的是,基础疾病的治疗仍是弥散性血管内凝血治疗的关键。此外,针对弥散性血管内凝血的不同病理阶段,给予针对性干预,可以明显改善预后。

四、护理措施

(一)一般护理

1.饮食

进高热量、高蛋白、高维生素饮食,有消化道出血者应进食冷流质或半流质饮食,必要时可禁食。昏迷者给予鼻饲,并做好护理。

2.运动与休息

卧床休息,根据病情采取合适体位,如休克患者采取中凹卧位,呼吸困难者可采取半坐卧位,意识障碍者采取保护性措施。注意保暖,防压疮,协助排便,必要时保留尿管。

(二)病情观察

严密监测患者的生命体征、神志和尿量变化,记录 24 小时出入液量;观察表情,皮肤的颜色与温湿度;有无皮肤黏膜和重要器官栓塞的症状和体征,如皮肤栓塞出现四肢末端发绀,肾栓塞出现腰痛、血尿等;注意出血部位、范围及其严重度的观察。

(三)用药护理

肝素的主要不良反应是出血,还会引起发热、变态反应、脱发、血小板减少等,在治疗过程中注意观察患者出血情况,监测各项实验室指标,部分激活的凝血活酶时间为最常用的监护指标,正常值为30~45秒,使其延长60%~100%为最佳剂量,若过量可采用鱼精蛋白中和,鱼精蛋白1 mg可中和肝素1 mg。右旋糖酐40可引起变态反应,重者可致变应性休克,使用时应谨慎。

(四)心理护理

由于病情危重,症状较多,患者常有濒死感,可表现多种心理活动,如悲观绝望、烦躁不安、恐惧紧张等心理异常。因此,应针对患者心理进行耐心讲解,列举成功案例,增强患者信心,使其积极配合治疗。

(五)健康指导

向患者及其家属讲解疾病相关知识,强调反复进行实验室检查的必要性和重要性,特殊药物治疗的不良反应,保证充足的睡眠;提供易消化吸收富含营养的食物,适当运动,循序渐进。

(贾玉环)

参 考 文 献

[1] 詹庆元.内科重症监护病房工作手册[M].北京:人民卫生出版社,2022.

[2] 席修明.重症医学科诊疗常规 2019 年版[M].北京:中国医药科技出版社,2020.

[3] 李圣青.呼吸危重症临床实践手册[M].上海:复旦大学出版社,2021.

[4] 吕建农.重症医学[M].南京:东南大学出版社,2021.

[5] 董桂银,卢唤鸽.临床常见急危重症护理研究[M].北京:中国纺织出版社,2021.

[6] 张小康,邹晓峰.三级综合性医院感染管理[M].南昌:江西科学技术出版社,2020.

[7] 丁宏举.现代医学急诊与重症监护[M].开封:河南大学出版社,2019.

[8] 王效增,王祖禄,荆全民.心血管病急重症床旁操作技术与管理[M].北京:人民卫生出版社,2021.

[9] 陈皋.新编医院感染学[M].北京:中国纺织出版社,2020.

[10] 刘冰,杨硕,任维凤.急危重症诊疗救治[M].北京:中国纺织出版社,2021.

[11] 余毅,黄继义,叶朝阳.血液净化在非肾脏疾病的临床实践[M].郑州:河南科学技术出版社,2020.

[12] 河南省卫生健康委员会.医疗机构感染防控知识与技能千问千答[M].郑州:河南科学技术出版社,2020.

[13] 杨毅,康焰.ICU 速查手册[M].上海:上海科学技术出版社,2020.

[14] 王小亭,刘大为.超声血流动力学监测[M].北京:人民卫生出版社,2021.

[15] 侯广臣,李友,秦学亮.实用重症监护技术[M].汕头:汕头大学出版社,2019.

[16] 文刚,谯明,雷达.实用 ICU 重症监测与治疗学[M].长春:吉林科学技术出版社,2022.

[17] 王海涛.实用 ICU 重症监测与治疗学[M].长春:吉林科学技术出版社,2019.

[18] 郑树森.器官机械灌注保存与修复[M].北京:人民卫生出版社,2020.

[19] 管向东,杨毅.ICU 临床思维与病例演练[M].上海:上海科学技术出版社,2020.

[20] 张雷.现代临床重症医学[M].长春:吉林科学技术出版社,2019.

[21] 李伟东,赫英龙,张雪云,等.急诊与重症医学科诊治实践[M].北京:中国纺织出版社,2020.

[22] 宋景春,朱峰,吴俊.弥散性血管内凝血[M].北京:中国协和医科大学出版社,2022.

[23] 邵小平,黄海燕,胡三莲.实用危重症护理学[M].上海:上海科学技术出版社,2021.

[24] 熊旭东,封启明.实用危重症医学[M].上海:上海科学技术出版社,2023.

［25］曹丽,于小玉,张海俊,等.危重病急救与监护技能[M].成都:四川科学技术出版社,2022.

［26］张崭崭.肾脏疾病临床诊疗进展与实践[M].昆明:云南科技出版社,2020.

［27］张东山,陈俊香.急性肾损伤的基础与临床[M].长沙:湖南科学技术出版社,2022.

［28］孔杰.临床重症医学[M].长春:吉林科学技术出版社,2019.

［29］王辉.现代危重症诊断与防治[M].长沙:湖南科学技术出版社,2021.

［30］郑瑞,蔡益虹.目标执行理念指导多维护理对急性呼吸窘迫综合征患者机械通气相关指标及预后的影响[J].中国医药指南,2023,21(23):145-147＋151.

［31］雷华,曾国利,朱木林.经颅多普勒超声和动态脑电图评估重症急性脑梗死患者短期预后的价值[J].中国实用神经疾病杂志,2023,26(8):947-952.

［32］吉国锋,卢炯地,李非.重症急性胰腺炎患者腹腔感染病原菌分布和药敏分析[J].中国实验诊断学,2023,27(8):958-961.

［33］魏向颖,姚振刚,郭霖星.重症超声技术在脓毒症休克液体复苏者容量反应中的预测效能及意义[J].中国急救复苏与灾害医学杂志,2023,18(7):892-896.

［34］贾瑞喆,俞兆儿,姚丹,等.严重产后出血致弥散性血管内凝血患者血浆与红细胞输注比值研究[J].中国输血杂志,2022,35(7):708-712.